医学整合课程系列教材

● 丛书主编　龚爱华 ●

神经系统

主　编　李永金

副主编　薛延军　陈慧娟　车力龙　张　芸
　　　　许　潇

编　者　李永金　陈慧娟　薛延军　车力龙
　　　　许　潇　贾俊海　张　芸　柯先金
　　　　徐　霞　曾　建　陈月芳

江苏大学出版社
JIANGSU UNIVERSITY PRESS

镇　江

图书在版编目(CIP)数据

神经系统 / 李永金主编. -- 镇江：江苏大学出版
社，2024.8. -- ISBN 978-7-5684-2193-5

Ⅰ. R741

中国国家版本馆 CIP 数据核字第 202405A53R 号

神经系统
Shenjing Xitong

主　　编/李永金
责任编辑/仲　蕙
出版发行/江苏大学出版社
地　　址/江苏省镇江市京口区学府路 301 号(邮编：212013)
电　　话/0511-84446464（传真）
网　　址/http://press.ujs.edu.cn
排　　版/镇江市江东印刷有限责任公司
印　　刷/江苏凤凰数码印务有限公司
开　　本/889 mm×1 194 mm　1/16
印　　张/23.75
字　　数/673 千字
版　　次/2024 年 8 月第 1 版
印　　次/2024 年 8 月第 1 次印刷
书　　号/ISBN 978-7-5684-2193-5
定　　价/85.00 元

如有印装质量问题请与本社营销部联系（电话：0511-84440882）

前　言

　　"神经系统"是一门整合了神经解剖学、神经生理学、神经药理学和神经病学的医学类专业课程，但它绝非这些学科的简单拼凑，而是遵从"解剖形态—生理功能—药物治疗"的思路，对有关神经科学的知识进行有机整合，以期为后续神经系统疾病临床治疗的学习和实践打下基础。

　　神经系统是人体中结构最精细、功能最复杂的系统。按解剖结构划分，可以分为中枢神经系统（脑和脊髓）和周围神经系统（脑神经、脊神经）。前者主要负责综合分析体内外环境传来的信息，并使机体做出适当的反应；后者主要负责传递神经冲动。按功能划分，可以分为调整人体适应外界环境变化的躯体神经系统和稳定内环境的自主神经系统。充分了解神经系统的工作原理及其对行为的调控方式，可以掌握相关疾病诊治的一般性策略原则，帮助人们提高生活质量、健康水平，以及精神与行为活动的效率。

　　本教材共有二十章。第一章涉及神经解剖学内容，主要介绍相关解剖学基础知识。第二章和第三章涉及神经生理学内容，主要介绍神经系统的功能机理，内容包括神经递质、受体和离子通道等分子结构的功能，神经元或感受器、效应器水平上的工作原理，感觉、运动、记忆、学习、情感、语言等其他高级功能的神经生理过程。第四章涉及神经病理生理学内容，重点介绍脑功能不全。第五章至第十九章涉及神经药理学内容，主要介绍传出神经系统药物、作用于中枢神经系统的药物、局部麻醉药和全身麻醉药等内容。第二十章涉及神经病学内容，主要介绍神经系统疾病常见症状及常见病例。

　　初学"神经系统"的读者可能会感到内容抽象、深奥，难以理解。想要学好这门课程，不但需要全身心地投入，而且要掌握方法。在学习过程中，要充分利用书中的插图、教学中的解剖模型和标本，加深记忆，熟悉神经系统的解剖结构，掌握相关生理知识，为疾病的定位和诊断打下坚实的理论基础。同时，要注意理论联系实际，加强基本技能的训练，要有意识地培养对疾病的综合分析能力，能够根据病史及查体所获得的临床资料，结合理论知识及辅助检查获取的资料进行综合分析，从而掌握神经系统疾病独特的定位、定性诊断方法，以及神经系统常见病的诊断要点和危重症的抢救措施。

　　近半个世纪以来，新理论、新技术、新疗法不断涌现，神经科学相关学科得到迅猛发展。在疾病病因和发病机制方面，随着神经分子生物学的发展，许多神经系统疾病的本质现象得以重新认识；在疾病诊断方面，神经电生理和神经影像学的进步为临床神经系统疾病的精确诊断提供了有力手段，大大提高了诊断准确率；在疾病治疗方面，新疗法和新药物的出现为许多疾病的治疗带来了曙光。但是必须意识到，人类的健康依然面临着许多威胁，有些神经系统疾病，如脑血管病，仍然是致死和致残的主要原因，临床神经病学的发展仍然面临着许多问题。我们希望能有更多的人投身神经病学的研究，不断开阔视野，用新知识和新技术推动神经病学向更新、更高的目标前进。

由于我们的学术水平和编写经验有限，本教材中的疏漏与不当之处在所难免，恳请读者批评指正。

李永金

2024 年 3 月

目　录

笔记

第一章

······································

神经系统解剖学基础

学习目标

1. 掌握：神经系统分类；神经系统常用术语；脊髓的位置、外形、脊髓节段与椎骨的对应关系；脊髓灰质的分部及主要上、下行纤维束的位置、起止和功能；脑干的位置、组成及第四脑室；脑干内重要的脑神经核的位置及主要功能；脑干内主要上、下行纤维束的起止和功能；小脑的位置；大脑半球各面的主要沟回及大脑半球的分叶；内囊的位置、分部及主要投射纤维束的位置关系；大脑皮质躯体感觉区、躯体运动区、视区和听区的位置、形态特点及功能定位；语言中枢的位置；脊神经主要分支、分布及其损伤后的主要临床症状；重要脑神经的性质和分布概况；躯干、四肢的深、浅感觉及视觉传导通路；锥体系；蛛网膜下隙、硬膜外隙及蛛网膜颗粒的概念；脑脊液的产生和循环途径；基底动脉环的组成和意义；脊髓全横断、脊髓半横断的解剖学基础；神经系统损伤的常见部位。

2. 熟悉：神经元的分类；脊髓的功能和脊髓损伤表现；间脑的位置、外形、分部及第三脑室；脊神经的构成、分类、纤维成分和分支；脑神经连接的脑部、进出颅的部位；瞳孔对光反射通路；海绵窦的位置、内容物及交通；脊髓综合征、脊髓前角综合征、脊髓空洞症的解剖基础。

3. 了解：突触的结构和分类概况；脊髓灰质细胞的构筑分层；脑干网状结构的位置和生理机能；内脏运动神经的结构和功能；听觉和嗅觉传导通路；锥体外系；脊髓动脉的来源、分布特点；脑干损伤、平衡障碍的解剖基础；病例分析方法。

第一节 总 论

神经系统（nervous system）由位于颅腔和椎管内的脑和脊髓及遍布于全身各部的周围神经所组成，在人体各器官、系统中占有十分重要的地位。神经系统借助于感受器可接受体内和体外的刺激，引起各种反应，调节和控制全身各器官系统的活动，使人体成为一个完整的对立统一体。例如，人体进行剧烈的体育运动时，不仅骨骼肌会强烈收缩，而且会出现呼吸加速和心跳加快等一系列变化。这些变化是在神经系统的调节和控制下发生的，各器官、系统相互制约、相互协调，以适应机体代谢的需要。

此外，人体各器官、系统的正常运行状态也必须与外界环境相适应，以维持机体生存。一系列器官统一协调的活动，使得机体能够适应多变的外界环境，这种能力也有赖于神经系统的调节。

人类的神经系统，尤其是脑，在漫长的生物进化过程中，特别是在生产劳动、语言功能及诸多思维的推动下，发展到了空前复杂、高级的程度。这让人类在思想智慧上远远超越了一般动物，不仅能适应和认识世界，而且能主动改造世界。因此，人类的神经系统是在进化中起主导作用的系统。

一、神经系统的分类

神经系统按其所在位置，可分为中枢神经系统（central nervous system）和周围神经系统（peripheral nervous system）。中枢神经系统包括脑和脊髓，分别位于颅腔和椎管内；周围神经系统包括脑神经和脊神经。脑神经（cranial nerves）与脑相连，共 12 对；脊神经（spinal nerves）与脊髓相连，共 31 对。根据周围神经系统在各器官、系统中的不同分布对象，周围神经分为躯体神经和内脏神经。躯体神经（somatic nerve）分布于体表、骨、关节和骨骼肌；内脏神经（visceral nerve）分布于内脏、心血管和腺体。躯体神经和内脏神经均含有传入纤维和传出纤维。传入纤维（afferent fiber）又称感觉纤维（sensory fiber），将神经冲动自感受器传向中枢神经系统；传出纤维（efferent fiber）又称运动纤维（motor fiber），将神经冲动自中枢神经系统传向周围效应器。内脏神经中的传出部分支配不受人的主观意志所控制的心肌、平滑肌和腺体的活动，故又称为自主神经系统（autonomic nervous system）或植物神经系统（vegetative nervous system），它们又依功能的不同，可再分为交感神经（sympathetic nerve）和副交感神经（parasympathetic nerve）。

二、神经系统的基本结构

神经系统主要由神经组织组成。神经组织包括神经元和神经胶质。神经元是神经组织中具有感受刺激和传导神经冲动功能的基本单位，是高度分化的细胞，是神经系统的主要成分。神经胶质则是神经系统的辅助成分，主要起支持、营养和保护的作用。

（一）神经元

神经元（neuron）也称神经细胞，是组成神经系统的基本结构和功能单位，由胞体和突起两部分构成（图 1-1）。胞体（cell body）包括细胞核及其周围的细胞质和细胞膜。突起根据形态和功能不同又分为树突（dendrite）和轴突（axon）。树突自胞体伸出，有一个或多个；而每一个神经元通常仅发出一条轴突，其长短不一，长者可达 1 m 以上，短者仅数十微米。神经元的胞体可视为营养中心，树突和胞体表面是接受其他神经元传来的冲动的主要部位，自神经元发出的冲动沿轴突传递出去。

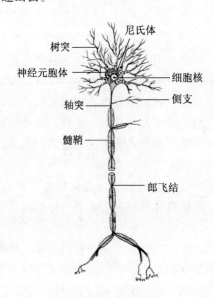

图 1-1　神经元的形态

1. 神经元的分类

根据神经元突起的数目，神经元可分为 3 类（图 1-2）：① 假单极神经元，从胞体仅发出一个突起，此突起在离胞体不远处即呈"T"形分为两支，一支走向周围组织，分布于感受器，称为周围支；另一支走向脑或脊髓，称为中枢支。此类神经元的胞体位于脑神经节和脊神经节内。② 双极神经元，从胞体两端各发出一个突起，一个为周围支，终止于周围的感受器；另一个为中枢支，进入脑或脊髓。此类神经元的胞体位于嗅黏膜、视网膜和内耳螺旋器内。③ 多极神经元，具有多个树突和一个轴突，此类神经元多位于脑和脊髓内。

根据神经元的功能和神经兴奋的传导方向，神经元可分为 3 类：① 传入（感觉）神经元，接受来自身体内、外环境的刺激，将冲动传至中枢神经系统。假单极神经元和双极神经元均属此类型。② 传出（运动）神经元，将冲动由脑和脊髓传至骨骼肌、平滑肌、心肌和腺体。③ 中间（联络）神经元，位于传入和传出神经元之间，起联络作用。多极神经元属运动或联络神经元，见于脑和脊髓内。

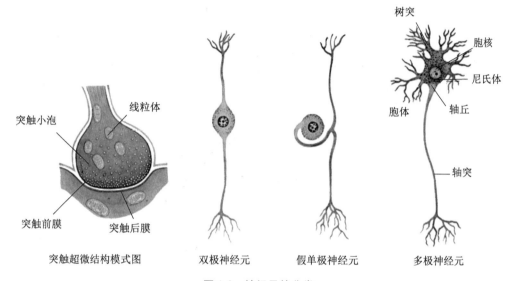

图 1-2　神经元的分类

2. 神经元的结构

神经元是高度分化的细胞，其细胞膜具有接受刺激和产生并传导冲动的功能。不同神经元胞体的形状和大小差异很大，形状有圆形、梭形、多角形和锥体形等，直径为 $5 \sim 135 \ \mu m$。细胞核位于胞体中央，一般呈圆形，核仁通常显著。胞体的细胞质内，除含有一般细胞所具有的线粒体、高尔基复合体（Golgi 复合体）和溶酶体等细胞器外，还含有尼氏体（Nissl 体）和神经原纤维。

3. 神经纤维

神经元的轴突和长的周围支外面通常包有髓鞘和神经膜，称为神经纤维。神经纤维可分为有髓神经纤维和无髓神经纤维。在周围神经系统中，轴突被髓鞘和神经膜共同包被者，称有髓神经纤维；仅被神经膜所包被而无髓鞘者，称无髓神经纤维。

4. 突触

一个神经元与另一个神经元之间或神经元与效应器之间特化的接触区叫突触（synapse）（图 1-2）。按照神经元的接触部位及冲动传导方向，可将突触分为轴-树突触、轴-体突触及轴-轴突触，此外还有树-树突触、体-树突触和体-体突触等。但大多数突触是一个神经元的轴突末梢与另一个神经元的树突或胞体形成的轴-树突触和轴-体突触。根据神经冲动的传导方式，可把突触分为化学突触和电突触。人体大部分突触属于化学突触。

笔记

（二）神经胶质

神经胶质（neuroglia）即神经胶质细胞（neuroglial cell），有中枢神经系统的和周围神经系统的两种。中枢神经系统的神经胶质细胞是中枢神经系统内的间质和支持细胞，根据形态可分为星形胶质细胞、少突胶质细胞、小胶质细胞和室管膜细胞。周围神经系统的神经胶质细胞分为施万细胞和卫星细胞。

三、神经系统的活动方式

神经系统的基本活动方式是反射。神经系统在调节机体的活动中接受内、外环境的刺激，并做出适宜的反应，这种神经调节过程称反射（reflex）。执行反射活动的形态学基础是反射弧（reflex arc）。反射弧包括5个环节，即感受器→传入（感觉）神经→中枢→传出（运动）神经→效应器。例如，叩击髌韧带引起伸膝运动，称膝反射（图1-3）。其感受器位于髌韧带内，传入神经是股神经的感觉纤维，中枢在脊髓腰段，传出神经沿股神经达股四头肌。这是最简单的反射，只有两级神经元参加。一般的反射弧，在传入和传出神经元之间有一个或多个中间神经元参与，中间神经元越多，引起的反射活动就越复杂。人类大脑皮质的思维活动，通过大量中间神经元极为复杂的反射活动来完成。如果反射弧任何一部分损伤，反射即出现障碍。因此，临床上常用检查反射的方法来诊断神经系统疾病。

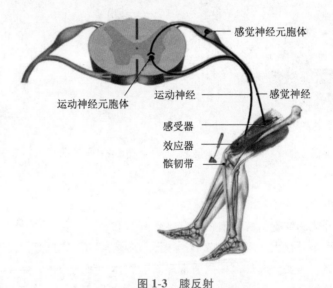

感觉神经元胞体

运动神经元胞体　运动神经　感觉神经

感受器

效应器

髌韧带

图1-3　膝反射

四、神经系统的常用术语

神经系统的胞体和突起在不同的部位有不同的集聚方式，因而具有不同的术语名称。在中枢神经系统内，神经元胞体和树突集聚之处，在新鲜标本上呈灰色，称灰质（gray matter），在大、小脑表面形成的表层灰质称皮质（cortex）。在中枢神经系统内神经纤维集聚之处，因神经纤维外面包有髓鞘，色泽白亮，称白质（white matter），位于大、小脑深面的白质称髓质（medulla）。形态与功能相似的神经元胞体集聚成一团，在中枢神经内称神经核（nucleus），在周围神经内称神经节（ganglion）。在中枢神经内起止、行程与功能相同的一束纤维，称纤维束（fasciculus），在周围神经中神经纤维集聚成粗细不等的神经纤维束，称神经（nerve）。在中枢神经内，神经纤维交织成网状，其内含有分散的神经元或较小的核团，这些区域被称为网状结构（reticular formation）。

笔记

第二节　中枢神经系统

中枢神经系统包括位于颅腔内的脑和位于椎管内的脊髓。两者通过枕骨大孔相连接。

一、脊髓

脊髓起源于胚胎时期神经管的尾端，分化较少而较多保留了神经管的基本结构，所以脊髓是中枢神经系统中结构相对简单的部分。

1. 位置和外形

脊髓（spinal cord）位于椎管内，上端于枕骨大孔处与延髓相接，下端约平第1腰椎体下缘，其末端变细呈圆锥状。成人脊髓长42~45 cm。

脊髓呈前后略扁、粗细不均的圆柱状。脊髓全长有两处膨大部：① 颈膨大（cervical enlargement），由第4颈节至第1胸节构成；② 腰骶膨大（lumbosacral enlargement），位于第1腰节至第3骶节之间。这两处膨大的形成是由于此处脊髓节段的神经元数量相对较多，是分别发出支配上肢和下肢各对脊神经的部位。腰骶膨大以下逐渐变细呈圆锥状，称脊髓圆锥（conus medullaris）。自脊髓圆锥向下延伸出一条细丝，称终丝（filum terminale），是无神经组织的结构，终止于尾骨背面。（图1-4）

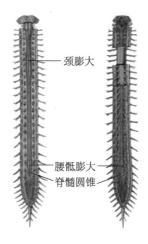

颈膨大

腰骶膨大
脊髓圆锥

图 1-4　脊髓的被膜和外形

脊髓表面有数条纵行的沟或裂。前面正中的深沟称前正中裂；后面正中的浅沟称后正中沟。前正中裂两侧有两条浅沟，称前外侧沟，后正中沟两侧有两条后外侧沟。脊髓自前外侧沟依次穿出31对前根，由运动纤维组成；自后外侧沟依次穿入31对后根。每个后根上有一个膨大，称脊神经节（spinal ganglion），内含假单极神经元。每一对应的前、后根在椎间孔处合并成一条脊神经，从相应的椎间孔穿出（图1-5）。因椎管长于脊髓，则脊神经根距各自的椎间孔自上而下愈来愈远，结果脊神经根在椎管内自上而下逐渐倾斜，最下部腰骶部的神经根近乎垂直下行。这样，在脊髓圆锥下方，腰骶部神经根连同终丝聚集成束称马尾（cauda equina）。成人的整个脊髓位于枕骨大孔至第1腰椎体下缘之间的椎管内，第1腰椎体以下已无脊髓而只有马尾，因此临床上常选择在第3、4或第4、5腰椎棘突之间进行穿刺，这样不致损伤脊髓（图1-6）。

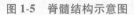

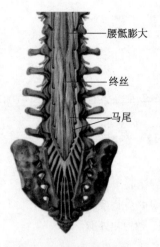

图 1-5　脊髓结构示意图　　　　　　　图 1-6　脊髓圆锥与马尾

2. 脊髓节段及其与椎骨的对应关系

在胚胎 3 个月后，人体脊柱的生长速度比脊髓要快，因此成人脊髓与脊柱的长度是不相等的。脊髓表面无明显的节段性，但内部结构有节段性。通常把每一对脊神经根附着的一段脊髓称为一个脊髓节段。脊髓共分 31 个节段，包括颈髓 8 节、胸髓 12 节、腰髓 5 节、骶髓 5 节和尾髓 1 节（图 1-7）。因此，脊髓节段与相应的椎骨并不完全对应。

了解脊髓节段与椎骨的对应关系，有重要的临床意义。如发生创伤时，可凭借受伤的椎骨的位置推测脊髓可能受损伤的节段。成人这种对应关系的大致推算方法可见表 1-1 。

表 1-1　脊髓节段与椎骨的对应关系

脊髓节段	对应椎骨	推算举例
上颈髓 $C_{1~4}$	与同序数椎骨同高	第 3 颈髓节对第 3 颈椎
下颈髓 $C_{5~8}$	较同序数椎骨高 1 个椎骨	第 5 颈髓节对第 4 颈椎
上胸髓 $T_{1~4}$	较同序数椎骨高 1 个椎骨	第 3 胸髓节对第 2 胸椎
中胸髓 $T_{5~8}$	较同序数椎骨高 2 个椎骨	第 6 胸髓节对第 4 胸椎
下胸髓 $T_{9~12}$	较同序数椎骨高 3 个椎骨	第 11 胸髓节对第 8 胸椎
腰髓 $L_{1~5}$	平对第 10~12 胸椎	
骶、尾髓 $S_{1~5}$、C_0	平对第 12 胸椎和第 1 腰椎	

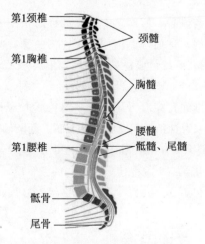

图 1-7　脊髓节段与椎骨的对应关系

3. 内部结构

脊髓各节段中的内部结构大致相似，在横切面上可见中央有中央管（central canal），它贯穿脊髓全长，围绕中央管可见呈"H"形的灰质。每一侧灰质分别向前方和后方伸出前角和后角，在胸髓和上 3 节腰髓的前、后角之间还有向外侧突出的侧角。连接两侧的灰质部分称灰质连合。脊髓的白质以前外侧沟和后外侧沟为界，分为 3 个索。前正中裂和前外侧沟之间的白质为前索，前、后外侧沟之间的为外侧索，后外侧沟与后正中沟之间的为后索。在灰质后角基部外侧与外侧索白质之间，灰、白质混合交织，此处被称为网状结构（图 1-8）。

（1）灰质

脊髓灰质由大量大小、形态不同的多极神经元组成，而各种相同类型的神经元往往聚集成簇、成层或形成神经核。

前角（anterior horn）内有大量的前角运动神经元，前角运动神经元可分为 α 运动神经元和 γ 运动神经元。α 运动神经元胞体较大，发出的纤维经前根和脊神经支配骨骼肌内除肌梭以外的肌纤维，引起肌肉收缩；γ 运动神经元胞体较小，支配肌梭内骨骼肌，其作用与调节肌张力有关。前角运动神经元在配布上可分内、外侧群，内侧群支配颈肌和躯干肌，外侧群支配四肢肌，在颈膨大和腰骶膨大节段较发达。

侧角（lateral horn）由中、小型细胞组成，称中间外侧核，见于胸髓和上 3 节腰髓，是交感神经节前神经元胞体所在的部位。在骶髓第 2~4 节中，前角基部相当于侧角位置的神经元是骶部副交感神经的节前神经元，称骶副交感神经核，发出纤维组成盆内脏神经。

后角（posterior horn）主要接受后角纤维，细胞分群较多：① 胶状质位于后角浅层，由小型细胞组成，发出的纤维主要参与脊髓节段间的联系；② 后角边缘核位于胶状质的背侧；③ 后角固有核位于胶状质的腹侧，以大、中型细胞多见；④ 胸核（背核）位于后角基部的内侧，为边界清晰的一团大型细胞，仅见于 C_8 至 L_3 节段。

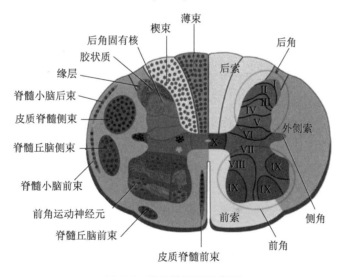

图 1-8　脊髓横切面示意图

根据 Rexed 对脊髓灰质细胞构筑的研究，脊髓灰质从背侧向腹侧可划分为 10 个板层（图 1-9）：Ⅰ层相当于后角边缘核；Ⅱ层相当于胶状质；Ⅲ、Ⅳ层相当于后角固有核；Ⅴ、Ⅵ层位于后角基部；Ⅶ层位于前、后角之间的中间带，内有胸核和中间外侧核；Ⅷ层位于前角基部；Ⅸ层为前角运动核群；Ⅹ层在中央管周围。

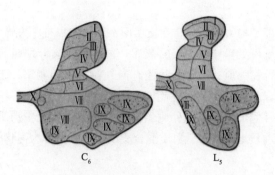

图 1-9　脊髓板层示意图

（2）白质

位于脊髓灰质周围，由纵行排列的纤维组成。在白质中向上传递神经冲动的传导束称上行（感觉）纤维束，向下传递神经冲动的传导束称下行（运动）纤维束。另外，还有联系脊髓各节段的上、下行纤维，并完成各节间的反射活动，它们紧靠灰质边缘的一层短距离纤维，称脊髓固有束。（图 1-8、图 1-10、表 1-2）

1）上行（感觉）纤维束　薄束（fasciculus gracilis）和楔束（fasciculus cuneatus）：位于后索，此二束均由起自脊神经节内的中枢突组成，经脊神经后根入脊髓后索直接上行。由第 5 胸节以下来的纤维组成薄束，由第 4 胸节以上来的纤维组成楔束，向上分别止于延髓内的薄束核和楔束核。此二束的功能是向大脑传导本体感觉（来自肌、腱和关节等处的位置觉、运动觉和振动觉）和精细触觉（如辨别两点距离和物体的纹理粗细等）冲动。由于薄束、楔束中的纤维是按照骶、腰、胸、颈的顺序自内向外排列进入脊髓的，因此，来自各节的纤维有明确的定位关系。

脊髓小脑后束（posterior spinocerebellar tract）：位于外侧索周边的后部。此束纤维起自同侧的脊髓胸核，上行经延髓和小脑下脚入小脑，止于小脑皮质。其功能是向小脑传导来自躯干下部和下肢的本体感觉冲动。

脊髓小脑前束（anterior spinocerebellar tract）：位于外侧索前部的表浅层。此束纤维主要起自对侧后角基部及中间带，大部分纤维交叉到对侧上行，经脑干和小脑上脚，终止于小脑皮质，其功能与脊髓小脑后束相同。

脊髓丘脑束（spinothalamic tract）：位于外侧索的前半部和前索中。此束纤维起自后角缘层和后角固有核，其纤维大部分斜经白质前连合交叉到对侧，在外侧索和前索内上行，行经脑干，终止于背侧丘脑。交叉至对侧外侧索前半部上行的纤维束称脊髓丘脑侧束，其功能是传导痛觉和温度觉冲动；交叉到对侧前索内上行的纤维束称脊髓丘脑前束，其功能是传导粗触觉冲动。

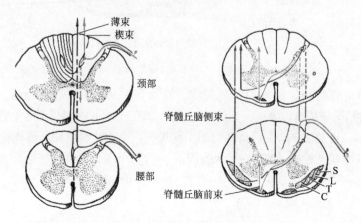

图 1-10　上行纤维束示意图

2）下行（运动）纤维束　皮质脊髓束（corticospinal tract）是脊髓内最大的下行纤维束，其纤维起自大脑皮质。下行经内囊和脑干，在延髓的锥体交叉处，大部分纤维交叉到对侧后继续下行于脊髓外侧索后部，成为皮质脊髓侧束，其纤维止于同侧脊髓前角运动神经元。皮质脊髓束的小部分纤维，在锥体交叉处不交叉，下行于同侧前索的前正中裂两侧，称为皮质脊髓前束。此束一般不超过胸段，其纤维大部分逐节经白质前连合交叉后止于对侧的脊髓前角运动神经元，也有一些纤维不交叉，止于同侧的前角运动神经元。皮质脊髓束的功能是控制骨骼肌的随意运动，特别是肢体远端的灵巧运动。（图1-8）

红核脊髓束（rubrospinal tract）：位于皮质脊髓侧束的腹侧。此束的纤维起自中脑红核，纤维自核发出后立即交叉到对侧，下行于脊髓外侧索内，其纤维经脊髓后角神经元中继后，止于前角运动神经元。其主要功能与兴奋屈肌的运动神经元有关。

前庭脊髓束（vestibulospinal tract）：位于前索内。其纤维起自前庭神经核后在同侧下行，止于前角运动神经元。其功能与兴奋同侧伸肌运动神经元和抑制屈肌的运动神经元有关。

其他下行纤维束：顶盖脊髓束位于前索内，其纤维起自中脑上丘，交叉后下行。内侧纵束位于前索中，起自前庭神经核。网状脊髓束位于外侧索和前索内，其纤维起自脑干的网状结构。上述3个传导束的功能与调节肌张力和运动协调有关。

表1-2　脊髓主要纤维束的位置、起止和功能

名称	位置	起始	终止	走行方向	主要功能
薄束	后索	脊神经节细胞	薄束核	同侧上行	传导身体下半部同侧的本体感觉和精细触觉
楔束	后索	脊神经节细胞	楔束核	同侧上行	传导身体上半部同侧的本体感觉和精细触觉
脊髓小脑后束	外侧索	胸核	小脑皮质	同侧上行	传导反射性本体感觉
脊髓小脑前束	外侧索	V～Ⅶ层外侧部	小脑皮质	两侧上行	传递与整个肢体运动和姿势有关的信息
脊髓丘脑侧束	外侧索	缘层、后角固有核	腹后外侧核	对侧上行	传导身体对侧的痛觉、温度觉
脊髓丘脑前束	前索	缘层、后角固有核	腹后外侧核	对侧上行	传导身体对侧的粗触觉
皮质脊髓侧束	外侧索	大脑皮质运动中枢	前角运动神经元	对侧下行	控制骨骼肌的随意运动
皮质脊髓前束	前索	大脑皮质运动中枢	前角运动神经元	同侧下行	控制骨骼肌的随意运动
红核脊髓束	外侧索	中脑红核	前角运动神经元	对侧下行	兴奋屈肌运动神经元
前庭脊髓束	前索	前庭神经外侧核	前角运动神经元	同侧下行	提高伸肌张力
顶盖脊髓束	前索	中脑上丘	前角运动神经元	对侧下行	参与视听觉的防御反射
网状脊髓束	前索及外侧索	脑干网状结构	前角运动神经元	两侧下行	调节肌张力

（3）网状结构

网状结构位于前、后角之间的外侧，由灰、白质交织而成。

在脊髓不同节段内，灰质与白质的含量是不同的，一般遵循以下规律：① 有粗大神经根出入的地方（如臂丛、腰骶丛），该脊髓节段体积必增加，而其中灰质的量增加得更多。② 脊髓离脑越近的部位，白质的量越多，因为脑和脊髓下部节段联系的长纤维必然经过脊髓上部节段。

4. 脊髓的功能

（1）传导功能

传导功能由上、下行纤维束实现。除头面部以外，身体的深、浅部感觉以及大部分内脏感觉都通过脊髓传导到脑，脑对躯干和四肢骨骼肌运动以及大部分内脏活动的管理也要通过脊髓来完成。

（2）反射功能

反射功能可概括为躯体反射和内脏反射两类。躯体反射可分为节段内反射和节段间反射，也可依刺激部位的不同分为深反射和浅反射，在病理情况下，尚可出现病理反射。如膝反射（又称髌反射）既是一个节段内反射，又是一个深反射，其反射弧仅限于一个节段内。内脏反射，如排尿、排便反射，其中枢在脊髓骶段。

二、脑

脑（encephalon）位于颅腔内，由端脑、间脑、中脑、脑桥、延髓及小脑六部分组成。通常把延髓、脑桥、中脑三部分合称脑干（图1-11、图1-12）。脑由胚胎时期的神经管前部发展演化而来，由于神经管前部各段生长发育的速度不同，逐渐形成了脑的各个部分。随着脑各部分的分化，神经管的内腔发生相应变化，从而形成了脑室系统。中国人脑的重量：男性平均为1375 g，女性平均为1305 g。

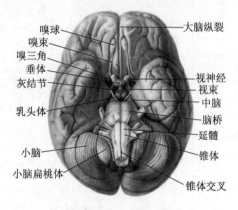

图1-11　脑的底面

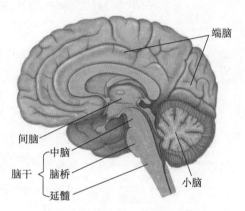

图1-12　脑的正中矢状切面

（一）脑干

脑干（brain stem）自下而上由延髓、脑桥和中脑三部分组成。延髓在枕骨大孔处下接脊髓，中脑向上与间脑相接，脑干的背面与小脑相连。（图1-12、图1-13、图1-14）

1. 脑干的外形

（1）腹侧面

延髓（medulla oblongata）位于脑干的最下部，呈倒置的锥体形。上接脑桥处与脑桥的腹侧面以横行的延髓脑桥沟（bulbopontine sulcus）分界；下连脊髓，其腹侧面上有与脊髓相连续的沟和裂，即前外侧沟和前正中裂。在前正中裂的两侧，各有一纵行的隆起，称锥体（pyramid），其内有皮质脊髓束通过。在延髓和脊髓交叉处，皮质脊髓束的大部分纤维交叉，在外形上可看到锥体交叉（decussation of pyramid）。锥体的外侧有一卵圆形隆起，称橄榄（olive），内含下橄榄核。锥体与橄榄之间的前外侧沟内，有舌下神经根出脑。在橄榄的后方，自上而下依次有舌咽神经、迷走神经和副神经的根丝出入。

脑桥（pons）位于脑干的中部，其腹侧面特别突出，称脑桥基底部。基底部正中有纵行的浅沟，称基底沟（basilar sulcus），容纳基底动脉。基底部向两侧延伸的巨大纤维束，称小脑中脚（middle cerebellar peduncle，又称脑桥臂），在移行处有粗大的三叉神经根出入。在延髓和脑桥分界的延髓脑桥沟中，自内向外依次有展神经根、面神经根和前庭蜗神经根出入。延髓、脑桥与小脑交界处，临床上称脑桥小脑三角，前庭蜗神经和面神经根位居此处，当患前庭蜗神经瘤时，可压迫附近的神经根，产生相应的临床症状。

中脑（midbrain）位于脑干上部。上接间脑，下连脑桥。腹侧有粗大的柱状结构，称大脑脚（cerebral peduncle），由来自大脑皮质的下行纤维束组成。两脚之间为深陷的脚间窝（interpeduncular fossa）。自大脑脚底的内侧有动眼神经根出脑（图1-13）。

（2）背侧面

延髓背侧面下半部形似脊髓。其后正中沟外侧有一对隆起，称薄束结节（gracile tubercle）和楔束结节（cuneate tubercle），是由薄束和楔束向上延伸进入延髓后各自形成的膨大，其深面有薄束核和楔束核。在楔束结节的外上方是延髓联系小脑的粗大纤维束，称小脑下脚（inferior cerebellar peduncle，又称绳状体）。

脑桥背侧面形成菱形窝（rhomboid fossa）的上半部。两侧是小脑上脚（superior cerebellar peduncle，又称结合臂）和小脑中脚。两侧小脑上脚之间的薄层白质板，称上（前）髓帆（superior medullary velum）。

菱形窝又称第四脑室底，呈菱形，由脑桥和延髓上半部背侧面构成，中部有横行的髓纹，可作为脑桥和延髓背侧面的分界。窝的正中有纵行的正中沟，将窝分成左右对称的两半。正中沟的外侧各有一纵行隆起，称内侧隆起（medial eminence）。隆起的外侧有纵行的界沟（sulcus limitans）。界沟的外侧为呈三角形的前庭区（vestibular area），其深面有前庭神经核。前庭区的外侧角上有一小隆起，称听结节（acoustic tubercle），深面有蜗神经核。靠近髓纹上方，内侧隆起处有一圆形隆突，称面神经丘（facial colliculus），其深面有展神经核。在髓纹以下内侧隆起处可见迷走神经三角和舌下神经三角两个三角区。迷走神经三角（vagal triangle）位于外侧，内含迷走神经背核；舌下神经三角（hypoglossal triangle）位于内侧，深面有舌下神经核。

中脑背侧面有两对圆形隆起，上方的一对为上丘（superior colliculus），是视觉反射中枢；下方的一对为下丘（inferior colliculus），是听觉反射中枢。在下丘的下部有滑车神经根出脑（图1-14）。

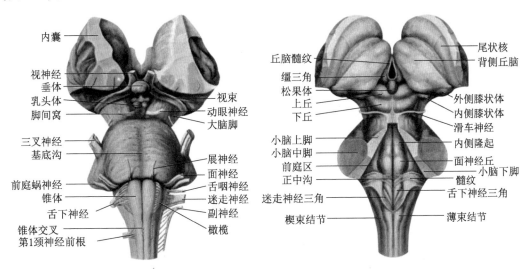

图1-13　脑干腹侧面　　　　　　　　图1-14　脑干背侧面

（3）第四脑室

第四脑室（fourth ventricle）是位于延髓、脑桥和小脑之间的室腔。第四脑室如同一个帐篷，前部由小脑上脚及上（前）髓帆组成，后部由下（后）髓帆和第四脑室脉络组织形成。下髓帆（inferior medullary velum）也是一白质薄片，它与上髓帆都伸入小脑，以锐角相会合。附于下髓帆和菱形窝下角之间的部分，朝向室腔的是一层上皮性室管膜，其表层有软膜和血管被覆，它们共同形成第四脑室脉络组织。脉络组织上的一部分血管反复分支并缠绕成丛，夹带着软膜和室管膜上皮突入室腔，成为第四脑室脉络丛，是产生脑脊液之处。第四脑室脉络组织的两侧和正中分别有两个第四脑室外侧孔和一个第四脑室正中孔。第四脑室向上经中脑水管通第三脑室，向下通延髓中央管，并借第四脑室正中孔和第四脑室外侧孔与蛛网膜下隙相通（图 1-15）。

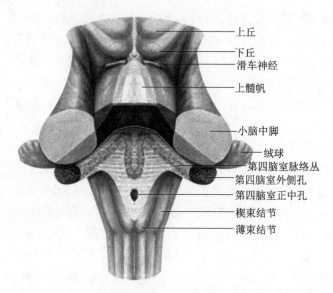

图 1-15　第四脑室

2. 脑干的内部结构

脑干的内部结构比脊髓复杂。脑干内部除和脊髓一样含有灰质和白质外，还有灰、白质混杂在一起交错排列成的网状结构。

脑干的灰质变化：一方面由于延髓中央管在背侧敞开，灰质由腹背方向排列变成内外方向排列；另一方面由于神经纤维的左、右交叉并相互交织穿插，又使灰质柱断裂变成了一些细胞团块。脑干的神经核分为 3 种：第一种是直接与第 3～12 对脑神经相连的，称脑神经核；第二种是不与脑神经相连，但参与组成各种神经传导通路或反射通路的，称非脑神经核；第三种是位于网状结构内或在脑干中缝附近的，称网状核和中缝核。

脑干内的白质，包括脑干本身各核团间的联系纤维，大脑、小脑和脊髓间相互联系的纤维，以及脑干各神经核团与脑干以外各结构间的联系纤维等。它们所形成的各种纤维束，其位置也不像脊髓那样集中于前、后和外侧索中，而是走行于脑干的各特定部位。

（1）脑干的灰质

1）脑神经核　除嗅、视神经外，脑干内有 7 种性质的脑神经核（图 1-16）。功能相同的脑神经核排列成断续纵行的 6 个功能柱（表 1-3）。

① 一般躯体运动柱：支配自肌节衍化的骨骼肌，即舌肌和眼球外肌，此类核位于第四脑室底的最内侧，邻近正中线，自上而下有动眼神经核、滑车神经核、展神经核和舌下神经核。a. 动眼神经核（oculomotor nucleus）：位于中脑上丘平面，由此核发出的纤维参与组成动眼神经，支配除外直肌和上斜肌以外的眼球外肌。b. 滑车神经核（trochlear nucleus）：位于中脑下丘平面，发出纤维组成滑车神经，支配眼球外肌中的上斜肌。c. 展神经核（abducens nucleus）：位于脑桥中下部，相当于面神经丘的深方，此核发出的纤维组成展神经，支配眼球外肌中的

笔记

外直肌。d. 舌下神经核（hypoglossal nucleus）：位于延髓上部，相当于舌下神经三角的深方，由此核发出的纤维组成舌下神经，支配舌肌的运动。

② 特殊内脏运动柱：支配由鳃弓衍化的骨骼肌，即咀嚼肌、面部表情肌和咽喉肌。此类核位于躯体运动核腹外侧，也由4个核团组成，即三叉神经运动核、面神经核、疑核和副神经核。a. 三叉神经运动核（motor nucleus of trigeminal nerve）：位于脑桥中部展神经核的外上方，由此核发出的纤维组成三叉神经运动根，出脑后加入下颌神经，支配咀嚼肌。b. 面神经核（facial nucleus）：位于脑桥中下部，由此核发出的纤维参与组成面神经，主要支配面部表情肌，此外还支配二腹肌后腹、茎突舌骨肌和镫骨肌。c. 疑核（nucleus ambiguus）：位于延髓上部的网状结构中，从此核上部发出的纤维加入舌咽神经，中部发出的纤维加入迷走神经，下部发出的纤维组成副神经的颅根，支配咽、喉、软腭各肌的运动。d. 副神经核（accessory nucleus）：位于躯体运动柱的最尾端，由延髓部和脊髓部组成，延髓部发出的纤维并入迷走神经，支配咽喉肌的运动。由脊髓部发出的纤维组成副神经脊髓根，支配胸锁乳突肌和斜方肌的运动。

③ 一般内脏运动柱：位于躯体运动柱的外侧，由4对核团组成。a. 动眼神经副核（accessory oculomotor nucleus）：又称Edinger-Westphal核，位于动眼神经核上端的背内侧。由此核发出的纤维行于动眼神经内，在副交感神经节换神经元后，副交感节后纤维控制瞳孔括约肌和睫状肌。b. 上泌涎核（superior salivatory nucleus）：位于脑桥下部的网状结构中。由此核发出的纤维进入面神经，经副交感神经节换神经元后支配舌下腺、下颌下腺和泪腺的分泌。c. 下泌涎核（inferior salivatory nucleus）：位于延髓上部的网状结构。由此核发出的纤维进入舌咽神经，经副交感神经节换神经元后支配腮腺的分泌。d. 迷走神经背核（dorsal nucleus of vagus nerve）：位于迷走神经三角深面、舌下神经核的外侧。由此核发出的纤维加入迷走神经，控制颈部、胸腔和腹腔大部分脏器的活动。

④ 一般和特殊内脏感觉柱：位于界沟外侧。此柱由单一的孤束核（nucleus of solitary tract）构成。它是一般和特殊（味觉）内脏感觉纤维的终止核，其中特殊内脏感觉纤维止于核的上端。面神经、舌咽神经和迷走神经中的内脏感觉纤维进入延髓后下行，组成孤束，止于孤束核。

⑤ 一般躯体感觉柱：接受头面部皮肤与口、鼻腔黏膜的初级感觉纤维的传入，位于内脏感觉柱的腹外侧。a. 三叉神经中脑核（mesencephalic nucleus of trigeminal nerve）：位于中脑，其功能与传导咀嚼肌、面肌和眼球外肌的本体感觉有关。b. 三叉神经脑桥核（pontine nucleus of trigeminal nerve）：在脑桥中部。c. 三叉神经脊束核（spinal nucleus of trigeminal nerve）：此核细长，是脊髓颈段后角胶状质和后角固有核向上的延续，向上直达脑桥，与三叉神经脑桥核相续。三叉神经脑桥核与头面部的触觉传递有关，而三叉神经脊束核与头面部痛觉和温度觉的传导有关。

⑥ 特殊躯体感觉柱：接受内耳听觉和平衡觉感受器的初级感觉纤维，此类核位于内脏感觉核外侧，相当于延髓上部和脑桥下部水平。a. 蜗神经核（cochlear nuclei）：分为蜗腹侧核和蜗背侧核，分别位于小脑下脚的腹外侧和背侧，接受蜗神经的传入纤维。b. 前庭神经核（vestibular nuclei）：位于第四脑室底前庭区的深面，接受前庭神经的传入纤维、传导平衡觉的纤维。

2）非脑神经核　参与组成各种神经传导通路或反射通路。

① 薄束核（gracile nucleus）和楔束核（cuneate nucleus）：分别位于延髓薄束结节和楔束结节的深面，它们分别是薄束和楔束的终止核。由此二核发出的纤维，呈弓状绕过中央管，在其腹侧左、右交叉，称内侧丘系交叉（decussation of medial lemniscus），交叉后的纤维形成内侧丘系。此二核是传导本体感觉和精细触觉的中继核团（图1-17）。

笔记

②下橄榄核（inferior olivary nucleus）：位于延髓橄榄的深面。此核接受大脑皮质、网状结构、红核和脊髓等处发来的纤维，发出纤维主要组成橄榄小脑束，经小脑下脚止于小脑皮质。

③脑桥核（pontine nucleus）：位于脑桥基底部的纤维束之间，是许多散在的灰质核团。脑桥核是大脑皮质与小脑皮质之间的中继核团。

④红核（red nucleus）：位于中脑上丘平面的被盖部，呈圆柱状。此核主要接受来自小脑和大脑皮质的传入纤维，并发出红核脊髓束，相互交叉后到对侧，下行至脊髓。

⑤黑质（substantia nigra）：位于中脑被盖和大脑脚底之间的板状灰质，延伸于中脑全长，可分为背侧的致密部和腹侧的网状部。黑质的细胞内含黑色素，故呈黑色，同时还含有多巴胺。多巴胺是一种神经递质，经黑质-纹状体系输送至大脑的新纹状体，临床上因黑质病变，多巴胺减少，可引起震颤麻痹。

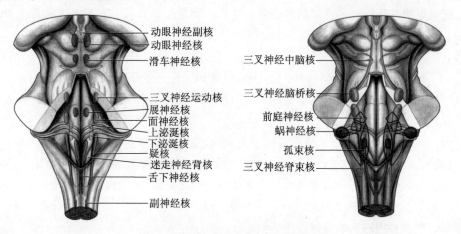

图 1-16　脑神经核在脑干背侧的投影

表 1-3　脑干脑神经核的排列及其功能

功能柱及位置	核的位置	脑神经核名称	功能
躯体运动柱 （第四脑室底最内侧）	上丘平面	动眼神经核（Ⅲ）	支配上、下、内直肌，下斜肌，上睑提肌
	下丘平面	滑车神经核（Ⅳ）	支配上斜肌
	脑桥中下部	展神经核（Ⅵ）	支配外直肌
	延髓上部	舌下神经核（Ⅻ）	支配舌肌
特殊内脏运动柱 （躯体运动核腹外侧）	脑桥中部	三叉神经运动核（Ⅴ）	支配咀嚼肌等
	脑桥中下部	面神经核（Ⅶ）	支配表情肌等
	延髓上部	疑核（Ⅸ、Ⅹ、Ⅺ）	支配咽喉肌等
	延髓下部、颈髓1~5	副神经核（Ⅺ）	支配斜方肌、胸锁乳突肌
	上丘平面	动眼神经副核（Ⅲ）	支配瞳孔括约肌、睫状肌
	脑桥下部	上泌涎核（Ⅶ）	支配泪腺、舌下腺、下颌下腺等
	延髓上部	下泌涎核（Ⅸ）	支配腮腺
	延髓中下部	迷走神经背核（Ⅹ）	支配胸、腹腔大部分脏器
内脏感觉柱 （界沟外侧）	延髓上中部	孤束核（Ⅶ、Ⅸ、Ⅹ）	接受味觉及一般内脏感觉

续表

功能柱及位置	核的位置	脑神经核名称	功能
躯体感觉柱 （内脏感觉柱腹外侧）	中脑	三叉神经中脑核（Ⅴ）	接受面部表情肌、咀嚼肌的本体感觉
	脑桥中部	三叉神经脑桥核（Ⅴ）	接受头面部、口腔、鼻腔的触觉
	脑桥、延髓	三叉神经脊束核（Ⅴ）	接受头面部的痛觉、温度觉和触觉
	延髓与脑桥交界处	前庭神经核（Ⅷ）	接受内耳平衡觉冲动
	延髓与脑桥交界处	蜗神经核（Ⅷ）	接受内耳螺旋器的听觉冲动

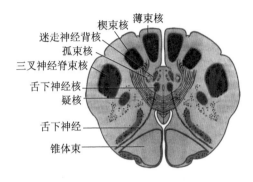

图 1-17　平延髓内侧丘系交叉横切面

（2）脑干的白质

1）上行（感觉）传导束

① 内侧丘系（medial lemniscus）：由薄束核和楔束核发出的传导本体感觉和精细触觉的传入纤维，呈弓状绕过中央管的腹侧，左右交叉成内侧丘系上行，终于背侧丘脑的腹后外侧核。

② 脊髓丘系（spinal lemniscus）和脊髓丘脑束（spinothalamic tract）：传导对侧躯干及四肢的温度觉、痛觉、触觉的脊髓丘脑束进入脑干后，一些从脊髓投向上丘的纤维结合在一起，组成脊髓丘系。脊髓丘系行于延髓的外侧、内侧丘系的背外侧，终于背侧丘脑的腹后外侧核。

③ 三叉丘系（trigeminal lemniscus）：由三叉神经脑桥核和三叉神经脊束核发出的传入纤维交叉至对侧，组成三叉丘系，于内侧丘系的背外侧上行，终于背侧丘脑的腹后内侧核。

④ 外侧丘系（lateral lemniscus）：由蜗神经核的蜗腹侧核和蜗背侧核发出的纤维，在脑桥被盖部腹侧附近，横行穿过内侧丘系，相互交叉后至对侧，形成斜方体（trapezoid body）。斜方体的纤维折向上行，称为外侧丘系，止于间脑的内侧膝状体，传递听觉信息。

2）下行（运动）传导束

① 锥体束（pyramidal tract）：由大脑发出的控制骨骼肌随意运动的下行纤维束，途经内囊后肢和膝部、中脑大脑脚底的中 3/5 部，进入脑桥基底部后继续下行入延髓锥体。锥体束分为皮质核束（或称皮质脑干束）和皮质脊髓束。皮质核束（corticonuclear tract）在下行过程中止于各脑神经运动核。皮质脊髓束（corticospinal tract）在延髓形成锥体。皮质脊髓束的大部分纤维在锥体下端互相交叉，形成锥体交叉。3/4 的纤维交叉后在脊髓外侧索内下行，称为皮质脊髓侧束；其余 1/4 的纤维不交叉，在脊髓前索内下行，称为皮质脊髓前束。

② 皮质脑桥束（corticopontine tract）由大脑皮质额、顶、枕、颞叶发出的纤维下行组成额桥束和顶枕颞桥束，经过内囊进入脑桥基底部，终止于脑桥核。

除上述传导束外，还有脊髓小脑前、后束和前庭脊髓束、内侧纵束。a. 脊髓小脑前束：上行经延髓和脑桥，而后途经小脑上脚终于小脑。b. 脊髓小脑后束：入延髓后，途经小脑下脚终于小脑。c. 前庭脊髓束：在下橄榄核背下行至脊髓。d. 内侧纵束：在脑干的中缝两侧上行。

笔记

（3）脑干网状结构与中缝核

在脑干中，除了脑神经核、边界明显的非脑神经核以及长的上、下行纤维束以外的区域，纤维纵横交错，其间散在着大小不等的细胞团，这些区域被称为网状结构。网状结构内神经元的特点是其树突分支多，而且细胞狭长。网状结构接收来自几乎所有感觉系统的信息，而网状结构的传出纤维则直接或间接地可到达中枢神经系统各个地方。网状结构的功能也是多方面的，它涉及脑和脊髓的运动控制以及各种内脏活动的调节。网状结构内的纤维和细胞排列并不是杂乱无章的，它们也是根据形态、纤维联系和生理功能组合成核团或纤维束的，只不过其边界不清晰而已。

中缝核（rapheal nuclei）：位于脑干中缝附近的狭窄区域内，可分成数个核团，总称为中缝核。其特点是产生5-羟色胺并作为神经元的递质。它的功能尚未完全明确，可能与睡眠等有关。

（二）小脑

小脑（cerebellum）位于颅后窝，在延髓和脑桥的后方，借小脑下脚、中脚和上脚与脑干相连。小脑与脑干间的腔隙即第四脑室。

1. 小脑的外形

小脑上面平坦，贴近由硬脑膜形成的小脑幕，下面中间部凹陷，容纳延髓。小脑中间缩窄的部分称小脑蚓（vermis of cerebellum）；两侧膨隆的部分称小脑半球（cerebellar hemisphere）。半球上面前1/3与后2/3交界处，有一深沟，称原裂（primary fissure）。小脑半球下面近枕骨大孔处膨出部分，称小脑扁桃体（tonsil of cerebellum）。当颅内压增高时，小脑扁桃体可嵌入枕骨大孔，从而压迫延髓，危及生命，称枕骨大孔疝或小脑扁桃体疝（图1-18、图1-19）。

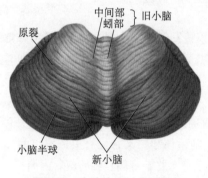
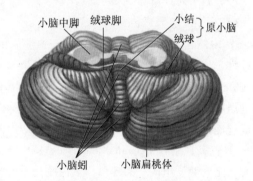

图 1-18 小脑外形（上面观）　　　　　图 1-19 小脑外形（下面观）

2. 小脑的分叶

小脑依其表面的沟裂可分为三叶：① 绒球小结叶（flocculonodular lobe），包括半球上的绒球和蚓部的小结，两者以绒球脚相连。在发生上，绒球小结叶是小脑最古老的部分，称原小脑或古小脑，其功能与维持人体平衡有关。② 前叶（anterior lobe）为小脑上面原裂以前的部分，小脑蚓和半球中间部组成旧小脑，与肌张力的调节密切相关。③ 原裂以后的部分为小脑后叶（posterior lobe）。小脑半球外侧部是新发生结构，称新小脑，主要参与对精细运动的调节。

3. 小脑内部结构

小脑的灰质和白质分布与脊髓相反，即灰质大部分集中在表面，称小脑皮质；白质在深面称小脑髓体。髓体中尚有灰质团，称小脑核。

（1）小脑皮质（cerebellar cortex）

小脑皮质表面可见许多大致平行的横沟，将小脑分成许多横行的薄片，称叶片。每个叶片的结构基本相似。小脑皮质的细胞构筑从外至内可分为3层：① 分子层；② Purkinje（浦肯野）细胞层；③ 颗粒层。皮质内有5种神经元：浦肯野细胞、颗粒细胞、高尔基细胞、星

笔记

形细胞和篮细胞。

（2）小脑核（cerebellar nuclei）

小脑核有 4 对，包括齿状核（dentate nucleus）、顶核（fastigial nucleus）、栓状核（emboliform nucleus）、球状核（globose nucleus），其中主要是齿状核和顶核。顶核位于第四脑室顶的上方，主要接受来自小脑皮质的纤维，发出纤维止于前庭神经核和延髓网状结构。齿状核位于小脑半球的白质内，接受来自新小脑皮质的纤维，发出的纤维在中脑交叉后止于红核以及背侧丘脑的腹中间核和腹前核（图 1-20）。

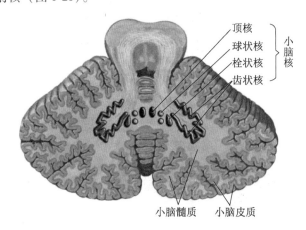

图 1-20　小脑核

（3）小脑的纤维联系

小脑的传入纤维有：① 前庭小脑纤维，经小脑下脚止于原小脑。② 脊髓小脑前束经小脑上脚，脊髓小脑后束经小脑下脚，都止于旧小脑。③ 脑桥小脑纤维组成小脑中脚，止于新小脑。④ 橄榄小脑纤维主要构成小脑下脚，终于新、旧小脑皮质（表 1-4）。

表 1-4　小脑核团及纤维联系

核团	传入纤维	传出纤维
齿状核	新小脑皮质的纤维	小脑上脚
栓状核 球状核 }中间核	新、旧小脑皮质的纤维	小脑上脚
顶核	旧小脑和前庭神经核纤维	小脑下脚

4. 小脑的功能

小脑主要接收大脑、脑干和脊髓的有关运动的信息，传出纤维也主要与各运动中枢有关。因此，小脑是一个重要的运动调节中枢。原小脑通过与前庭核的联系，维持身体姿势平衡。该叶病损，患者平衡失调，站立不稳，步态蹒跚。旧小脑主要与调节肌张力有关。旧小脑病变，主要表现为肌张力降低。新小脑主要负责协调骨骼肌的运动。新小脑病变表现为小脑共济失调，即随意运动中肌肉收缩的力量、方向、限度和各肌群间的协调运动出现混乱，如跨越步态，持物时手指过度伸开，指鼻试验阳性，轮替不能等，同时有运动性震颤。一侧小脑病变，同侧肢体出现上述运动障碍。这是因为小脑上脚左右交叉，锥体束也左右交叉。由于小脑的纤维联系大多重叠，因此，上述小脑各叶的机能定位只是粗略的和相对的，实际临床症状往往是复杂的。

（三）间脑

间脑（diencephalon）位于中脑和端脑之间，两侧和背面被大脑半球所掩盖，仅腹侧部的视交叉、视束、灰结节、漏斗、垂体和乳头体外露于脑底。间脑可分为背侧丘脑、上丘脑、

笔记

下丘脑、后丘脑和底丘脑五部分。间脑的内腔为位于脑正中矢状切面的窄隙，称第三脑室（图 1-21、图 1-22）。

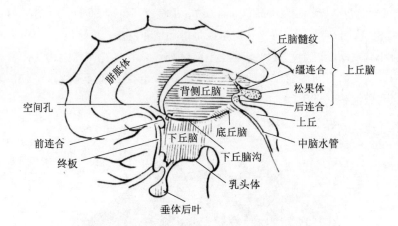

图 1-21　脑正中矢状切面（示间脑的位置和分部）

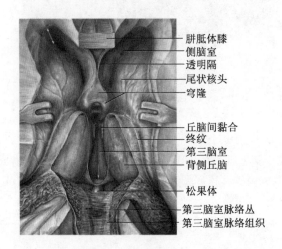

图 1-22　间脑背侧

1. 背侧丘脑

背侧丘脑（dorsal thalamus）又称丘脑，由两个卵圆形的灰质团块借丘脑间黏合（中间块）连接而成，其外侧面连接内囊，背面和内侧面游离，内侧面参与组成第三脑室的侧壁。背侧丘脑的前端隆凸部为丘脑前结节；后端膨大称丘脑枕。在背侧丘脑灰质的内部，"Y"形的内髓板（internal medullary lamina）将背侧丘脑内部的灰质分隔成 3 个核群，即前核群、内侧核群和外侧核群。前核群位于内髓板分叉部的前上方，是边缘系统的一个重要中继站，其功能与内脏活动有关。内侧核群居内髓板的内侧，其可能是联合躯体和内脏感觉冲动的整合中枢。外侧核群位于内髓板外侧，可分为背、腹侧两部分，腹侧部分又称腹侧核群，是背侧丘脑的主要部分，由前向后可分为腹前核、腹中间核（又称腹外侧核）和腹后核。腹后核又分为腹后内侧核和腹后外侧核，它们是躯体感觉传导通路中第 3 级神经元胞体所在处。腹后外侧核接受内侧丘系和脊髓丘脑束的纤维，发出的纤维参与组成丘脑中央辐射（丘脑皮质束），主要终止于大脑皮质中央后回中、上部和中央旁小叶后部，传导躯干和四肢的感觉。腹后内侧核接受三叉丘脑束及味觉纤维，发出的纤维参与组成丘脑中央辐射，终止于中央后回的下部，传导头面部的感觉及味觉（图 1-23）。

背侧丘脑主要是感觉传导通路的中继站，而且也是复杂的综合中枢。背侧丘脑受损时，常见的症状是感觉丧失、过敏和感觉失常，并可伴有剧烈的自发性疼痛。

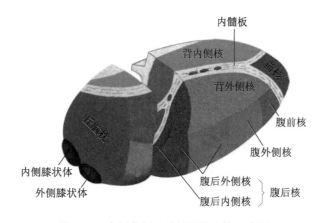

内髓板

背内侧核

背外侧核

前核

腹前核

腹外侧核

丘脑枕

内侧膝状体

外侧膝状体

腹后外侧核

腹后内侧核 } 腹后核

图 1-23　右侧背侧丘脑核团的立体示意图

2. 上丘脑

上丘脑（epithalamus）位于第三脑室顶部周围，主要包括丘脑髓纹、缰三角和松果体。

3. 后丘脑

后丘脑（metathalamus）位于丘脑枕的下外方，包括一对内侧膝状体和一对外侧膝状体。内侧膝状体为听觉传导通路中的最后一个中继站，外侧膝状体为视觉传导路中的最后一个中继站。

4. 底丘脑

底丘脑（subthalamus）位于间脑和中脑被盖的过渡区。

5. 下丘脑

下丘脑（hypothalamus）位于背侧丘脑的下方，构成第三脑室的下壁和侧壁的下部。从脑底面由前向后可见视交叉、灰结节和乳头体。灰结节下延为漏斗，漏斗下端连垂体（hypophysis）。

（1）下丘脑的主要核团

① 视上核（supraoptic nucleus）：在视交叉外端的背外侧。

② 室旁核（paraventricular nucleus）：在第三脑室上部的两侧。

③ 漏斗核（infundibular nucleus）：位于漏斗深面。

④ 乳头体核（mamillary body nucleus）：在乳头体内。

（2）下丘脑的纤维联系

一般认为大脑、下丘脑和脑干之间的纤维联系，在大脑通过下丘脑和脑干调节内脏活动中起重要作用。另外，下丘脑垂体束（包括视上垂体束、室旁垂体束和结节垂体束）兼有传导冲动和分泌激素的功能。视上核、室旁核分泌催产素和加压素，沿视上垂体束和室旁垂体束输送到垂体后叶，经血管吸收再运送至靶器官。下丘脑内一些细胞和漏斗核可分泌许多垂体前叶的激素释放因子与抑制因子，经结节垂体束运送至正中隆起，经垂体门脉输送到垂体前叶，影响垂体前叶各种激素的分泌。

（3）下丘脑的功能

下丘脑与大脑边缘系统共同调节内脏活动，是内脏活动的较高级中枢，另外，通过与垂体联系，下丘脑成为调节内分泌活动的重要中枢。下丘脑将神经调节和体液调节融为一体，对体温、摄食、生殖、水盐平衡等起着重要的调节作用，同时也参与睡眠和情绪反应活动。

6. 第三脑室

第三脑室（third ventricle）是位于两侧背侧丘脑和下丘脑之间的狭窄腔隙。前方借左、右室间孔与两侧大脑半球内的侧脑室相通，后方与中脑水管相通，脑室顶部为第三脑室脉络组织封闭，其底由乳头体、灰结节和视交叉组成。

笔记

（四）端脑

端脑（telencephalon）由两侧大脑半球借胼胝体（corpus callosum）连接而成，是脑的最发达部分。左、右两半球被大脑纵裂分开。大脑纵裂的底部有连结两半球的横行纤维，称胼胝体。半球表层为一层灰质，称大脑皮质，皮质的深面是髓质（白质）。髓质中包埋着一些核团，称基底核。大脑半球内部的空腔为侧脑室。（图1-24、图1-25）

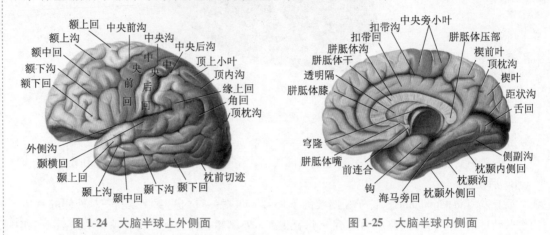

图1-24　大脑半球上外侧面　　　　　图1-25　大脑半球内侧面

1. 端脑的外形和分叶

大脑半球表面凹凸不平，半球表面布满沟裂，称大脑沟（cerebral sulci），沟间隆起的部分是大脑回（cerebral gyri）。每个半球有3个面，即上外侧面、内侧面和下面。

大脑半球以3条大脑沟（中央沟、外侧沟和顶枕沟）为标记，分5个大脑叶（额叶、顶叶、颞叶、枕叶和岛叶）。中央沟（central sulcus）起自半球上缘中点稍后方，向前下斜行于半球上外侧面；外侧沟（lateral sulcus）起自半球下面，行向后上方，至上外侧面；顶枕沟（parietooccipital sulcus）位于半球内侧面的后部，自下向上方。中央沟前方、外侧沟上方的部分是额叶（frontal lobe）；中央沟后方、外侧沟上方的部分为顶叶（parietal lobe）；外侧沟下方的部分为颞叶（temporal lobe）；顶枕沟以后较小的部分为枕叶（occipital lobe）；岛叶（insular lobe）藏在外侧沟的深部。顶、枕、颞叶在上外侧面的分界是假设的，顶枕沟上端至枕前切迹（枕极前方约4 cm处）的连线作为枕叶的前界；自此线的中点到外侧沟后端的连线，是顶、颞二叶的分界（图1-24~图1-26）。

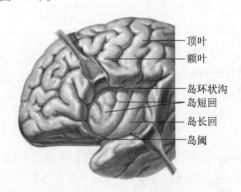

图1-26　岛叶

2. 大脑半球的重要沟回

（1）上外侧面

1）**额叶**　在额叶上有与中央沟平行的中央前沟，二者间的部分称中央前回。自中央前沟水平向前分出两条沟，分别称额上沟和额下沟。额上沟以上的部分为额上回；额上、下沟之间的部分为额中回；额下沟和外侧沟之间的部分为额下回。

笔记

2）顶叶 在顶叶上有与中央沟平行的中央后沟，二者之间的部分称中央后回。在中央后沟中部向后发出与上缘平行的沟称顶内沟，此沟将中央后回以后的顶叶分为上、下两部，上部称顶上小叶，下部称顶下小叶。顶下小叶又分为两部，围绕外侧沟末端的部分称缘上回，围绕颞上沟末端的部分称角回。

3）颞叶 在颞叶上，颞上沟与外侧沟大致平行，二者间的部分称颞上回，自颞上回转入外侧沟的部分有 2 条横行的大脑回，称颞横回。颞下沟与颞上沟大致平行，二者之间的部分称颞中回。颞下沟以下的部分称颞下回。

4）枕叶 在外侧面上有许多不恒定的沟和回。

5）岛叶 周围有环状的沟围绕，其表面有长短不等的回。

（2）内侧面

额、顶、枕、颞叶在内侧面均可见到。在间脑上方有联络两半球的胼胝体。胼胝体下方的弓形纤维束称穹隆（fornix），其与胼胝体间的薄板，称透明隔（septum pellucidum）。胼胝体上方与之平行的沟称扣带沟，其间是扣带回，扣带回外周部分前份属额上回，中份称中央旁小叶（paracentral lobule），它是中央前、后回延伸至内侧面的部分。自顶枕沟前下向枕极的弓形沟称距状沟，顶枕沟与距状沟之间的三角区称楔叶（cuneus）。距状沟以下为舌回。

（3）下面

下面由额、枕、颞叶组成。额叶下面有纵行的嗅束（olfactory tract），其前端膨大为嗅球（olfactory bulb），后端扩大为嗅三角（olfactory trigone）。颞叶下面有与半球下缘平行的枕颞沟。在此沟内侧并与之平行的为侧副沟，侧副沟的内侧为海马旁回，其前端弯成钩形，称钩（uncus）。在海马旁回上内侧为海马沟，在海马沟的上方有呈锯齿状的窄条皮质，称齿状回。在齿状回的外侧，侧脑室下角底壁上有一呈弓状的隆起，称海马（hippocampus）（图 1-25、图 1-27）。

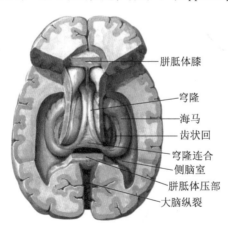

图 1-27 海马结构

边缘叶（limbic lobe）是位于胼胝体周围和侧脑室下角底壁的一圈弧形结构：隔区（包括胼胝体下区和终板旁回）、扣带回、海马旁回、海马和齿状回等。它们属于原皮质和旧皮质。边缘叶再加上它邻近的皮质及皮质下结构组成边缘系统。

额叶的功能与躯体运动、发音、语言及高级思维活动有关；顶叶与躯体感觉、味觉、语言等有关；枕叶与视觉信息的整合有关；颞叶与听觉、语言和记忆功能有关；岛叶与内脏感觉有关；边缘叶与情绪、行为、内脏活动有关。

3. 端脑的内部结构

（1）侧脑室

侧脑室（lateral ventricle）是位于两侧大脑半球内的腔隙，内含脑脊液，可分为四部：中央部位于顶叶内，前角是中央部伸向额叶的部分；后角是中央部伸向枕叶的部分；下角是中

笔记

央部伸向颞叶的部分。两侧前角各借室间孔（interventricular foramen）与第三脑室相通，室腔内有脉络丛，它不断产生脑脊液。（图 1-28）

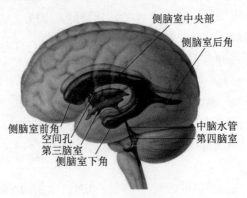

图 1-28 脑室投影

（2）基底核

基底核（basal nuclei）位于白质内，靠近脑底，包括尾状核、豆状核、屏状核和杏仁体。

1）纹状体（corpus striatum） 包括尾状核和豆状核。尾状核（caudate nucleus）呈"C"形弯曲，分头、体、尾三部分，围绕豆状核和背侧丘脑，延伸于侧脑室前角、中央部和下角的壁旁。豆状核（lentiform nucleus）位于尾状核和背侧丘脑的外侧、岛叶的深部，在水平切面呈三角形，底朝向岛叶、尖朝向内侧。豆状核被 2 个白质板分成三部，外侧部最大，称壳（putamen）；内侧的两部合称苍白球（globus pallidus）。在种系发生上尾状核与壳发生较晚，称新纹状体；苍白球较为古老，称旧纹状体。

纹状体是锥体外系的重要组成部分，其功能主要是维持肌肉的紧张度，协调骨骼肌的运动。

2）屏状核（claustrum） 是位于豆状核和岛叶之间的薄层灰质，其功能不明。

3）杏仁体（amygdaloid body） 位于海马旁回的深面，与尾状核尾部相连，属于边缘系统的一部分，其功能与内脏活动、行为和内分泌有关。

（3）大脑半球的髓质

大脑半球的髓质由大量的神经纤维组成，可分 3 种纤维，即联络纤维、连合纤维和投射纤维（图 1-29）。

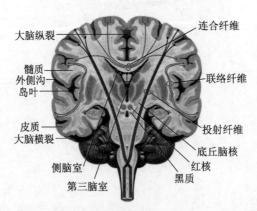

图 1-29 大脑半球的髓质

1）联络纤维（association fiber） 是联系同侧半球各部分之间的纤维。其中短纤维联系相邻脑回，称弓状纤维，长纤维联系各叶，有扣带束，以及上纵束、下纵束、钩束等。

2）连合纤维（commissural fiber） 是连接左、右两半球皮质的纤维，包括：① 胼胝体，位于大脑纵裂的底部，为强大的白质板，连接两侧半球广大区域。胼胝体呈弓状，其前部称胼胝体嘴，弯曲部称胼胝体膝，中间部称胼胝体干，后部称胼胝体压部。② 前连合，连接左、右嗅球和两侧颞叶。③ 穹隆和穹隆连合，穹隆是由海马至下丘脑乳头体的弓形纤维束，穹隆连合是穹隆的部分纤维越至对侧，连接对侧的海马。

3）投射纤维（projection fiber）　是由联系大脑皮质和皮质下结构的上、下行纤维构成。这些纤维绝大部分经过尾状核、背侧丘脑与豆状核之间，形成宽厚的白质纤维板，称内囊（internal capsule）。内囊在大脑水平切面上，左右略呈"><"状。前部位于豆状核与尾状核之间，称内囊前肢，主要有上行到额叶的丘脑前辐射和下行的额桥束通过；后部位于豆状核和背侧丘脑之间，称内囊后肢，主要有皮质脊髓束、皮质红核束、丘脑中央辐射、视辐射和听辐射通过；前、后肢相交处称内囊膝，有皮质核束经此下行（图 1-30、图 1-31）。

内囊是投射纤维高度集中的区域，所以此处的病灶即使不大，也可以导致严重的后果。例如，营养一侧内囊的小动脉破裂（通称脑出血）或栓塞时，致使内囊膝和内囊后肢受损，导致对侧半身深、浅感觉障碍，对侧半身随意运动障碍，双眼对侧半视野偏盲，即临床所谓的"三偏"综合征。

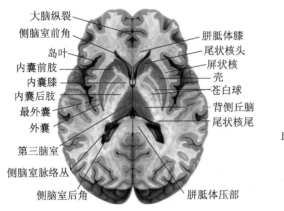

图 1-30　大脑半球水平切面（示内囊）　　图 1-31　内囊的分部

4. 大脑皮质

大脑皮质（cerebral cortex）是中枢神经系统发育最复杂和最完善的部位，运动、感觉的最高中枢和语言、意识思维的物质基础。据估计，人类大脑皮质的总面积约 2200 cm²，约有 26 亿个神经细胞，它们依照一定的规律分层排列并组成一个整体。原皮质（海马和齿状回）和旧皮质（嗅脑）为 3 层结构，新皮质基本为 6 层结构。鱼类、两栖类主要是原、旧皮质，爬行类才出现新皮质，哺乳类逐渐发达。新皮质内的 6 层结构是：① 分子层；② 外粒层；③ 外锥体层；④ 内粒层；⑤ 内锥体层；⑥ 多形层。一般①~④接受传入纤维，并发出联络纤维，⑤~⑥发出投射纤维。

（1）大脑皮质的分区

为了便于进行形态研究和机能分析，学者们根据细胞构筑和神经纤维的配布对大脑皮质进行了分区。目前较常用的是 Brodmann 的 52 分区法。

（2）大脑皮质的功能定位

大脑皮质是神经系统的最高级中枢。各种感觉信息传向大脑皮质中，经皮质的整合，或产生特定的意识性感觉，或贮存记忆，或产生运动冲动。不同的皮质区具有不同的功能。但不同的功能相对集中在某些特定的皮质区。（图 1-32）

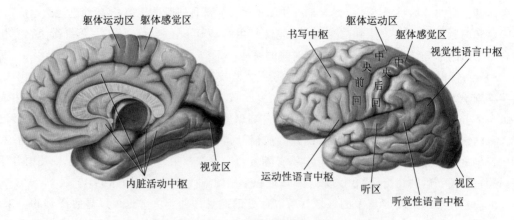

图 1-32 大脑皮质的主要中枢

1）躯体运动区 第 I 躯体运动区位于中央前回和中央旁小叶前部，包括 Brodmann 第 4 区和第 6 区，管理全身骨骼肌的运动。身体各部在此区的投射特点为：① 身体各部代表区为倒置人形，但头部是正的。中央前回最上部和中央旁小叶前部与下肢的运动有关，中部与躯干和上肢的运动有关，下部与头面部的运动有关。② 左右交叉支配。一侧运动区支配对侧肢体的运动。但一些与联合运动有关的肌肉，则受两侧运动区的支配，如眼裂以上的表情肌、眼球外肌、咽喉肌、咀嚼肌、呼吸肌、躯干肌和会阴肌等，故在一侧运动区受损后，这些肌不出现瘫痪现象。③ 在皮质上，身体各部代表区的大小与运动的灵巧、精细程度有关。如拇指的代表区大于躯干或大腿区。（图 1-32、图 1-33）

第 II 躯体运动区位于中央前、后回下面的岛盖皮质，只有上、下肢运动的代表区。

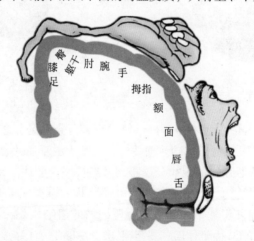

图 1-33 人体各部在第 I 躯体运动区的定位

2）躯体感觉区 第 I 躯体感觉区位于中央后回和中央旁小叶后部，包括第 3、1、2 区。接受背侧丘脑腹后核传来的对侧浅感觉和深感觉纤维。身体各部在此区的投射特点是：① 身体各部代表区为倒置人形，但头部是正的。自中央旁小叶开始依次是下肢、躯干、上肢、头颈的投射区。② 左右交叉，一侧半身浅、深感觉投射到对侧半球的中央后回。③ 身体感觉敏感部位的投射区面积大，如手指、唇和舌的投射区最大（图 1-32、图 1-34）。

第 II 躯体感觉区位于中央前、后回下面的岛盖皮质，与第 II 躯体运动区相重叠，与两侧感觉有关。

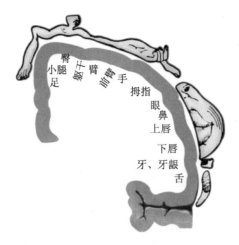

图 1-34　人体各部在第 Ⅰ 躯体感觉区的定位

3）视区　位于枕叶内侧面距状沟两侧的皮质，相当于第 17 区。一侧视区接受同侧视网膜颞侧半和对侧视网膜鼻侧半的纤维。因此，一侧视区损伤，可引起双眼视野同向性偏盲（图1-32）。

4）听区　位于颞横回，相当于第 41、42 区。每侧听区接受双区的听觉冲动。因此，一侧听区受损，不致引起全聋（图 1-32）。

5）味觉区　味觉区的位置尚未完全明确，可能位于中央后回下端的岛盖部。

6）平衡觉区　在中央后回下端头面部代表区附近。

7）嗅觉区　位于海马旁回的钩附近。

8）语言区　劳动和语言，以及在此基础上发展的思维活动，是人类大脑皮质与其他动物的本质区别。可以用语言来表达高级神经活动是因为人类大脑皮质上存在特有的语言中枢。一般认为，语言中枢是在一侧半球发展起来的，即善用右手（右利）者在左侧半球，善用左手（左利）者其语言中枢也多在左侧半球，只有一部分人在右侧半球，故左侧半球被认为是语言区的"优势半球"。临床证明，90% 以上的失语症都是左侧大脑半球损伤的结果。语言区包括说话、听话、书写和阅读 4 个区。① 说话中枢（运动性语言中枢）：位于额下回后部，相当于第 44、45 区。此区受损，丧失说话能力，称运动性失语症。② 听话中枢（听觉性语言中枢）：位于颞上回后部，相当于第 22 区。此区受损，患者虽听觉正常，但听不懂别人讲话的意思，自己说话错误、混乱而不自知，称感觉性失语症。③ 书写中枢：位于额中回后部，相当于第 8 区。此区受损，虽然手的运动正常，但不能写出正确的文字，称失写症。④ 阅读中枢（视觉性语言中枢）：位于角回，相当于第 39 区。此区受损，患者虽视觉正常，但不能理解文字符号的意义，称失读症（图 1-32）。

9）大脑皮质的联络区　除上述各特化的中枢外，其余皮质大都属于联络区。它是人类认识能力、运用能力、记忆能力和意识思维活动的皮质功能区，对人类高级神经活动起重要作用。

（3）关于"优势半球"

在长期的进化和发展过程中，大脑皮质的结构和功能得到了高度的分化，而且左、右大脑半球的发育情况不完全相同。左侧大脑半球与语言、意识、数学分析等密切相关；右侧大脑半球则主要感知非语言信息、音乐、图形和时空概念。因此，以往认为左侧半球是优势半球，右侧半球处于从属地位的观念需要修正。应该说，左、右大脑半球各有优势，在完成高级神经或精神活动中同等重要。两侧半球间只有互相协调和配合的关系。

笔记

第三节　周围神经系统

周围神经系统是指中枢神经系统以外的神经成分，包括脊神经、脑神经和内脏神经。

一、脊神经

脊神经（spinal nerves）共 31 对，每对脊神经皆由与脊髓相连的前根和后根在椎间孔处合并而成。前根为运动性，后根为感觉性。后根在近椎间孔处有一椭圆形膨大，称脊神经节（spinal ganglia）。此节主要由假单极神经元胞体聚集而成。

31 对脊神经包括颈神经 8 对、胸神经 12 对、腰神经 5 对、骶神经 5 对及尾神经 1 对。第 1~7 对颈神经在同序数颈椎上方的椎间孔穿出，第 8 对颈神经在第 7 颈椎下方的椎间孔穿出。胸、腰神经分别从同序数椎骨下方的椎间孔穿出，上 4 对骶神经通过相应骶前、后孔穿出，第 5 对骶神经和尾神经经骶管裂孔穿出。

每一对脊神经都是混合性神经，含有感觉纤维和运动纤维成分，每一种成分又可分为躯体性和内脏性两部分，因此，脊神经含有 4 种纤维成分：

① 躯体感觉纤维：分布于皮肤、骨骼肌、肌腱和关节，将皮肤的浅感觉以及骨骼肌、肌腱和关节的深感觉冲动传入中枢。

② 内脏感觉纤维：分布于内脏、心血管和腺体，将来自这些结构的感觉冲动传入中枢，是内脏神经的一个组成部分。

③ 躯体运动纤维：分布于骨骼肌，支配其运动。

④ 内脏运动纤维：支配平滑肌和心肌运动，控制腺体的分泌，也是内脏神经的一个组成部分。

脊神经穿出椎间孔后立即分为前支、后支、脊膜支和交通支。脊膜支经椎间孔返回椎管内，分布于脊髓被膜。交通支连于脊神经与交感干之间。脊神经后支（posterior branch）一般较细小，向后分布于项、背、腰和臀部皮肤及相应部位的深层肌肉。其中，第 2 颈神经后支的皮支较粗大，称为枕大神经（greater occipital nerve），分布于枕部皮肤。脊神经前支（anterior branch）粗大，分布于躯干前外侧和四肢的皮肤和肌肉。在人类，胸神经前支保持着明显的节段性，其余的前支分别交织成丛，由丛再分支分布于相应的区域。（图 1-35）

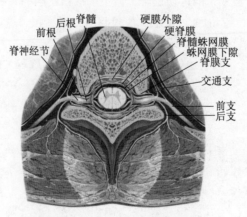

图 1-35　脊神经的组成及分支

脊神经前支形成的丛有颈丛、臂丛、腰丛和骶丛等。

（一）颈丛

1. 颈丛的组成和位置

颈丛（cervical plexus）由第 1~4 颈神经前支组成，位于颈侧部胸锁乳突肌上部的深面（图 1-36）。

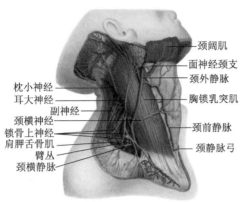

枕小神经
耳大神经
颈横神经
锁骨上神经
肩胛舌骨肌
臂丛
颈横静脉

颈阔肌
面神经颈支
颈外静脉
胸锁乳突肌
副神经
颈前静脉
颈静脉弓

图 1-36　颈丛

2. 颈丛的分支

颈丛的分支有皮支和肌支。主要的皮支有：

1）枕小神经（lesser occipital nerve）（C_2）　沿胸锁乳突肌后缘上升，分布于枕部及耳郭背面上部皮肤。

2）耳大神经（great auricular nerve）（C_2、C_3）　沿胸锁乳突肌表面向前上，分布于耳垂及附近皮肤。

3）颈横神经（transverse nerve of neck）（C_2、C_3）　于胸锁乳突肌后缘中点穿出后，沿该肌表面横行向前，分布于颈前部皮肤。

4）锁骨上神经（supraclavicular nerve）（C_3、C_4）　行向外下方，分散成内侧、中间及外侧 3 支，分布于颈侧下部、胸壁上部及肩部的皮肤。

5）膈神经（phrenic nerve）（C_3~C_5）　颈丛的肌支，除分布于颈深部肌群及舌骨下肌群外，主要有膈神经，其为混合性神经，是颈丛的重要分支，发出后经前斜角肌前面下降至其内侧，穿锁骨下动、静脉之间入胸腔，然后经肺根前方，行于纵隔胸膜与心包之间下行至膈。其运动纤维支配膈肌，感觉纤维分布于心包、纵隔胸膜、膈胸膜和膈下中央部腹膜。一般认为右膈神经的感觉纤维还分布到肝和胆囊表面的腹膜（图 1-37）。膈神经损害可致同侧膈肌瘫痪、呼吸困难。膈神经受刺激时，膈肌出现痉挛性收缩，产生呃逆。

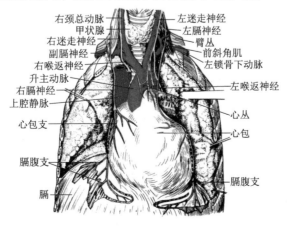

右颈总动脉
甲状腺
右迷走神经
副膈神经
右喉返神经
升主动脉
右膈神经
上腔静脉
心包支
膈腹支
膈

左迷走神经
左膈神经
臂丛
前斜角肌
左锁骨下动脉
左喉返神经
心丛
心包
膈腹支

图 1-37　膈神经

笔记

（二）臂丛

1. 臂丛的组成和位置

臂丛（brachial plexus）由第 5~8 颈神经前支和第 1 胸神经前支的大部分组成。臂丛自斜角肌间隙穿出，行于锁骨下动脉后上方，经锁骨后方进入腋腔，行程中臂丛 5 个根的纤维经过分离和再组合，最后围绕腋动脉形成内侧束、外侧束及后束。由此 3 束再分出若干长、短神经。在锁骨中点后方，臂丛各分支较集中，位置较浅，此点为进行臂丛阻滞麻醉部位（图 1-38）。

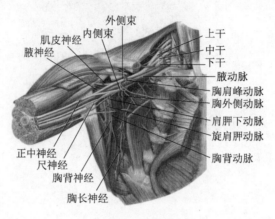

图 1-38　臂丛的组成

2. 臂丛的分支

1）胸长神经（C_5~C_7）　于锁骨上方发自臂丛，沿前锯肌外侧面下降并支配此肌。此神经损伤，前锯肌麻痹，表现为"翼状肩"，上肢上举困难，不能做梳头动作。

2）胸背神经（C_6~C_8）　起自后束，沿肩胛骨腋缘下行，分布于背阔肌。

3）肌皮神经（musculocutaneous nerve）（C_5~C_7）　自外侧束发出后，向外下斜穿喙肱肌，经肱二头肌和肱肌之间下行，并发出分支支配上述三肌。终支在肘关节稍上方的外侧，穿出臂部深筋膜，改称前臂外侧皮神经，分布于前臂外侧皮肤（图 1-39）。

4）正中神经（median nerve）（C_6~T_1）　由来自臂丛内侧束和外侧束的两个根合成，沿肱二头肌内侧沟，伴肱动脉下行到肘窝，继而在前臂指浅、深屈肌之间沿前臂正中线下行经腕管至手掌，先发出正中神经掌支（返支），进入鱼际，继而发出 3 条指掌侧总神经，再各分为 2 支指掌侧固有神经至 1~4 指相对缘。正中神经在臂部无分支。在肘部、前臂和手掌发出肌支，支配除肱桡肌、尺侧腕屈肌和指深屈肌尺侧半以外所有前臂屈肌及旋前肌。在手掌支配除拇收肌以外的鱼际肌和第一、二蚓状肌。其皮支支配手掌桡侧 2/3 的皮肤、桡侧 3 个半指的掌面皮肤，以及其背面中节和远节的皮肤。

正中神经损伤可致：① 运动障碍，前臂不能旋前，屈腕力减弱，拇指、示指及中指不能屈曲，拇指不能做对掌动作；② 感觉障碍，上述皮支分布区感觉障碍，尤以拇、示、中指中远节最为明显；③ 肌肉萎缩，鱼际肌萎缩，手掌变平坦，称为"猿手"（图 1-39~图 1-44）。

5）尺神经（ulnar nerve）（C_8~T_1）　发自臂丛内侧束，沿肱二头肌内侧沟伴随肱动脉下行，在臂中部转向后下，经肱骨内上髁后方的尺神经沟进入前臂。在沟中尺神经位置表浅，又紧贴骨面，骨折时易受损伤。尺神经在前臂尺侧腕屈肌深面随尺动脉下行，至桡腕关节上方，发出尺神经手背支，本干下行称尺神经掌支，经豌豆骨外侧分为浅、深支入手掌。

尺神经在前臂发出肌支，支配尺侧腕屈肌和指深屈肌尺侧半。深支支配小鱼际肌、拇收肌、全部骨间肌及第三、四蚓状肌。浅支在手掌分布于小鱼际的皮肤和尺侧 1 个半手指皮肤，手背支分布于手背尺侧半的小指、环指及中指尺侧半背面的皮肤。

尺神经损伤后可致：① 运动障碍，屈腕力减弱，拇指不能内收，其他各指不能内收与外展，无名指与小指末节不能屈曲；② 感觉障碍，尺神经分布区感觉迟钝，而小鱼际及小指感觉丧失；③ 肌肉萎缩，小鱼际平坦，由于骨间肌及蚓状肌萎缩，掌间隙出现深沟，第 4、5 指的指间关节屈曲，表现为"爪形手"（图 1-39~图 1-44）。

6）桡神经（radial nerve）（C_5~T_1） 发自臂丛后束的粗大神经，初在腋动脉后方，继而伴随肱深动脉向后，在肱三头肌深面紧贴肱骨体的桡神经沟向下外行，到肱骨外上髁前方分为浅支与深支。

① 浅支：为皮支，在肱桡肌深面，伴桡动脉下行，至前臂中、下 1/3 交界处转向手背，分布于手背桡侧半的皮肤以及桡侧 2 个半手指近节背面的皮肤。

② 深支：较粗，主要为肌支，至前臂背侧深、浅层肌之间下降，分数支，其长支可达腕部。桡神经肌支：支配肱三头肌、肱桡肌及前臂后群所有伸肌和旋后肌。桡神经皮支：分布于臂及前臂背侧、手背桡侧半及桡侧 2 个半手指皮肤。

桡神经损伤表现为：a. 运动障碍，不能伸腕和伸指，拇指不能外展，前臂旋后功能减弱；b. 感觉障碍，前臂背侧皮肤及手背桡侧半感觉迟钝，"虎口"区皮肤感觉丧失；c. 抬前臂时，由于伸肌瘫痪及重力作用，出现"垂腕"征（图 1-39~图 1-44）。

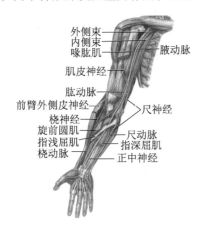

图 1-39 上肢前面的神经

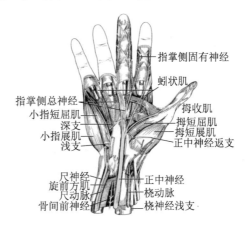

图 1-40 手掌面的神经

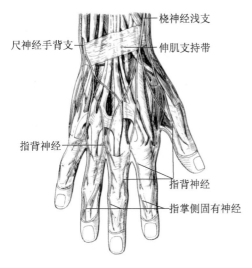

图 1-41 手背面的神经

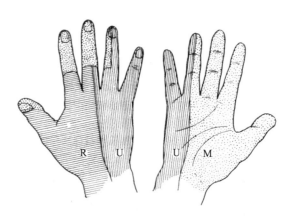

M—正中神经；R—桡神经；U—尺神经。

图 1-42 手皮肤的神经分布图

笔 记

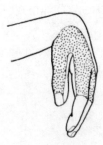
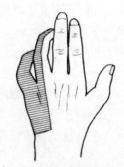

(a) 垂腕（桡神经损伤）　　　　　　(b) "爪形手"（尺神经损伤）

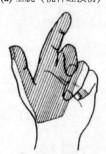
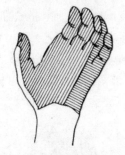

(c) 正中神经损伤时的手形　　　　(d) "猿手"（正中神经和尺神经合并损伤）

图 1-43　上肢神经损伤后的手形

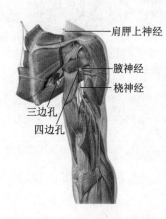
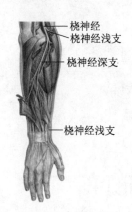

肩胛上神经
腋神经
桡神经
三边孔
四边孔

桡神经
桡神经浅支
桡神经深支
桡神经浅支

图 1-44　上肢后面的神经

7）腋神经（axillary nerve）（$C_5 \sim C_7$）　　发自臂丛后束，伴旋肱后动脉向后，绕肱骨外科颈至三角肌深面。其肌支支配三角肌和小圆肌；皮支绕三角肌后缘分布于肩部和臂部上 1/3 外侧面皮肤。

腋神经损伤表现为：① 运动障碍，肩关节外展幅度减小；② 三角肌区皮肤感觉障碍；③ 三角肌萎缩，肩部失去圆隆的外观。

（三）胸神经前支

胸神经前支共 12 对，除第 1 对大部分参加臂丛，第 12 对小部分参加腰丛外，其余皆不形成丛。第 1~11 对位于相应肋间隙中，称肋间神经（intercostal nerve），第 12 对位于第 12 肋下方，称肋下神经（subcostal nerve）（图 1-45）。

肋间神经在肋间内、外肌之间，在肋间血管下方沿肋沟走行，至腋前线附近发出外侧皮支后继续向前内侧走行。上 6 对肋间神经达胸骨侧缘附近浅出皮下，称前皮支。下 5 对肋间神经及肋下神经离开肋弓后走行于腹横肌和腹内斜肌之间，向前内进入腹直肌鞘，浅出为前皮支。肋间神经和肋下神经的肌支分布于肋间肌和腹前外侧壁诸肌，皮支分布于胸、腹壁皮肤，还发出分支分布于壁胸膜和相应的壁腹膜。

笔记

胸神经前支的皮支在胸、腹部呈明显的节段性分布，每节段皮区为环带状，其分布由上而下按神经顺序排列，如胸骨角平面相当于 T_2；乳头平面相当于 T_4；剑突平面相当于 T_6；肋弓最低平面相当于 T_8；脐平面相当于 T_{10}；脐和耻骨联合连线中点平面相当于 T_{12}。了解这种分布，有助于对脊髓疾病的定位诊断（图 1-46）。

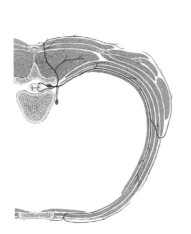

图 1-45　肋间神经

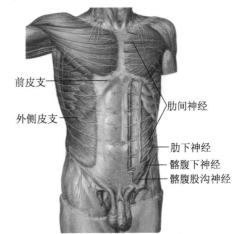

前皮支

外侧皮支

肋间神经

肋下神经
髂腹下神经
髂腹股沟神经

图 1-46　胸神经前支分布

（四）腰丛

1. 腰丛的组成和位置

腰丛（lumbar plexus）由第 12 胸神经前支一部分及第 1~3 腰神经前支和第 4 腰神经前支一部分组成。而第 4 腰神经前支余部和第 5 腰神经前支组成腰骶干，向下加入骶丛。腰丛位于腰大肌之中及其后方，其分支分别自腰大肌穿出（图 1-47）。

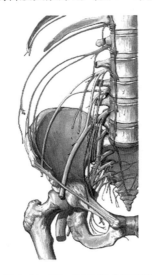

图 1-47　腰、骶丛组成示意图

2. 腰丛的分支

腰丛组成后，除立即发出肌支，支配髂腰肌与腰方肌外，其余分支（图 1-48、图 1-49）如下：

1）髂腹下神经（iliohypogastric nerve）（T_{12}~L_1）及髂腹股沟神经（ilioinguinal nerve）（L_1）以共同的神经干发自腰丛，再分为平行的两细支，经腰方肌前面行向外下至髂嵴上方，进入腹横肌与腹内斜肌之间向前内行。

髂腹下神经在髂前上棘内侧，穿出腹内斜肌，在腹外斜肌腱膜深面走行，达腹股沟浅环上方，穿出至皮下，分布于耻区和腹股沟区的皮肤。

笔记

髂腹股沟神经于腹股沟韧带中点附近进入腹股沟管，并随精索或子宫圆韧带出浅环，分布于阴茎根部及阴囊或大阴唇皮肤。

此两条神经在走行过程中分布于腹股沟区的腹壁诸肌和皮肤。在腹股沟疝手术中应保护这两条神经。

2）生殖股神经（genitofemoral nerve）（$L_1 \sim L_2$）　穿出腰大肌，沿此肌前面下降，分为两支：一支进入腹股沟管，随精索走行，支配提睾肌；另一支分布于阴囊（或大阴唇）及隐静脉裂孔附近皮肤。

3）股外侧皮神经（lateral femoral cutaneous nerve）（$L_2 \sim L_3$）　自腰大肌外侧缘向外下，经腹股沟韧带深面入股部，分布于大腿外侧面的皮肤。

4）股神经（femoral nerve）（$L_1 \sim L_4$）　为腰丛中最大的分支，在腰大肌外侧缘和髂肌之间下行，经腹股沟韧带深面进入股三角内，位于股动脉外侧，分数支：① 肌支，支配耻骨肌、股四头肌及缝匠肌；② 皮支，分布于股前皮肤，其中最长的一支为隐神经（saphenous nerve），它伴随股动脉入收肌管，向下在膝关节内浅出皮下后，与大隐静脉伴行，分布于小腿内侧面及足内侧缘皮肤。

股神经损伤表现为：① 运动障碍，股前肌群瘫痪，行走时抬腿困难，不能伸小腿；② 感觉障碍，股前面及小腿内侧面皮肤感觉障碍；③ 股四头肌萎缩，髌骨突出；④ 膝反射消失。

5）闭孔神经（obturator nerve）（$L_2 \sim L_4$）　从腰大肌内侧缘穿出，沿骨盆侧壁向前下行，通过闭膜管至大腿内侧，分布于大腿肌内侧群和大腿内侧的皮肤。

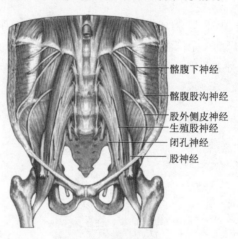

图 1-48　腰丛的分支

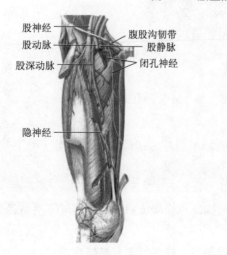
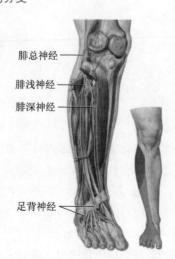

图 1-49　下肢前面的神经

（五）骶丛

1. 骶丛的组成和位置

骶丛（sacral plexus）由腰骶干、全部骶神经前支及尾神经前支组成。骶丛位于骶骨及梨状肌前面髂内动脉的后方（图 1-47）。

2. 骶丛的分支

骶丛除发出短小肌支，支配梨状肌、肛提肌及臀部一些肌肉外，还发出以下主要分支（图 1-49、图 1-50）。

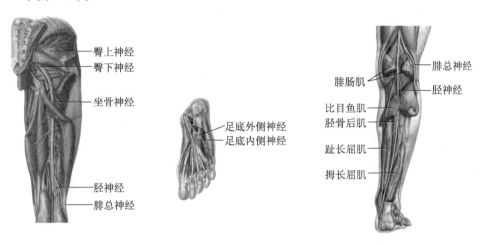

图 1-50　下肢后面的神经

1）臀上神经（superior gluteal nerve）（$L_4 \sim S_1$）　经梨状肌上孔向后出盆腔，支配臀中肌和臀小肌及阔筋膜张肌。

2）臀下神经（inferior gluteal nerve）（$L_5 \sim S_2$）　经梨状肌下孔出盆腔，支配臀大肌。

3）阴部神经（pudendal nerve）（$S_2 \sim S_4$）　经梨状肌下孔出盆腔，绕坐骨棘经坐骨小孔入坐骨肛门窝，循此窝外侧壁向前，分支分布于肛门、会阴部和外生殖器的肌肉和皮肤。

分支有：① 肛神经，分布于肛门外括约肌及肛门周围皮肤；② 会阴神经，分布于会阴部诸肌及阴囊或阴唇的皮肤；③ 阴茎（阴蒂）背神经，与同名动脉伴行，沿阴茎（阴蒂）背侧前行，分布阴茎（阴蒂）的皮肤以及包皮、阴茎（阴蒂）头等处。行包皮环切术时，需阻滞此神经。

4）股后皮神经（posterior femoral of never）（$S_1 \sim S_2$）　出梨状肌下孔，沿股后正中线下行至腘窝，分布于臀下部、股后部及腘窝的皮肤。

5）坐骨神经（sciatic nerve）（$L_4 \sim S_3$）　为全身最粗大的神经。经梨状肌下孔出盆腔，在臀大肌深面下行，经大转子与坐骨结节之间下降达股后，从股二头肌深面下降至腘窝上方分为胫神经和腓总神经。坐骨神经在股后发出肌支，支配大腿后群肌。

① 胫神经（tibial nerve）（$L_4 \sim S_3$）：是坐骨神经本干的直接延续，沿腘窝中线下降，在小腿比目鱼肌深面伴胫后动脉下行，至内踝后方分为足底内侧神经和足底外侧神经，进入足底。胫神经在腘窝及小腿部发出肌支，支配小腿后群肌，发出皮支，腓肠内侧皮神经伴小隐静脉下行，在小腿下部于腓肠外侧皮神经（来自腓总神经）合成腓肠神经，分布于小腿后面、外侧面和足外侧缘皮肤。

胫神经损伤时可致：a. 运动障碍，足不能跖屈、屈趾和足内翻；b. 感觉障碍，小腿后面及足底感觉迟钝或丧失；c. 足畸形，因小腿肌前、外侧肌群的牵拉，足呈背屈外翻状态，为"仰趾足"。

② 腓总神经（common peroneal nerve）（$L_4 \sim S_2$）：沿腘窝外侧缘下降，绕腓骨颈外侧向前，穿腓骨长肌起始部达小腿前面，分为 2 支。a. 腓浅神经（superficial peroneal nerve）下行

于腓骨长、短肌之间，并支配此二肌。其本干于小腿中、下 1/3 交界处浅出于皮下，分布于小腿前外侧面、足背及第 2~5 趾背面相对缘皮肤。b. 腓深神经（deep peroneal nerve）在小腿肌前群深面，伴胫前动脉下降，支配小腿肌前群及足背肌。末支分布于第 1~2 趾背面相对缘皮肤。

腓总神经损伤表现为：a. 运动障碍，足不能背屈，足下垂略有内翻，不能伸趾，行走时呈"跨阈步态"；b. 感觉障碍，小腿外侧、足背及趾背皮肤感觉迟钝或消失；c. 足畸形，足呈"马蹄内翻足"。

二、脑神经

脑神经（cranial nerve）是与脑相连的周围神经，共 12 对，其排列顺序名称是：Ⅰ嗅神经、Ⅱ视神经、Ⅲ动眼神经、Ⅳ滑车神经、Ⅴ三叉神经、Ⅵ展神经、Ⅶ面神经、Ⅷ前庭蜗神经、Ⅸ舌咽神经、Ⅹ迷走神经、Ⅺ副神经及Ⅻ舌下神经（图 1-51）。各对脑神经中所含纤维成分不尽相同，所有脑神经中的纤维成分按其性质可分为以下 7 种：① 一般躯体感觉纤维（GSA），分布于皮肤、肌、肌腱和口、鼻腔大部分黏膜。② 特殊躯体感觉纤维（SSA），分布于视器和前庭蜗器。③ 一般内脏感觉纤维（GVA），分布于头、颈、胸、腹的脏器。④ 特殊内脏感觉纤维（SVA），分布于味蕾和嗅器。⑤ 躯体运动纤维（GSE），分布于眼球外肌、舌肌。⑥ 一般内脏运动纤维（GVE），分布于平滑肌、心肌和腺体。⑦ 特殊内脏运动纤维（SVE），分布于咀嚼肌、面肌、咽喉肌等（鳃弓衍化的骨骼肌）。

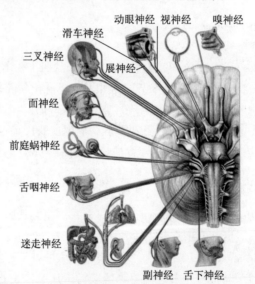

图 1-51　脑神经概貌

每对脑神经内所含神经纤维的种类不同，少则一两种，多则三四种。因而可根据脑神经所含纤维性质的不同，将脑神经分为感觉性神经（第Ⅰ、Ⅱ、Ⅷ对脑神经）、运动性神经（第Ⅲ、Ⅳ、Ⅵ、Ⅺ、Ⅻ对脑神经）和混合性神经（第Ⅴ、Ⅶ、Ⅸ、Ⅹ对脑神经）。

（一）嗅神经

嗅神经（olfactory nerve）由特殊内脏感觉纤维组成，传导嗅觉。起自鼻腔嗅区黏膜的嗅细胞，嗅细胞为双极神经元，其周围突分布于嗅黏膜上皮，中枢突集成 15~20 条嗅丝，上穿筛孔入颅，止于嗅球。当颅前窝发生骨折时，嗅丝可被撕脱，出现嗅觉障碍，脑脊液亦可流入鼻腔（图 1-52）。

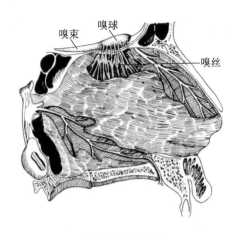

图 1-52　嗅神经

（二）视神经

视神经（optic nerve）由特殊躯体感觉纤维组成。视网膜内的节细胞轴突，在视网膜后部集中形成视神经盘，然后穿出巩膜构成视神经。视神经离开眼球行向后内，穿视神经管入颅腔，形成视交叉，再经视束止于外侧膝状体，传导视觉冲动（图 1-51、图 1-53）。

（三）动眼神经

动眼神经（oculomotor nerve）由动眼神经核发出的一般躯体运动纤维和动眼神经副核发出的一般内脏运动纤维（副交感纤维）组成。自中脑脚间窝出脑，经海绵窦外侧壁向前，穿眶上裂进入眶。躯体运动纤维支配上睑提肌、上直肌、下直肌、内直肌和下斜肌。副交感纤维进入睫状神经节内交换神经元。其节后纤维支配瞳孔括约肌及睫状肌。

睫状神经节为副交感神经节，位于视神经和外直肌之间的后部，来自动眼神经副核发出的轴突在此节内交换神经元，发出节后纤维支配瞳孔括约肌和睫状肌。

一侧动眼神经损伤，可出现患侧除外直肌、上斜肌外的全部眼外肌瘫痪，引起上睑下垂，眼外斜视，眼球不能向上、下、内运动。瞳孔散大和患侧瞳孔对光反射消失（图 1-53）。

（四）滑车神经

滑车神经（trochlear nerve）由滑车神经核发出的一般躯体运动纤维组成。于中脑背侧下丘下方出脑，绕过大脑脚外侧向前，经海绵窦外侧壁及眶上裂入眶内，支配上斜肌（图 1-53）。

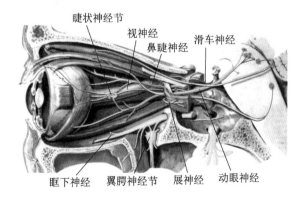

图 1-53　眶内的神经（外侧面）

（五）三叉神经

三叉神经（trigeminal nerve）为混合性神经，是最粗大的脑神经，含有终于三叉神经脊束核、三叉神经脑桥核和三叉神经中脑核的一般躯体感觉纤维以及起自三叉神经运动核的特殊内脏运动纤维，它们组成粗大的感觉根和细小的运动根，两根在脑桥基底部和小脑中脚交界处与脑桥相连，在感觉根上有三叉神经节（trigeminal ganglion）。此节位于颞骨岩部尖端的三

笔 记

叉神经压迹处，主要由感觉神经元胞体聚集而成。三叉神经运动根位于感觉根的前内侧，随下颌神经分布至咀嚼肌。由三叉神经节向前发出三条神经，即眼神经、上颌神经和下颌神经（图1-54）。

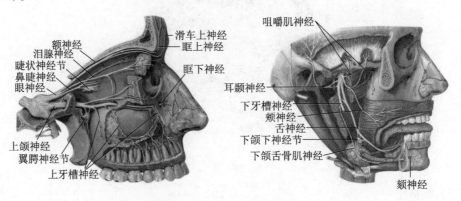

图1-54 三叉神经的分支及分布

1. 眼神经

眼神经（ophthalmic nerve）为感觉支，向前沿海绵窦外侧壁，经眶上裂入眶内，分为下列各支：

1）鼻睫神经（nasociliary nerve） 在上直肌深面越过视神经上方达眶内侧，分布于鼻背、泪囊、鼻黏膜、眼睑皮肤和眼球壁。

2）额神经（frontal nerve） 较粗大，位于上睑提肌上方，在眶中部分为眶上神经和滑车神经2支，其中眶上神经经眶上切迹（孔）出眶，分布于上睑及额顶部皮肤。

3）泪腺神经（lacrimal nerve） 沿外直肌上缘前行，分布于泪腺及上睑。

2. 上颌神经

上颌神经（maxillary nerve）为感觉神经，经圆孔出颅，至翼腭窝内，分为数支：

1）眶下神经（infraorbital nerve） 为上颌神经的终支，它向前经眶下裂入眶，经眶下沟通过眶下管出眶下孔，分布于下睑、外鼻及上唇皮肤。临床上做上颌手术时，常在眶下孔进行麻醉。

2）上牙槽神经（superior alveolar nerve） 分为上牙槽前、中、后支。3支在上牙槽骨质内吻合，形成上牙丛，分布于上颌窦、上颌各牙及牙龈。

3）翼腭神经（pterygopalatine nerve）（神经节支） 为2~3小支，连于翼腭神经节，出节后分布于鼻、腭、咽部的黏膜及腭扁桃体。

3. 下颌神经

下颌神经（mandibular nerve）为混合性神经，含一般躯体感觉纤维和特殊内脏运动纤维。下颌神经出卵圆孔，即发出肌支支配咀嚼肌。其感觉支分支如下：

1）耳颞神经（auriculotemporal nerve） 以两根起始，包绕脑膜中动脉后合成一干，穿腮腺上行，分支分布于腮腺、耳屏、外耳道及颞区的皮肤。

2）下牙槽神经（inferior alveolar nerve） 经下颌孔入下颌管，在管内发出许多小支至下颌牙和牙龈。其终支由颏孔穿出，称为颏神经，分布于颏部及下唇皮肤和黏膜。

3）颊神经（buccal nerve） 自下颌神经分出沿颊肌外面前行，并贯穿此肌，分布于颊部皮肤和黏膜。

4）舌神经（lingual nerve） 在下牙槽神经的前方，呈弓形弯向前，于下颌下腺上方进入舌内，分布于口腔底及舌前2/3的黏膜，司一般感觉。另外，舌神经在行程中，于颞下窝内有来自面神经的鼓索（详见面神经）自后方加入舌神经，舌神经在下颌下腺附近连有一个下颌下神经节。

三叉神经在头、面部皮肤的分布范围（图 1-55）如下：

1）眼神经　分布于鼻背中部、睑裂以上至矢状缝中点外侧区域皮肤。

2）上颌神经　分布于鼻背外侧、睑裂与口裂之间、向后上至翼点处的狭长区域的皮肤。

3）下颌神经　分布于口裂与下颌底之间，向后上至耳前上方一带的皮肤。

当一侧三叉神经完全损伤时，可出现感觉障碍，患侧头面部皮肤及舌、口、鼻腔黏膜的一般感觉丧失；角膜反射消失；运动障碍；患侧咀嚼肌瘫痪，张口时下颌偏向患侧。

临床上，三叉神经痛可发生在三叉神经任何一支，疼痛范围与该支在面部的分布区域相一致，压迫眶上孔、眶下孔或颏孔时可诱发或加剧疼痛。

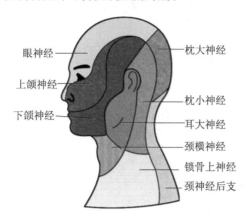

图 1-55　三叉神经在头、面部皮肤的分布范围

（六）展神经

展神经（abducent nerve）的起始核是展神经核，由一般躯体运动纤维组成。自延髓脑桥沟的锥体上方出脑，向前经海绵窦及眶上裂入眶，支配外直肌（图 1-51）。

展神经损伤可致外直肌瘫痪，患侧眼球不能转向外侧而出现内斜视。

（七）面神经

面神经（facial nerve）为混合性神经，含有起始于面神经核的特殊内脏运动纤维、起始于上泌涎核的一般内脏运动纤维以及终于孤束核的特殊内脏感觉纤维。面神经在延髓脑桥沟外侧出脑后进入内耳门，经内耳道入面神经管内，出茎乳孔后向前进入腮腺，自腮腺前缘呈放射状发出五支，即颞支、颧支、颊支、下颌缘支及颈支，支配面部表情肌及颈阔肌（图 1-56）。

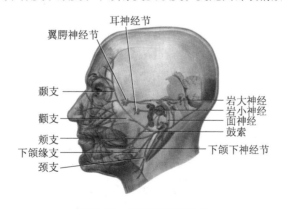

图 1-56　面神经及其分支

面神经在面神经管弯曲处有膝神经节，此节由内脏感觉神经元的胞体组成。面神经在面神经管内发出的分支为：

1）鼓索（chorda tympani）　为面神经的重要分支，含一般内脏运动纤维及特殊内脏感觉纤维。在面神经出茎乳孔前发出，穿过鼓室至颞下窝，向前下并进入舌神经。其中内脏感觉

笔 记

纤维是膝神经节的周围突，分布于舌前 2/3 的味蕾，司味觉。而一般内脏运动纤维在下颌下神经节内交换神经元，其节后纤维分布于下颌下腺、舌下腺，支配其分泌活动（图 1-57）。

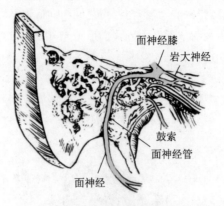

图 1-57　面神经在面神经管内的分支

2）岩大神经　含一般内脏运动（副交感）纤维。于膝神经节处离开面神经，向前进入翼腭神经节，在节内交换神经元。其节后纤维分布于泪腺及鼻、腭部的黏膜腺，支配其分泌活动（图 1-57）。

3）镫骨肌神经　支配镫骨肌。

翼腭神经节是副交感神经节，位于翼腭窝内，在上颌神经的下方。发自上泌涎核的内脏运动纤维在此节内交换神经元，其节后纤维分布于泪腺及鼻腭部的黏液腺，支配其分泌活动。

下颌下神经节是副交感神经节，位于下颌下腺和舌神经之间，来自鼓索内的内脏运动纤维在此节内交换神经元。其节后纤维分布于下颌下腺和舌下腺，司两腺分泌。

面神经行程长，损害多发生在面神经管、中耳和腮腺区等处。因损伤部位不同，可出现不同的临床表现：① 面神经管外损伤，主要是患侧表情肌瘫痪，额纹消失，不能闭眼，不能皱眉，鼻唇沟变平，不能鼓腮，口角歪向健侧；② 面神经管内损伤，除上述表现外，还可出现患侧舌前 2/3 味觉障碍，泪腺、舌下腺及下颌下腺分泌障碍。

（八）前庭蜗神经

前庭蜗神经（vestibulocochlear nerve）为特殊躯体感觉性神经，由前庭神经和蜗神经组成。

1）前庭神经（vestibular nerve）　传导平衡觉冲动。其感觉神经元胞体在内耳道底聚成前庭神经节。神经元的周围突分布于壶腹嵴、球囊斑和椭圆囊斑；中枢突组成前庭神经，与蜗神经伴行，出内耳门入脑干，终于前庭神经核及小脑（图 1-58）。

2）蜗神经（cochlear nerve）　传导听觉冲动，其感觉神经元胞体在内耳的蜗轴内聚成蜗神经节，神经元的周围突分布于感受听觉的螺旋器；中枢突在内耳道聚成蜗神经，在面神经外侧入脑干，终于蜗神经核（图 1-58）。

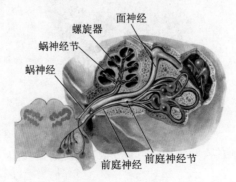

图 1-58　前庭蜗神经

笔 记

现已证明，螺旋器、位觉斑和壶腹嵴还分布有传出纤维。这些纤维是抑制性的，可能对传入的信息起反馈作用。

前庭蜗神经的损伤表现为伤侧耳聋和前庭的平衡功能障碍；如果仅有部分损伤，由于前庭神经受到刺激，可出现眩晕和眼球震颤。前庭受到刺激时，多伴有植物神经功能障碍的症状，如呕吐等，这与前庭-网状结构-植物神经中枢的联系有关。

（九）舌咽神经

舌咽神经（glossopharyngeal nerve）为混合性神经，含有起于疑核的特殊内脏运动纤维和终于三叉神经脊束核的一般躯体感觉纤维，以及起于下泌涎核的一般内脏运动纤维和终于孤束核的一般及特殊内脏感觉纤维。舌咽神经于延髓橄榄后上部出脑，经颈静脉孔出颅。在孔内神经干上有2个神经节，即上神经节和下神经节，分别由躯体感觉和内脏感觉神经元组成。舌咽神经出颅后，先在颈内动、静脉之间下行，然后呈弓形向前经舌骨舌肌内侧达舌根。其分支（图1-59）如下：

1）鼓室神经　发自下神经节，含副交感神经节前纤维，进入鼓室后加入鼓室丛。自鼓室丛发出岩小神经出鼓室，进入耳神经节，在此节内交换神经元，其节后纤维分布于腮腺，司其分泌活动。

2）舌支　为舌咽神经终支，分为数支，分布于舌后1/3的黏膜和味蕾，司黏膜一般感觉和味觉。

3）咽支　有3~4支，在咽侧壁上与迷走神经和交感神经的咽支共同构成咽丛，分支分布于咽肌和咽黏膜。

4）扁桃体支　分布于腭扁桃体、软腭及咽峡部黏膜。

5）颈动脉窦支　有1~2支，沿颈内动脉下降，分布于颈动脉窦和颈动脉小球，调节血压和呼吸。

耳神经节为副交感神经节，位于卵圆孔下方、下颌神经内侧，来自下泌涎核发出的内脏运动纤维在此节内交换神经元，其节后纤维分布于腮腺，司其分泌活动。

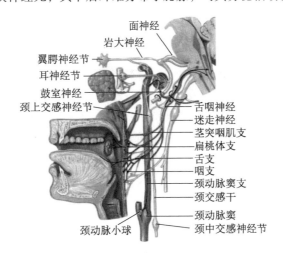

图1-59　舌咽神经、迷走神经

（十）迷走神经

迷走神经（vagus nerve）为混合性神经，是脑神经中行程最长、分布最广的神经。由起自迷走神经背核的一般内脏运动纤维和终于孤束核的一般内脏感觉纤维，以及起于疑核的特殊内脏运动纤维和终于三叉神经脊束核的一般躯体感觉纤维组成。

迷走神经于延髓橄榄后沟中部出脑，经颈静脉孔出颅，在孔内及其稍下方，神经干上有膨大的上神经节和下神经节，分别由躯体感觉和内脏感觉神经元组成。进入颈部后位于颈动脉鞘内，在颈内静脉和颈总动脉之间的后方下行，经胸廓上口入胸腔。在胸腔内，左、右迷

笔记

走神经的走行和位置各异。左侧迷走神经下降至主动脉弓前方，继而在肺根后方分出数小支，分别加入左肺丛，然后在食管前面的分支形成食管前丛，至食管下端汇合成迷走神经前干。右迷走神经经右锁骨下动脉的前方，沿气管右侧下降，继而在肺根后方分出数支，加入右肺丛，至食管后面发数支构成食管后丛，至食管下端汇合成迷走神经后干。迷走神经前、后干随食管经膈的食管裂孔进入腹腔（图1-60）。

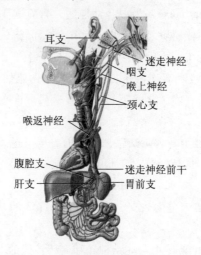

图1-60　迷走神经纤维成分及分布示意图

迷走神经在颈、胸和腹部的分支如下：

1. 颈部的分支

迷走神经在颈部发出脑膜支、耳支、咽支、颈心支，分布于硬脑膜、外耳道及耳郭后皮肤、咽部和心。主要分支为喉上神经。

喉上神经（superior laryngeal nerve）发自下神经节，沿颈内动脉内侧下行，于舌骨大角处分为内、外两支：内支伴喉上动脉穿过甲状舌骨膜入喉，分布于会厌、舌根及声门裂以上的喉黏膜；外支支配环甲肌。

2. 胸部的分支

1）喉返神经（recurrent laryngeal nerve）　左、右喉返神经返回部位不同。左喉返神经在左迷走神经经过主动脉前方处发出，并向后绕主动脉弓返回颈部；右喉返神经在右迷走神经经过右锁骨下动脉前方处发出，并向后绕右锁骨下动脉返回颈部。左、右喉返神经返回颈部均沿气管与食管间的沟上行，在甲状腺侧叶深面环甲关节后方入喉，称喉下神经。其感觉纤维分布于声门裂以下的喉黏膜，运动纤维支配除环甲肌以外的所有喉肌。喉返神经一侧损伤可导致声音嘶哑或发音困难。若两侧损伤可引起呼吸困难，甚至窒息。

2）支气管支、食管支、胸心支　是迷走神经在胸部的细小分支，分别加入肺丛、食管丛和心丛。

3. 腹部的分支

1）胃前支和肝支　为迷走神经前干的终支。胃前支沿胃小弯分布于胃前壁，其末支在胃小弯角切迹处以"鸦爪"形分布于幽门及十二指肠上部和胰头。肝支随肝动脉分支走行，分布于肝、胆囊和胆道。

2）胃后支和腹腔支　胃后支为迷走神经后干的终支，分出多支，分布于胃后壁，其末支也以"鸦爪"形分布于幽门窦。腹腔支向后参加腹腔丛，亦与交感神经纤维伴行，随腹腔干、肾动脉和肠系膜上动脉分支分布于肝、脾、胰、肾及结肠左曲以上的消化管。

（十一）副神经

副神经（accessory nerve）为运动性神经，由起于疑核和副神经脊髓核的躯体运动纤维组成，从延髓橄榄后沟下部迷走神经根的下方出脑，经颈静脉孔出颅。出颅后分为内、外两支：内支加入迷走神经分布于咽肌；外支较粗，经颈内动、静脉之间，向后外斜穿胸锁乳突肌，自胸锁乳突肌后缘上、中1/3交点附近浅出，越过颈后穿入斜方肌，支配此二肌（图1-61）。

（十二）舌下神经

舌下神经（hypoglossal nerve）为运动性神经，起自舌下神经核，于延髓锥体与橄榄体之间出脑，经舌下神经管出颅。出颅后在颈内动、静脉之间下降到舌骨上方，呈弓形弯向前内，沿舌骨舌肌外侧分支进入舌内，分布于全部舌内肌、茎突舌肌、舌骨舌肌和颏舌肌（图1-61）。

一侧舌下神经损伤，患侧舌肌瘫痪，伸舌时，舌尖偏向患侧。

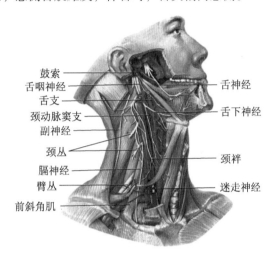

鼓索
舌咽神经
舌支
颈动脉窦支
副神经
颈丛
膈神经
臂丛
前斜角肌

舌神经
舌下神经
颈袢
迷走神经

图1-61　副神经、舌下神经

三、内脏神经

内脏神经（visceral nerves）是主要分布于内脏、心血管和腺体的神经。内脏神经和躯体神经一样，按性质可分为内脏运动神经和内脏感觉神经两种。内脏运动神经支配平滑肌、心肌和腺体的分泌，在很大程度上不受意志支配，故又称植物神经（vegetative nerve）或自主神经。内脏感觉神经则将内脏、心血管等处的内感受器的感觉传入各级中枢，直至大脑，通过反射调节内脏、心血管等器官的活动。

（一）内脏运动神经

内脏运动神经和躯体运动神经一样，都受大脑皮质和皮质下各级中枢的控制和调节，二者之间在功能上互相依存、互相协调又互相制约，以维持机体内、外环境的统一和相对平衡，保障机体正常生命活动的进行。但二者又在功能、形态结构及分布范围等方面有很大差别，其形态结构上的差别简述如下：

① 躯体运动神经支配骨骼肌，而内脏运动神经支配平滑肌、心肌和腺体。

② 躯体运动神经低级中枢是位于脑干内的躯体运动神经核和脊髓灰质前角，而内脏运动神经低级中枢位于脑干内的内脏运动神经核和脊髓第1胸段至第3腰段的侧角，以及第2~4骶段的骶副交感核。

③ 躯体运动神经自低级中枢至骨骼肌只有1个神经元，而内脏运动神经自低级中枢发出后，必须在内脏运动神经节（植物神经节）内交换神经元，再由节内神经元发出纤维，才能

笔记

到达支配器官。因此，内脏运动神经从低级中枢到达所支配的器官需经过 2 个神经元。第一个神经元称节前神经元，胞体位于脑干或脊髓内，其轴突称节前纤维。第二个神经元称节后神经元，胞体位于内脏运动神经节内，其轴突称节后纤维。

④ 躯体运动神经只有一种纤维成分，而内脏运动神经则有交感和副交感两种纤维成分，多数内脏器官同时接受这两种神经的双重支配。

内脏运动神经根据形态、结构和机能的不同，分为交感神经和副交感神经两部分，它们都有各自的中枢部和周围部。

1. 交感神经 (sympathetic nerve)

中枢部：低级中枢位于脊髓第 1 胸段至第 3 腰段的侧角。

周围部：由交感神经节和交感干、神经和神经丛组成。

（1）交感神经节

交感神经节因位置不同，分为椎旁节和椎前节。

1）椎旁节（paravertebral ganglia） 位于脊柱两侧，每侧总数为 21~26 个，一般呈梭形或多角形。

2）椎前节（prevertebral ganglia） 位于椎体前方，包括成对的腹腔神经节、主动脉肾节及单个的肠系膜上、下神经节，分别位于同名动脉根部附近，部分节后纤维起自这些神经节。

（2）交感干

交感干（sympathetic trunk）位于脊柱两侧，由交感干神经节和节间支（interganglial branches）组成，呈串珠状。交感干上自颅底，下至尾骨前方，左、右各 1 条，两干下端在尾骨前方相连，会合于单一的奇神经节（impar ganglion）。

交感干神经节借交通支（communicating branches）与相应的脊神经相连。交通支可分为白交通支和灰交通支（图 1-62）。

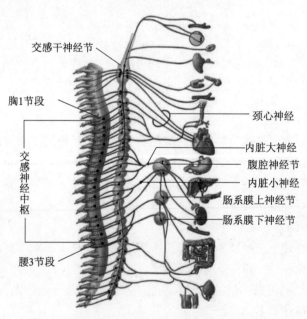

图 1-62　交感神经纤维走行示意图

白交通支（white communicating branches）是由脊髓侧角细胞发出的具有髓鞘的节前纤维，经脊神经前根、脊神经进入交感干神经节。因髓鞘发亮色白，故称白交通支。白交通支只存在于胸 1~12 及腰 1~3 共 15 对脊神经与相应的交感干神经节之间。

经白交通支进入交感干的节前纤维有 3 种去向：① 终于相应的椎旁节，并交换神经元；② 在交感干内上升或下降，然后终于上方或下方的椎旁节；③ 穿经椎旁节，终于椎前节。

笔记

灰交通支（gray communicating branch）是由椎旁节内的神经元发出的无髓鞘的节后纤维，返至脊神经，因无髓鞘，色灰暗，故称灰交通支。灰交通支存在于交感干全长和 31 对脊神经之间。

椎旁节发出的节后纤维也有 3 种去向：① 经灰交通支返回脊神经，并随脊神经分支分布于躯干、四肢的血管、汗腺和竖毛肌等；② 在动脉表面攀附走行形成神经丛，并随动脉分支分布到所支配的器官；③ 由椎旁节直接发出分支到所支配的脏器。

（3）交感神经节及节后纤维分布概况

1）颈部　位于颈血管鞘后方有 3~4 对颈神经节。① 颈上神经节是交感干中最大的神经节，呈梭形，位于第 1~3 颈椎横突的前方；② 颈中神经节最小，有时缺如，一般位于第 6 颈椎平面甲状腺下动脉附近；③ 颈下神经节位于第 7 颈椎横突前方，常与第 1 胸神经节合并，称颈胸（星状）神经节（图 1-63）。

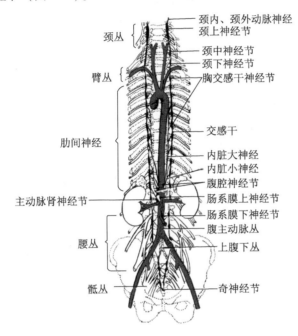

图 1-63　交感干全貌

上述各节发出的节后纤维分布概括如下：① 经灰交通支返回 8 对颈神经，并随颈神经分支分布至头颈及上肢的血管、汗腺和竖毛肌等；② 节后纤维攀附于附近动脉表面，形成颈内、外动脉丛，随动脉分支分布于瞳孔开大肌，泪腺，唾液腺，口腔及鼻腔黏膜内腺体、血管，甲状腺等；③ 除发出咽支，参与组成咽丛，还有分别发自 3 个节的心上、心中和心下神经，下行进入胸腔，加入心丛。

2）胸部　有 10~12 对胸神经节，各节之间有节间支相连，位于肋骨小头的前方。胸神经节发出下列分支：① 灰交通支与相应的胸神经相连，并随胸神经分布于胸腹壁血管、汗腺和竖毛肌等；② 上 5 对胸神经节发出许多小支，加入心丛、肺丛、主动脉丛及食管丛；③ 内脏大神经（greater splanchnic nerve），起自脊髓第 5~9 胸段侧角发出的节前纤维，穿过相应的胸神经节，向下合成一干，组成内脏大神经，穿过膈脚，终于腹腔神经节和主动脉肾节；④ 内脏小神经（lesser splanchnic nerve），起自脊髓第 10~12 胸段侧角发出的节前纤维，穿过相应的胸神经节，合成一干，向下穿过膈脚后，终于主动脉肾节和肠系膜上神经节。由腹腔神经节、主动脉肾节及肠系膜上神经节发出的节后纤维，分布于肝、胰、脾、肾等实质性脏器和结肠左曲以上的消化管（图 1-63、图 1-64）。

笔记

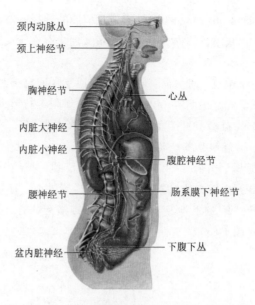

图 1-64　右交感干及胸、腹、盆腔神经丛的关系

3）腰部　有 3~5 对腰神经节，位于腰椎体的前外侧，沿腰大肌内侧缘排列，各节之间有节间支相连。腰神经节发出下列分支：① 灰交通支与 5 对腰神经相连，并随腰神经分布于下肢血管和皮肤；② 腰内脏神经（lumbar splanchnic nerve）由穿经腰交感节的节前纤维组成，终于腹主动脉丛和肠系膜下丛，在丛内神经节换神经元，其节后纤维随肠系膜下动脉的分支分布至结肠左曲以下的消化管及盆腔脏器，并有纤维伴随血管分布至下肢血管。

4）盆部　有 4 对骶神经节，各节之间有节间支相连，位于骶骨前面骶前孔内侧，两侧下端会合后，终于第 1 尾骨前方的一个奇神经节。盆部各骶神经节均发出灰交通支进入邻近的骶神经，并有纤维分布于下肢的血管、汗腺及竖毛肌等。还发出分支加入盆丛，分布于盆腔器官。

综上所述，交感神经节前、节后纤维分布均有一定规律，即来自脊髓第 1~5 胸段侧角细胞的节前纤维，更换神经元后，其节后纤维分布至头、颈、胸腔脏器和上肢的血管、汗腺和竖毛肌；来自脊髓第 6~12 胸段侧角细胞的节前纤维，更换神经元后，其节后纤维支配肝、脾、肾等实质性脏器和结肠左曲以上的消化管；来自脊髓第 1~3 腰段侧角细胞的节前纤维，更换神经元后，其节后纤维支配结肠左曲以下的消化管、盆腔脏器和下肢的血管、汗腺和竖毛肌。

2. 副交感神经（parasympathetic nerve）

中枢部：低级中枢位于脑干的内脏运动核和位于第 2~4 骶段的骶副交感核。

周围部：包括副交感神经节和进出此节的节前纤维和节后纤维。副交感神经节多位于器官附近或器官壁内，故称器官旁节或壁内节。器官旁节和壁内节一般均较小，但在颅部的器官旁节较大，肉眼可见，有睫状神经节、翼腭神经节、下颌下神经节及耳神经节等（图 1-65）。

（1）脑干的副交感神经

① 由中脑的动眼神经副核发出的节前纤维，随动眼神经入眶后，进入睫状神经节内交换神经元，其节后纤维支配瞳孔括约肌和睫状肌。

② 由脑桥的上泌涎核发出的节前纤维加入面神经。一部分至翼腭神经节交换神经元，其节后纤维分布于泪腺、鼻腔及腭部黏膜的腺体。另一部分经鼓索加入舌神经，至下颌下神经节交换神经元，其节后纤维分布于下颌下腺、舌下腺及口腔黏膜的腺体。

③ 由延髓的下泌涎核发出的节前纤维，加入舌咽神经，经鼓室神经到鼓室丛，由丛发出分支出鼓室，进入耳神经节交换神经元，其节后纤维分布于腮腺。

④由延髓的迷走神经背核发出的节前纤维，加入迷走神经，分支到达胸、腹腔脏器附近或结肠左曲以上消化管的器官旁节或壁内的副交感神经节交换神经元，其节后纤维分布于胸、腹腔脏器（降结肠、乙状结肠和盆腔脏器除外）。

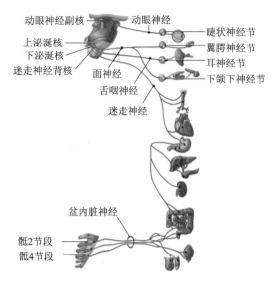

图1-65　副交感神经分布模式图

（2）骶部的副交感神经

由第2~4骶段的骶副交感核发出的节前纤维，加入骶神经前支，出骶前孔，离开骶神经，构成盆内脏神经（pelvic splanchnic nerves），加入盆丛，随盆丛分支分布到所支配脏器的器官旁节或壁内节交换神经元，其节后纤维支配结肠左曲以下的消化管、盆腔内脏的平滑肌和腺体。

另外，部分纤维分布于阴茎或阴蒂，兴奋时引起海绵体血管扩张，使其勃起，所以盆内脏神经也称盆勃起神经。

3. 交感神经与副交感神经的比较

交感神经和副交感神经同是内脏运动神经，但二者在来源、结构和分布范围方面有许多不同之处。

交感神经和副交感神经对同一器官的作用既是互相拮抗的又是互相统一的。例如，当机体运动加强时，交感神经活动加强，而副交感神经活动减弱，于是出现心率加快、血压升高、支气管扩张、瞳孔开大、竖毛等现象，此时机体代谢加强，能量消耗加快，以适应环境的剧烈变化。相反，当机体处于安静或睡眠状态时，副交感神经活动加强，从而出现心率减慢、血压下降、支气管收缩、瞳孔缩小、消化活动增强等现象。这样有利于体力的恢复和能量的储存（表1-5、表1-6）。

表1-5　交感神经和副交感神经结构、分布比较

项目	交感神经	副交感神经
低级中枢位置	脊髓第1胸节至第3腰节侧角	脑干的内脏运动神经核，骶髓2~4节段的骶副交感神经核
神经节	椎旁节和椎前节	器官旁节和壁内节
节前、节后纤维	节前纤维短，节后纤维长	节前纤维长，节后纤维短
分布范围	全身血管及胸、腹、盆腔内脏的平滑肌、心肌、腺体及竖毛肌和瞳孔开大肌	胸、腹、盆腔内脏的平滑肌、心肌、腺体（肾上腺髓质除外）、瞳孔括约肌、睫状肌

笔记

表 1-6　交感神经和副交感神经对各系统的作用比较

系统	器官	交感神经	副交感神经
脉管系统	心	心率加快、收缩力增强	心率减慢、收缩力减弱
	冠状动脉	舒张	轻度收缩
	躯干、上肢的动脉	收缩	无作用
呼吸系统	支气管平滑肌	舒张	收缩
消化系统	胃肠道平滑肌	抑制蠕动	增强蠕动
	胃肠道括约肌	收缩	舒张
泌尿系统	膀胱	平滑肌舒张、括约肌收缩（贮尿）	平滑肌收缩、括约肌舒张（排尿）
视器	瞳孔	扩大	缩小
	泪腺	抑制分泌	增加分泌
皮肤	汗腺	促进分泌	无作用
	竖毛肌	收缩	无作用

4. 内脏神经丛

交感神经、副交感神经和内脏感觉神经在分布到脏器的过程中，往往互相交织在一起，共同形成内脏神经丛，由丛发出分支到所支配的器官。主要的神经丛如下：

1）心丛（cardiac plexus）　由交感干的颈上、中、下节和交感干的胸 1～5 节发出的心支以及迷走神经的心支共同组成，位于主动脉弓的下方以及主动脉弓和气管权之间。内有副交感神经节，接受迷走神经的节前纤维，在此节内换神经元。心丛分布于心。

2）肺丛（pulmonary plexus）　由交感干的胸 2～5 节段的分支和迷走神经的支气管支组成。位于肺根的前、后方，其分支随支气管和肺血管的分支入肺。

3）腹腔丛（celiac plexus）　是最大的内脏神经丛，位于腹腔干及肠系膜上动脉起始处的周围。丛内有成对的腹腔神经节、主动脉肾节及单个的肠系膜上神经节。它接受来自内脏大、小神经的节前纤维，其节后纤维与来自迷走神经后干的腹腔支组成腹腔丛，随腹腔干、肾动脉及肠系膜上动脉的分支，分布于肝、脾、胰、肾、肾上腺及结肠左曲以上的消化管。

4）腹主动脉丛（abdominal aortic plexus）　是腹腔丛在腹主动脉表面向下延续的部分，并接受第 1～2 腰内脏神经的节前纤维。此丛分出肠系膜下丛，沿同名动脉分支至结肠左曲以下至直肠上段的部分结肠。一部分纤维下行入盆腔，加入腹下丛，另一部分纤维组成髂外动脉丛。

5）腹下丛（hypogastric plexus）　可分为上腹下丛和下腹下丛。

① 上腹下丛位于第 5 腰椎体前面、两髂总动脉之间，由来自腹主动脉丛向下延续的部分和两侧接受下位两腰交感神经节发出的腰内脏神经组成。

② 下腹下丛（盆丛）是由上腹下丛延续到直肠两侧，并接受骶部交感干的节后纤维和第 2～4 骶神经的盆内脏神经组成。此丛伴随髂内动脉的分支组成直肠丛、膀胱丛、前列腺丛、子宫阴道丛等，分布于盆腔各脏器。

（二）内脏感觉神经

内脏器官除由交感和副交感神经支配外，也有感觉神经分布。内脏感觉神经接受内脏的各种刺激，并传入中枢。中枢可以通过内脏运动神经直接调节内脏的活动，也可以通过神经体液间接调节其活动。

1. 内脏感觉神经传入通路

内脏感觉神经元胞体位于脑神经节或脊神经节内。其周围突随舌咽神经、迷走神经、交感神经及盆内脏神经等分布到内脏器官和血管等。其中枢突一部分随舌咽神经、迷走神经进入中枢，终于孤束核；另一部分则随交感神经和盆内脏神经进入脊髓，终于灰质后角。

内脏感觉冲动进中枢后，一方面经过一定途径传至背侧丘脑及大脑皮质，但确切的通路尚不十分明确；另一方面在中枢内，内脏感觉神经借中间神经元与内脏运动神经元联系，以形成内脏—内脏反射通路，或与躯体运动神经元联系，以形成内脏—躯体反射通路。

2. 内脏感觉神经的特点

① 正常内脏活动一般不引起感觉，较强烈的内脏活动才能引起感觉。如在饥饿时，胃收缩引起饥饿感觉；直肠和膀胱充盈时引起膨胀感觉（便意）等，这些感觉的传入神经一般认为是伴随副交感神经传入中枢的。但极强烈刺激，如心、肾绞痛，则被认为是伴随交感神经传入中枢的。

② 内脏对牵拉、膨胀和痉挛等刺激较敏感，而对切、割等刺激不敏感。

③ 内脏感觉传入途径较分散，即一个脏器的感觉纤维可经几个脊髓节段的脊神经传入中枢，而一条脊神经又包含几个脏器的感觉纤维。因此，内脏痛往往呈弥散性，定位不准确。

3. 牵涉性痛

当某些内脏发生病变时，体表的一定区域常产生感觉过敏或疼痛，这些现象称牵涉性痛。牵涉性痛可发生在患病器官的附近皮肤，也可发生在与患病器官距离较远的皮肤。如心绞痛可放射到左胸前区及左上臂内侧皮肤，使该区感到疼痛。肝、胆病变时，右肩部皮肤常感到酸痛。

牵涉性痛产生的机制目前尚不明确。一般认为，病变内脏的感觉纤维和皮肤被牵涉区的感觉纤维都进入脊髓同一节段后角的内脏感觉接受区和躯体感觉接受区，而且它们在脊髓后角密切联系。因此，内脏感觉接受区患病内脏的痛觉冲动可以扩散到邻近的躯体感觉接受区。因而内脏有病变时，除有内脏症状外，同时也会产生相应皮肤的牵涉性痛（图 1-66）。

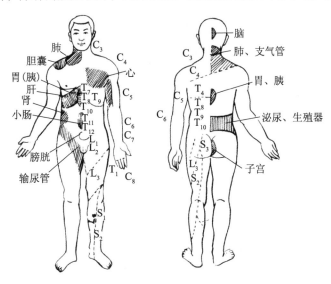

图 1-66 内脏有病变时的牵涉性痛区

第四节 脑和脊髓的传导通路

人体在活动过程中，通过感受器不断地感受机体内、外环境的刺激。感受器兴奋以后，将刺激转化为神经冲动,通过传入神经元传向中枢,再通过中间神经元的轴突所组成的上行(感觉)传导通路,传至大脑皮质,经过分析和综合活动后发出适当的冲动,经另一些中间神经元的轴突所组成的下行(运动)传导通路传出,最后经传出神经元至效应器,做出相应的反应。因此,在神经系统内存在着两大类传导通路,即感觉传导通路和运动传导通路。

一、感觉传导通路

(一)本体感觉和精细触觉传导通路

所谓本体感觉亦称深感觉,是指肌、腱、关节的位置觉、运动觉和振动觉。在深感觉传导中还传导浅部感觉中的精细触觉(即辨别两点间距离和感受物体的纹理、粗细等)。二者传导通路相同,由三级神经元组成。下面主要介绍躯干和四肢的深感觉传导通路(因头面部的尚不明确)。

第一级神经元 是脊神经节细胞,胞体在脊神经节内。其周围突随脊神经分布于肌、腱、关节等处本体感觉感受器和皮肤的精细触觉感受器,中枢突经脊神经后根的内侧部进入脊髓后索,分为长的升支和短的降支。其中,来自第5胸节以下的升支形成薄束;来自第4胸节以上的升支形成楔束。两束上行,分别止于延髓的薄束核和楔束核。

第二级神经元 胞体位于薄束核和楔束核内,由此二核发出的纤维向前绕过延髓中央灰质的腹侧,并左右交叉,称内侧丘系交叉,交叉后的纤维形成内侧丘系,在延髓中线两侧上行,在中脑行于红核背外侧,最后止于丘脑的腹后外侧核。

第三级神经元 是丘脑腹后外侧核,其轴突组成丘脑中央辐射(丘脑皮质束),经内囊后肢,大部分纤维投射到大脑皮质中央后回的中、上部和中央旁小叶后部,小部分纤维投射到中央前回。

此通路若在不同部位(脊髓与脑干)损伤,则患者在闭眼时不能确定相应部位各关节的位置和运动方向以及两点间的距离(图1-67)。

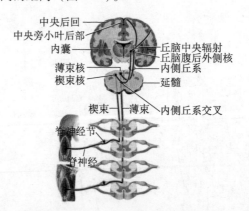

中央后回
中央旁小叶后部
内囊
薄束核
楔束核
楔束 薄束
脊神经节
脊神经

丘脑中央辐射
丘脑腹后外侧核
内侧丘系
延髓
内侧丘系交叉

图1-67 躯干和四肢意识性本体感觉和精细触觉传导通路

(二)痛觉、温度觉和粗触觉传导通路

该传导通路传导躯体皮肤、黏膜的痛觉、温度觉和粗触觉,又称浅感觉传导通路,由三级神经元组成。

1. 躯干、四肢的浅感觉传导通路

第一级神经元 是脊神经节细胞,胞体在脊神经节内。周围支分布于躯干、四肢皮肤内的感受器;中枢支组成后根外侧部进入脊髓背外侧束,在束内上升1~2个脊髓节后进入灰质后角的固有核。

第二级神经元 胞体主要位于后角的固有核。自固有核发出的轴突,经白质前连合交叉

笔记

至对侧外侧索和前索中组成脊髓丘脑侧束和脊髓丘脑前束（侧束传导痛觉、温度觉，前束传导粗触觉）。脊髓丘脑束经橄榄核的背外侧，至脑桥和中脑，行于内侧丘系的外侧，向上终止于背侧丘脑的腹后外侧核。

第三级神经元　胞体在背侧丘脑的腹后外侧核，其轴突组成丘脑中央辐射，经内囊后肢，最后投射至大脑皮质中央后回中、上部和中央旁小叶后部（图1-68）。

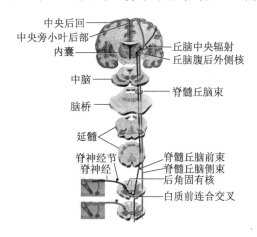

图1-68　躯干与四肢痛觉、温度觉、粗触觉和压觉传导通路

2. 头面部的浅感觉传导通路

主要由三叉神经传入，由三级神经元组成。

第一级神经元　是三叉神经节细胞，其周围支组成三叉神经的感觉支，分布于头面部皮肤和黏膜的感受器；中枢支组成三叉神经感觉根入脑桥，传导痛觉、温度觉的纤维下降形成三叉神经脊束，止于三叉神经脊束核；传导触觉的纤维止于三叉神经脑桥核。

第二级神经元　是三叉神经脊束核和三叉神经脑桥核。两核发出的纤维交叉到对侧组成三叉丘系，沿内侧丘系背侧上行，终于背侧丘脑的腹后内侧核。

第三级神经元　胞体在背侧丘脑的腹后内侧核，发出的轴突组成丘脑中央辐射，经内囊后肢，最后投射到大脑皮质中央后回下部。

在此通路中，若三叉丘系以上受损，则导致对侧头面部痛觉、温度觉和触觉障碍；若三叉丘系以下受损，则同侧头面部痛觉、温度觉和触觉发生障碍（图1-69）。

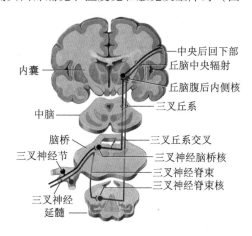

图1-69　头面部痛觉、温度觉和触-压觉传导通路

（三）视觉传导通路和瞳孔对光反射通路

1. 视觉传导通路

由三级神经元组成。第一级神经元为双极细胞，其周围支与视网膜内的视锥细胞和视杆

细胞形成突触，中枢支与节细胞形成突触。第二级神经元是节细胞，其轴突在视神经盘处集中，合成视神经。视神经经视神经管入颅腔，形成视交叉后，延为视束。在视交叉中，来自两眼视网膜鼻侧半的纤维交叉，交叉后加入对侧视束；来自视网膜颞侧半的纤维不交叉，行于同侧视束。这样经交叉后的视束内含有同侧眼视网膜的颞侧半纤维和对侧眼视网膜的鼻侧半纤维。视束向后绕大脑脚终于外侧膝状体。第三级神经元的胞体在外侧膝状体内，由外侧膝状体发出的纤维组成视辐射（optic radiation），经内囊后肢投射到大脑皮质距状沟周围的视区（图1-70）。

视野是指眼球向前平视时能看到的空间范围。由于眼球屈光装置对光线的折射作用，鼻侧半视野的物像投射到颞侧半视网膜，颞侧半视野的物像投射到鼻侧半视网膜，上半视野的物像投射到下半视网膜，下半视野的物像投射到上半视网膜。

当视觉传导通路在不同部位受损时，可引起不同的视野缺损：① 一侧视神经损伤，可引起该侧视野全盲；② 视交叉中央部损伤（如垂体瘤压迫），可引起双眼视野颞侧偏盲；③ 一侧视交叉外侧部的未交叉纤维损伤，可出现患侧视野鼻侧偏盲；④ 一侧视束以后部位（视辐射、视觉中枢）损伤，可引起双眼对侧视野同向性偏盲（患侧视野鼻侧偏盲和健侧视野颞侧偏盲）。

2. 瞳孔对光反射通路

光照一侧瞳孔，引起两眼瞳孔缩小的反射，称瞳孔对光反射。光照侧的称直接对光反射，对侧的称间接对光反射。瞳孔对光反射由视网膜起始，经视神经、视交叉到视束，视束的部分纤维经上丘臂至顶盖前区，与顶盖前区的细胞形成突触。顶盖前区为对光反射中枢，发出的纤维与两侧动眼神经副核联系。动眼神经副核发出的副交感神经节前纤维经动眼神经至睫状神经节，自节发出的副交感神经节后纤维分布于瞳孔括约肌，调节瞳孔，使之缩小。（图1-70）

一侧视神经损伤时，传入信息中断，光照患侧眼时，两侧瞳孔均不缩小；但光照健侧瞳孔时，两侧眼的瞳孔都缩小，即两侧对光反射均存在（此时患侧直接对光反射消失，间接对光反射存在）。一侧动眼神经损伤时，由于反射途径的传出部分中断，无论光照哪一侧眼，患侧眼的瞳孔都无反应，对光反射消失（直接及间接）。

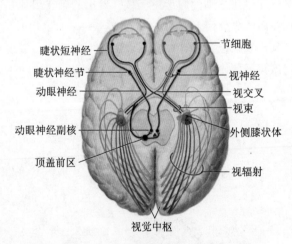

图1-70　视觉传导通路和瞳孔对光反射通路

（四）听觉传导通路

第一级神经元为蜗神经节内的双极细胞，其周围突分布于内耳的螺旋器，中枢突组成蜗神经，与前庭神经一起组成前庭蜗神经入脑，止于蜗神经腹侧、背侧核。

第二级神经元是蜗神经腹侧、背侧核。由两核发出纤维，在脑桥内交叉形成斜方体，然后折而上行形成外侧丘系；另一部分不交叉的纤维加入同侧外侧丘系上行，大部分纤维先止于下丘，换神经元后经下丘臂终于内侧膝状体。

笔记

第三级神经元的胞体在内侧膝状体。发出的纤维组成听辐射（acoustic radiation），经内囊后肢，止于大脑皮质颞横回的听区。听觉的反射中枢在下丘，下丘发出的纤维至上丘和内侧膝状体。上丘发出纤维组成顶盖脊髓束，直接或间接终于脊髓前角运动神经元，完成听觉反射。

由于听觉传导通路第二级神经元发出的纤维将左、右两耳的听觉冲动传向双侧听觉中枢，所以一侧外侧丘系、听辐射或听区损伤，不致引起明显的听觉障碍（图1-71）。

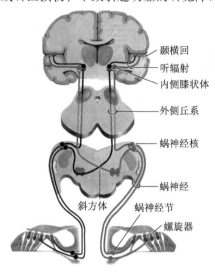

图1-71 听觉传导通路

二、运动传导通路

运动传导通路管理骨骼肌的运动，包括锥体系和锥体外系两部分。

（一）锥体系

锥体系（pyramidal system）主要管理骨骼肌的随意运动，由两级神经元组成，即上运动神经元和下运动神经元。上运动神经元为锥体细胞，其胞体位于中央前回和中央旁小叶前部以及其他一些皮质区域中，轴突组成下行的锥体束。其中，止于脑神经运动核的纤维称皮质核束；止于脊髓前角运动神经元的纤维称皮质脊髓束。下运动神经元为脑神经运动核和脊髓前角运动神经元。

1. 皮质核束（corticonuclear tract）

中央前回下部等处皮质中的锥体细胞的轴突集合而成皮质核束，经内囊膝部、中脑，下行至大脑脚底中3/5内侧部。此后，陆续分出纤维，大部分终止于双侧脑神经运动核，包括动眼神经核、滑车神经核、三叉神经运动核、展神经核、面神经核（支配眼裂以上面肌）、疑核和副神经核。由这些核发出的脑神经的运动纤维，分布到眼球外肌、眼裂以上的面肌、咀嚼肌、咽喉肌、胸锁乳突肌和斜方肌等。小部分纤维则终止于对侧的面神经核（支配眼裂以下的面肌）和舌下神经核。因此，除支配眼裂以下面肌的面神经核和舌下神经核只接受对侧的支配外，其他脑神经运动核均接受双侧皮质核束的纤维（图1-72、图1-73）。

临床上一侧上运动神经元损伤时，只会使对侧眼裂以下表情肌和对侧舌肌出现瘫痪，表现为病灶对侧鼻唇沟变浅或消失，不能鼓腮露牙、流涎；伸舌时，舌尖偏向病灶对侧，口角下垂并歪向病灶侧。而其他受双侧皮质核束支配的肌则不发生瘫痪。临床上常将上运动神经元损伤引起的瘫痪称为核上瘫；而将下运动神经元损伤引起的瘫痪称为核下瘫。面神经核下瘫可导致同侧面肌全部瘫痪，表现为除上述面神经核上瘫的症状外，还有额纹消失、不能皱眉、不能闭眼。舌下神经核下瘫的特点是损伤侧舌肌瘫痪，伸舌时舌尖偏向病灶侧（表1-7）。

笔 记

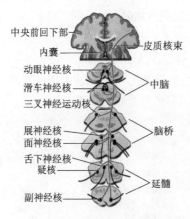

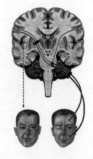

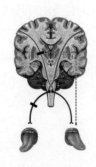

图 1-72　皮质核束与脑神经运动核的联系示意图　　　　图 1-73　核上瘫和核下瘫

表 1-7　面神经和舌下神经的核上瘫及核下瘫区别

部位	面神经	舌下神经
核上瘫	对侧眼裂以下面肌瘫痪，口角偏向患侧，面肌不萎缩	对侧舌肌瘫痪，伸舌时舌尖偏向健侧，舌肌不萎缩
核下瘫	病灶同侧所有面肌瘫痪，口角偏向健侧，日久面肌萎缩	伸舌时，舌尖偏向患侧，伴舌肌萎缩

2. 皮质脊髓束（corticospinal tract）

中央前回中、上部和中央旁小叶前部以及其他一些皮质区域锥体细胞的轴突集合组成皮质脊髓束，经内囊后肢下行，至中脑的大脑脚底，占其中间 3/5 的外侧部；然后经脑桥基底部至延髓锥体，在锥体下端，绝大部分纤维（70%~90%）左右相互交叉，形成锥体交叉。交叉后的纤维继续于对侧脊髓侧索内下行，形成皮质脊髓侧束。此束纤维在下行过程中，逐节止于同侧前角运动神经元，支配四肢肌。在延髓锥体，小部分未交叉的纤维在同侧脊髓前索内下行，形成皮质脊髓前束。该束仅达胸节，并经白质前连合逐节交叉至对侧，止于前角运动神经元，支配躯干和四肢骨骼肌的运动。皮质脊髓前束中有一部分纤维始终不交叉而止于同侧前角运动神经元，支配躯干肌。所以躯干肌是受两侧大脑皮质支配的。一侧皮质脊髓束在锥体交叉前受损，主要引起对侧肢体瘫痪，而躯干肌的运动没有受到明显影响（图 1-74）。

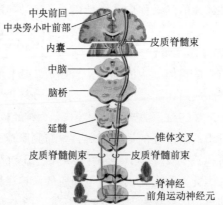

图 1-74　皮质脊髓束

锥体系的任何部位损伤都可引起随意运动的障碍，出现肢体瘫痪。上运动神经元损伤（核上瘫）：表现为随意运动障碍，肌张力增高，所以瘫痪是痉挛性的（硬瘫），这是上运动神经元对下运动神经元的抑制被取消的缘故。因肌肉尚有脊髓前角运动神经元发出的神经支配，所以无营养障碍，肌不萎缩，深反射因失去上运动神经元控制而表现亢进，因锥体束的完整性破坏，浅反射（如腹壁反射、提睾反射等）减弱或消失，同时因锥体束的功能受到破坏，

笔记

出现病理反射（如 Babinski 征）。下运动神经元损伤（核下瘫）：表现为因失去神经直接支配所致的肌张力降低，随意运动障碍，瘫痪是弛缓性的（软瘫）。神经营养障碍导致肌肉萎缩，因所有反射弧中断，故浅、深反射消失，无病理反射（表 1-8）。

表 1-8　上、下运动神经元损伤后的表现

项目	上运动神经元损伤	下运动神经元损伤
病理部位	大脑皮质运动区或锥体束行程中某一部位	脊髓前角运动神经元、脑神经运动核、脊神经前根或周围神经
肌张力	升高（痉挛性瘫痪）	降低（弛缓性瘫痪）
深反射	亢进	深浅反射消失
浅反射	减弱或消失	消失
病理反射	出现	无
肌萎缩	无	有

（二）锥体外系

锥体外系（extrapyramidal system）是锥体系以外的下行传导通路的统称。锥体外系的主要功能是调节肌张力，协调肌肉活动，维持和调整体态姿势和进行习惯性和节律性动作等。

在结构上，锥体外系并不是一个简单独立的结构系统，而是一个复杂的涉及脑内许多结构的功能系统，包括大脑皮质、背侧丘脑、苍白球、壳、尾状核、黑质、红核、脑桥核、前庭神经核、小脑、脑干的某些网状核以及它们的联络纤维等，这些结构共同组成复杂的多级神经元链。

1）皮质–纹状体系　从大脑皮质额叶、顶叶等皮质发出纤维直接或间接通过背侧丘脑止于尾状核和壳，在此换神经元后止于苍白球。苍白球发出的传出纤维穿过内囊，止于背侧丘脑的腹前核和腹中间核。这两个核发出纤维再投射到大脑额叶等。这是一条重要的反馈环路。另外，黑质和纹状体间还有往返的纤维联系形成环路。黑质合成多巴胺递质，往尾状核与壳输送。黑质变性后纹状体内的多巴胺含量降低与震颤麻痹（Parkinson 病）的发生有关。

2）皮质–脑桥–小脑系　由大脑皮质额叶起始的纤维组成脑桥束，以及由顶、枕、颞叶起始的纤维组成顶枕颞桥束；这些纤维下行经内囊、大脑脚底的两侧，进入脑桥止于同侧的脑桥核。由脑桥核发出的纤维，交叉组成对侧的小脑中脚，止于新小脑皮质。新小脑皮质发出纤维终于齿状核。齿状核发出的纤维组成小脑上脚，在中脑左右交叉后止于对侧的红核和背侧丘脑的腹前核和腹中间核。由红核发出的纤维左右交叉后组成红核脊髓束下行，止于脊髓前角运动神经元，下达神经冲动至骨骼肌。由背侧丘脑腹前核和腹中间核发出的纤维至大脑皮质运动区，形成皮质–脑桥–小脑–皮质环路（图 1-75）。

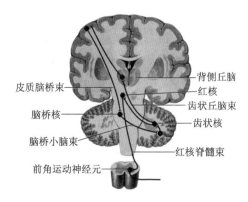

图 1-75　锥体外系（皮质–脑桥–小脑系）

背侧丘脑
皮质脑桥束
红核
脑桥核
齿状丘脑束
脑桥小脑束
齿状核
前角运动神经元
红核脊髓束

第五节　脑和脊髓的被膜、血管及脑脊液循环

脑和脊髓的被膜有3层：最外层为硬膜，厚而坚韧；中层为蛛网膜，薄而透明；内层为软膜，紧贴脑和脊髓的表面。

一、脊髓的被膜

（一）硬脊膜

硬脊膜（spinal dura mater）上端附于枕骨大孔边缘，与硬脑膜相延续。下端达第2骶椎平面逐渐变细，包裹终丝，末端附于尾骨，全长包绕脊髓和马尾。两侧在椎间孔处与脊神经被膜相连续。硬脊膜与椎管内面的骨膜及黄韧带之间有狭窄腔隙，为硬膜外隙（epidural space），内含疏松结缔组织、脂肪组织、淋巴管、椎内静脉丛，有脊神经根通过。硬膜外隙不与颅内相通，此隙上部略呈负压。临床上进行硬膜外麻醉即将药物注入此隙，以阻滞脊神经根内的神经传导（图1-76）。

（二）脊髓蛛网膜

脊髓蛛网膜（spinal arachnoid mater）紧贴硬脊膜内，向上与脑蛛网膜相续，向下包绕脊髓和马尾，下端达第2骶椎平面。蛛网膜向内发出许多结缔组织小梁与软脊膜相连，蛛网膜因此而得名。蛛网膜和软脊膜之间有宽阔的蛛网膜下隙（subarachnoid space），隙内充满脑脊液。脊髓和马尾周围有脑脊液保护。该隙在下部马尾周围扩大为终池。临床上行腰椎穿刺时，将针刺入蛛网膜下隙的终池，可避免损伤脊髓（图1-76）。

（三）软脊膜

软脊膜（spinal pia mater）富有血管，在脊髓两侧，脊神经前、后根之间，软脊膜形成两列齿状韧带，齿尖向外经蛛网膜附于硬脊膜，有固定脊髓的作用（图1-76）。

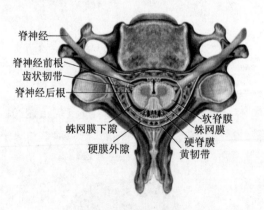

脊神经
脊神经前根
齿状韧带
脊神经后根
软脊膜
蛛网膜
蛛网膜下隙
硬脊膜
硬膜外隙
黄韧带

图 1-76　脊髓被膜

二、脑的被膜

（一）硬脑膜

硬脑膜（cerebral dura mater）由外层的颅骨内膜和内层的硬膜构成。硬脑膜的血管和神经行于两层之间。一般硬脑膜与颅盖骨结合较松，因而颅盖外伤致硬脑膜血管破裂时，易在颅骨与硬脑膜间形成硬膜外血肿；而硬脑膜与颅底骨结合紧密，当颅底骨折时，易将硬脑膜和

蛛网膜同时撕裂，使脑脊液外漏。硬脑膜内层向内折叠形成几个板状结构（图 1-77），伸入各脑部之间对脑有固定和承托作用。

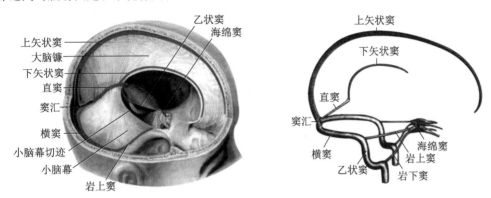

图 1-77　硬脑膜及静脉窦

1）大脑镰（cerebral falx）　呈镰刀状，前附于鸡冠，后连小脑幕，呈矢状垂直插入大脑纵裂内、胼胝体之上。

2）小脑幕（tentorium of cerebellum）　位于大脑与小脑之间，呈新月形，后缘附于横窦沟，前外侧缘附于颞骨岩部上缘，前缘游离，称小脑幕切迹，切迹前邻中脑。当幕上占位性病变，颅内压增高时，两侧大脑海马旁回和钩可被挤入小脑幕切迹下方，压迫中脑的大脑脚和动眼神经，形成小脑幕切迹疝。

硬脑膜窦（sinuses of dura mater）为硬脑膜的两层在某些部位分开，内衬内皮细胞，构成特殊的颅内静脉管道，输送颅内静脉血。窦内无瓣膜，窦壁无平滑肌，不能收缩，故硬脑膜窦损伤，出血较多。主要的硬脑膜窦有：

1）上矢状窦（superior sagittal sinus）　位于大脑镰上缘，自前向后注入窦汇。

2）下矢状窦（inferior sagittal sinus）　位于大脑镰下缘，较小，自前向后汇入直窦。

3）直窦（straight sinus）　位于大脑镰和小脑幕结合处，由大脑大静脉和下矢状窦汇合而成，向后在枕内隆凸处与上矢状窦汇合成窦汇。

4）横窦（transverse sinus）和乙状窦（sigmoid sinus）　横窦左、右各一，起自窦汇，沿横窦沟走行，至颞骨岩部后端转向下续乙状窦，沿乙状窦沟达颈静脉孔，出孔即移行为颈内静脉。

5）海绵窦（cavernous sinus）　位于垂体窝两侧，为硬脑膜两层间不规则腔隙，腔内有许多纤维小梁相互交织，形似海绵，故名。前有眼静脉汇入，后借岩上窦汇入乙状窦，借岩下窦汇入颈内静脉。窦内侧壁内有颈内动脉和展神经通过。外侧壁内，自上而下有动眼神经、滑车神经、眼神经和上颌神经通过（图 1-78）。海绵窦交通广泛，面部感染可波及窦内结构，产生复杂症状。

硬脑膜窦内血流方向如图 1-79 所示。

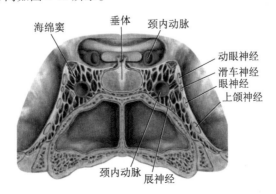

图 1-78　海绵窦

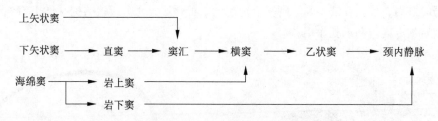

图1-79 硬脑膜窦内血流方向

（二）脑蛛网膜

脑蛛网膜（cerebral arachnoid mater）薄而透明，无血管和神经，包绕整个脑，但不深入脑沟内。该膜与硬脑膜间为潜在的间隙，易分离；与软脑膜之间有许多结缔组织小梁相连，其间为蛛网膜下隙，内含脑脊液和较大的血管。该隙通过枕骨大孔处与脊髓蛛网膜下隙相通。此隙在某些部位较宽大，称蛛网膜下池，如小脑与延髓间的小脑延髓池。第四脑室的脑脊液流入该池，再流入蛛网膜下隙。临床上可经枕骨大孔进针做小脑延髓池穿刺。在上矢状窦附近蛛网膜呈颗粒状突入窦内，称蛛网膜粒（arachnoid granulations），脑脊液通过这些颗粒渗入硬脑膜窦内，回流入静脉（图1-80）。

（三）软脑膜

软脑膜（cerebral pia mater）紧贴脑的表面，随血管伸入脑的实质中，对脑有营养作用。在脑室附近，由软脑膜、毛细血管和室管膜上皮共同突入脑室内构成脉络丛，是产生脑脊液的主要结构（图1-80）。

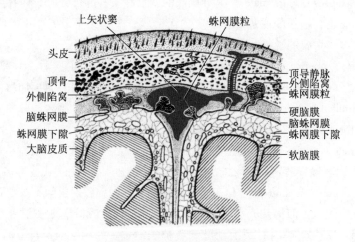

图1-80 上矢状窦与蛛网膜粒

三、脊髓的血管

（一）脊髓的动脉

脊髓的动脉有两个来源，一是椎动脉发出的脊髓前动脉和脊髓后动脉。脊髓前动脉由起始处的两条合成一条，沿前正中裂下行。左、右脊髓后动脉分别沿后外侧沟下降，在脊髓颈段中部合成一条下行。二是节段性动脉，为由颈升动脉、肋间后动脉和腰动脉发出的脊髓支，伴脊神经进入椎管与脊髓前、后动脉吻合，使脊髓前、后动脉不断得到增补、加强而延续到脊髓末端。在脊髓的胸1~4节、腰1节处，是两个动脉吻合的过渡带，供血较差。若脊髓支供血阻断，可发生脊髓的横断性缺血坏死。因此，上述节段被称为"危险区"（图1-81）。

（二）脊髓的静脉

脊髓的静脉分布大致和动脉相同。回收静脉血注入硬膜外隙的椎内静脉丛。

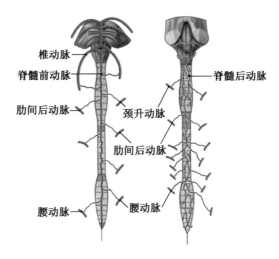

图 1-81 脊髓的动脉

四、脑的血管

脑是体内代谢最旺盛的部位，因而血液供应十分丰富。脑的平均重量仅占体重的 2%，而耗氧量却占全身耗氧量的 20% 以上，因此脑细胞对缺血、缺氧非常敏感。

（一）脑的动脉

脑的动脉主要来自颈内动脉和椎动脉。前者供应大脑半球前 2/3 和部分间脑。后者供应大脑半球后 1/3、间脑后部、小脑和脑干。二者都发出皮质支和中央支。皮质支供应端脑和小脑的皮质及深部的髓质；中央支供应间脑、基底核及内囊等（图 1-82）。

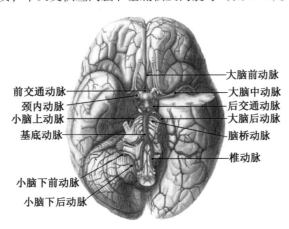

图 1-82 脑底动脉

1. 颈内动脉

颈内动脉（internal carotid artery）起自颈总动脉，自颈内动脉管入颅后，向前穿过海绵窦，至交叉外侧，分为大脑前动脉和大脑中动脉等分支。

1）大脑前动脉（anterior cerebral artery） 斜经视交叉上方，进入大脑纵裂内沿胼胝体上方向后行。皮质支分布于顶枕沟以前的半球内侧面和半球背外侧面上缘部分。左、右大脑前动脉进入大脑纵裂前有横支相连，称前交通动脉。在大脑前动脉起始部发出一些细小的中央支穿入脑实质，供应豆状核、尾状核前部和内囊前肢（图 1-82、图 1-83）。

2）大脑中动脉（middle cerebral artery） 是颈内动脉的直接延续，进入大脑外侧沟向后行，沿途发出皮质支翻出外侧沟，布于大脑半球背外侧面大部分和岛叶。其起始处发出一些细小的中央支垂直向上穿入脑实质，分布于内囊膝、后肢及纹状体、背侧丘脑。动脉硬化和高血压患者的这些动脉容易破裂，可导致严重的脑出血（中风），因此这些动脉有"出血动脉"之称（图1-83～图1-85）。

3）脉络丛前动脉（anterior choroidal artery）　沿视束腹侧向后进入侧脑室下角，终止于侧脑室脉络丛。

4）后交通动脉（posterior communicating artery）　自颈内动脉发出，向后与大脑吻合，将颈内动脉系与椎-基底动脉系吻合在一起。

2. 椎动脉

椎动脉（vertebral artery）起自锁骨下动脉，向上依次穿过第6至第1颈椎横突孔，向内弯曲经枕骨大孔入颅腔，在脑桥下缘处左、右椎动脉合成一条基底动脉（basilar artery）。基底动脉沿脑桥基底沟上行，至脑桥上缘分为左、右大脑后动脉（posterior cerebral artery）。大脑后动脉是基底动脉的终支，该动脉绕大脑脚向后，行向颞叶下面、枕叶内侧面。其皮质支分布于颞叶底面、内侧面及枕叶。中央支供应丘脑枕，内、外侧膝状体和下丘脑等处。

此外，椎动脉在合成基底动脉前，还先后发出脊髓前、后动脉和小脑下后动脉，分别营养脊髓、小脑下面后部和延髓。基底动脉沿途发出小脑下前动脉、迷路动脉、脑桥动脉和小脑上动脉分别营养小脑下面前部、内耳、脑桥和小脑上面等处。

3. 大脑动脉环

大脑动脉环（cerebral arterial circle），又称Willis环，由前交通动脉、大脑前动脉、颈内动脉、后交通动脉和大脑后动脉吻合而成。该环围绕在视交叉、灰结节和乳头体周围，将颈内动脉系与椎-基底动脉系连在一起，也使左、右大脑半球的动脉相联合。当构成此环的某一动脉血流减少或被阻断时，通过动脉环调节，可重新分配血流，以补偿缺血部分（图1-82）。

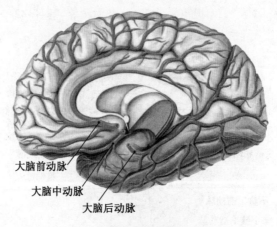

大脑前动脉
大脑中动脉
大脑后动脉

图1-83　大脑半球内侧面的动脉分布

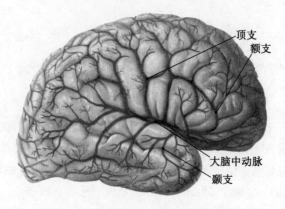

顶支
额支
大脑中动脉
颞支

图1-84　大脑半球外侧面的动脉分布

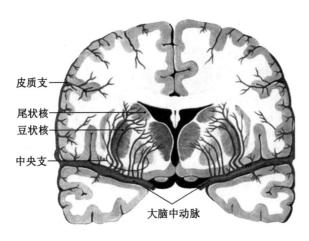

图 1-85　大脑中动脉的中央支和皮质支

(二) 脑的静脉

脑的静脉不与动脉伴行，可分浅、深静脉，都注入硬脑膜窦。

1）浅静脉　管壁无瓣膜和平滑肌，较薄。主要有大脑上静脉、大脑中静脉和大脑下静脉。三者相互吻合成网，分别注入上矢状窦、海绵窦和横窦等（图 1-86）。

2）深静脉　收集大脑髓质、基底核、间脑和脑室脉络丛的静脉血，注入大脑大静脉，再注入直窦。

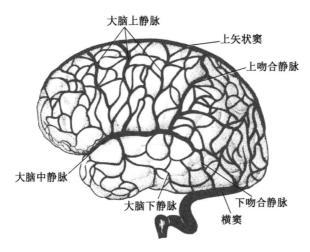

图 1-86　大脑浅静脉

五、脑脊液及其循环

脑脊液（cerebrospinal fluid）是充满脑室和蛛网膜下隙的无色透明液体。成人总量约为 150 mL。它处于不断产生、循环和回流的相对平衡状态，其途径是：侧脑室脉络丛产生的脑脊液，经室间孔入第三脑室；汇同第三脑室脉络丛产生的脑脊液，经中脑水管入第四脑室；再汇同第四脑室脉络丛产生的脑脊液，自第四脑室正中孔和外侧孔不断流入小脑延髓池，自此池流入脊髓和脑的蛛网膜下隙，沿该隙流向大脑背面，经蛛网膜粒渗入上矢状窦归入静脉。脑脊液循环发生障碍时，可引起脑积水或颅内压增高。

脑脊液有运送营养物质、带走代谢产物、缓冲压力、减少震荡及保护脑和脊髓的作用。正常脑脊液有恒定的化学成分和细胞数，脑的某些疾病可引起脑脊液成分的改变，因此临床上可检验脑脊液以协助诊断（图 1-87）。

笔记

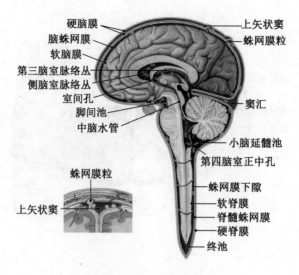

图 1-87 脑脊液循环模式图

第六节 神经系统解剖与临床

一、神经系统损伤的解剖基础

1. 脊髓综合征

脊髓压迫基本上是由硬膜外病变导致的，如椎间盘突出、原发性或继发性脊椎肿瘤或脓肿。在脊髓外部（髓外）出现的肿瘤，如脑膜瘤或神经纤维瘤，可能会压迫脊髓，而脊髓内部（髓内）的肿瘤，包括神经胶质瘤（神经胶质细胞瘤），则很少会压迫脊髓。任何上述因素引起的脊髓压迫都有可能影响动脉或静脉的血液供应，进而造成局部缺血、水肿和白质神经纤维的传导阻滞，而传导时间延长会导致病灶部位神经脱髓鞘。脊髓压迫也可能引起脑脊液循环通路堵塞和病变水平以下脑脊液分布的变化。疼痛是脊髓压迫性损伤的早期症状之一，疼痛可能仅限于某一条脊神经支配区域，也可能出现在多条脊神经支配区域，并且疼痛会因为运动、咳嗽、打喷嚏或躺卧而加剧。运动功能障碍通常出现在脊髓压迫性损伤的早期，最终导致瘫痪、痉挛和过度反射。感觉丧失的程度取决于相关的神经纤维束，如果因血流受阻未出现不可逆损伤，通常通过外科手术去除硬膜外和脊髓外的致病因素可以有效改善症状，如果出现不可逆损伤，则手术后症状不能缓解。

2. 脊髓全横断

脊髓全横断时会出现损伤水平以下部位的感觉、随意运动和自主神经功能完全丧失，因而在损伤平面会出现双侧下级运动神经元的瘫痪和萎缩，损伤部位以下会出现双侧痉挛性轻瘫和 Babinski 征，双侧膀胱和肠道的功能丧失，以及病变部位以下双侧的所有感觉丧失。如果 $L_2 \sim L_3$ 或以下的椎骨发生骨折脱位，则不会出现脊髓损伤，病变只局限于马尾，并且不存在上级运动神经元的损伤，只有感觉、运动和自主神经纤维会受到损伤。

3. 脊髓半横断

脊髓半横断（Brown-Sequard 综合征）可由穿通伤造成，如刺伤、枪伤或椎骨损伤。单纯的脊髓半横断会造成损伤水平同侧的全部感觉和随意运动丧失，病变水平以下同侧的痉挛性轻瘫，同侧精细触觉、振动觉、本体感觉丧失以及对侧的痛觉、温度觉丧失。T_1 及其以上的

笔记

下丘脑脊髓束（下行交感神经通路）损伤会导致同侧霍纳综合征。这样单纯的脊髓半横断损伤是比较罕见的，不完全的脊髓半横断更常见。

4. 脊髓前角综合征

脊髓前角综合征可由椎骨骨折脱位、椎间盘突出或肿瘤导致的脊髓前动脉阻断造成，会引起病变水平双侧肢体瘫痪和病变水平以下双侧痉挛性轻度瘫痪，同时出现分离性感觉丧失，伴随病变水平以下双侧温度觉和痛觉的丧失，但精细触觉和振动觉不会丧失（由脊髓后动脉提供血液）。T_1 及其以上的下丘脑脊髓束（下行交感神经通路）的损伤会造成双侧霍纳综合征，而位于 $S_2 \sim S_4$ 的副交感神经中枢损伤会造成膀胱和肠道控制功能的丧失。

5. 脊髓空洞症

脊髓空洞症由脊髓发育异常引起，其特征是脊髓（主要是灰质）形成管状空腔，在颈段脊髓较为常见。因此，该病会在双侧阻断脊髓网状通路，导致损伤部位以下的痛觉和温度觉受损，双手尤为明显。随着空腔的增大，运动神经元受到影响，逐渐出现进行性的双向弛缓性麻痹。如果分布在白质外侧的下行交感神经纤维受到影响，霍纳综合征可能会变得很显著。该病的精细触觉、振动觉和意识性本体感觉不受影响。

类似的神经损伤可发生于中央索综合征时。中央索综合征是主要由脊椎损伤（颈段脊髓过度延伸）引起的疾病。脊髓受到椎体前部和黄韧带后部压迫时，会导致脊髓中央区域损伤。在损伤部位会发生双侧肌肉萎缩和麻痹，并且会发生以骶骨保留为特征的双侧痉挛性麻痹，但皮质脊髓束的骶骨纤维因位于最外侧，故其受到的影响最小，且下肢受到的影响比上肢小。与此类似的是，双侧痛觉和温度觉会消失，与骶骨保留一致，上肢受到的影响较下肢更大。

6. 脑干损伤

血管意外、肿瘤或颅内压升高均可造成脑干损伤，如果不予处理，最终会引起脑疝。脑干损伤比较特殊，因为单侧损伤既会引起同侧脑神经功能异常，也会引起对侧上行传导束功能异常（即同侧面部异常、对侧躯体异常）。脑干损伤所出现的某些常见症状与损伤位置（内、外侧）有关。单侧的内侧损伤一般会损伤皮质脊髓束，会导致对侧痉挛性偏瘫（部分肌肉瘫痪，肌张力增加）、Babinski 征阳性。内侧丘系也会受累，会导致对侧粗触觉、位置觉和振动觉等感觉消失。此外，内侧脑干的损伤层面可以通过受累脑神经如第 Ⅲ、Ⅵ 和 Ⅻ 对脑神经来定位。

如果出现双侧运动和感觉异常症状，几乎可以肯定是脑干损伤。脑干腹侧面主要由基底动脉供血，其栓塞的后果非常严重，会导致四肢瘫痪甚至因呼吸衰竭而死亡。还可能导致"闭锁综合征"，即患者呈四肢瘫痪、不能说话和面瘫的状态。这些症状与昏迷相似，但是患者能够通过眼球及眼睑运动（脑电图正常）与人交流。中脑区域基底动脉损伤的症状较复杂，还包括幻觉、凝视和眼球运动功能障碍。

内侧纵束损伤导致的眼球水平凝视障碍称为核间性眼肌瘫痪。内侧纵束损伤可使滑车神经核与对侧动眼神经核间的联系切断，其典型表现为眼球不能共轴凝视伴眼球震颤，眼肌外展后内收能力受损。在年轻患者或双侧损伤的患者，最常见的病因是多发性硬化症；在老年人，常见的病因为血管疾病。

7. 平衡障碍

影响大脑或内耳的感染、头部损伤和缺血以及某些药物和衰老可能会改变我们的平衡系统，导致平衡障碍。大脑内关于运动信号的感知如果存在冲突，也会导致晕动病（如在行驶的汽车中阅读）。晕动病的症状有眩晕、出汗、恶心、呕吐及全身不适。70%的眩晕由常见的综合征所致，如良性阵发性体位性眩晕（benign paroxysmal positional vertigo，BPPV）是由于头部的特定体位改变，而导致的短暂的（60 s）、强烈的眩晕感觉，如早晨起床。虽然目前认为它是由椭圆囊的耳石发生移位、卡在壶腹而导致对重力敏感造成的，但BPPV发生的确切原因

笔记

仍不明确。在某些体位，这些耳石刺激终帽，导致异常感觉。这些异常感觉一直持续至耳石重新定位到其他地方或分散。BPPV可由内耳感染、头部损伤、衰老和药物导致。梅尼埃病是一种内耳淋巴液平衡障碍，主要症状包括阵发性眩晕、波动性听力下降、耳鸣和有耳闷胀感。该病可能是由内耳淋巴的产生和吸收不平衡导致。这种不平衡最终导致膜破损，溶液内离子浓度改变。这些会造成内淋巴液去极化，最终导致毛细胞死亡。

二、神经系统损伤的常见部位

1. 锥体系损伤

出现上运动神经元损伤症状，如单瘫、偏瘫、交叉性瘫痪和截瘫。

（1）皮质

某皮质机能定位区病损，出现相应的运动或感觉异常症状。如局限性病灶损伤了运动皮质，可只引起对侧上肢、下肢或更小的某个局部的肌肉出现瘫痪，而无感觉障碍称单瘫。

（2）内囊

一侧内囊病损，出现"三偏征"，即对侧半身瘫痪、对侧半身感觉障碍和双眼对侧视野偏盲。

（3）脑干

一侧脑干病损，出现交叉性瘫痪，即对侧半身瘫痪、同侧脑神经周围性瘫痪。① 中脑一侧大脑脚基底部病变，可引起动眼神经交叉性瘫痪；② 脑桥基底部一侧病变，可引起面神经或展神经交叉性瘫痪；③ 延髓下橄榄核内侧部病变，可引起舌下神经交叉性瘫痪。

（4）脊髓

皮质脊髓束损伤，出现截瘫，即同侧损伤平面以下硬瘫。

2. 一般感觉传导通路损伤

（1）神经干型

脊神经全部为混合性神经，只要损伤便可出现感觉障碍及运动障碍；脑神经分单纯感觉、单纯运动和混合性3种，不同性质的脑神经损伤可出现相应的症状。如肱骨中段骨折，损伤了桡神经，可出现手背桡侧半及桡侧两个半手指背侧感觉障碍，同时出现伸腕、伸指运动障碍；如展神经损伤，可出现外直肌瘫痪，眼球不能外转；如一侧三叉神经损伤，可出现同侧半头面部感觉障碍，同侧咀嚼肌瘫痪，颞下颌关节运动障碍。

（2）后根型

脊神经后根损伤，产生相应的节段性感觉障碍。一侧 $T_3 \sim T_5$ 后根损伤，则出现同侧胸壁乳头平面感觉障碍。

（3）后角型

一侧脊髓后角损伤，出现同侧节段性浅感觉障碍，而深感觉正常，临床上称分离性感觉障碍。

（4）白质前连合型

白质前连合损伤，出现双侧对称性、节段性浅感觉障碍。

（5）传导束型

① 脊髓丘脑束损伤，可出现病灶对侧、损伤平面以下1~2个节段以下浅感觉障碍；② 薄束、楔束损伤，出现同侧损伤平面以下深感觉及精细触觉障碍；③ 脊髓半横断（Brown-Sequard综合征），出现同侧损伤平面以下肢体硬瘫，同侧损伤平面以下深感觉、精细触觉丧失，对侧损伤平面以下1~2节段痛觉、温度觉丧失，同侧所损伤的脊髓节段范围内痛觉、温度觉丧失。

3. 视觉传导通路损伤

① 一侧视神经损伤出现同侧视野全盲，直接对光反射消失，间接对光反射存在；② 视交叉中央部损伤出现双眼颞侧视野偏盲；③ 视交叉外侧部损伤出现同侧眼鼻侧视野偏盲；④ 视束、外侧膝状体、视辐射和视皮质损伤出现双眼对侧视野同向性偏盲。

三、病例分析的方法

① 有瘫痪症状时，应首先根据临床症状判断是上运动神经元损伤还是下运动神经元损伤。上运动神经元为大脑皮质运动区的胞体及其轴突锥体束（包括皮质脊髓束和皮质核束）；下运动神经元为脑干躯体运动核（胞体）及其纤维（脑神经）、脊髓前角运动神经元（胞体）及其纤维（前根、脊神经）。出现硬瘫，说明损伤部位在运动皮质或皮质脊髓束、皮质核束；出现软瘫，说明损伤部位在脊髓前角、前根、脊神经或脑神经运动核、脑神经。

其次，根据具体出现的运动障碍症状，判断出：a. 哪些肌肉瘫痪；b. 从运动皮质到肌肉的运动通路的上运动神经元和下运动神经元胞体位置、纤维束或神经的走行位置，特别注意通路的交叉部位和交叉方式。

如某患者伸舌时舌尖偏向右侧，舌肌无萎缩。从伸舌时舌尖偏向右侧，说明瘫痪肌肉是右侧的舌肌；从舌肌无萎缩说明是上运动神经元损伤。舌肌的运动通路为：中央前回下部 1/3（胞体）→皮质核束（轴突，经内囊膝、中脑大脑脚、脑桥基底部）→舌下神经核（胞体，在延髓）→舌下神经（轴突）→舌肌。由于皮质核束管理对侧的舌下神经核，即交叉管理。因此，此患者的病损部位可能在左侧中央前回下部 1/3 或舌下神经核以上的左侧皮质核束。具体病变部位还需要根据伴有的其他症状来判断。

② 伴有感觉障碍时，根据感觉症状判断是何种感觉障碍、感觉障碍的具体部位，再依据此感觉的传导通路，结合运动通路来分析可能出现病变的部位。

如某患者伸舌时舌尖偏向右侧，舌肌无萎缩；右侧面部眼裂以下表情肌瘫痪；右侧上、下肢瘫痪，肌张力升高，腱反射亢进；双眼右侧视野偏盲，瞳孔对光反射存在；右侧半身感觉障碍，说明为左侧内囊病变。

四、临床病例分析

【病例 1】　某患者，男性，24 岁，背部被刺伤，立即跌倒，两侧下肢不能运动，数日后右腿稍能活动，1 周后右下肢几乎完全恢复了运动，但左下肢完全瘫痪。检查发现：左下肢无随意运动，腱反射亢进，Babinski 征阳性；右侧躯干剑突水平以下和右侧下肢痛觉、温度觉丧失，但左侧痛觉、温度觉正常；左侧躯干剑突以下和左侧下肢触觉减弱，右侧触觉未受影响；左下肢位置和运动觉丧失，右下肢正常。

定位诊断：脊髓左侧半 T_4 或 T_5 节段横断（Brown-Sequard 综合征）。

损伤结构及所致临床表现：① 薄束，左侧下肢位置觉和运动觉丧失；② 皮质脊髓侧束，左侧下肢痉挛性瘫痪；③ 脊髓丘脑束，损伤平面对侧 $T_1 \sim T_2$ 节段的皮肤痛觉、温度觉丧失，即右侧躯干剑突水平以下和右侧下肢痛觉、温度觉丧失。粗触觉系通过双侧脊髓丘脑前束传导，故左侧躯干剑突以下和左侧下肢触觉减弱，右侧触觉未受影响。

【病例 2】　某患者，男性，65 岁，突然昏迷数小时，意识恢复后，不能说话，右侧上、下肢不能运动，数日后，舌仍活动不灵活，但可以说话。数周后，检查发现：右侧上、下肢痉挛性瘫痪，肱二头肌肌腱、跟腱和膝反射亢进，腹壁反射消失，Babinski 征阳性，无肌萎缩；伸舌时舌尖偏向左侧，左侧舌肌明显萎缩；全身痛觉、温度觉正常；身体右侧位置觉、

笔记

运动觉、振动觉和两点辨识觉完全丧失，但面部正常。

定位诊断：延髓左侧半内侧部损伤。

损伤结构及所致临床表现：① 皮质脊髓束，右侧上、下肢痉挛性瘫痪；② 舌下神经及舌下神经核，左侧舌肌弛缓性瘫痪，以上两项是交叉性瘫痪；③ 内侧丘系，身体右侧深感觉及精细触觉障碍。

【病例3】　某患者，男性，46 岁，左侧半身瘫痪，视物时出现双影。经检查发现：左侧上、下肢瘫痪，肌张力增高，腱反射亢进，无肌萎缩，左侧腹壁反射和提睾反射消失，Babinski 征阳性；右眼向内斜视，不能外展，左眼运动正常；伸舌时舌尖偏向左侧，舌肌无萎缩：全身感觉正常，未见其他异常。

定位诊断：脑桥下部右侧基底部（相当于展神经核及其神经穿出部位）损伤。

损伤结构及其所致临床表现：① 锥体束，左侧上下肢及舌肌痉挛性瘫痪；② 展神经，右侧外直肌弛缓性瘫痪。以上两项是交叉性瘫痪。

【病例4】　某患者，男性，50 岁，半个月前突然眩晕、呕吐，随后出现一系列感觉运动障碍。经检查发现：右侧上、下肢瘫痪，肌张力增高，膝反射和肱二头肌反射均亢进，Babinski 征阳性；左侧额纹消失，睑裂变宽不能闭合，口角偏向右侧；伸舌时舌尖偏向右侧，舌肌无萎缩；左眼外展运动困难，出现内斜视；左侧面部和右侧面部均有痛觉、温度觉障碍；右侧躯干四肢的痛觉、温度觉、触-压觉、精细触觉和被动运动觉均消失；患者常感觉眩晕、恶心，并伴有眼球震颤；左侧上、下肢共济失调。

定位诊断：脑桥中部左侧半（相当于第四脑室前庭区部位）损伤。

损伤结构及所致临床表现：① 锥体束，右上下肢、舌肌痉挛性瘫痪。② 面神经、展神经及其核，左侧面肌、外直肌弛缓性瘫痪。以上两项是交叉性瘫痪。③ 内侧丘系，右侧躯干四肢精细触觉和位置觉、运动觉障碍。④ 前庭神经核，眩晕、恶心、眼球震颤。⑤ 脊髓小脑前束，左侧上、下肢共济失调。

【病例5】　某患者，男性，58 岁，三年前手和头部有不自主的震颤，运动和说话均较困难，并有逐渐加重的趋势。检查结果：静止时手和头部有小幅度震颤，四肢肌张力增高；面部无表情；运动和说话均迟缓而困难；其他未见明显异常。

定位诊断：中脑黑质损伤。

损伤结构及所致临床表现：黑质变性，多巴胺合成减少，使新纹状体多巴胺水平下降，背侧丘脑发向运动皮质的冲动减少，致四肢及面肌僵直，运动受限，静止时手和头震颤。

【病例6】　某患者，女性，43 岁，数日前突然昏迷，意识不清，现意识已恢复，但不能说话。经检查发现：右侧上肢瘫痪，肌张力增高，腱反射亢进，无肌萎缩，Babinski 征阳性；伸舌时舌尖偏向左侧，舌肌无萎缩；口角偏向右侧；患者可以听懂别人的话，也能识字，但不能说话和写字；患者平时善用右手，其他未发现异常。

定位诊断：左侧额叶中央前回下 2/3 及其前面附近的皮质损伤。

损伤结构及所致临床表现：① 中央前回下 2/3 皮质，右肢上肢肌、舌肌及眼裂以下肌痉挛性瘫痪（单瘫）。② 额中回后部（书写中枢），不能写字。③ 额下回后部（运动性语言中枢），不能说话。

📎 相关链接

现代神经科学之父

1906 年 12 月 10 日，诺贝尔生理学或医学奖由卡米洛·高尔基（Camillo Golgi）和圣地亚哥·拉蒙-卡哈尔（Santiago Ramóny Cajal）共同获得。高尔基和卡哈尔均是非常杰出的神经学家和组织学家：高尔基发现神经元可以用硝酸银染色，从而将神经可视化，使观察神经组织成为可能；卡哈尔改良了高尔基发明的染色法，进一步观察到了神经元完整的突起，并对神经系统的结构进行了一系列研究。

有趣的是，虽然他们的研究方法同源，但他们对神经系统的结构却持有截然不同的观点。高尔基支持"网状理论"（reticular theory），认为神经系统是一个连续的网状结构，不同神经细胞突起相互融合成网状，类似循环系统的动脉和静脉。卡哈尔则认为神经元是独立的单位，突起互不融合，但可以通过特殊的结构（后来被命名为"突触"）传递信号。

如今，我们已经知道卡哈尔的"神经元学说"才是正确的。让人不禁深思的是：作为银染法的创始人，比卡哈尔早十几年进行神经组织的研究，也比卡哈尔拥有好得多的实验条件的高尔基，为何在这场激烈的学术争论中输给了卡哈尔？

1873 年，高尔基首次采用铬酸银（银浸法），将神经纤维染成黑色，使其在半透明的黄色背景下可见。虽然使用该方法只能看见少数神经元，且稳定性和可重复性差，但这是人们第一次清晰地观察到神经纤维。高尔基在未观察到神经元间隙的情况下，认为神经纤维彼此融合成网——毕竟这能很好地解释为什么功能复杂的神经系统能快速产生灵活、协调的反应。

1888 年，卡哈尔基于改良"高尔基染色法"和随后尝试的"欧利希染色法"的染色结果，大胆质疑"网状理论"，提出神经细胞互相独立的观点。1891 年，瓦尔岱耶（Wilhelm von Waldyer）信服卡哈尔等提供的客观证据，提出"神经元"这一名称，并在卡哈尔等工作成果的基础上正式建立了"神经元学说"（neuron doctrine）。随后的几年里，卡哈尔对神经系统的结构进行了大量研究。他发现了树突棘（dendritic spine）、生长锥（growth cone）等，建立了动态极化理论（law of dynamic polarization），并对神经可塑性、神经变性和再生等做了相关论述，研究涉猎极广。神经元学说和树突棘的争论真正尘埃落定，是在 20 世纪中期电子显微镜的发明之后了。借用电子显微镜，科学家们根据对神经元及其树突棘、突触的超微观察，直接证明了卡哈尔的观点是正确的。

由于其大量的开创性研究成果为现代神经科学奠定了基础，卡哈尔被誉为"现代神经科学之父"。

卡哈尔得以正确预测神经元结构的原因，也许可以从他的致辞中窥见一斑。卡哈尔认为，支持"网状理论"的科学家可能犯了两种错误：第一是主观原因，由于缺乏耐心，他们没有去尝试其他的染色方法或改良已有的染色方法；第二是客观原因，受限于技术本身，现有的"高尔基染色法"只能对神经元进行简单的观察，而不能观察到神经元的完整突起和它周围的结构。可以说，卡哈尔的一系列发现除了要归功于其敏锐的观察力和天才般的科学直觉，更离不开其执着尝试和耐心试验的精神。

复习思考题

1. 名词解释：灰质、白质、皮质、髓质、神经、神经核和神经节。
2. 脊髓内主要的上行纤维束有哪些？简述它们的位置、起止和功能。
3. 第 8 胸髓左侧半横断性损伤时，可能导致什么样的症状？
4. 试述脑干内 3 个主要丘系的名称、起源、行径、功能和损伤表现。
5. 内囊位于何处？可分为哪几部分？各有何传导束通过？损伤后产生什么症状？为什么？
6. 大脑皮质主要机能定位有哪些？各在何处？
7. 肱骨中段骨折时易损伤什么神经？该神经支配哪些肌肉？损伤后会出现何种功能障碍？
8. 如何定位颈丛皮支和臂丛麻醉的阻滞点？
9. 试述迷走神经的纤维成分、主要分支和分布范围。
10. 支配舌的神经有哪些？

笔 记

11. 交感神经和副交感神经的低级中枢各位于何处？

12. 试述躯干及四肢浅感觉传导通路。

13. 试述视觉传导通路、视神经、视交叉及视束损伤后的表现。

14. 何谓硬膜外隙、蛛网膜下隙？

15. 脑脊液如何产生和循环？

16. 案例思考：一天早晨，一名大一新生来到急诊室，主诉自己的左眼看不到东西了。医生能看到他的左眼上睑下垂。他说上周在一个迎新聚会上喝得大醉，在回家的路上摔了一跤，头重重地撞在了人行道上，当时伴有短暂的意识丧失。最初，他眼睛睁不开，以为是眼睛肿胀所致，可是一周过去了，他的左眼仍睁不开。经检查发现，他的左眼睑闭合。当将他的左眼睑掀起时可见其左眼球斜向外下，瞳孔固定，散大，而其右侧瞳孔对光反射正常。当他笑的时候，可见其右侧嘴角仅稍稍上扬。进一步的神经功能检查发现，他右侧 Babinski 征阳性，右侧肢体无力，腱反射亢进，肌张力增高，一般躯体感觉正常。

问题：

（1）为什么该患者左眼上睑下垂、眼球斜向外下？

（2）为什么用光刺激该患者左眼时，只有其右眼对光反射？

（3）为什么该患者会出现面瘫和肢体运动障碍？

17. 案例思考：一名 63 岁的公路建筑退休工人在过去的几年内有逐渐加重的耳鸣和阶段性感觉不舒服。有几次，他感觉房间像旋转木马一样在旋转。在过去的 6 个月，他走路时向右偏移，不能协调地使用右手。1 个月前，他注意到自己右脸的肌肉无力。医生在检查时发现他的右侧听力有问题。他不能皱额头。当要求他微笑时，他右脸不能收缩。患者没有右侧角膜反射，不能协调地使用右手，在指鼻试验、跟胫试验中，他的右侧上、下肢有意向性震颤。为此，医生让他到耳鼻喉科专家那里做进一步测试。听力测试显示，患者右侧有 20 分贝的高音调听力丧失。患者呈宽基步态，无法进行足尖足跟衔接行走。对患者右耳进行冷热刺激时，患者并未出现眼球震颤。耳鼻喉科专家让患者进一步做 MRI 扫描，发现其小脑脑桥角的右后窝有一个肿瘤。

问题：

（1）导致该患者耳聋的可能原因是什么？

（2）导致该患者产生上述症状的原因是什么？

（3）针对耳聋的不同检查方法的基本原理是什么？

（4）听力和平衡障碍之间的关联是什么？

（江苏大学医学院　薛延军　曾建）

笔记

第二章

感觉器官的功能

学习目标

1. 掌握：感受器和感觉器官的概念；感受器的一般生理特性；视近物调节机制；视觉的二元学说；色觉的三原色学说和对比色学说；中耳增压作用；声音传入内耳的途径；内耳感音换能机制。

2. 熟悉：折光系统及折光能力；主要视觉现象；人耳对音频及声压的识别功能。

3. 了解：非正视眼；感光色素的光化学反应；听神经动作电位；前庭器官的适宜刺激和感受原理；嗅觉和味觉。

感觉（sensation）是客观物质世界在人脑的主观反映，感觉的形成是神经系统的一种基本功能。人类通过感觉认识客观世界，并使机体能够适应内、外环境的变化。感觉的产生有赖于感受器（也包括感觉器官）、神经传导通路和感觉中枢的共同活动。本章主要介绍各种感受器和感觉器官的生理特性和生理功能。

第一节　感受器及其一般特性

一、感受器及其分类

1. 感受器和感觉器官的概念

1）感受器（sensory receptor，susceptor）是指机体内部或体表存在的一些专门感受体内、外环境变化的结构或装置。图 2-1 所示为人体皮肤中感受触、压、冷、热等刺激的几种感受器。最简单的感受器就是游离的神经末梢，如痛觉和温度觉感受器；有些感受器在裸露的神经末梢周围包绕一些结缔组织被膜样结构，如环层小体、鲁菲尼小体和肌梭等。

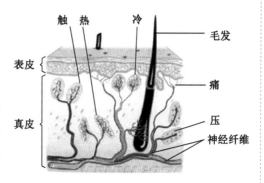

图 2-1　人体皮肤中的感受器

2）感觉器官（sense organ）　简称感官，是指由高度分化的一些特殊感受器细胞连同其复杂的附属结构一起构成的，能感受某一特定感觉刺激的感受装置或特殊器官。如视网膜感光细胞连同其附属结构（屈光系统等）构成视觉器官；耳蜗毛细胞连同其附属结构（集音和传音装置）构成听觉器官。人和高等动物最主要的感觉器官有眼、耳、鼻、舌等，这些感觉器官都分布在头部，故称为特殊感觉器官。

笔记

2. 感受器的分类

感受器的分类方法有多种，主要有：

（1）根据刺激的来源分

① 内感受器，分布于内脏和心血管等处，感受机体内在的物理和化学刺激，如渗透压、压力、温度、离子和化合物浓度等。

② 外感受器，分布于皮肤、黏膜、视觉器官和听觉器官等处，感受外界环境的刺激，如触、压、切割、温度、光和声等物理刺激和化学刺激。

③ 本体感受器，分布于肌、肌腱、关节和内耳的前庭器官等处，感受机体运动和平衡变化时所产生的刺激。

外感受器和本体感受器的感觉都来自躯体，有时通称为躯体感觉。

（2）根据刺激的性质分

分为机械感受器、光感受器、温度感受器和化学感受器等。

目前使用较普遍的分类法是综合考虑刺激物和所引起的感觉或效应，如视觉、听觉、触-压觉、平衡觉、动脉压力感受器等。

二、感受器的一般生理特性

1. 感受器的适宜刺激

所谓适宜刺激（adequate stimulus），是指对感受器来说最敏感的刺激，也就是引起某种感觉所需的感觉阈值最低的那种刺激。每种感受器都有其适宜刺激，如视网膜感光细胞的适宜刺激是一定波长的电磁波（可见光波），耳蜗毛细胞的适宜刺激是一定频率的机械振动（可听声波）。但感受器并不只对适宜刺激产生反应，非适宜刺激也可引起一定的反应，如压迫眼球也可刺激视网膜感光细胞产生光感，但非适宜刺激引起反应所需的刺激阈值通常要比适宜刺激大得多。所以，各种感受器总是优先接受其适宜刺激，产生某种特定感觉。

适宜刺激作用于感受器，必须达到一定的刺激阈值才能引起某种相应的感觉。每种感受器都有其特定的感觉阈值。感觉阈值分绝对感觉阈值和差别感觉阈值两类。

绝对感觉阈值又可分为强度感觉阈值、时间感觉阈值和面积感觉阈值几种。引起感受器兴奋所需的最小刺激强度称为强度阈值；引起感受器兴奋所需的最短作用时间称为时间阈值；对某些感受器来说（如皮肤的触觉感受器），当刺激强度一定时，刺激作用范围还需要达到一定的面积，称为面积阈值。

差别感觉阈值也称为感觉辨别阈或最小可觉差，是指感觉可以识别的、两个不同程度刺激的最小差别。引起感觉的同一种性质的两个刺激，其强度的差异必须达到一定程度才能使人在感觉上得以分辨，这种刚刚能够分辨的两个刺激强度的最小差异即为感觉辨别阈。例如在已经有咸味儿的菜里继续加盐，味觉感受器能辨别出菜变得更咸了，那么能使其得以区别的那个最小加盐量就是咸味的差别感觉阈值。

2. 感受器的换能作用

感受器是一种生物换能器，其功能是将各种形式的刺激能量转换为传入神经的动作电位（神经冲动），这一作用称为感受器的换能作用（transducer function）。但在换能过程中，感受器一般不直接把刺激能量转变为动作电位，而是先在感受细胞或感觉神经纤维末梢上产生一种过渡性的电位变化，在感受器细胞产生的膜电位变化称为感受器电位（receptor potential），在传入神经末梢产生的膜电位变化称为发生器电位（generator potential）。对于神经末梢类型的感受器，发生器电位就是其感受器电位，其感觉换能部位与神经冲动产生部位相同；但对于特化的感受器，发生器电位是感受器电位传递至神经末梢的那一部分，其感觉换能部位与神经冲动产生的部位不同。

感受器电位多数为膜去极化局部电位，少数为超极化局部电位（如视网膜上感光细胞的光感受器电位）。感受器电位的产生机制各不相同，但介导这一过程的信号转导分子主要有 G 蛋白耦联受体、瞬时受体电位（TRP）通道和机械门控通道等。已知视觉、嗅觉、味觉由不同的 G 蛋白耦联受体介导，热觉、冷觉、渗透压、某些化学刺激（如 H^+ 浓度、辣椒素、薄荷醇等）可能由不同的 TRP 通道介导，听觉、触觉等则由机械门控通道介导，而痛觉可能由多种信号分子介导。

感受器电位或发生器电位与神经肌肉接头处产生的终板电位一样，是一种过渡性慢电位，具有局部电位的特点：没有"全或无"特性；可以发生时间和空间上的总和；可以电紧张形式沿所在的细胞膜作短距离的扩布。因此，感受器电位或发生器电位可通过改变其幅度、持续时间和波动方向等参数，真实地反映和转换外界刺激信号所携带的信息。

需要说明的是，感受器电位或发生器电位的产生并不意味着感受器功能的完成，只有当这些过渡性电位变化使该感受器的传入神经纤维被诱发产生了"全或无"式的动作电位时，才标志着这一感受器或感觉器官换能作用的完成（图 2-2）。

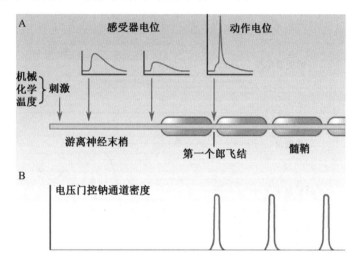

A. 当感受器（图中游离神经末梢）接受机械、化学和温度等刺激时，在感受器部位只能产生感受器电位，而在传入神经纤维的第一个郎飞结处转变为可传播的动作电位。

B. 电压门控钠通道密度在每个郎飞结处明显高于感受器部位，所以在感受器部位只能产生感受器电位，而在第一个郎飞结处才爆发动作电位。

图 2-2 感受器电位转变为传入神经纤维上的动作电位示意图

3. 感受器的编码功能

感受器在转换能量的同时，也把刺激所包含的环境变化的信息转移到了所引发的动作电位的序列之中，起到了信息的转移作用，这就是感受器的编码（coding）功能。但实际上，感觉编码不仅与感受器有关，还涉及感觉系统的其他结构，如每种感觉的具体神经通路、感觉中枢等。感觉编码的机制尚不十分明确。目前认为，感觉系统将刺激信号转变为可识别的感觉信号，主要包括刺激的类型、部位、强度和持续时间 4 个基本属性。

1）刺激类型 对不同刺激类型的识别，除了在感受器水平，由其适宜刺激加以初步识别以外，还取决于传入冲动所经过的专用通路及其最终到达的大脑皮质的特定部位。所以，当刺激发生在一个特定感觉的神经通路时，不管该通路的活动是如何引起的，或者是由该通路的哪一部分所产生的，所引起的感觉总是该通路的感受器在生理情况下兴奋所引起的感觉。

2）刺激部位 对刺激部位的识别主要涉及感受野（receptive field）。感受野是指感受器受刺激兴奋时，神经冲动沿感觉神经上传至中枢的神经通路中一个神经元发生反应的刺激区域。

笔记

感受器的感受野是其对适宜刺激的空间范围，因而作用于特定部位的适宜刺激就很容易被感觉系统所识别。

感觉通路中的神经元也有相对应的感受野。不同的感觉神经元，其感受野的大小也不相等。如视网膜的中央凹和手指尖皮肤的分辨率很高，感受器在此处的分布十分密集，因而其相应感觉神经元的感受野就很小；而视网膜周边区和躯干皮肤的分辨率较低，感受器在那里的分布较稀疏，因而其相应感觉神经元的感受野就很大。

3）刺激强度　由于动作电位的"全或无"特性，很显然，感受器对不同刺激强度的编码不能通过改变动作电位的幅度来实现。刺激强度的识别与感受器对刺激的反应程度及与之相应的在感觉神经上产生和传导的动作电位频率的高低有关，也与参与对刺激反应的感受器数目有关（图2-3）。

4）刺激持续时间　刺激持续时间对感觉系统判断某些刺激是否继续存在具有意义；但在有些感受器，由于存在适应现象，可影响感觉系统对刺激持续时间的正确判断。

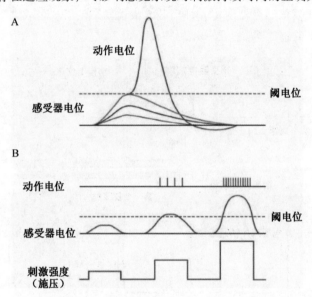

A. 感受器电位：感受器在接受刺激时可引起等级性的局部电位，即感受器电位，当感受器电位去极化达到阈电位水平时，可在感觉神经上产生动作电位。

B. 感受器对不同强度刺激的反应：较低强度的刺激可产生较小幅度的感受器电位，但达不到阈电位水平，不能产生动作电位；增加刺激强度，使感受器电位去极化达到阈电位，即可爆发动作电位；进一步增加刺激强度，动作电位可重复发生，结果使动作电位频率增加。

图2-3　感受器对刺激强度编码示意图

4. 感受器的适应现象

（1）概念

感受器的适应（adaptation）是指一个恒定强度的刺激持续作用于某一感受器，其相应的感觉神经纤维上产生的动作电位频率将随刺激持续时间的延长而逐渐降低的现象。

（2）感受器适应的分类

根据感受器发生适应的快慢，可将感受器分为快适应感受器（rapidly adapting receptor）和慢适应感受器（slowly adapting receptor）两类（图2-4）。

皮肤环层小体、迈斯纳小体属于快适应感受器。当给皮肤环层小体施加恒压刺激时，仅在刺激开始后的短时间内有传入冲动发放，此后刺激虽仍存在，但其传入冲动频率很快降到零。这类感受器对于刺激的变化十分灵敏，适于传递快速变化的信息，有利于机体接受新的刺激，对于探索新异物或障碍物具有意义。

梅克尔触盘、鲁菲尼小体、肌梭、关节囊感受器、颈动脉窦压力感受器和颈动脉体化学感受器等都属于慢适应感受器。这类感受器在刺激持续作用时，一般仅在刺激开始后不久出现冲动频率的轻微降低，以后可在较长时间内维持于这一水平。感受器的慢适应特性有利于机体对某些功能状态进行长时间持续的监测，并根据其变化随时调整机体的活动。例如，引起疼痛的刺激往往可能是潜在的伤害性刺激，假如其感受器明显适应，便将失去报警和保护意义。

要注意的是，适应现象并非感受器的疲劳，因为感受器对某一强度的刺激产生适应后，若进一步加大同样性质刺激的强度，其相应的传入冲动频率又可增加。

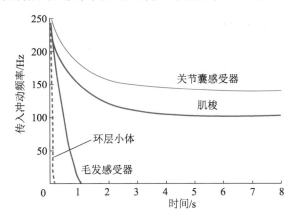

环层小体、毛发感受器较易适应，关节囊感受器、肌梭不易适应。

图 2-4 几种感受器的适应现象

第二节 躯体和内脏感觉

一、躯体感觉

躯体通过皮肤及其附属的感受器接受不同的刺激，产生各种类型的感觉，称为躯体感觉（somatic sensation），主要感知触-压觉（识别物体的质地、形状、纹理等）、位置觉和运动觉（本体感觉），以及温度觉（冷觉、热觉）和伤害性感觉（痛觉和痒觉）。一般认为，躯体感觉包括浅感觉和深感觉两大类，浅感觉有触觉、温度觉和痛觉；深感觉即本体感觉，主要包括位置觉和运动觉。

躯体感觉的初级传入神经元胞体位于背根神经节或脑神经节中，其周围突与感受器相连；而其中枢突进入脊髓和脑干后发出两类分支：一类直接或间接通过中间神经元与运动神经元相连而构成反射弧，完成各种反射；另一类经多极神经元接替后向大脑皮质投射而产生各种不同的感觉。

（一）触-压觉

1. 触-压觉感受器

给皮肤施以接触、压迫等机械刺激所引起的感觉，分别称为触觉和压觉。刺激比较轻微，不引起皮肤变形所产生的感觉为触觉；而相对比较强烈，引起皮肤变形产生的感觉为压觉。由于两者在性质上类似，故统称为触-压觉。其感受器可以是游离神经末梢、毛囊感受器，也可以是带有附属结构的环层小体、迈斯纳小体、鲁菲尼小体和梅克尔触盘等（图 2-5）。不同的附属结构可能决定它们对触-压刺激的敏感性的强弱或适应出现的快慢。

笔记

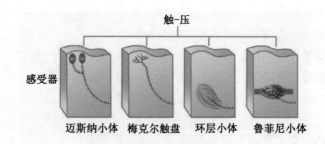

图 2-5　几种触-压觉感受器

触-压觉感受器的适宜刺激是机械刺激。机械刺激引起感受器变形，导致机械门控 Na^+ 通道开放和 Na^+ 内流，产生感受器电位。当感受器电位使神经纤维膜去极化并达到阈电位时，就产生动作电位，并沿传入神经上传至大脑皮质感觉区，产生触-压觉。

2. 触-压觉敏感性指标——触觉阈和两点辨别阈

用不同性质的点状刺激检查人的皮肤感觉时发现，不同感觉的感受区在皮肤表面呈相互独立的点状分布。如果用点状触、压刺激皮肤，只有当某些特殊的点被触及时，才能引起触觉，这些点称为触点（touch point）。在触点上引起触觉的最小压陷深度，称为触觉阈（tactile sensation threshold）。触觉阈的高低与感受器的感受野大小和皮肤上感受器的分布密度有关。在人体的鼻、口唇和指尖等处，触觉感受器的感受野很小，而感受器分布密度却很高，因而触觉阈很低，表明这些部位对触、压刺激敏感度较高；相反，在腕和足等处的感受野较大，而感受器密度却很低，所以触觉阈很高，表明这些部位对触、压刺激敏感度较低。如果将两个点状刺激同时或相继触及皮肤时，人体能分辨出这两个刺激点的最小距离，称为两点辨别阈（threshold of two-point discrimination）。体表不同部位的两点辨别阈差别也很大，例如指尖和口唇的特别低（2~5 mm），而背部、肩部和大腿的则较高，可达前者的 10~20 倍以上。

（二）温度觉

温度觉（temperature sensation）是皮肤受到不同温度的刺激而产生的感觉，有热觉和冷觉之分，而且是各自独立的。人体皮肤对各种不同的温度等级，至少通过三种不同类型的感受器加以鉴别，即冷感受器、热感受器和痛感受器。对热刺激敏感的称为热感受器，对冷刺激敏感的称为冷感受器；而痛感受器只能感受极热或极冷的刺激，因此不能被视为温度感受器，而只能被视为痛觉感受器。

热感受器位于 C 类传入纤维的末梢上，而冷感受器则位于 A_δ 和 C 类传入纤维的末梢上。温度感受器在皮肤也呈点状分布。在人的皮肤上冷点明显多于热点，前者为后者的 5~11 倍。热感受器和冷感受器的感受野都很小。实验表明，当皮肤温度升至 30~46 ℃时，热感受器被激活而放电，放电频率随皮肤温度的升高而增高，所产生的热觉也随之增强。当皮肤温度超过 46 ℃时，热觉会突然消失，代之出现痛觉。这是因为皮肤温度超过这一临界值便成为伤害性热刺激。这时温度伤害性感受器被激活，从而产生热痛觉。这也说明，热觉是由温度感受器介导的，而热痛觉则由伤害性感受器所介导。引起冷感受器放电的皮肤温度在 10~40 ℃之间，当皮肤温度降到 30 ℃以下时，冷感受器放电便增加，冷觉随之增强。

有研究表明，皮肤上皮细胞也可能是温度感受细胞，这些细胞可以直接感受温度刺激，通过换能作用将温度信息传递给相应的感觉传入纤维。

目前发现有一类瞬时受体电位（TRP）离子通道，它们能够被特定的温度变化激活，以行使分子温度探测器的功能。在已发现的 28 个 TRP 家族成员中，有 7 个可以感受热觉刺激，它们分别是 TRP V1~TRP V4、TRP M2、TRP M4 和 TRP M5；2 个可以感受冷觉刺激，即 TRP A1 和 TRP M8（图 2-6）。

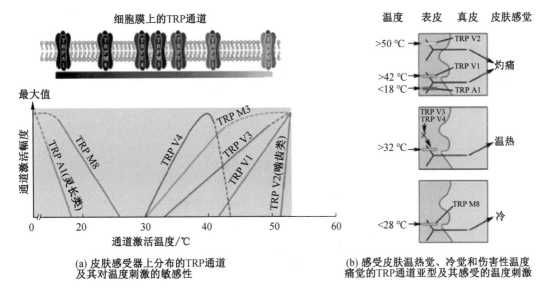

(a) 皮肤感受器上分布的TRP通道
及其对温度刺激的敏感性

(b) 感受皮肤温热觉、冷觉和伤害性温度
痛觉的TRP通道亚型及其感受的温度刺激

图 2-6　几种感受器的适应现象

（三）本体感觉

本体感觉（proprioception）是指来自躯体深部的组织结构，如肌肉、肌腱和关节等，对躯体的空间位置、姿势、运动状态和运动方向的感觉。感受器主要有肌梭、腱器官和关节感受器等。肌梭能感受骨骼肌的长度变化、运动方向、运动速度及其变化率，这些信息传入中枢后一方面产生相应的本体感觉，另一方面反射性引起腱反射和维持肌紧张，并参与对随意运动的精细调节。腱器官感受骨骼肌的张力变化，对过度的牵张反射有保护意义，信息传入中枢后也产生相应的本体感觉。在关节囊、韧带及骨膜等处，一些由皮肤感受器变形而来的感受器，如鲁菲尼小体能感受关节的屈曲和伸展，而环层小体则能感受关节的活动程度等。对单纯的肌肉、肌腱和关节的本体感觉，人们平时并不能意识到。但在肢体运动时，本体感受器和皮肤感受器一起产生作用，可使人们产生有意识的运动感觉。此外，本体感觉的传入也参与躯体平衡感觉和空间位置觉的形成，并参与协调躯体运动。

（四）痛觉

1. 痛觉的定义

痛觉（pain sensation）是由体内、外的各种伤害性刺激所引起的一种主观感觉，常伴有情绪变化、防卫反应和自主神经反应。引起痛觉的组织损伤可为实际存在的或潜在的。痛觉感受器不存在适宜刺激，任何形式（机械、温度、化学）的刺激只要达到对机体伤害的程度均可使痛觉感受器兴奋，因此痛觉感受器又称伤害性感受器（nociceptor）。痛觉感受器不易发生适应，属于慢适应感受器，因而痛觉可成为机体遭遇危险的警报信号，对机体具有保护意义。

2. 痛觉信息的感受和传导

（1）致痛物质

能引起疼痛的外源性和内源性化学物质，统称为致痛物质。机体组织损伤或发生炎症时，由受损细胞释放的内源性致痛物质有 K^+、H^+、5-羟色胺、缓激肽、前列腺素、降钙素基因相关肽和 P 物质等（图 2-7）。这些物质的细胞来源虽不完全相同，但都能激活伤害性感受器，或使其阈值降低。例如，损伤细胞释出的 K^+ 可直接激活伤害性感受器；在损伤和炎症部位，通过激肽释放酶降解血浆激肽原生成的缓激肽，可通过缓激肽受体起作用；由肥大细胞释放的组胺，在低浓度时引起痒觉，而高浓度时可引起痛觉。这些致痛物质不仅参与疼痛的发生，也参与疼痛的发展，导致痛觉过敏。

（2）痛觉感受器的激活与换能

一般认为，痛觉感受器分布于皮肤、黏膜和其他组织中的游离神经末梢。与其他躯体感受器类似，在痛觉感受器上也分布有许多受体或离子通道，可以被各种伤害性刺激所激活，产生感受器电位，进而触发可传导的动作电位，将伤害性信息传至脊髓背角；经接替后再传至高级中枢，形成痛感觉和情绪反应。

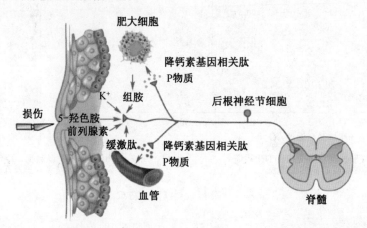

图 2-7　组织损伤部位释放的致痛物质作用于伤害性感受器引起疼痛和痛觉过敏示意图

3. 躯体痛的类型

躯体痛包括体表痛和深部痛。

（1）体表痛

发生在体表某处的痛感称为体表痛。当伤害性刺激作用于皮肤时，可先后出现两种性质不同的痛觉，即快痛和慢痛。

1）快痛　是一种尖锐和定位明确的"刺痛"，发生快，消失也快，一般不伴有明显的情绪改变。

2）慢痛　表现为一种定位不明确的"烧灼痛"，发生慢，消退也慢，并常伴有明显的不愉快情绪。

（2）深部痛

发生在躯体深部，如骨、关节、骨膜、肌腱、韧带和肌肉等处的痛感称为深部痛。深部痛一般表现为慢痛，其特点是定位不明确，可伴有恶心、出汗和血压改变等自主神经反应。出现深部痛时，可反射性引起邻近骨骼肌收缩而导致组织缺血，而缺血又使疼痛进一步加剧。缺血性疼痛的可能机制是肌肉收缩时局部组织释放某种致痛物质（可能是 K^+）。当肌肉持续收缩而发生痉挛时，血流受阻而该物质在局部堆积，持续刺激痛觉感受器，于是形成恶性循环，使痉挛进一步加重；当血供恢复后，该致痛物质被带走或被降解，因而疼痛也得到缓解。

二、内脏感觉

内脏感觉（visceral sensation）是指由内脏器官上的各种感受器受到刺激时所引起的传入冲动，经内脏神经传至各级中枢神经系统所产生的主观感受。也就是说，内脏的化学、温度和机械刺激等，由内脏神经末梢感受器换能，转变成内脏传入信息的神经冲动，经内脏神经传至各级中枢神经网络加工处理，形成内脏感觉。例如，适度扩张膀胱、直肠和胃的传入信息，被高级中枢解读成尿意、便意和胃饱满等内脏感觉。

（一）内脏感受器

按形态结构分，内脏感受器有 3 种类型：游离神经末梢、神经末梢形成的缠络和环层小体。按其功能来分，主要有化学感受器（如颈动脉体、主动脉体）、机械感受器（如颈动脉窦、主动脉弓）、伤害性感受器和温热感受器。内脏黏膜、肌肉、浆膜的游离神经末梢被认为是伤害性感受器，可接受机械、化学和热刺激而出现反应。另外，有些感受器是一种多模式型，即多觉型感受器，可对一种类型以上的刺激产生反应。

（二）内脏感受器的适宜刺激

内脏感受器的适宜刺激是体内的自然刺激，如肺的牵张、血压的升降、血液的酸度等。由心血管、肺、消化道等的内脏感受器传入的冲动，能引起多种反射活动，对内脏功能的调节起重要作用。

（三）内脏痛和牵涉痛

内脏中有痛觉感受器，但无本体感受器，所含温度觉和触-压觉感受器也很少。因此，内脏感觉主要是痛觉，包括内脏痛和牵涉痛两种形式。

1. 内脏痛

内脏痛（visceral pain）是临床上的常见症状，常由机械性牵拉、痉挛、缺血或炎症等刺激引起。

（1）内脏痛的特点

内脏痛不同于躯体痛，具有以下特点：① 定位不准确，这是内脏痛最主要的特点，如腹痛时患者常不能说清楚发生疼痛的明确位置，这是因为痛觉感受器在内脏的分布要比在躯体的分布稀疏得多；② 发生缓慢，持续时间较长，常呈渐进性增强，但有时也可迅速转为剧烈疼痛；③ 中空内脏器官如胃、肠、胆囊和胆管等，壁上的感受器对扩张性刺激和牵拉性刺激十分敏感，而对针刺、切割、烧灼等通常易引起体表痛的刺激却不敏感；④ 常伴有情绪和自主神经活动的改变。内脏痛特别能引起不愉快的情绪活动，并伴有恶心、呕吐和心血管及呼吸活动的改变，这可能与内脏痛信号可到达引起情绪和自主神经反应的中枢部位有关。

（2）内脏痛的类型

内脏痛可分为真脏器痛和体腔壁痛。

1）真脏器痛 是由内脏器官本身的活动状态或病理变化所引起的疼痛，如痛经、分娩痛、肠绞痛、膀胱胀痛等。

2）体腔壁痛 是指内脏疾病引起的邻近体腔壁浆膜受刺激或骨骼肌痉挛而产生的疼痛。如胸膜或腹膜有炎症时可发生体腔壁痛。这种疼痛与躯体痛相似，也由躯体神经，如膈神经、肋间神经和腰上部脊神经传入。

2. 牵涉痛

（1）定义

牵涉痛（referred pain）是指由某些内脏疾病引起的特殊远隔体表部位发生疼痛或痛觉过敏的现象。

（2）常见病因及其表现

心肌缺血（如心绞痛、心肌梗死）时，常发生心前区、左肩、左上臂、面部、颈部疼痛；胆囊炎、胆石症发作时，常有右肩胛区疼痛；胃溃疡和胰腺炎时，可有左上腹和肩胛间疼痛表现；阑尾炎发病早期，可有上腹部或脐周疼痛表现；肾或输尿管结石时，可有腹股沟区疼痛表现；等等。

（3）生理意义

可利用牵涉痛的表现来寻找真正的病因，对内脏疾病的诊断具有临床意义。

（4）发生机制

发生牵涉痛的部位与疼痛的原发内脏具有相同胚胎节段和皮节来源，它们都受同一脊髓节段的背根神经支配，即病变内脏的传入神经纤维和引起牵涉痛的皮肤部位的传入神经纤维由同一背

笔 记

根进入脊髓。关于牵涉痛的发生机制，通常用会聚学说和易化学说加以解释（图 2-8）。

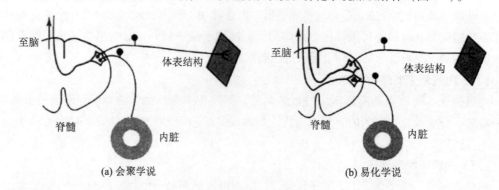

(a) 会聚学说   (b) 易化学说

图 2-8 牵涉痛产生机制示意图

1）会聚学说 认为来自内脏和体表的痛觉传入纤维在感觉传导通路的某处（如脊髓、丘脑或皮质）相会聚，终止于共同的神经元，即两者通过一个共同的通路上传。当内脏痛觉纤维受到强烈刺激，冲动经此通路上传时，由于中枢更习惯于识别体表信息，因而常将内脏痛误判为体表痛。

2）易化学说 认为来自内脏和体表的感觉传入纤维，若投射到脊髓背角同一区域内相邻近的不同神经元，由病变内脏传来的冲动可增强邻近躯体感觉神经元的兴奋性，从而对体表传入冲动产生易化作用，使平常不至于引起疼痛的刺激信号变为致痛信号，产生牵涉痛。

第三节　眼的视觉功能

正常情况下，人脑所获得的全部信息中大部分来自视觉，故视觉功能对人体是极为重要的。视觉形成的过程大致经过以下几个阶段：① 折光成像阶段，来自视野内的发光物体或反光物体产生的可见光波（波长介于 380~760 nm 之间）透过眼球的折光系统成像在视网膜上；② 感光换能阶段，视网膜上的感光细胞感受光的刺激，可将光能所包含的视觉信息转变为电信号，并在视网膜内进行编码、加工；③ 神经冲动传导及视觉形成阶段，视网膜上产生的神经电信号沿视觉通路传导到大脑皮质视觉中枢产生视觉。

本节主要阐述视觉形成的前两个阶段中折光成像和感光换能的原理。

一、眼的折光系统及其调节

（一）眼的折光系统

根据光学原理，当光从一种透明介质斜射入另一种透明介质时，其传播方向一般会发生变化，这就是光的折射。折射的程度取决于折射界面前、后两种不同介质的折射率（折射指数）之比和界面的曲率大小。

图 2-9 为人右眼水平切面示意图。眼球主要由眼球壁、眼内容物及神经、血管等组织构成，眼球壁主要分为外（角膜和巩膜）、中（虹膜、睫状体、晶状体、悬韧带、脉络膜）、内（视网膜）三层，眼内容物包括房水、晶状体、玻璃体。外界物体的光线要通过人眼的折光系统才能在视网膜上成像。人眼的折光系统是由折射率不同的光学介质和曲率半径不同的折射面组成的一个极为复杂的光学系统，包括角膜、房水、晶状体和玻璃体 4 个部分。进入眼睛的光线在到达视网膜之前要经过 4 个曲率半径不同的折射面：角膜的前表面和后表面、晶状体的前表面和后表面，即光线要经过 4 次折射才能到达视网膜。图 2-10 为空气和折射系统各

部分的折射率,由于空气与角膜折射率之差在眼的折射系统中最大,因此进入眼内的光线,在角膜处折射最强。曲率半径越大的折射面,折射能力越小;反之,折射能力越大。晶状体的曲率半径可以随机体的需要而改变,因此,晶状体在眼的折射系统中发挥着重要作用。

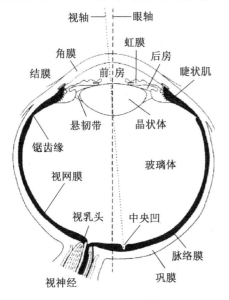

图 2-9 人右眼球的水平切面示意图

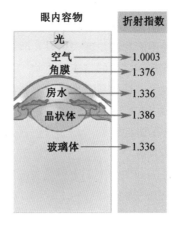

图 2-10 人眼折射系统各部分的折射率(折射指数)

(二)简化眼的概念

由于眼的折射系统是一个由多个折光体构成的复合透镜,在用一般几何光学原理画出光线在眼内的行进路径和成像情况时十分复杂,很不方便,因此有人根据眼的实际光学特性,设计出一种与正常眼折射系统等效的简单模型,称为简化眼(reduced eye)(图 2-11)。它由一个前、后径均为 20 mm 的单球面折光体构成,仅在由空气进入球形界面时折射一次,折射率为 1.333,与水的折射率相同。此单球面的曲率半径为 5 mm,即节点(nodal point)在折射界面后方 5 mm 处,后主焦点恰好位于该折光体的后极,相当于人眼视网膜的位置。

如图 2-11 所示,根据相似三角形原理,可利用简化眼模型计算出不同远近的物体在视网膜上成像的大小,见式(2-1)。

$$\frac{AB\,(物体的大小)}{Bn\,(物体至节点的距离)} = \frac{ab\,(物像的大小)}{nb\,(节点至视网膜的距离)} \tag{2-1}$$

根据式(2-1),若 nb 为 15 mm,根据物体的大小和物体的距离,就可以计算出在视网膜上物像的大小。

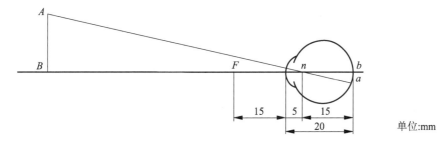

F 为前焦点,n 为节点,$\triangle AnB$ 和 $\triangle anb$ 是两个相似直角三角形;如果物距(近似于 Bn)和物体大小(AB)已知,则可根据相似三角形对应边的比例关系计算出视网膜上物像的大小(ab),也可计算出两三角形对顶角(即视角)的大小。

图 2-11 简化眼及其成像示意图

另外,利用简化眼可计算出正常人眼能看清的物体在视网膜上成像大小的限度。通常,正常人眼在光照良好的情况下,如果物体在视网膜上的成像小于 4.5 μm,就不能产生清晰的视觉，这表明正常人的视力有一定限度。因为人眼所能看清楚的最小视网膜像的大小，大致相当于视网膜中央凹处一个视锥细胞的平均直径。

（三）眼的调节功能

一般来说，在人眼前方 6 m 以外的物体（远物），发出或反射进入眼的光线，都近似于平行光线，对正常眼来说，不需做任何调节即可在视网膜上形成清晰的像。通常将人眼不做任何调节时所能看清楚的最远物体所在之处称为远点（far point）。远点在理论上可在无限远处。但离眼太远的物体发出的光线过弱，在到达视网膜时已不足以兴奋感光细胞；或由于被视物体太远而使它们在视网膜上形成的物像过小，以至于超出感光细胞分辨能力的下限。在这些情况下，眼将不能看清楚这些离眼太远的物体。

当眼注视 6 m 以内的物体（近物）时，从物体发出的进入眼内的光线呈不同程度的辐射状，光线通过眼的折射系统将成像在视网膜之后而视物模糊。但正常眼在看近物时也非常清楚，这是因为眼在看近物时已进行了调节，这种眼的折射系统能随着物体的由远而近发生适应性变化，称为眼的调节（accommodation of the eye）。

1. 眼的近反射

眼在注视 6 m 以内的近物或被视物体由远移近时，将发生一系列调节，称为眼的近反射（near reflex），包括晶状体曲度增大（变凸）、瞳孔缩小和双眼集合（双眼会聚）3 个方面的调节。

（1）晶状体变凸

当眼视远物时，睫状肌处于松弛状态，此时悬韧带保持一定紧张状态，牵拉晶状体使其变得相对扁平；当眼视近物时，神经反射性使睫状肌收缩，导致悬韧带松弛，晶状体因其自身的弹性而向前和向后凸出，尤以向前凸更显著，使其前表面曲率增大，折射能力增强，从而使物像前移而成像于视网膜上（图 2-12）。

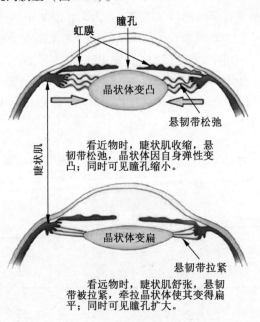

虹膜　瞳孔

晶状体变凸

悬韧带松弛

睫状肌

看近物时，睫状肌收缩，悬韧带松弛，晶状体因自身弹性变凸；同时可见瞳孔缩小。

晶状体变扁

悬韧带拉紧

看远物时，睫状肌舒张，悬韧带被拉紧，牵拉晶状体使其变得扁平；同时可见瞳孔扩大。

图 2-12　睫状肌位置和晶状体形态

眼视近物时调节晶状体变凸的反射过程如下：模糊的视觉信息→视觉信息传入通路→视皮质→传出冲动沿皮质中脑束下行→中脑正中核→动眼神经缩瞳核→动眼神经中副交感神经节前纤维→睫状神经节→睫状神经→睫状肌收缩→悬韧带松弛→晶状体变凸。

物体离眼越近，入眼光线的辐散程度越大，需要晶状体做出更大程度的变凸调节才能使视网膜上的成像清晰。晶状体的最大调节能力可用近点（near point）来表示，它是指眼做最大程度调节时能看清楚最近物体的所在之处。近点离眼越近，说明晶状体的弹性越好（变凸能力越强），即眼的视近物调节能力越强。正常人随年龄的增长，其晶状体的弹性逐渐降低（硬度逐渐增加，变凸能力减弱），眼的调节能力将逐渐降低，近点也将逐渐移远，如10岁儿童的近点平均约9 cm，20岁左右的青年人约11 cm，而60岁老年人的近点可增至83 cm左右，这种现象称为老视（presbyopia）。老视眼视远物与正视眼无明显差异，但视近物时调节能力下降，可用适度的凸透镜加以补偿。

（2）瞳孔缩小

正常人眼的瞳孔直径可在1.5~8.0 mm之间变动。当视近物时，可反射性地引起双眼瞳孔缩小，称为瞳孔近反射（near reflex of the pupil）或瞳孔调节反射（pupillary accommodation reflex）。在上述晶状体变凸的反射中，由缩瞳核发出的副交感神经纤维也到达虹膜环形肌，使之收缩，导致瞳孔缩小（图2-12）。瞳孔缩小的意义是减少折射系统的球面像差（像呈边缘模糊的现象）和色像差（像的边缘呈色彩模糊的现象），增加景深，使视网膜成像更为清晰。瞳孔的最适直径为2.3 mm，此时看到的物像最清晰。

（3）双眼集合

当双眼注视某一近物或被视物由远移近时，两眼视轴向鼻侧会聚的现象，称为双眼集合或双眼会聚，也称辐辏反射（convergence reflex）（图2-13）。在上述晶状体变凸的反射中，冲动到达动眼神经核后，经动眼神经的活动能使两眼内直肌收缩，结果引起双眼集合，其意义在于使物像始终落在两眼视网膜的对称点（corresponding point）上以避免复视。

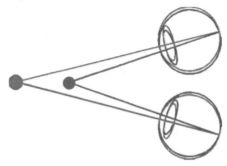

图 2-13 辐辏反射示意图

2. 瞳孔对光反射

瞳孔对光反射（pupillary light reflex）是指瞳孔在强光照射时缩小而在光线变弱时散大的反射。其效应具有双侧性，即光照一侧眼的视网膜时，双侧眼的瞳孔均缩小，故又称互感性对光反射（consensual light reflex）。瞳孔对光反射是眼的一种重要的适应功能，而与视近物无关，其意义在于调节进入眼内的光量，使视网膜不因光线过强而受损，也不因光线过弱而影响视觉。瞳孔对光反射的过程是：强（或弱）光照射视网膜时产生的神经冲动沿视神经传到中脑的顶盖前区更换神经元，然后到达双侧的动眼神经核，再沿动眼神经中的副交感神经纤维传向睫状神经节，最后经睫状神经到达睫状体。由于瞳孔对光反射的中枢位于中脑，因此临床上常通过检查该反射是否完好来判断麻醉的深度和病情的危重程度。

（四）屈光不正

正常人眼在安静且未做调节的情况下就可使6 m以外的物体发出的平行光线聚焦于视网膜上，因而能看清远处的物体；经过调节的眼，只要物距不小于近点，通过视近物调节，也能看清6 m以内的物体，这种眼称为正视眼（emmetropia）（图2-14a）。若眼的折射能力异常，或眼球的形态异常，使平行光线不能聚焦于安静未调节眼的视网膜上，这种眼称为非正视眼，也称为屈光不正（ametropia，refraction error），包括近视眼、远视眼和散光眼。

1. 近视

近视（myopia）是指眼在调节松弛的状态下，来自远处物体的平行光线经眼的折射系统后被聚焦在视网膜的前方，因而在视网膜上形成模糊的图像（图2-14b）。其原因是眼球前、后径过长（轴性近视）或折射系统的折射能力过强（屈光性近视）。近视眼看近物时，由于近物发出的是辐散光线，故不需要调节或只需做较小程度的调节，就能使光线聚焦在视网膜上。因此，近视眼的近点和远点都比正视眼近。近视眼可用凹透镜加以矫正。

笔记

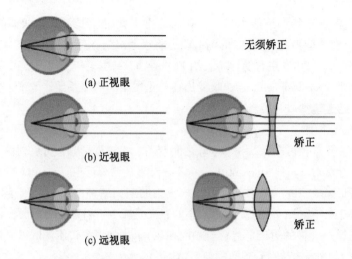

图 2-14 正视眼以及近视眼、远视眼及其矫正的示意图

2. 远视

远视（hyperopia）是指来自远处物体的平行光线聚焦在视网膜的后方，因而不能清晰地成像于视网膜上（图 2-14c）。其原因是眼球的前后径过短（轴性远视）或折射系统的折射能力过弱（屈光性远视）。新生儿的眼轴往往过短，多呈远视，在发育过程中眼轴逐渐变长，一般至 6 岁时成为正视眼。远视眼的特点是在视远物时就需要调节，视近物时则需要做更大程度的调节才能看清楚物体，因此远视眼的近点比正视眼远。由于远视眼不论是看近物还是看远物都需要调节，故易发生调节疲劳，尤其是进行近距离作业或长时间阅读时可因调节疲劳而产生头痛，长时间的双眼集合还将导致斜视。远视眼可用凸透镜矫正。

3. 散光

正常人眼的角膜表面呈正球面，球面各经线上的曲率都相等，因而到达角膜表面各个点上的平行光线经折射后均能聚焦于视网膜上。散光（astigmatism）主要是由角膜表面不同经线上的曲率不等所致。散光有规则散光和不规则散光。图 2-15 为规则散光眼的示意图，图中 *HH'* 为入射光线的水平经线，假设其为折光强经线，即入射光经曲率较大的角膜表面折射后聚焦于视网膜之前；而垂直经线 *VV'* 为折光弱经线，入射光经曲率较小的角膜表面折射后聚焦于视网膜之后；有些介于上述两种经线之间的入射光线可能正好经曲率正常的角膜表面折射后聚焦于视网膜上。因此，平行光线经角膜表面的不同经线入眼后不能聚焦于同一焦平面上，造成视物不清或物像变形。此外，散光也可因晶状体表面各经线的曲率不等，或在外力作用下晶状体被挤出其正常位置而产生，眼外伤造成的角膜表面畸形可产生不规则散光，但这些情况均较少见。规则散光通常可用柱面镜加以矫正，但不规则散光很难矫正。

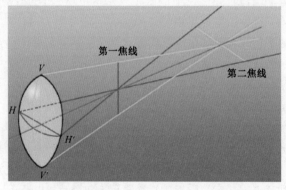

水平经线 *HH'* 为强经线，沿 *HH'* 的光线聚焦于第一焦线处；垂直经线 *VV'* 为弱经线，沿 *VV'* 的光线聚焦于第二焦线处。

图 2-15 规则散光眼示意图

二、视网膜的感光换能功能和视觉信息的初步处理

外界物体通过眼的折射系统成像于视网膜上后，视网膜的基本功能就是感受这种光刺激，并将其刺激能量转换成神经纤维上的电信号。

（一）视网膜的功能结构

视网膜（retina）通常是指具有感光功能的视部，是位于眼球壁最内层锯齿缘以后的部分，其结构非常复杂，组织学将其分成 10 层结构，但其主要由 4 层细胞构成，从靠近脉络膜的一侧算起，依次是色素细胞、感光细胞、双极细胞、神经节细胞（图 2-16）。这些细胞之间依次发生突触联系，将感光细胞的信息传给神经节细胞。在感光细胞和双极细胞之间还有水平细胞，在双极细胞和神经节细胞之间有无长突细胞，分别在两层之间进行横向联系。

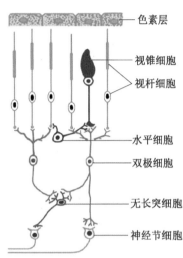

图 2-16 视网膜中央凹以外部分的主要细胞层次及其联系模式图

1. 色素上皮及其功能

色素上皮层位于视网膜最外层，其细胞内含有黑色素颗粒，能吸收光线，防止光线自视网膜折返而干扰视像，也能消除来自巩膜侧的散射光线。色素上皮细胞的血供来自脉络膜一侧，能为视网膜外层传递营养，并吞噬感光细胞外段脱落的膜盘（membranous disc）和代谢产物，因而在视网膜感光细胞的代谢中起重要作用，许多视网膜疾病都与色素上皮功能失调有关。

2. 感光细胞及其特征

人和哺乳动物视网膜中有两种感光细胞：视杆细胞（rod cell）和视锥细胞（cone cell），它们都是特殊分化的神经上皮细胞。它们在形态上由外往内依次都可分为外段、内段、胞体和终足 4 个部分，视杆细胞的外段呈圆柱状，而视锥细胞的外段呈圆锥状（图 2-17）。感光细胞的外段是由具有脂质双分子层结构的膜反复折叠构成的囊状圆盘，重叠成层，称为膜盘，是感光色素集中的部位，在感光换能的过程中起重要作用。

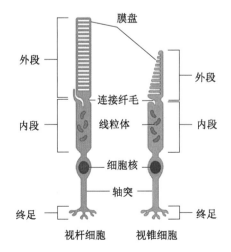

图 2-17 视杆细胞和视锥细胞结构模式图

两种感光细胞的比较：

1）形态方面的比较　视杆细胞的外段呈长圆柱状，视锥细胞的外段呈圆锥状。

2）视网膜上分布部位的比较　视杆细胞主要分布在视网膜周边部；视锥细胞主要分布在视网膜近中心部；在黄斑中心的中央凹处，只有视锥细胞而无视杆细胞（图2-18）。

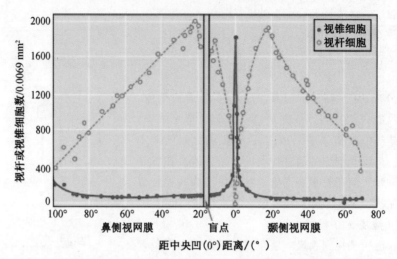

视锥细胞主要分布于视网膜中心区，周边区很少；视杆细胞主要分布在视网膜的周边区，在偏视轴20°~30°之间分布最多；在视网膜鼻侧偏视轴约20°处视神经穿出眼球的地方没有感光细胞，为生理盲点所在部位。

图2-18　视网膜上视杆细胞和视锥细胞分布图

3）细胞之间联系方式的比较　两种感光细胞都通过其终足部与双极细胞建立化学性突触联系，双极细胞再和神经节细胞建立化学性突触联系。视网膜中这种细胞的纵向联系是视觉信息传递的重要结构基础。视杆细胞和视锥细胞与它们各自相应的双极细胞、神经节细胞的联系方式不同。视杆细胞会聚程度高，而视锥细胞会聚程度低。即往往是多个视杆细胞会聚于一个双极细胞，再由数个双极细胞会聚于一个神经节细胞，会聚程度较高；而在中央凹处常可见到一个视锥细胞仅与一个双极细胞联系，该双极细胞也只与一个神经节细胞联系的一对一的单线联系方式，故其会聚程度较低。

4）细胞感光色素的比较　视杆细胞中只含有一种视色素，即视紫红质，而视锥细胞中含有3种吸收光谱特性不同的视色素，这与视杆系统无色觉功能而视锥系统有色觉功能的事实是相符合的。

5）不同种系动物的不同习性　某些只在白昼活动的动物，如鸡、鸽子、松鼠等，其光感受器以视锥细胞为主；而在夜间活动的动物，如猫头鹰等，其视网膜中只有视杆细胞。

3. 生理盲点

神经节细胞发出的轴突在视网膜表面会聚成束，并在中央凹鼻侧约3 mm处穿过视网膜和眼球后壁而构成视神经。神经节细胞轴突穿过视网膜的部位，称为视神经乳头。由于此处无感光细胞分布，落在此处的光线不能被感受而成为视野中的一个盲区，故称为生理盲点（physiological blind spot）。但人们平时都用双眼视物，一侧眼视野中的盲点可被对侧眼的视野所补偿，因此并不感觉到自己的视野中存在盲点（图2-18）。

（二）视网膜中的感光换能系统

人和大多数脊椎动物的视网膜中存在着两种感光换能系统，即视杆系统和视锥系统，称为视觉双重说（duplicity theory of vision）。

1. 视杆系统

视杆系统（rod system）是由视杆细胞和与其相联系的双极细胞、神经节细胞构成的感光换能系统（图2-16）。它们对光的敏感性较强，单个视杆细胞即可对入射光线起反应，所以能在昏暗的环境中感受弱光刺激而引起视觉，但视物时只能区分明暗和轮廓，分辨能力较差，无色觉。该系统又称为晚光觉系统或暗视觉（scotopic vision）。

2. 视锥系统

视锥系统（cone system）是由视锥细胞和与其相联系的双极细胞、神经节细胞构成的感光换能系统（图2-16）。它们对光的敏感性较差，只有在白昼或强光条件下才能引起兴奋，但视物时可辨别颜色，且对被视物体的细节具有较高的分辨能力。该系统又称为昼光觉系统或明视觉（photopic vision）。

（三）视杆细胞的感光换能机制

1. 视紫红质的光化学反应及其代谢

视杆细胞的视色素是视紫红质，它是一种结合蛋白质，由一分子视蛋白（opsin）和一分子视黄醛（retinene）的生色基团组成。视蛋白是由348个疏水性氨基酸残基组成的单链，有7个螺旋区（类似于α-螺旋）7次穿越视杆细胞内膜盘的膜结构，11-顺式视黄醛分子连接在第7个螺旋区的赖氨酸残基上（图2-19）。

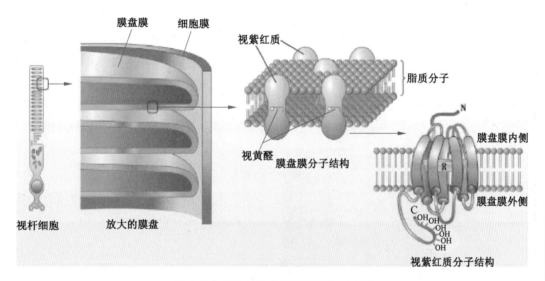

图2-19 视杆细胞外段超微结构示意图

视紫红质在光照时迅速分解为视蛋白和视黄醛，其中的视黄醛分子由11-顺式视黄醛（11-cis retinal）转变为全反式视黄醛（all-trans retinal），导致它与视蛋白分子相互分离，视蛋白分子的变构可经过较复杂的信号转导系统的活动，诱发视杆细胞产生感受器电位。在这一过程中，视色素失去颜色，称为漂白。

视紫红质的光化学反应是可逆的，在暗处又可重新合成，其反应的平衡点取决于光照的强度。视紫红质的再合成是在异构酶的作用下由全反式视黄醛变为11-顺式视黄醛，与视蛋白结合，形成视紫红质（图2-20）。全反式视黄醛也可先转变为全反式视黄醇（维生素A的一种形式），然后在异构酶的作用下转变为11-顺式视黄醇，最后再转变为11-顺式视黄醛，并与视蛋白结合，形成视紫红质。此外，储存在色素上皮中的维生素A，即全反式视黄醇，同样可以转变为11-顺式视黄醛。所以在正常情况下，维生素A可被用于合成与补充视紫红质，但这个过程进行的速度较慢。另外，视网膜中过多的视黄醛也可逆转成为维生素A，这对视网膜适应不同的光强度特别重要。实际上，人在暗处视物时既有视紫红质的合成过程，又有它的分解过程，这是人在暗处能不断视物的基础。光线愈暗，合成过程愈强，视紫红质的含量也愈高，视网膜对弱光就愈敏感；相反，人在亮处时，视紫红质的分解增强，合成减弱，使视杆细胞几乎失去感受光刺激的能力。事实上，人的视觉在强光下是依靠视锥系统来完成的。在视紫红质分解和再合成的过程中，有一部分视黄醛被消耗，这时需依靠摄入食物进入血液循环（相当一部分储存于肝）中的维生素 A 来补充。因此，如果长期维生素 A 摄入不足，会影响人的暗视觉，引起夜盲症（nyctalopia）。

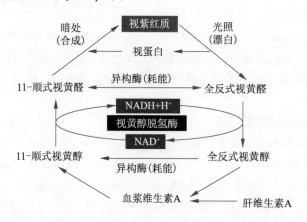

图 2-20　视紫红质的光化学反应示意图

2. 感光细胞的感受器电位

视杆细胞在暗处的静息电位为 $-30 \sim -40$ mV，明显小于大多数神经元的静息电位。其原因是视杆细胞在暗环境中存在两种跨膜电流，除了非门控钾敏感通道的外向 K^+ 电流使膜超极化外，还存在一种依赖 cGMP 的门控钠离子通道开放引起的 Na^+ 内向电流使膜去极化。在暗处，胞质内的 cGMP 浓度较高，能维持 cGMP 门控通道处于开放状态，因而可产生稳定的内向电流，这个电流称为暗电流（dark current）（图 2-21）。这就是视杆细胞静息电位较低的原因。

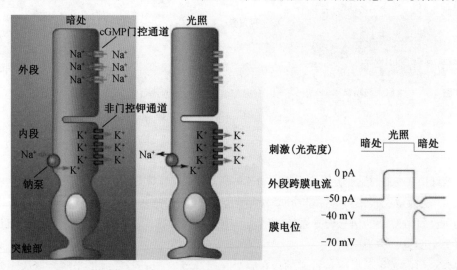

在暗处，视杆细胞胞质内 cGMP 浓度较高，依赖 cGMP 的 Na^+ 通道处于开放状态，因而可产生稳定的内向钠电流，即暗电流；光照时，胞质内 cGMP 被分解而浓度降低，依赖 cGMP 的 Na^+ 通道关闭，暗电流终止，使膜电位发生超极化。

图 2-21　暗电流形成示意图

当视网膜受到光照时，在光量子的作用下，视杆细胞中的视紫红质被分解为视黄醛和视蛋白。传递蛋白（G 蛋白）的作用激活了附近的磷酸二酯酶，后者使外段胞质内的 cGMP 被大量分解为无活性的 $5'$-GMP，使胞质内 cGMP 浓度下降，进而依赖 cGMP 的 Na^+ 门控通道关闭，暗电流减小或消失；而非门控钾敏感通道仍继续允许 K^+ 外流，于是膜电位就向着 K^+ 平衡电位（约 -70 mV）的方向变化，因而出现膜的超极化。这就是视杆细胞产生超极化型感受器电位的机制（图 2-21、图 2-22）。视杆细胞不能产生动作电位，但在外段膜产生的超极化型感受器电位能以电紧张的形式扩布至细胞的终足部，影响此处的神经递质谷氨酸的释放。

视杆细胞 cGMP 门控通道除允许 Na$^+$ 通透外，也允许 Ca^{2+} 通透，进入细胞内的 Ca^{2+} 能抑制鸟苷酸环化酶（guanylate cyclase，GC）的活性（见图 2-22）。光照可使胞质内 cGMP 减少，但光照也因 cGMP 门控通道关闭而使 Ca^{2+} 内流减少。胞质内 Ca^{2+} 浓度的降低使其对鸟苷酸环化酶活性的抑制作用减弱，结果使 cGMP 合成增加，从而对稳定胞质内 cGMP 浓度、保持 cGMP 门控通道的开放具有一定的调节作用。

（四）视锥系统的感光换能和色觉形成机制

1. 视锥细胞色素

与视杆细胞相似，视锥细胞的外段具有与视杆细胞类似的盘状结构，也含有视色素，称为视紫蓝质（iodopsin）。大多数脊椎动物具有 3 种不同的视锥细胞色素，各自存在于不同的视锥细胞中。3 种视锥细胞色素都含有同样的 11-顺式视黄醛，只是视蛋白的分子结构稍有不同。正是这些不同的视蛋白，才使得与它结合的视黄醛分子对不同波长的光线刺激具有不同的敏感性。光照时，视锥细胞外段膜上也产生同视杆细胞类似的超极化型感受器电位，但其详细机制尚未明确。

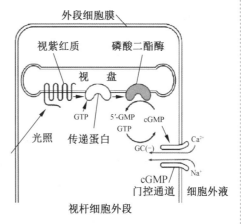

图 2-22 视杆细胞感受器电位产生机制示意图

2. 颜色视觉及其产生机制

视锥细胞的功能特点之一是对不同颜色进行识别。颜色视觉（color vision）简称色觉，是指不同波长的可见光刺激人眼后在脑内产生的一种主观感觉，是一种复杂的物理-心理现象。正常人眼可分辨波长在 380～760 nm 之间的 150 种左右不同的颜色，每种颜色都与一定波长的光线相对应。在可见光谱的范围内，波长长度只要有 3～5 nm 的增减，就可被人视觉系统分辨为不同的颜色。显然，视网膜上不可能存在上百种对不同波长的光线起反应的视锥细胞。关于颜色视觉形成机制的学说主要有三色学说和对比色学说。

（1）三色学说

19 世纪初，Young 和 Helmholtz 就提出视觉的三色学说（trichromatic theory），他们认为视网膜中存在 3 种不同的视锥细胞，分别含有对红、绿、蓝 3 种光敏感的视色素。当某一波长的光线作用于视网膜时，可以一定的比例使 3 种不同的视锥细胞发生兴奋，这样的信息传至中枢，就产生某一种颜色的感觉。例如，红、绿、蓝 3 种视锥细胞兴奋程度的比例为 1:1:1 时，产生白色的感觉；三者比例为 4:1:0 时，产生红色的感觉；三者比例为 2:8:1 时，产生绿色的感觉；等等。如果红、绿、蓝 3 种色光按各种不同的比例做适当的混合，就会产生不同颜色的感觉。

三色学说被后来的很多实验所证实。例如，有人用不超过单个视锥细胞直径的细小单色光束，逐个检查并绘制在体视锥细胞的光谱吸收曲线，发现视网膜中确实存在三类吸收光谱，其峰值分别在 564 nm、534 nm 和 420 nm 处，相当于红、绿、蓝三色光的波长（图 2-23）。用微电极记录单个视锥细胞感受器电位的方法，也观察到不同单色光引起的超极化型感受器电位的幅度在不同的视锥细胞是不同的，峰值出现的情况也符合三色学说。

三色学说可大体上解释色盲与色弱的产生原因。色盲（color blindness）是一种对全部颜色或某些颜色缺乏分辨能力的色觉障碍。全色盲表现为只能分辨光线的明暗，呈单色视觉，但全色盲极少。部分色盲可分为红色盲、绿色盲和蓝色盲，其中以红色盲和绿色盲为多见。色盲属遗传缺陷病，男性居多，女性少见。近年来，编码人视色素的基因已被分离出，并已成功克隆出 3 种不同光谱吸收特性的视锥细胞色素。现已明确，红敏色素和绿敏色素的基因均位于 X 染色体上，而蓝敏色素的基因位于第 7 对染色体上。大多数绿色盲的绿敏色素基因缺失，或该基因被一杂合基因所取代，即其起始区为绿敏色素的基因，而其余部分则为红敏色素的基因。大多数红色盲患者的红敏色素基因为相应的杂合基因所取代。

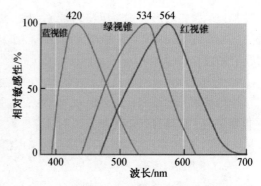

三种不同视锥细胞的光谱吸收峰值与蓝、绿、红三色光的波长相近。

图 2-23　人视网膜中三种不同视锥细胞对不同波长光的相对敏感性

有些色觉异常的产生并非由于缺乏某种视锥细胞，而是由于某种视锥细胞的反应能力较弱，这就使患者对某种颜色的识别能力较正常人稍差（辨色功能不足），这种色觉异常称为色弱（color weakness）。色弱常由后天因素引起。

（2）对比色学说

三色学说虽能合理解释许多色觉现象，但无法解释颜色对比现象。如将蓝色块置于黄色背景上，人们将感觉此蓝色块特别蓝，而黄色背景也特别黄，这种现象称为颜色对比，而黄色和蓝色则互为对比色或互补色。Hering 于 1876 年提出了对比色学说（opponent color theory）。他认为，在红、绿、蓝、黄 4 种颜色中，红色与绿色、蓝色与黄色分别形成对比色。由于任何颜色都由红、绿、蓝、黄 4 种颜色按不同比例混合而成，故对比色学说也称四色学说。除上述颜色对比现象外，对比色学说也得到以下一些实验研究的支持。例如，在用微电极记录金鱼视网膜水平细胞的跨膜电位时发现，有些水平细胞在用黄光刺激时出现最大的去极化反应，而在用蓝光刺激时则出现最大的超极化反应；另一些水平细胞在分别用红光和绿光刺激时也出现类似的不同反应。可见，色觉的形成十分复杂，三色学说所描述的是颜色信息在感光细胞水平的编码机制，而对比色学说阐述了颜色信息在光感受器之后神经通路中的编码机制。此外，色觉的形成，除视网膜外，可能还需要神经系统的参与才能完成。

（五）视网膜的视觉信息处理

视网膜中的感光细胞、双极细胞和神经节细胞分别为视觉传导通路的第一级、第二级和第三级感觉神经元，它们与介于它们之间的水平细胞和无长突细胞等一起构成了复杂的网络联系（图 2-16）。其中，感光细胞-双极细胞-神经节细胞构成视觉信息传递的直接通路；而水平细胞和无长突细胞分别对感光细胞-双极细胞和双极细胞-神经节细胞之间的突触传递发挥调制作用。因此，视网膜实际上具有对视觉信息的初步处理功能。

1. 视网膜神经细胞的反应特征

前面已经对有关感光细胞（视杆细胞和视锥细胞）做了详细的介绍，下面主要介绍视网膜中其他几种神经细胞的反应特征。

双极细胞的感受野呈中心-周围相拮抗的同心圆结构。按照中心区对光反应的形式，可将双极细胞分为给光中心细胞（on-center cell）和撤光中心细胞（off-center cell）两种类型。对给光中心细胞，光照中心区引起细胞去极化，光照周边区引起细胞超极化。因此，用弥散光同时照射中心和周围，它们的反应基本彼此抵消，表现以给光反应为主。撤光中心细胞的对光反应正好相反，用弥散光照射时以撤光反应为主。双极细胞同心圆状感受野的形成与其和感光细胞（光感受器）的连接方式有关，中心区的感光细胞直接与双极细胞形成连接，而周边区的感光细胞则需要通过水平细胞的中继与双极细胞形成间接联系（图 2-24a）。

水平细胞属于抑制性中间神经元，通过释放抑制性神经递质 γ-氨基丁酸（GABA）而对感光细胞的活动构成侧向抑制，这是视网膜对比增强的一个重要机制。也有观点认为，水平

笔记

细胞可以通过其表达的半通道（hemichannel）来影响感光细胞的活动。此外，水平细胞突起上还存在电压敏感性离子转运蛋白，其活动可改变微环境中的pH，从而影响感光细胞的活动。

多数无长突细胞是抑制性的，含有抑制性递质GABA或甘氨酸，少数也含有兴奋性递质乙酰胆碱或谷氨酸。除少数细胞外，大部分无长突细胞也都不产生动作电位。有些无长突细胞直接参与视网膜信息的传递，有些只参与信息的调控。

神经节细胞是视网膜唯一的输出细胞，它们的轴突组成视神经，从眼球背后发出，进入大脑。与上述双极细胞一样，多数神经节细胞也具有同心圆式的中心-周边感受野结构。给光中心（on-center）和撤光中心（off-center）神经节细胞接受同类双极细胞的输入。因此，对于给光中心神经节细胞，当它的感受野中心接受一个小光点刺激时，会产生去极化反应，并可由此诱发一串动作电位；而对于撤光中心神经节细胞，当一个暗点投射在其感受野中心时，细胞会出现去极化反应，发放一串动作电位（图2-24b）。

在视网膜中，只有神经节细胞和少数无长突细胞可以产生动作电位，而感光细胞、双极细胞和水平细胞只能产生超极化或去极化反应，不产生动作电位。因此，视觉信息在到达神经节细胞之前，都是以等级电位（即慢电位）的形式表达或编码的。当感光细胞受到光照刺激时，通过光化学反应产生超极化型感受器电位，这种局部慢电位以电紧张性扩布的方式到达终足并影响其递质释放量的改变，从而依次影响下一级细胞产生超极化或去极化型慢电位。当这两种形式的慢电位传递到神经节细胞，经过总和，使神经节细胞的静息膜电位去极化达到阈电位水平时，可产生"全或无"式动作电位，这种动作电位作为视网膜的最后输出信号进一步传向视觉中枢。

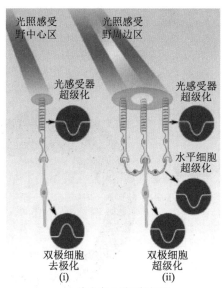
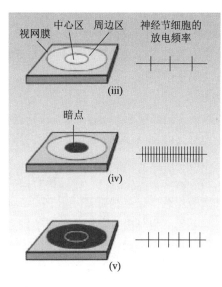

（a）给光中心型双极细胞　　　（b）撤光中心型神经节细胞

（ⅰ）在感受野的中心区，感光细胞与双极细胞形成直接联系，光照感受野中心使给光中心型双极细胞去极化。（ⅱ）在感受野的周边区，感光细胞通过水平细胞与双极细胞形成间接联系，光照感受野周边使给光中心型双极细胞超极化。由于水平细胞的介入，光对周边光感受器的作用总是与其对中心光感受器的作用相反。（ⅲ，ⅳ）当一个暗点投射在撤光中心型神经节细胞的感受野中心时，细胞发放一串动作电位。（ⅴ）如果暗点的范围扩大，覆盖了感受野的周边，细胞的动作电位发放会大幅度减少。

图2-24　双极细胞和神经节细胞的感受野及其对光反应

2. 视网膜神经元之间的信息传递

视网膜中的信息传递主要是通过化学突触来完成的，有些还可以通过电突触（即缝隙连接）来直接传递电信号。目前认为，谷氨酸介导视杆细胞及视锥细胞与双极细胞间的信息传递。谷氨酸使一些双极细胞产生去极化反应，而另一些双极细胞产生超极化反应。产生这两种不同形式膜电位变化的原因是双极细胞膜上存在两种不同类型的受体。两种相反的生物电反应，其意义在于为视网膜内的神经元网络提供一种比较机制，有助于视觉信号到达视皮质时对比度增加而不失真。

三、与视觉有关的若干生理现象

（一）视力和视野

1. 视力

视力又称视敏度（visual acuity）或视锐度，是指人眼对物体细小结构的分辨能力。正常人眼的视力是有限度的，它可以用人眼所能分辨两点间的最小视网膜像的大小为衡量标准，这个限度是视网膜像不小于中央凹处一个视锥细胞的平均直径。视力表就是根据这一原理设计的。视力的量度通常以视角的倒数来表示。视角是指物体上两个点发出的光线入眼后通过节点所形成的夹角。视角的大小与视网膜像的大小成正比。在眼前 5 m 处，两个相距 1.5 mm 的光点所发出的光线入眼后形成的视角正好为 1 分角，此时的视网膜像约 4.5 μm，正好相当于一个视锥细胞的平均直径（图 2-25）。国际标准视力表上视力为 1.0（1/1 分角）的那一行正是这种情况。受试者能分辨的视角越小（视力>1.0），表明其视力越好；相反，视角越大（视力<1.0）则表明视力越差。但国际标准视力表各行的增率并不相等，故不能很好比较视力的增减程度。我国眼科医师缪天荣于 1959 年设计了一种对数视力表，这种视力表是在上述国际标准视力表的基础上，将任何相邻两行视标大小之比恒定为 $10^{0.1}$（$10^{0.1} = 1.2589$），即视标每增大 1.2589 倍，视力记录就减少 0.1（$\lg 10^{0.1}$）。如此，视力表上各行间的增减程度都相等。对数视力表已在我国推广使用。

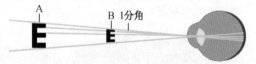

图 2-25　视敏度示意图

2. 视野

用单眼固定地注视前方一点时，该眼所能看到的空间范围，称为视野（visual field）。视野的最大界限应以它和视轴形成的夹角的大小来表示。在同一光照条件下，用不同颜色的目标物测得的视野大小不一，白色视野最大，其次为黄蓝色，再其次为红色，绿色视野最小（图 2-26）。视野的大小可能与各类感光细胞在视网膜中的分布范围有关。另外，由于面部结构（鼻和额）阻挡视线，视野的大小和形状也受到影响。如一般人颞侧和下方的视野较大，而鼻侧与上方的视野较小。但由于人的双眼位于头部额面，双眼视野大部分重叠，因而正常情况下不会出现鼻侧盲区。视野对人的工作和生活有重要影响，视野狭小者不应驾驶交通工具，也不应从

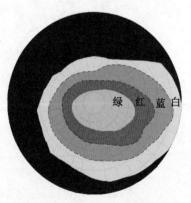

图 2-26　人右眼的各色视野

事本身或周围物体有较大范围活动的劳动，以防发生事故。世界卫生组织规定，视野小于 10° 者即使中心视力正常也属于盲。临床上检查视野可帮助诊断眼部和中枢神经系统的一些病变。

（二）暗适应和明适应

1. 暗适应

当人长时间在明亮环境中而突然进入暗处时，最初看不见任何东西，经过一定时间后，视觉敏锐度才逐渐增高，能逐渐看见在暗处的物体，这种现象称为暗适应（dark adaptation）。暗适应是人眼在暗处对光的敏感度逐渐提高的过程。如图 2-27 所示，一般是在进入暗处后的

笔记

最初 5~8 分钟之内，人眼感知光线的视觉阈出现一次明显的下降，以后再次出现更为明显的下降；进入暗处 25~30 分钟时，视觉阈下降到最低点，并稳定于这一水平。上述视觉阈的第一次下降，主要与视锥细胞视色素的合成增加有关；第二次下降亦即暗适应的主要阶段，则与视杆细胞中视紫红质的合成增加有关。

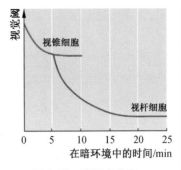

图 2-27 暗适应曲线

2. 明适应

当人长时间在暗处而突然进入明亮处时，最初感到一片耀眼的光亮，不能看清物体，稍待片刻后才能恢复视觉，这种现象称为明适应（light adaptation）。明适应的进程很快，通常在几秒内即可完成。其机制是视杆细胞在暗处蓄积了大量的视紫红质，进入亮处遇到强光时迅速分解，因而产生耀眼的光感。只有在较多的视紫红质迅速分解之后，对光相对不敏感的视锥细胞视色素才能在亮处感光而恢复视觉。

（三）双眼视觉和立体视觉

1. 双眼视觉

某些哺乳动物，如牛、马、羊等的两眼长在头部两侧，因此两眼的视野完全不重叠，左眼和右眼各自感受不同侧面的光刺激，这些动物仅有单眼视觉（monocular vision）。人和灵长类动物的双眼都在头部的前方，两眼的鼻侧视野相互重叠，因此，凡落在此范围内的任何物体都能同时被两眼所见，两眼同时看某一物体时产生的视觉称为双眼视觉（binocular vision）。双眼视物时，两眼视网膜上各形成一个完整的物像，由于眼外肌的精细协调运动，可使来自物体同一部分的光线成像于两眼视网膜的对称点上，并在主观上产生单一物体的视觉称为单视。眼外肌瘫痪或眼球内肿瘤压迫等都可使物像落在两眼视网膜的非对称点上，因而在主观上产生一定程度互相重叠的两个物体的感觉，称为复视（diplopia）。双眼视觉的优点是可以弥补单眼视野中的盲区缺损，扩大视野，并产生立体视觉。

2. 立体视觉

双眼视物时，主观上可产生被视物体的厚度和空间的深度或距离等感觉，称为立体视觉（stereoscopic vision）。其主要原因是两眼存在一定距离，同一被视物体在两眼视网膜上的像并不完全相同，左眼从左方看到物体的左侧面较多，而右眼则从右方看到物体的右侧面较多，由于两眼视差造成的并不完全相同的图像信息经中枢神经系统处理后，才形成具有立体感的视觉形象。但在单眼视物时也能在一定程度上产生立体感觉，除与生活经验有关外，主要原因有：① 头部和眼球的运动引起远近物体像的相对移动，即当头部右移时，近物似乎在左移，而远物似乎在右移；② 物体阴影的变化，近物的感觉较鲜明而远物的感觉较模糊；③ 眼的调节活动在视远物时不明显，而在视近物时加强。

第四节 耳的听觉功能

听觉器官由外耳、中耳和内耳的耳蜗组成（图 2-28）。人听觉器官的适宜刺激是 20~20000 Hz 的空气振动疏密波，即声波。听觉的形成经过以下几个阶段：① 传音阶段，通过外耳和中耳组成的传音系统将声波的振动传入内耳，并引起内耳耳蜗中基底膜的振动；② 感音换能阶段，通过内耳耳蜗内毛细胞的换能作用将声波的机械能转变为听神经纤维上的动作电位（神经冲动）；③ 兴奋传导并产生听觉阶段，神经冲动沿听神经传导到大脑皮质的听觉中枢，经分析处理后产生听觉（hearing）。

笔记

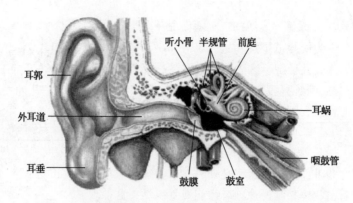

图 2-28　人耳的结构示意图

听觉的产生除对声波振动的频率有一定要求外，还要求达到一定的强度。人耳通常能感受的声波压强（声强或声压）为 0.0002～1000 dyn/cm²。对每一频率的声波来说，都有一个刚能引起听觉的最小强度，称为听阈（hearing threshold）。在此基础上继续增加声压，听觉感受也随之增强；但当增加到某一程度时，不仅听觉感受增强，而且鼓膜产生痛感，此时的声压为人耳所能忍受的最强声压，称为最大可听阈（maximal hearing threshold）。图 2-29 是以声频为横坐标，以声压为纵坐标绘制成的听力曲线。图中下方曲线表示不同频率所对应的听阈，上方曲线表示不同频率对应的最大可听阈，两者之间所包含的面积称为听域（hearing span），即人耳能感受的声波频率和强度的范围。从图 2-29 中可见，人耳最敏感的声频在 1000～3000 Hz 之间，人的语言频率主要分布在 300～3000 Hz 范围内。

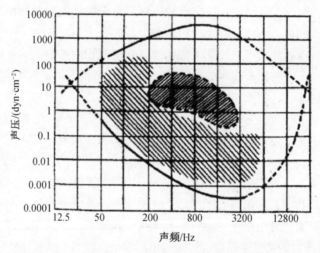

中心深色斜线区为通常的语言区；下方浅色斜线区为次要的语言区。1 dyn = 10⁻⁵ N。

图 2-29　人耳的正常听域示意图

一、外耳和中耳的传音功能

（一）外耳的功能

外耳由耳郭和外耳道组成（图 2-28）。耳郭具有集音作用，还能辨别声源的方向。

外耳道开口于耳郭，终止于鼓膜，具有传音和增压作用。根据物理学原理，一端封闭的管道可与波长为 4 倍于管长的声波产生最大的共振作用，使声压增强。人的外耳道长约 2.5 cm，经计算得出外耳道与声波的最大共振频率约为 3800 Hz，在外耳道口与鼓膜附近分别测量不同频率（3000～5000 Hz）声波的声压，结果鼓膜附近的声压要比外耳道口的声压大 12 分贝（decibel，dB）左右。

（二）中耳的功能

中耳介于外耳和内耳之间，由鼓膜、听骨链、鼓室和咽鼓管等结构组成（图 2-28）。中耳的主要功能是将声波的振动准确高效地传给内耳，其中鼓膜和听骨链在传音过程中还起增压作用。

1. 鼓膜

鼓膜不是平面膜，形似椭圆漏斗，突向鼓室，面积 50~90 mm^2，厚约 0.1 mm，内侧连锤骨柄。鼓膜很像电话受话器中的振动膜，是一个压力承受装置，它本身无固有振动，却具有较好的频率响应和较小失真度。当频率在 2400 Hz 以下的声波作用于鼓膜时，鼓膜可复制外加振动的频率，其振动与声波振动同始同终，几乎没有残余振动。因此，鼓膜能如实地将外来的声音传导到内耳。

2. 听骨链

听骨链由锤骨、砧骨及镫骨依次连接而成。锤骨柄附着于鼓膜内面中心处，镫骨脚板与卵圆窗膜相贴，砧骨居中，将锤骨和镫骨连接起来。3 块听小骨形成一个固定角度的杠杆（图 2-30）。在这个夹角杠杆中，锤骨柄为长臂，砧骨长突为短臂。此杠杆系统的特点是：杠杆的支点（即锤骨和砧骨的连接点）刚好在听骨链的重心上，因而在能量传递过程中惰性最小，效率最高。

3. 鼓膜和听骨链的增压效应

声波由鼓膜经听骨链到达卵圆窗膜时，其振动的压强明显增大，而振幅略有减小，这就是中耳的增压效应（pressurized effect）。这是因为：① 鼓膜的实际振动面积约 55 mm^2，而卵圆窗膜的面积仅 3.2 mm^2，二者之比为 17.2∶1。如果听骨链传递声波时的总压力不变，那么作用于卵圆窗膜上的压强则为鼓膜上压强的 17.2 倍。② 听骨链杠杆的长臂与短臂之比为 1.3∶1（约为 4∶3），因而通过听骨链传递，杠杆短臂一侧的压力将比长臂侧增大 1.3 倍，而振幅约减小 1/4。综合上述两方面的作用，声波在中耳传递过程中将约增压 22.4 倍（17.2×1.3），而幅度约减小 1/4（图 2-30）。

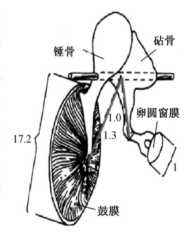

鼓膜实际振动面积和卵圆窗膜面积之比为 17.2∶1；听骨链中杠杆长臂（锤骨柄）和短臂（砧骨长突）长度之比为 1.3∶1。

图 2-30　中耳的传音和增压功能示意图

4. 中耳肌的功能

鼓室内还有 2 块与传音有关的中耳肌：鼓膜张肌和镫骨肌。当声压过大时（70 dB 以上），可引起这两块肌肉的反射性收缩，使鼓膜紧张，各听小骨之间的连接更为紧密，导致听骨链传递振动的幅度减小，阻力加大，可阻止较强的振动传到内耳，从而对内耳的感音装置起到一定的保护作用。但由于中耳肌反射有一定的潜伏期，因此，对突然发生的爆炸声保护作用不大。

5. 咽鼓管的功能

咽鼓管是连接鼓室和鼻咽部的通道，其鼻咽部开口常处于闭合状态，在吞咽、打哈欠时开放。其主要功能是使鼓室与外界大气相通而维持鼓膜内、外两侧的压力平衡，对于维持鼓膜的正常位置、形状和振动性能具有重要意义。耳咽部慢性炎症使咽鼓管黏膜水肿而导致管腔狭窄或阻塞时，鼓室内的空气可被黏膜吸收。内压降低，致使鼓膜内陷而紧张度增高，患者出现耳闷、听力下降、鼓膜疼痛等症状。又如，飞机突然升降或潜水时，如果不能通过咽鼓管使鼓室内压力与外耳道的压力取得平衡，则会在鼓膜内、外两侧出现压力差，一旦这种压力差达到 70~80 mmHg，将会引起鼓膜剧烈疼痛，若压力差超过 180 mmHg 有可能造成鼓膜

笔记

破裂。此时，可通过吞咽、打哈欠或喷嚏等动作，使咽鼓管管口开放，有利于鼓膜两侧的气压平衡，缓解上述症状。

（三）声波传入内耳的途径

声音可通过以下 3 条途径传入内耳。

① 声波→外耳道→鼓膜→听骨链→卵圆窗（前庭窗）→内耳。

② 声波→外耳道→鼓膜→鼓室内空气振动→圆窗（蜗窗）→内耳。

③ 声波→颅骨和内耳骨迷路振动→内耳。

前两条途径属于气传导，第三条途径是骨传导。正常情况下，声音通过第一条途径传导；第二条途径在正常听觉中的作用很小，只在听骨链运动障碍时才发挥一定作用，此时的听力较正常时大为降低；第三条途径在正常听觉中的作用更小，但其在鉴别耳聋性质上有一定意义。正常听觉是气传导功效大于骨传导，但当鼓膜或中耳病变引起传音性耳聋时，气传导明显受损，而骨传导却不受影响，甚至相对增强，使气传导功效明显低于骨传导；而当耳蜗病变引起感音性耳聋时，气传导和骨传导将同时受损。因此，临床上可通过检查患者气传导和骨传导受损的情况来判断听觉异常的产生部位和原因。

二、内耳耳蜗的感音换能功能

内耳又称迷路，在功能上可分为耳蜗和前庭器官两部分。耳蜗是感音换能装置的所在部位，其主要作用是把传递到耳蜗的机械振动转变为听神经纤维的神经冲动。

（一）耳蜗的结构要点

耳蜗形似蜗牛壳，由一骨质管（蜗螺旋管）围绕一骨质蜗轴盘旋 2.5 ~ 2.75 周而构成（图 2-31a）。在耳蜗管的横断面上有 2 个分界膜，一个为斜行的前庭膜，另一个为横行的基底膜。它们将管道分成 3 个腔：前庭阶、蜗管（也称为中阶）和鼓阶（图 2-31b）。前庭阶在蜗底部与卵圆窗膜相接，鼓阶在蜗底部与圆窗膜相接，它们在蜗顶部通过蜗孔相沟通，其内都充满外淋巴。蜗管是一个盲管，管内充满内淋巴。位于基底膜上的听觉感受器称为螺旋器（spiral organ of Corti）或科蒂器（organ of Corti）。螺旋器由内、外毛细胞和支持细胞等组成。在蜗管的近蜗轴侧（内侧）有一行纵向排列的内毛细胞，其外侧有 3 ~ 5 行纵向排列的外毛细胞。每一个毛细胞的顶面有 50 ~ 150 条排列整齐的纤毛，称为听毛。纤毛的排列也十分规则，长纤毛排在最外侧，越往内侧，纤毛越短。外毛细胞中一些较长的纤毛埋植于盖膜的胶状质中。盖膜位于基底膜上方，内侧与蜗轴相连，外侧则游离于内淋巴中。内毛细胞的纤毛较短，不与盖膜接触，游离于蜗管内淋巴中。毛细胞的顶部与蜗管中的内淋巴接触，而其底部则与鼓阶的外淋巴相接触，并与来自螺旋神经节的双极神经元的周围突形成突触联系，而双极神经元的中枢突则穿出蜗轴形成听神经。

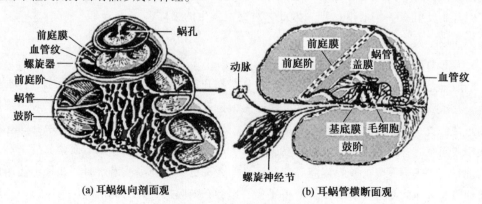

(a) 耳蜗纵向剖面观　　　　　(b) 耳蜗管横断面观

图 2-31　耳蜗结构示意图

笔记

（二）耳蜗的感音换能作用

在耳蜗的感音换能过程中，耳蜗基底膜的振动是一个关键因素。

1. 基底膜的振动

当声波振动通过听骨链到达卵圆窗膜时，压力变化立即传给耳蜗内的液体和膜性结构。如果卵圆窗膜内移，由于前庭阶内的外淋巴受压迫而相继推动前庭膜、蜗管内的内淋巴和基底膜下移，最后由鼓阶内的外淋巴压迫圆窗膜，使圆窗膜外移；相反，当卵圆窗膜外移时，耳蜗内液体和膜性结构则朝相反方向移动，如此反复，形成振动。在正常气传导过程中，圆窗膜起缓冲耳蜗内压力变化的作用，是耳蜗内结构发生振动的必要条件。

人耳蜗基底膜的长度约为 30 mm，但其宽度不同，底部基底膜的宽度只有 0.04 mm，向顶部移行时逐渐加宽，到蜗顶处其宽度达到约 0.5 mm；同时，基底膜的顺应性由蜗底到蜗顶也逐渐增大，与原先相差 100 倍左右。所以，蜗底部的基底膜顺应性低、质量小，其共振频率高；而蜗顶部的基底膜顺应性高、质量大，其共振频率低（图 2-32）。

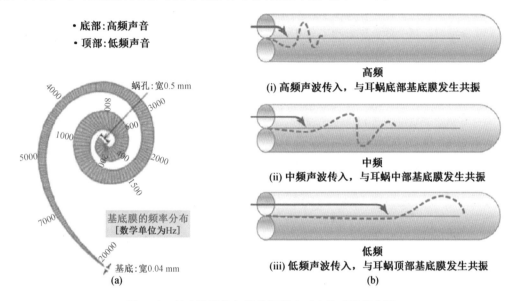

图 2-32　基底膜结构与其共振频率对应关系的示意图

2. 行波学说

人耳对外来声波频率高低（音调）的识别，可以通过行波学说（travelling wave theory）加以解释。该学说认为：

① 声波的振动经外耳、中耳到达卵圆窗膜后传至内耳，使耳蜗底部基底膜随之振动。基底膜振动自耳蜗底部开始，按物理学中的行波（travelling wave）原理向蜗顶方向传播，就像人们抖动一条绸带时，有行波沿绸带向其远端传播一样。行波在向蜗顶移行过程中，振动幅度逐渐加大，当所传送的声波频率与某一部位的基底膜共振频率完全一致时，则该部位的基底膜振动的幅度增强到最大；经过该部位后，因能量的耗尽，振幅急剧减小，最后行波（声波）消失。

② 行波在基底膜上传播的远近和最大振幅出现的部位随声波频率的不同而不同。声波频率愈大，行波传播愈近，最大振幅出现的部位愈靠近蜗底部，即靠近蜗底部的基底膜与高频声波发生共振；相反，声波频率愈小，行波传播愈远，最大振幅出现的部位愈靠近蜗顶部，亦即蜗顶部的基底膜与低频声波发生共振（图 2-32）。因此，对每一振动频率来说，在基底膜上都有一个特定的行波传播范围和最大振幅区。

③ 某一声波振动频率在基底膜某一部位引起最大振幅后，位于该区域的毛细胞受到的刺激就最强，与这部分毛细胞相联系的听神经纤维的传入冲动也就最多。这样，来自基底膜不

笔记

同部位的听神经纤维冲动传到听觉中枢的不同部位，便可产生不同音调的感觉。

以上就是耳蜗对声音频率进行初步分析的基础。动物实验和临床研究都已证实，蜗底部受损主要影响高频声波听力，而蜗顶部受损主要影响低频声波听力。

3. 听觉感受器电位的产生

听觉感受器电位是由毛细胞顶端的纤毛弯曲或偏转，引起膜通道离子流改变而产生的。

（1）毛细胞纤毛的弯曲或偏转

如图 2-33 所示，当声波振动引起卵圆窗膜外移时，基底膜上移，由于基底膜中外毛细胞顶端一些较长的纤毛埋植于盖膜的胶状质中，且基底膜与盖膜附着于蜗轴的不同部位，故基底膜向上移动可引起基底膜与盖膜之间发生剪切运动，使盖膜向外侧移动，同时也使埋于盖膜中较长的纤毛也向外侧弯曲或偏转。由于纤毛在其自毛细胞顶端膜发出处较细，因而该处为纤毛发生弯曲或偏转的部位。此外，纤毛与纤毛之间存在铰链结构，包括顶连（tip link）和侧连（side link）（图 2-33）。侧连能使一个毛细胞的所有纤毛互相连接成束状，但当纤毛束发生侧向弯曲或偏转时，纤毛之间又能互相滑行，所以，当那些埋于盖膜中较长的纤毛向外侧弯曲或偏转时，整个纤毛束也随之朝相同方向弯曲或偏转，亦即使短纤毛向长纤毛方向弯曲或偏转，这一机械刺激能使外毛细胞产生去极化电位变化，即产生去极化型感受器电位。当声波振动引起卵圆窗膜内移时，基底膜下移，则最终使纤毛束由长纤毛向短纤毛方向弯曲或偏转，其结果是外毛细胞发生超极化电位变化，即产生超极化型感受器电位。在内毛细胞，因其纤毛束漂浮在内淋巴中，故当声波传入内耳时纤毛束随内淋巴流动而发生弯曲或偏转，感受器电位的产生则与外毛细胞相同。

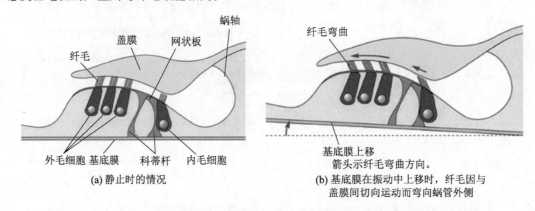

图 2-33　基底膜和盖膜振动时毛细胞顶部纤毛受力情况

（2）听觉感受器电位产生的机制

顶连连结于纤毛顶端，纤毛顶端也是机械门控通道存在的部位。顶连是直接与离子通道相连的，在感受器电位的产生中起重要作用。离子通道因顶连的伸长而打开，因其缩短而关闭。研究表明，这些离子通道直径较大，对离子的选择性不强，单价和某些二价阳离子（包括 Ca^{2+}）均较容易通过。在生理情况下，K^+ 内流是其最主要的离子电流，因为蜗管内淋巴中含高浓度的 K^+。当毛细胞处于安静状态（即没有弯曲或偏转）时，有少量通道开放（10%左右）以及少量但稳定的 K^+ 内流。如果使短纤毛向长纤毛一侧弯曲，顶连被牵张，引起通道进一步开放，大量 K^+ 内流而引起去极化型感受器电位。反之，如果使长纤毛向短纤毛一侧弯曲，顶连被压缩，则引起通道关闭，K^+ 内流终止而产生超极化型感受器电位。这些生理过程在外毛细胞和内毛细胞中都一样（图 2-34）。

笔记

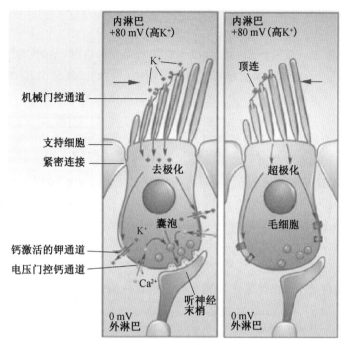

(a) 短纤毛向长纤毛侧弯曲　(b) 长纤毛向短纤毛侧弯曲

在静息时，毛细胞的静息电位约为-80 mV。（a）当基底膜振动使静毛向动毛侧弯曲时，静毛顶端的机械门控通道（一种非选择性阳离子通道）开放，引起 K^+ 内流，使膜发生去极化，膜电位的改变引起毛细胞底部的电压门控钙通道开放，触发递质释放，也激活毛细胞底部的钙激活的钾通道，引起 K^+ 外流，使膜电位恢复到静息电位水平。（b）当基底膜振动使动毛向静毛侧弯曲时，静毛顶端机械门控通道关闭，使毛细胞超极化，导致无递质释放。以上机制是包括耳蜗毛细胞（耳蜗外毛细胞除外）和前庭器官所有毛细胞产生感受器电位的机制。

图 2-34　机械门控通道在毛细胞信号转导中的作用示意图

4. 感受器电位信息的传递

关于毛细胞产生感受器电位后如何将信息传递给听神经的机制，内、外毛细胞存在很大差异。

在内毛细胞（也包括前庭器官中的毛细胞）中，其基底侧膜中存在电压门控钙通道和钙激活的钾通道。当纤毛弯曲使其顶端（与内淋巴接触）的机械门控通道开放，引起 K^+ 内流使毛细胞去极化时，位于基底侧膜（与外淋巴接触）中的电压门控钙通道激活开放，引起 Ca^{2+} 内流。毛细胞内 Ca^{2+} 浓度升高可使毛细胞底部的递质（谷氨酸）释放，将信息传递给与之形成突触的双极神经元，使其产生 EPSP，并进而产生动作电位；同时又能激活毛细胞基底侧膜中的钙激活的钾通道，引起 K^+ 外流，使毛细胞内电位恢复静息电位水平。

在外毛细胞中，不存在以上机制。已知外毛细胞有马达蛋白质（motor protein）prestin 的高表达。当毛细胞发生去极化时，大量的这种蛋白质同时收缩可引起外毛细胞收缩而缩短，进而加强基底膜的上移；而当发生超极化时，毛细胞伸长，进而加强基底膜的下移。所以，外毛细胞的功能类似于耳蜗放大器（cochlear amplifier），它们能感受并迅速加强基底膜的振动。其效应是有助于内淋巴的流动，促使基底膜与盖膜之间内角处的内淋巴流出，而使内毛细胞漂浮于内淋巴中的较短的纤毛顶端可与盖膜接触。用实验方法使马达蛋白质 prestin 失活，可致耳蜗放大器停止功能活动，并引起动物耳聋。

此外，研究发现听神经的传入纤维中 90%～95% 来自内毛细胞，仅有 5%～10% 来自外毛细胞，也支持耳蜗内两种不同毛细胞在功能上存在差异的观点。

笔记

（三）耳蜗的生物电现象

1. 耳蜗内电位

如前所述，前庭阶和鼓阶内充满外淋巴，蜗管内则充满内淋巴。外淋巴中含有较低浓度的 K^+ 和较高浓度的 Na^+，类似于脑脊液。内淋巴则明显不同，含有很高浓度（150 mmol/L）的 K^+ 和很低浓度（1 mmol/L）的 Na^+，更接近于细胞内液而明显不同于一般的细胞外液。此外，内淋巴中所含的 HCO_3^- 浓度（30 mmol/L）也较高。由于毛细胞之间存在紧密连接，因此蜗管内的内淋巴不能到达毛细胞的基底部。耳蜗在未受刺激时，如果以鼓阶外淋巴的电位为参考零电位，则可测出蜗管内淋巴的电位为+80 mV 左右，这一电位称为耳蜗内电位（endocochlear potential，EP）或内淋巴电位（endolymphatic potential）；而此时毛细胞的静息电位为 $-70 \sim -80$ mV。由于毛细胞顶端浸浴在内淋巴中，而其他部位的细胞膜则浸浴在外淋巴中，因此毛细胞顶端膜内、外的电位差可达 $150 \sim 160$ mV。由于外淋巴较易通过基底膜，因此毛细胞基底部的浸浴液为外淋巴，所以在该部位毛细胞膜内、外的电位差仅约 80 mV。这是毛细胞电位与一般细胞电位的不同之处。

现已证明，内淋巴中正电位的产生和维持与蜗管外侧壁血管纹（stria vascularis）的活动密切相关（图 2-31、图 2-35）。血管纹是一种特殊的含血管而无基膜的复层组织上皮，由上皮下的血管分支穿入上皮内而形成。血管纹由边缘细胞、中间细胞和基底细胞 3 种细胞构成。血管纹将 K^+ 转运入内淋巴的过程大致如下：第一步，螺旋韧带中的纤维细胞通过钠泵和 $Na^+ - K^+ - 2Cl^-$ 同向转运体向细胞内转运 K^+，然后通过血管纹纤维细胞与基底细胞之间以及基底细胞与中间细胞之间的缝隙连接将 K^+ 转移到中间细胞内，使中间细胞内 K^+ 浓度增高；第二步，经中间细胞膜中的钾通道将 K^+ 转运到血管纹间液；第三步，边缘细胞通过钠泵和 $Na^+ - K^+ - 2Cl^-$ 同向转运体将 K^+ 自血管纹间液中转运到边缘细胞内，再通过边缘细胞膜中的钾通道将 K^+ 转入内淋巴中（图 2-35）。血管纹对缺氧或钠泵抑制剂哇巴因非常敏感，缺氧可使 ATP 生成及钠泵活动受阻；此外，髓袢利尿剂呋塞米和依他尼酸等可抑制 $Na^+ - K^+ - 2Cl^-$ 同向转运体，故也可阻碍内淋巴电位的产生和维持，导致听力障碍。

此外，耳蜗内电位对基底膜的位移很敏感，当基底膜上移时，耳蜗内电位可增高 $10 \sim 15$ mV；当基底膜下移时，耳蜗内电位可降低 10 mV 左右。当基底膜持续位移时，耳蜗内电位也保持相应的变化。

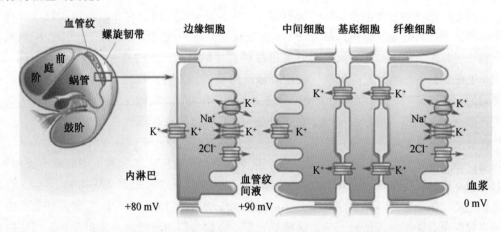

图 2-35　血管纹在产生和维持耳蜗内淋巴高浓度 K^+ 中的作用机制示意图

2. 耳蜗微音器电位

当耳蜗受到声音刺激时，在耳蜗及其附近结构记录到一种与声波的频率和幅度完全一致的电位变化，称为耳蜗微音器电位（cochlear microphonic potential，CM）。耳蜗微音器电位呈等级式反应，即其电位随刺激强度的增强而增大。耳蜗微音器电位无真正的阈值，没有潜伏期和不应期，不易疲劳，不发生适应现象。在人和动物的听域范围内，耳蜗微音器电位能重复声波的频率。在低频范围内，耳蜗微音器电位的振幅与声压呈线性关系，当声压超过一定范围时则产生非线性失真。

实验证明，耳蜗微音器电位是多个毛细胞在接受声音刺激时所产生的感受器电位的复合表现。耳蜗微音器电位与动作电位不同，它具有一定的位相性，当声波的位相倒转时，耳蜗微音器电位的位相也发生倒转，但动作电位不变（图 2-36）。

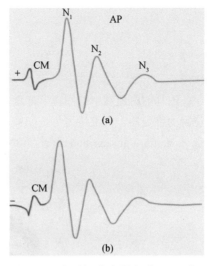

CM 为耳蜗微音器电位；AP 为听神经干动作电位，包括 N_1、N_2、N_3 3 个负电位。（a）和（b）对比表明，声音位相改变时，耳蜗微音器电位位相倒转，但听神经干动作电位位相不变。

图 2-36　耳蜗微音器电位及听神经干动作电位

三、听神经动作电位

听神经动作电位是耳蜗对声波刺激所产生的一系列反应中最后出现的电变化，是耳蜗对声波刺激进行换能和编码的结果，其作用是向听觉中枢传递声波信息。根据实验中引导方法的不同，可记录到听神经复合动作电位和单纤维动作电位。

（一）听神经复合动作电位

如图 2-36 所示，在耳蜗微音器电位之后出现的 N_1、N_2 和 N_3 等波形就是听神经复合动作电位，它是从听神经干上记录到的所有听神经纤维产生的动作电位的总和。听神经复合动作电位可反映整个听神经的兴奋状态，其振幅与声波的强度、兴奋的纤维数目和放电的同步化程度等有关，但不能反映声音的频率特性。一般认为，不同频率声波引起的听神经发放频率不同，而听神经发放频率是对声波频率进行分析的依据。实验证明，如果声波频率低于 400 Hz，听神经大体能按声波频率发放冲动；如果声波频率在 400～5000 Hz 范围内，则听神经中的纤维将分成若干组发放冲动，虽然每一组纤维的发放频率小于声波频率，但在每个声波周期内，总有一定数目的纤维发放冲动，各组纤维发放冲动频率的总和则与声波频率相近。另外，持续的声波刺激所产生的听神经复合动作电位和耳蜗微音器电位重叠在一起，难以分离；而在脉冲声波刺激（如短声）产生的反应中，只要声波持续的时间足够短，听神经复合动作电位就能由于时程上的差异而和耳蜗微音器电位区分开，此时记录到的波形起始部分为耳蜗微音器电位，其形状和极性都与刺激声波的形状和极性相同，而经过一定的潜伏期后，便出现数个听神经复合动作电位。

（二）听神经单纤维动作电位

如果把微电极刺入听神经纤维内，便可记录到单一听神经纤维的动作电位，它是一种"全或无"式的反应，安静时有自发放电，声音刺激时放电频率增加。仔细分析每一听神经纤维的放电特性与声音频率之间的关系时便可发现，不同的听神经纤维对不同频率的声音敏感性不同，用不同频率的纯音刺激时，某一特定的频率只需很小的刺激强度便可使某一听神经纤维兴奋，这个频率即为该听神经纤维的特征频率（characteristic frequency，CF）或最佳频率。随着声音强度的增加，能引起单一听神经纤维放电的频率范围也增大。每一听神经纤维都具有自己特定的特征频率。听神经纤维的特征频率与该纤维末梢在基底膜上的起源部位有关，特征频率高的神经纤维起源于耳蜗底部，特征频率低的神经纤维则起源于耳蜗顶部。可见，当某一频率的声波强度增大时，能使更多的纤维兴奋，这些纤维的冲动共同向中枢传递这一声波的频率及其强度的信息。当然，对不同声波频率和强度的分析，还需要中枢神经系统活动的参与。

笔记

第五节　前庭器官的平衡感觉功能

内耳前庭器官由椭圆囊、球囊和三个半规管组成，是机体对自身运动状态和头部在空间位置的感受器，在维持姿势、调节平衡中起重要作用，因此，前庭器官的感觉又称为平衡感觉（equilibrium sensation）（图 2-37）。

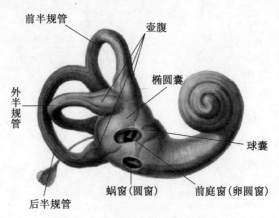

图 2-37　前庭器官结构示意图

一、前庭器官的感受装置

（一）椭圆囊、球囊和半规管的一般结构

1. 椭圆囊和球囊的一般结构

椭圆囊和球囊统称为耳石器官。椭圆囊位于骨性前庭腔内的后上部，与 3 个半规管相通；球囊在椭圆囊的前下部。椭圆囊和球囊之间以管道相通，其中充满内淋巴；囊内各有一个感受装置，称为囊斑（macula）。

与耳蜗一样，前庭器官的感受细胞也是毛细胞，其结构和功能也类似。椭圆囊和球囊中的毛细胞位于囊斑上，毛细胞顶端的纤毛穿插在位砂膜（也称耳石膜）中。位砂膜是一小块胶质板，内含位砂（otoliths），主要由碳酸钙与蛋白质组成，比重大于内淋巴，因而有较大的惯性（图 2-38）。在运动开始或加速时，由于位砂膜的惯性大，使其与毛细胞之间发生相对移位，因而其上的纤毛向一侧发生弯曲或偏转，刺激毛细胞，使其膜电位发生改变，进而使与毛细胞相连的前庭神经末梢的神经冲动发放频率发生改变。

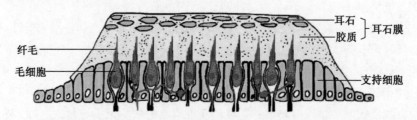

图 2-38　囊斑结构示意图

2. 三个半规管的一般结构

人体左、右两侧的内耳中各有 3 个互相垂直的半规管，分别称为前、后、外半规管，代表空间的 3 个平面。当头前倾30°时，外半规管与地面平行，故又称水平半规管，其余两个半规管则与地面垂直。3 个半规管形状大致相同，各占约2/3圆周，其中充满内淋巴，均开口于

前庭。每个半规管与椭圆囊连接处有一膨大部分，称为壶腹（ampulla），其中各有一隆起，称为壶腹嵴（crista ampullaris）（图 2-39）。壶腹嵴是半规管的感受装置，它与半规管的管心轴呈垂直位，嵴上竖立的毛细胞面对管腔，而毛细胞顶部的纤毛较长，互相黏集成束，包埋于圆顶形胶质结构的壶腹帽或称为终帽（cupula）之中。前庭神经分布在嵴的底部连接毛细胞。

此外，在毛细胞上的动纤毛与静纤毛的相对位置是固定的。如在水平半规管内，当内淋巴由管腔朝向壶腹的方向移动时，毛细胞的静纤毛向动纤毛一侧弯曲，引起毛细胞兴奋；当内淋巴离开壶腹方向时，动纤毛向静纤毛一侧弯曲，使毛细胞抑制。在前、后半

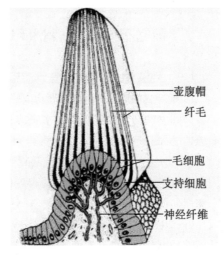

图 2-39 壶腹嵴结构模式图

规管，因毛细胞排列方向不同，内淋巴流动的方向与毛细胞反应的方式刚好相反，离开壶腹方向的流动引起毛细胞兴奋，而朝向壶腹的流动引起毛细胞抑制。

（二）前庭器官的感受细胞——毛细胞

椭圆囊、球囊和 3 个半规管中的毛细胞结构十分类似。在毛细胞顶部通常有 60~100 条纤毛（cilium），呈阶梯状排列；其中有一条最长，位于细胞顶端的一侧边缘处，称为动纤毛（kinocilium，动毛），其余的纤毛较短，分布于细胞顶端的大部分区域，称为静纤毛（stereocilium，静毛）。毛细胞的底部有前庭神经纤维末梢分布（图 2-40）。电生理学研究证明，当外力使纤毛向一侧倾倒时，毛细胞底部的前庭神经纤维上就有神经冲动发放频率的改变。如图 2-40 所示，当静毛和动毛都处于静止状态时，毛细胞膜内、外存在着约 -80 mV 的静息电位，此时与毛细胞相连的神经纤维上有中等频率的自发持续放电；当外力使静毛倒向动毛一侧弯曲或偏转时，毛细胞膜电位则产生去极化，达一定阈值时（约 -60 mV），与其相连的传入神经纤维发放神经冲动的频率明显增加，表现为兴奋性效应；反之，当外力使动毛倒向静毛一侧弯曲或偏转时，则毛细胞膜电位产生超极化，同时传入神经冲动减少，表现为抑制性效应。这是前庭器官中所有毛细胞感受外界刺激时的一般规律。

在正常条件下，由于各前庭器官中毛细胞所在的位置不同，不同形式的变速运动都能以特定的方式改变毛细胞纤毛弯曲或偏转的方向，使相应神经纤维的冲动发放频率发生改变，将机体的运动状态和头部的空间位置的信息进行编码处理，最终在中枢产生特殊的运动觉和位置觉，并出现各种躯体和内脏功能的反射性改变。

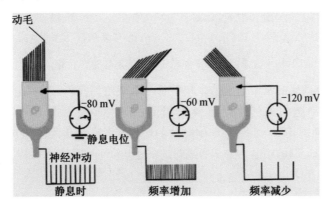

当静纤毛向动纤毛一侧偏转时，毛细胞膜去极化，传入冲动增多；当动纤毛向静纤毛一侧偏转时，毛细胞膜超极化，传入冲动减少。

图 2-40 前庭器官中毛细胞顶部纤毛受力情况与电位变化关系示意图

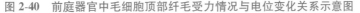

二、前庭器官的适宜刺激和生理功能

（一）椭圆囊、球囊的适宜刺激和生理功能

1. 椭圆囊的适宜刺激和生理功能——以感受头部水平方向的直线变速运动为主

椭圆囊的适宜刺激是头部水平方向的直线变速运动。当人体直立而静止不动时，椭圆囊囊斑的平面与地面平行，其表面分布的毛细胞顶部朝上，位砂膜（耳石膜）在纤毛的上方（图2-41a）。当人体在水平方向做直线变速运动或头部位置改变时，位砂膜受重力及惯性作用，会对毛细胞的纤毛产生不同程度的牵拉，改变毛细胞的兴奋性。如人坐在汽车内，当汽车突然向前启动时，由于惯性，身体会向后倾倒，但在身体向后倾倒之前，椭圆囊内的位砂因惯性作用，将带动位砂膜做相对于囊斑表面的剪切运动，使囊斑中一些毛细胞的静毛向动毛所在的方位做最大的弯曲，由此产生神经冲动，从而在相应的中枢产生在该方向上的变速运动的感觉，同时，可反射性地使躯干部的屈肌和下肢的伸肌肌肉紧张度增加，从而使身体向前倾以保持身体的平衡。而当汽车突然刹车减速时，则在中枢产生与上述相反的变速运动的感受，躯体和下肢肌肉也会做出相应的反应以维持身体的平衡。

2. 球囊的适宜刺激和生理功能——以感受头部垂直方向的直线变速运动为主

球囊的适宜刺激主要以头部垂直方向的直线变速运动为主。与椭圆囊不同，人在直立位时，球囊中的囊斑平面呈垂直位，毛细胞的纤毛向水平方向伸出，位砂膜悬在纤毛外侧，与囊斑相平行（图2-41b）。头部做垂直方向的直线变速运动，会引起毛细胞和位砂膜相对位移而使毛细胞纤毛弯曲或偏转，从而使毛细胞兴奋或抑制，相应地，中枢也可以根据特定细胞的兴奋或抑制，来判断头部是做向上的或是向下的垂直变速运动，同时还可反射性引起下肢肌肉紧张度的改变以适应机体的变速运动。如人乘电梯加速上升时，球囊中位砂膜的下压作用加强，使毛细胞上的纤毛弯曲，毛细胞的兴奋性减弱，前庭神经的传入冲动减少，前庭核兴奋性降低，前庭脊髓束下传的冲动减少，导致下肢伸肌紧张度降低而使双下肢屈曲。而当电梯下降减速时，位砂膜对囊斑的刺激作用则反方向调节，可导致伸肌收缩、下肢伸直。

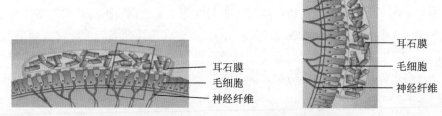

(a) 椭圆囊的耳石膜呈水平位，置于毛细胞上方　　(b) 球囊的耳石膜呈垂直位，悬于纤毛外侧

图 2-41　椭圆囊和球囊中毛细胞与耳石膜相对位置示意图

研究发现，在椭圆囊的囊斑平面上，几乎每个毛细胞的排列方向均不完全相同；在球囊的囊斑平面上，毛细胞的排列方向也各不相同，但主要是以向上和向下两个方向为主（图2-42）。所以，椭圆囊和球囊中毛细胞纤毛的这种配置有利于人体在囊斑平面上感受身体各个方向的直线变速运动的刺激，分辨所进行的变速运动的方位，以保持身体的平衡。

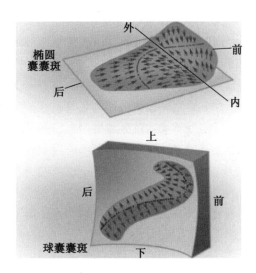

箭头所指位置是该处毛细胞顶部动纤毛所在位置，箭尾是同一细胞顶部静纤毛所在位置。当机体做直线加速运动使纤毛弯曲的方向与某一箭头的方向一致时，该箭头所代表的毛细胞顶部静纤毛向动纤毛一侧弯曲最显著，与此同时，与该毛细胞有关的神经纤维有最大频率的冲动发放。

图 2-42　椭圆囊和球囊中囊斑的位置以及毛细胞顶部纤毛的排列方向

（二）半规管的适宜刺激和生理功能——感受正、负角加速度运动

半规管的适宜刺激是正、负角加速度运动。以水平半规管为例：① 当人体向左侧旋转时，开始由于内淋巴的惯性作用，左侧半规管中内淋巴压向壶腹，结果使左侧水平半规管内的终帽弯曲而牵拉毛细胞的纤毛，引起左侧毛细胞的兴奋→前庭神经传入冲动增多→前庭核→前庭脊髓束→左侧肢体肌紧张增强；与此同时，右侧半规管中内淋巴则离开壶腹，于是右侧半规管中的毛细胞抑制→传向中枢的神经冲动减少→右侧肢体肌紧张减弱。② 如果旋转以匀速持续进行下去，内淋巴惯性运动即逐渐停止，终帽也逐渐复位，对毛细胞的刺激也逐渐消失。③ 旋转突然停止，则由于内淋巴的惯性，两侧壶腹中毛细胞纤毛弯曲的方向和神经冲动发放的情况正好与旋转开始时相反，则左侧肢体肌紧张减弱，右侧肢体肌紧张增强。因此，在旋转过程中，毛细胞的兴奋不仅会引起相应中枢产生旋转运动的感觉，还引起躯干、四肢肌紧张改变，以调节身体平衡，同时伴有一系列自主性功能反应。

三、前庭反应

前庭器官的传入冲动除引起一定的位置觉和运动觉外，还可引起各种姿势调节反射、自主神经功能反应和眼球震颤等现象，统称为前庭反应。

1. 前庭姿势调节反射

当进行直线变速运动时，椭圆囊和球囊可被刺激而反射性地改变颈部和四肢的肌紧张度。如乘车时车向前开动或突然加速，由于惯性，身体将后仰，但在出现后仰之前，可反射性引起躯干部屈肌和下肢伸肌肌紧张增强，使身体前倾以保持身体平衡。乘坐电梯时电梯上升，可反射性引起头前倾，四肢伸肌肌紧张抑制而下肢屈曲，产生两腿"发软"的感觉；电梯下降时，则反射性引起抬头，伸肌肌紧张增强而下肢伸直，产生两腿"发硬"的感觉。同样，进行旋转变速运动时，半规管可被刺激而反射性地改变颈部和四肢肌紧张度，以维持身体平衡。如当人绕纵轴向左旋转时，可反射性地引起右侧颈部肌紧张增强，左侧减弱，头向右偏移；左侧上、下肢伸肌肌紧张增强，肢体伸张，右侧上、下肢屈肌肌紧张增强，肢体屈曲，躯干向右偏移，以防摔倒。可见，这些姿势反射都与引起反射的刺激相对抗，其意义在于通过产生一定的姿势改变，保持运动过程中的身体平衡。

笔记

2. 自主神经功能反应

当半规管受到过强或长时间的刺激时，可通过前庭神经核与网状结构的联系引起自主神经功能失调，导致心率加快、血压下降、呼吸频率增加、出汗以及皮肤苍白、恶心、呕吐、唾液分泌增多等现象，称为前庭自主神经反应（vestibular autonomic reaction），主要表现为以迷走神经兴奋占优势的反应。在实验室和临床上都能观察到这些现象，但临床上的反应比实验室中观察到的更加复杂。对于前庭感受器过分敏感的人，一般的前庭刺激就会引起自主神经反应。晕船反应就是由船身上下颠簸及左右摇摆使上、后半规管的感受器受到过度刺激造成的。

3. 眼球震颤

眼球震颤（nystagmus）是指身体在旋转变速运动时出现的眼球不自主的节律性运动，是前庭反应中最特殊的一种反应。

（1）表现

水平半规管受刺激（如绕身体纵轴旋转）时，可引起水平方向的眼球震颤；上半规管受刺激（如侧身翻转）时，可引起垂直方向的眼球震颤；后半规管受刺激（如前、后翻滚）时，可引起旋转性眼球震颤。人类在地平面上的活动较多，如转身、头部向后回顾等，因此水平型眼球震颤最为常见，下面就以水平型眼球震颤为例具体说明。

当头与身体绕纵轴开始向左旋转时，先出现两眼球缓慢向右移动的现象，这称为眼球震颤的慢动相（slow component）；当眼球移动到两眼裂右侧端不能再右移时，突然快速返回到眼裂正中，这称为眼球震颤的快动相（quick component）；以后再出现新的慢动相和快动相，反复进行。当旋转变为匀速转动时，旋转虽仍在继续，但眼球震颤停止。当旋转突然停止时，又由于内淋巴的惯性而出现与旋转方向开始时方向相反的慢动相和快动相组成的眼球震颤（图 2-43）。

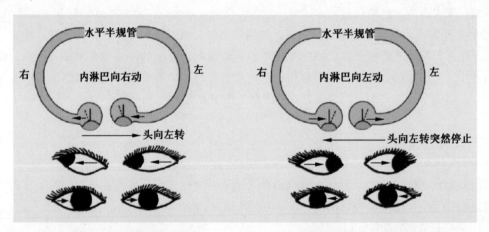

(a) 头向左旋转开始时的眼球震颤方向　　　　　　(b) 旋转突然停止时的眼球震颤方向

图 2-43　眼球震颤示意图

（2）形成机制（以水平型眼球震颤为例）

当头与身体绕纵轴开始向左旋转时，内淋巴由于惯性而向右流动，使左侧半规管壶腹嵴内毛细胞受刺激增强，而右侧半规管正好相反，这样的刺激可反射性地引起某些眼外肌的兴奋和另一些眼外肌的抑制，于是出现两眼球缓慢向右移动的现象，形成眼球震颤的慢动相；可见，慢动相的方向与旋转方向相反，是由于前庭器官受刺激而引起的调节反应。而快动相的方向与旋转方向一致，则是中枢矫正的结果（图 2-43）。

（3）临床意义

临床和特殊从业人员常进行眼球震颤试验以判断前庭功能是否正常。临床上用快动相来

笔记

表示眼球震颤的方向。进行眼球震颤试验时，通常是在 20 秒内旋转 10 次后突然停止旋转，检查旋转后的眼球震颤情况。眼球震颤的正常持续时间为 20~40 秒，频率为 5~10 次。如果眼球震颤的持续时间过长，说明前庭功能过敏，前庭功能过敏的人容易发生晕车、晕船和航空病等；如果眼球震颤的持续时间过短，说明前庭功能减弱，某些前庭器官有病变的患者，眼球震颤消失。

第六节　嗅觉和味觉

一、嗅觉

（一）嗅觉感受器及嗅觉形成机制

1. 嗅觉感受器的概念

嗅觉（olfaction）是人和高等动物对气体中有气味物质的感觉。嗅觉感受器是位于鼻腔上鼻道及鼻中隔后上部的嗅上皮中的嗅细胞。两侧鼻腔中的嗅上皮总面积约 5 cm²。嗅上皮由嗅细胞、支持细胞、基底细胞和 Bowman 腺组成。嗅细胞是一种双极神经元，也是嗅觉感受器的所在部位，其顶树突伸向上皮的游离面，其末端有 4~25 条纤毛，埋于 Bowman 腺所分泌的黏液中以防干燥；通过纤毛上特异性受体与空气中的气味分子结合来识别各种气味。嗅细胞的中枢突是由无髓纤维组成的嗅丝，穿过筛骨直接进入嗅球，与嗅球细胞形成突触联系。

2. 嗅觉感受器的适宜刺激

嗅觉感受器的适宜刺激是空气中有气味的化学物质，即嗅质（odorant）。自然界中的嗅质多达 2 万余种，人类能分辨和记忆的约 1 万种。

3. 嗅觉形成机制

吸气时，吸入气体中的嗅质被嗅上皮黏液吸收并扩散到嗅细胞的纤毛，与纤毛表面膜中特异的嗅觉受体（odorant receptor）结合，然后通过 G 蛋白引起第二信使（如 cAMP）的产生，导致膜中电压门控钙通道开放，Na^+ 和 Ca^{2+} 流入细胞内，使嗅细胞去极化，并以电紧张方式传播至嗅细胞中枢突的轴突始段产生动作电位，动作电位沿轴突传向嗅球，继而传向更高级的嗅觉中枢，引起嗅觉（图 2-44）。

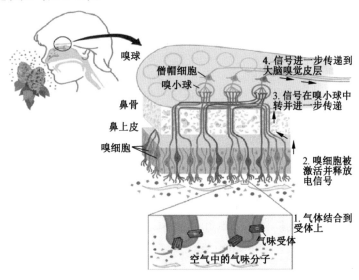

图 2-44　嗅觉形成机制示意图

2004 年诺贝尔生理学或医学奖得主 Axel 和 Buck 所做的一系列研究工作成功地阐明了嗅觉的形成机制。他们发现，人类约有 1000 个基因（约占人体基因总数的 3%）用来编码嗅觉受体，且每个嗅觉受体基因在结构上与其他基因都有所不同，所以由这些基因编码的每个受体蛋白与嗅质结合的能力也都不同。此外，每个嗅细胞几乎只表达这 1000 种嗅觉受体基因中的一种，而人的嗅上皮中仅有约 1000 种嗅细胞［嗅细胞总数为（1~2）×10^7 个］。研究发现，嗅觉具有群体编码的特性，即每个嗅细胞与不同嗅质的结合程度不同，一个嗅细胞可对多种嗅质发生反应，而一种嗅质又可激活多种嗅细胞（图 2-45），所以尽管嗅细胞只有 1000 种，但可产生无数种组合，形成无数种嗅质模式。这就是人类能分辨和记忆约 1 万种不同嗅质的基础。再者，嗅细胞虽可对多种嗅质发生反应，但反应程度不同，即敏感度不同。例如，某嗅细胞对嗅质 A 有强烈反应，而对嗅质 B 仅有微弱反应。此外，嗅觉系统也同其他感觉系统类似，不同性质的基本嗅质刺激有其专有的感受位点和传输线路，非基本嗅质则由于它们在不同线路上产生不同数量的神经冲动的组合，在中枢引起特有的主观嗅觉。

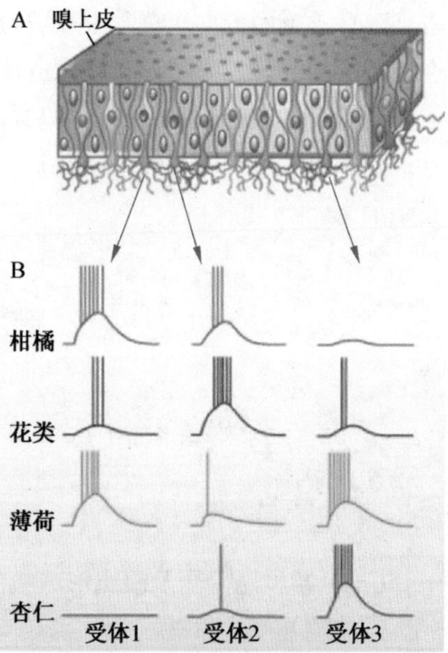

（a）每个感受器细胞表达一种嗅觉受体蛋白，不同的细胞随机分布在表皮的一定区域；（b）微电极记录显示每个细胞能对多种嗅质产生反应，但选择性有所不同，通过对这 3 种细胞的反应特性进行分析，4 种嗅质中的任何一种都能被清晰地分辨出来。

图 2-45　单个嗅觉感受器细胞的反应特性

（二）嗅觉的特点

1. 不同动物的嗅觉敏感度差异大

人与动物对嗅质的敏感程度称为嗅敏度（olfactory acuity）。人类对不同的嗅质具有不同的嗅觉阈，如粪臭素为 $4×10^{-10}$ mg/L，人工麝香为 $5×10^{-6}$~$5×10^{-9}$ mg/L，乙醚为 6 mg/L。另外，即使是同一个人，其嗅敏度也可发生很大范围的变化。有些疾病，如感冒、鼻炎等可明显影响人的嗅敏度。有些动物的嗅觉十分灵敏，如狗对乙酸的敏感度比人高 1000 万倍。

2. 嗅觉有明显的适应现象

嗅觉的另一个特点是适应较快。某种嗅质刚出现时，嗅觉感受器对其比较敏感，但如果这种嗅质持续存在，则感觉便很快减弱，甚至消失。"入芝兰之室，久而不闻其香；入鲍鱼之肆，久而不闻其臭"就是典型的嗅觉适应现象。但嗅觉的适应现象并不是嗅觉的疲劳，这是因为机体适应某一嗅质后，对其他嗅质的反应依然敏感。

二、味觉

（一）味觉感受器及味觉形成机制

1. 味觉感受器的概念

味觉（gustation）是人和动物对食物中有味道物质的感觉。味觉的感受器是味蕾。味蕾主要分布于舌背部表面和舌缘，口腔和咽部黏膜表面也有散在的味蕾存在（图 2-46a）。味蕾由味细胞、支持细胞和基底细胞组成（图 2-46b）。味细胞是味觉感受细胞，其顶端有纤毛，称味毛，从味蕾的味孔中伸出，暴露于口腔，是味觉感受的关键部位。味细胞周围有味觉神经末梢包绕，舌前 2/3 味蕾受面神经中的感觉纤维支配，舌后 1/3 味蕾受舌咽神经中的感觉纤维支配，还有少数味蕾受迷走神经的感觉纤维支配。味细胞的更新率很高，平均每 10 天左右更新 1 次。

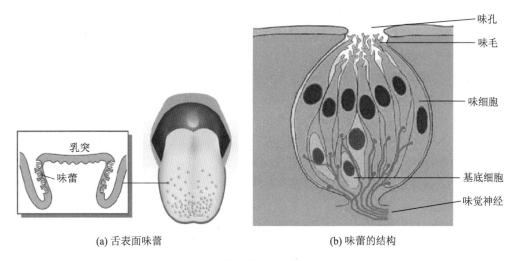

图 2-46　味蕾的分布及其结构示意图

2. 味觉的适宜刺激

味觉感受器的适宜刺激是食物中有味道的物质，即味的种别或味质（tastants）。人类能分辨出的不同味觉可能有 4000~10000 种，但研究表明，基本的味觉仅有甜、酸、咸、苦和鲜 5 种。

3. 味觉形成机制

味细胞的静息电位为 -40~-60 mV，当给了味质刺激时，可使不同离子的膜电导发生改变，从而产生去极化型感受器电位。目前，研究者已成功地用微电极在动物的单一味细胞上记录到感受器电位。有关 5 种基本味觉的换能和跨膜信号转导机制简要叙述如下。

咸味觉主要取决于食物中的 Na^+ 浓度。当富含 NaCl 的食物进入口腔后，其中的 Na^+ 很容易在电-化学梯度的作用下，通过味毛膜中特殊的化学门控钠通道进入味细胞，引起膜去极化而产生感受器电位。这种钠通道不同于神经元的电压门控钠通道，神经元在动作电位过程中的去极化是在一定的 Na^+ 浓度梯度下通过增加 Na^+ 电导而产生的，而味细胞的去极化是在一定的 Na^+ 通透性下通过增加 Na^+ 浓度梯度实现的。而且，味细胞的这种钠通道不能被河鲀毒素阻断，但可被阿米洛利（amiloride）阻断而使咸味觉消失。此外，H^+ 也能通过这种钠通道进入细胞而抑制咸味觉，这可解释为什么添加酸性物质（如柠檬汁）于咸味食物中可减弱咸味觉。

酸味觉由 H^+ 产生。当酸性食物入口后，H^+ 可通过味毛膜中的一种非选择性的阳离子通道 TRPP3（TRP 家族成员之一）进入味细胞，使膜发生去极化而产生感受器电位。

甜味觉、苦味觉和鲜味觉的产生都是通过与味细胞膜中的 G 蛋白耦联受体结合，然后激活第二信使的级联反应而实现的。2 个味觉受体基因家族编码的 T1R 和 T2R 蛋白家族与这 3 种味觉的产生有关。

在甜味觉信号转导过程中，糖分子结合于由 T1R2 和 T1R3 蛋白组成的二聚体味觉受体，再依次激活 G 蛋白和磷脂酶 C，使细胞内 IP_3 水平增高，然后由 IP_3 触发细胞内钙库释放 Ca^{2+}，使胞质内 Ca^{2+} 浓度升高，最后激活味细胞上特异的 TRPM5（TRP 家族成员之一）通道，引起细胞膜产生去极化的电位变化。这种去极化的电位变化可触发味细胞释放神经递质，作用于味觉初级传入神经纤维，将味觉信息传入中枢神经系统。

苦味觉通常是有毒食物的警报。由于毒物的化学结构具有多样性，所以人类能感受苦味的味觉受体约有 30 种不同类型，它们都是由 T2R 蛋白家族组成的 G 蛋白耦联受体，其信号转导过程与上述甜味觉的完全相同，但味细胞与感受甜的味细胞不同，味觉信息最终经不同的初级传入纤维传入不同的中枢部位，所以苦味和甜味不会发生混淆。

鲜味觉的刺激物是氨基酸类。能引起鲜味的 G 蛋白耦联受体是由 T1R1 和 T1R3 蛋白组成

笔记

的二聚体。值得注意的是，感受鲜味和甜味的味觉受体共享 T1R3 蛋白，而 T1R1 蛋白则为鲜味觉受体所特有，因而对引起鲜味特别重要，缺乏 T1R1 的小鼠不能分辨谷氨酸和其他氨基酸，但仍能感受甜味。其信号转导过程也与引起甜味觉和苦味觉的过程一样，但从实验分离到的含有鲜味受体的味细胞并不表达甜味受体和（或）苦味受体，所以鲜味同样不可能与甜味和（或）苦味相混淆。中枢神经系统能根据不同的传入通路区分不同的味觉。

（二）味觉的特点

① 人的舌表面对不同味质刺激的敏感度在不同部位是不同的，一般为舌尖部对甜味较敏感，舌两侧对酸味较敏感，舌两侧前部对咸味较敏感，而软腭和舌根部则对苦味较敏感。鲜味（umami）一词来自日语，是由谷氨酸钠所产生的味觉，目前对鲜味的认识远不如其他 4 种基本味觉深入。

② 味觉的敏感度往往受食物或其他刺激物温度的影响，在 20~30 ℃之间，味觉的敏感度最高。

③ 味觉的分辨力和对某些食物的偏爱也受血液中化学成分的影响，如肾上腺皮质功能低下的患者，由于血中 Na^+ 减少，因而喜食咸味食物，且可提高分辨 Na^+ 浓度的能力。实验证实，正常大鼠能辨别出 1∶2000 的 NaCl 溶液，当被切除肾上腺皮质后，能辨别出 1∶33000 的 NaCl 溶液。所以，味觉不仅能辨别不同味道，同时也与摄取营养成分、调节机体内环境稳定有关。

④ 味觉强度与味质浓度有关，浓度越高，所产生的味觉越强。此外，味觉强度也与唾液的分泌量有关，唾液可稀释味蕾处的味质浓度，从而改变味觉强度。

⑤ 味觉有适应现象。味觉感受器也是一种快适应感受器，某种味质长时间刺激时，味觉的敏感度便迅速下降。如果通过舌的运动不断移动味质，则可使适应变慢。当对某一味觉刺激适应后，并不影响其他种类的味觉，如吃糖时对甜味的敏感性会降低，但对苦、酸、咸等味的敏感性并不受影响。

⑥ 味觉的敏感度随年龄的增长而下降。60 岁以上的人对食盐、蔗糖和硫酸奎宁的感觉阈（也称检知阈）比 20~40 岁的人高 1.5~2.2 倍。

相关链接

色盲的发现

正常视觉具有分辨颜色的能力，而色盲患者对全部颜色或某些颜色缺乏分辨能力。一般认为，第一个发现色盲现象的人是英国的物理学家、化学家约翰·道尔顿（John Dalton）。

1794 年，他买了一双自认为是深蓝色的长筒袜子作为生日礼物送给他的母亲，他母亲说袜子颜色像樱桃一样，红色太鲜艳，不适合她这个年龄和身份的人穿。道尔顿觉得很奇怪，在自己看来，袜子明明是蓝色的，可母亲及周围的人都说是红色的，这使他认识到自己的眼睛辨别颜色的能力与其他人不同，存在问题。道尔顿没有放过这一偶然发现，通过进一步的调查研究，他写出了《论色觉》这部科学著作，成为色盲的第一个发现者，也是第一个被发现的色盲患者。西医界也一直把色盲症称为"道尔顿症"。

但实际上，早在道尔顿发现色盲症的一百多年前，我国明代医家王肯堂在其所著《证治准绳·杂病》（1602 年）中就记载"视赤如白症，谓视物却非本色也"，这显然指的是色盲症。清代医家黄庭镜撰写的《目经大成》（1741 年）一书中所述的"视惑"："此目人看无病，但自视物色颠倒紊乱，失却本来面目。如视……赤为白……"实际上也指的是色盲症，也比道尔顿发现的时间早。

笔记

复习思考题

1. 名词解释：感受器、感觉器官、适宜刺激、感受器电位、本体感觉、牵涉痛、简化眼、远点、近点、瞳孔对光反射、明适应、暗适应、视敏度、视野、听阈、听域、气传导、骨传导、耳蜗微音器电位、眼球震颤。

2. 感受器的一般生理特性有哪些？各有何生理意义？

3. 何谓牵涉痛？试述其产生机制和临床意义？

4. 视近物时眼将做哪些调节？有何生理意义？

5. 简述近视、远视、散光发生的主要原因，矫正方法。

6. 视网膜上有哪两种感光换能细胞？它们的分布和功能特点有何不同？

7. 机体长期摄入维生素 A 不足对视力有何影响？为什么？

8. 什么是明适应和暗适应？简述其形成机制。

9. 何谓三色学说？产生色盲和色弱的原因是什么？

10. 声波传入内耳的途径有哪些？

11. 中耳的增压效应是如何形成的？

12. 中耳和内耳受损后可能出现哪些功能障碍？为什么？

（江苏大学医学院　车力龙）

第三章

....

神经系统的功能

学习目标

1. 掌握：神经纤维传导兴奋的特征；突触传递的过程及其特征；中枢神经元的联系方式；神经系统的感觉分析功能；神经系统对躯体运动的调控功能。

2. 熟悉：神经元和神经胶质细胞的一般功能；神经突触后电位；神经系统对内脏活动的调节功能；脑电图；睡眠的时相及其生理意义。

3. 了解：神经纤维的轴浆运输及神经营养功能；非突触性化学传递；皮质诱发电位；脑的高级功能；觉醒与睡眠的机制。

在维持人体内环境稳态的生理过程中，神经调节（nervous regulation）是最重要的调节方式。神经调节是在神经系统的参与下所实现的生理功能调节过程。神经系统（nervous system）一般分为中枢神经系统（central nervous system）和周围神经系统（peripheral nervous system），本章主要介绍中枢神经系统的生理功能。

第一节　神经元和神经胶质细胞的功能

神经系统内主要含神经细胞（神经元）和神经胶质细胞（简称胶质细胞）两类细胞。一般认为，神经元（neuron）是神经系统功能活动的主要承担者，是构成神经系统结构和功能的基本单位；而神经胶质细胞（neurogliocyte）主要对神经元起支持、保护和营养等辅助作用，并通过再生修复受损的神经组织。

一、神经元

（一）神经元的基本功能

人类中枢神经系统内约含 10^{11} 个神经元，它们虽然大小和形态各异，但都包括一个细胞体和若干突起（神经纤维）（图 3-1）。突起可分为树突（dendrite）和轴突（axon）两类。不同神经元的树突数目多寡不一，但通常只有一个轴突，胞体发出轴突的部位称为轴丘（axon hillock）。在功能上，轴突始段（axon initial segment）是产生动作电位（兴奋）的部位，轴突是传导动作电位的部位，突触末梢是将信息从一个神经元传递给另一个神经元或效应细胞的部位，胞体和树突通常是接收和整合信息的部位（图 3-2）。神经元的基本功能是能够接受人体内、外环境的各种刺激，产生兴奋（神经冲动），并能把兴奋传导到其他神经元。神经系统的感觉分析功能、对躯体和内脏活动的调节功能、脑电活动及高级功能都是通过各级神经元的活动实现的。

笔记

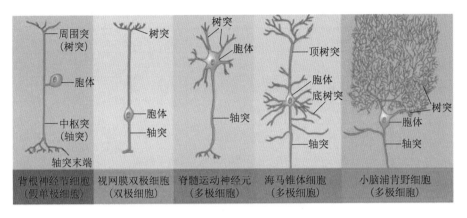

图 3-1　神经系统中几种不同类型的神经元模式图

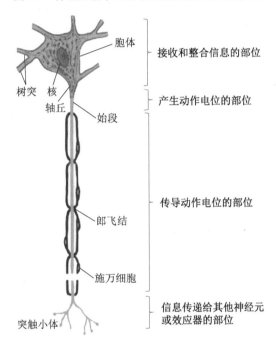

图 3-2　有髓运动神经元及神经元的功能分段

（二）神经纤维的分类

神经纤维有多种分类方式。

1）根据髓鞘的有无分　神经纤维可分为有髓神经纤维（myelinated nerve fiber）和无髓神经纤维（unmyelinated nerve fiber）。

2）根据兴奋传导方向分　神经纤维可分为传入（感觉）神经纤维和传出（运动）神经纤维。

3）根据神经末梢释放的神经递质的性质分　神经纤维可分为胆碱能神经纤维、肾上腺素能神经纤维、氨基酸能神经纤维和肽能神经纤维等。

4）根据神经纤维兴奋传导速度的差异分　Erlanger 和 Gasser 将哺乳动物的周围神经纤维分为 A、B、C 三类，其中 A 类纤维再分为 α、β、γ、δ 四个亚类。

5）根据纤维的直径和来源分　Lloyd 和 Hunt 在研究感觉神经时，将神经纤维分为 Ⅰ、Ⅱ、Ⅲ、Ⅳ 四类，其中 Ⅰ 类纤维再分为 I_a 和 I_b 两个亚类。

由于神经纤维兴奋传导速度与其粗细之间有一定对应关系，所以 Ⅰ、Ⅱ、Ⅲ、Ⅳ 类纤维分别相当于 A_α、A_β、A_δ、C 类后根纤维，但又不完全等同。目前，前一种分类法多用于传出纤维，后一种分类法常用于传入纤维（表 3-1）。

笔记

表 3-1　哺乳动物周围神经纤维的类型

Erlanger-Gasser 分类	Lloyd-Hunt 分类	功能	纤维直径/μm	兴奋传导速度/（m·s⁻¹）
A（有髓鞘）				
α	I$_a$、I$_b$	本体感觉，躯体运动	13~22	70~120
β	II	触-压觉	8~13	30~70
γ		支配梭内肌	4~8	15~30
δ	III	痛、温、触-压觉	1~4	12~30
B（有髓鞘）		自主神经节前纤维	1~3	3~15
C（无髓鞘）				
后根	IV	痛、温、触-压觉	0.4~1.2	0.6~2.0
交感		交感神经节后纤维	0.3~1.3	0.7~2.3

（三）神经纤维的功能

神经纤维具有传导兴奋和轴浆运输的双重功能。

1. 神经纤维传导兴奋的功能

神经纤维的主要功能是传导兴奋。在神经纤维上传导的兴奋或动作电位称为神经冲动（nerve impulse），简称冲动。

（1）神经纤维传导兴奋的特征

① 完整性。神经纤维只有在其结构和功能都完整时才能正常传导兴奋；如果神经纤维的结构受损或被切断，或其功能被麻醉剂抑制，则其传导兴奋的功能将受阻。

② 绝缘性。一根神经干内含有多根神经纤维，但每根神经纤维传导兴奋时是相互绝缘的，基本上互不干扰，保证了神经信号传导的精准性。

③ 双向性。刺激神经纤维上任意一点，只要刺激足够强，均可引起兴奋，并且兴奋可从兴奋点沿着神经纤维向两端传播。但在在体情况下，神经细胞之间联系的突触结构的极性及结构特点，使兴奋总是由轴突的起始部位向轴突末梢传导，从而表现为传导的单向性。

④ 相对不疲劳性。与神经细胞之间的突触传递相比较，实验条件下神经纤维能够连续数小时至十几小时接受刺激并保持传导兴奋的能力，不易发生疲劳。

（2）影响神经纤维传导速度的因素

神经纤维传导兴奋的速度与神经纤维直径的大小、有无髓鞘、髓鞘的厚度及温度的高低等因素有关。神经纤维越粗大，其传导兴奋的速度越快。神经纤维直径与传导速度的关系大致是

$$传导速度（m/s）\approx 6 \times 直径（\mu m）$$

式中，直径是指轴索加上髓鞘的总直径。有髓神经纤维以跳跃式传导的方式传导兴奋，因而其传导速度远比无髓神经纤维快。有髓神经纤维的髓鞘在一定范围内增厚，传导速度将随之增快；轴索直径与神经纤维直径之比为 0.6：1 时，传导速度最快。温度在一定范围内升高也可加快传导速度。一些脱髓鞘疾病，如 Guillain-Barré 综合征、多发性硬化症等，可因神经传导速度明显降低而使机体出现一系列症状；在临床上，测定神经传导速度有助于诊断神经纤维的疾病和估计神经损伤的预后。

2. 神经纤维运输物质的功能（轴浆运输功能）

神经纤维除了上述传导兴奋的功能外，还有一个非常重要的功能就是运输物质。神经纤维内物质的运输是借助轴突内轴浆的流动而进行的，称为轴浆运输（axoplasmic transport）。轴浆运输依轴浆流动的方向分为顺向轴浆运输和逆向轴浆运输（图 3-3）。

笔记

（1）顺向轴浆运输

顺向轴浆运输（anterograde axoplasmic transport）是指轴浆自胞体向轴突末梢流动。根据轴浆内物质运输的速度，顺向轴浆运输又可分为快速顺向轴浆运输和慢速顺向轴浆运输。

快速顺向轴浆运输主要运输具有膜结构的细胞器，如线粒体、突触囊泡和分泌颗粒等，在猴、猫等动物坐骨神经内的运输速度约为 410 mm/d。这种运输是通过一种类似于肌球蛋白的驱动蛋白（kinesin）而实现的（图 3-4）。驱动蛋白具有一个杆部和两个呈球状的头部。其重链亚单位构成杆部和两个球状的头部，其轻链构成尾部并结合于重链杆部（图 3-4a）。杆部尾端的轻链可连接被运输的细胞器；其头部的运动域则形成横桥，具有 ATP 酶活性且能与微管上的微管结合蛋白（microtubule-binding protein）结合。当一个头部结合于微管时，ATP 酶被激活，横桥分解 ATP 而获能，使驱动蛋白的颈部发生扭动，于是，另一个头部即与微管上的下一个位点结合，如此不停地交替进行，细胞器便沿着微管被输送到轴突末梢（图 3-4b）。

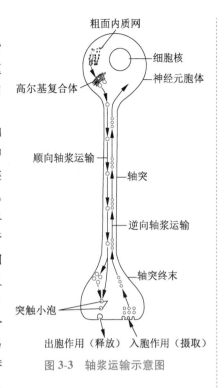

图 3-3　轴浆运输示意图

与此同时，微管也不断由胞体向轴突末梢方向移动。这是因为微管朝向末梢的一端不断形成，而朝着胞体的一端不断分解，从而使微管不断向末梢移动。

慢速顺向轴浆运输是指轴浆内可溶性成分随微管、微丝等结构不断向前延伸而发生的移动，其速度为 1~12 mm/d。

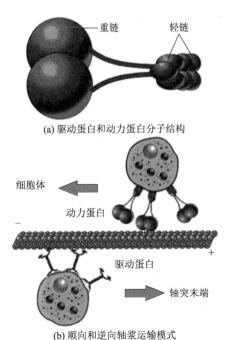

（a）驱动蛋白和动力蛋白分子结构

（b）顺向和逆向轴浆运输模式

图 3-4　驱动蛋白和动力蛋白分子结构及顺向和逆向轴浆运输模式图

（2）逆向轴浆运输

逆向轴浆运输（retrograde axoplasmic transport）是指轴浆自末梢向胞体流动。一些能被轴突末梢摄取的物质，如神经营养因子、狂犬病毒、破伤风毒素等，在入胞后可沿轴突被逆向运输到胞体，对神经元的活动和存活产生影响。逆向轴浆运输的速度约为 205 mm/d，是由动力蛋白（dynein）完成的。动力蛋白的结构和作用方式与驱动蛋白极为相似。神经科学中常利用辣根过氧化物酶（horseradish peroxidase，HRP）进行神经通路的逆向示踪。

（四）神经营养作用

神经营养作用是相对于神经的功能性作用而言的。神经通过末梢释放神经递质，引起所支配的组织（如肌肉、腺体等）迅速执行肌肉收缩、腺体分泌等生理功能，这种作用称为神经的功能性作用（functional action）。此外，神经末梢还经常释放某些营养性因子，持续地调节所支配组织的内在代谢活动，缓慢但持久地影响其结构、生化和生理的变化，这种作用称为神经营养作用（nerve trophic action）。用局部麻醉药阻断神经冲动的传导，一般不能使所支配的肌肉发生代谢改变，表明神经营养作用与神经冲动关系不大。而当神经被切断后，其所支配的肌肉内糖原合成减慢，蛋白质分解加速，肌肉逐渐萎缩。例如，脊髓灰质炎患者一旦前角运动神经元变性死亡，它所支配的肌肉将发生萎缩。

（五）神经营养因子

神经营养因子（neurotrophin，NT）是一类由神经所支配的组织（如肌肉）和星形胶质细胞产生的且为神经元生长与存活所必需的蛋白质分子。神经营养因子通常以膜受体介导入胞的方式进入神经末梢，再经逆向轴浆运输抵达胞体，促进胞体合成有关的蛋白质，从而发挥其支持神经元生长、发育和功能完整性的作用。有些NT也可由神经元产生，经顺向轴浆运输到达神经末梢，对其支配的突触后神经元的形态和功能完整性起支持作用。

目前已被确定的NT有神经生长因子（nerve growth factor，NGF）、脑源性神经营养因子（brain-derived neurotrophic factor，BDNF）、神经营养因子-3（NT-3）和神经营养因子-4/5（NT-4/5），可能还有神经营养因子-6（NT-6）。除以上经典的神经营养因子外，能影响神经元生长的还有睫状神经营养因子、胶质细胞源性神经营养因子、白血病抑制因子、胰岛素样生长因子-1、转化生长因子、表皮生长因子、成纤维细胞生长因子和血小板源生长因子等。

二、神经胶质细胞的功能

神经胶质细胞广泛分布于中枢神经系统和周围神经系统中，总数达（1~5）$\times 10^{12}$个，为神经元数的10~50倍。与神经元相比，胶质细胞在形态和功能上有很大差异。胶质细胞也有突起，但无树突和轴突之分；细胞之间不形成化学性突触，但普遍存在缝隙连接。胶质细胞也有随细胞外K^+浓度改变而改变的膜电位，但不能产生动作电位。在星形胶质细胞膜中还存在多种神经递质的受体。此外，胶质细胞终身具有分裂增殖能力。

目前对胶质细胞功能的了解仍然有限，一般认为其有以下几方面功能。

1）物质代谢和营养作用　星形胶质细胞一方面通过血管周足和突起连接毛细血管与神经元，对神经元起运输营养物质和排出代谢产物的作用；另一方面还能产生神经营养因子，以维持神经元的生长、发育和功能的完整性。

2）稳定细胞外的K^+浓度　星形胶质细胞膜上的钠泵活动可将细胞外过多的K^+泵入胞内，并通过缝隙连接将其分散到其他胶质细胞，以维持细胞外合适的K^+浓度，有助于神经元电活动的正常进行。当增生的胶质细胞发生瘢痕变化时，其泵K^+的能力减弱，可导致细胞外K^+浓度升高，使神经元的兴奋性增强，从而形成局部癫痫病灶。

3）参与某些活性物质的代谢　星形胶质细胞能摄取神经元释放的某些递质，如谷氨酸和γ-氨基丁酸，再转变为谷氨酰胺而转运到神经元内，从而消除这类递质对神经元的持续作用，同时也为氨基酸类递质的合成提供前体物质。此外，星形胶质细胞还能合成和分泌多种生物活性物质，如血管紧张素原、前列腺素、白细胞介素，以及多种神经营养因子等。

4）支持和引导神经元迁移　中枢内除神经元和血管外，其余空间主要由星形胶质细胞充

笔记

填，它们以其长突起在脑和脊髓内交织成网，形成支持神经元胞体和纤维的支架。此外，研究者还观察到，在人和猴的大脑和小脑皮质发育过程中，发育中的神经元沿胶质细胞突起的方向迁移到它们最终的定居部位。

5）修复和再生作用   当脑和脊髓受损而变性时，小胶质细胞能转变成巨噬细胞，加上来自血中的单核细胞和血管壁上的巨噬细胞，共同清除变性的神经组织碎片。碎片清除后留下的缺损，则主要依靠星形胶质细胞的增生来充填，但增生作用过强可形成脑瘤。在周围神经再生过程中，轴突沿施万细胞所构成的索道生长。

6）隔离作用   胶质细胞具有隔离中枢神经系统内各个区域的作用。星形胶质细胞的突起可覆盖投射到同一神经元群的每一个神经末梢，以免不同来源传入纤维的相互干扰；也可包裹终止于同一神经元树突干上成群的轴突末端，形成突触小球，将它们与其他神经元及其突起分隔开来，以防止对邻近神经元产生影响。

7）参与脑屏障的形成   中枢神经系统内存在血-脑屏障、血-脑脊液屏障和脑-脑脊液屏障。星形胶质细胞的血管周足是构成血-脑屏障的重要组成部分，构成血-脑脊液屏障和脑-脑脊液屏障的脉络丛上皮细胞和室管膜细胞也属于胶质细胞。

8）免疫应答作用   星形胶质细胞是中枢内的抗原提呈细胞，其质膜中存在特异性主要组织相容性复合体Ⅱ，能与经处理过的外来抗原结合，将其呈递给T淋巴细胞。

第二节 神经元之间的信息传递

神经元与神经元之间、神经元与效应细胞之间的信息传递都是通过突触进行的。突触（synapse）是神经元之间在功能上发生联系的部位。在突触处的信息传递过程称为突触传递（synaptic transmission）。

通常从以下几方面对神经系统中数目巨大的突触进行分类：① 根据信息传递方式的不同，可将突触分为电突触（electrical synapse）和化学突触（chemical synapse）。前者直接以离子电流作为其信息传递媒介，而后者以特定的化学物质（即神经递质）为其信息传递媒介。化学突触又可根据突触的前、后结构之间解剖学关系的紧密程度分为定向突触（directed synapse）和非定向突触（non-directed synapse）。② 根据突触前、后神经元相互接触的部位不同，可将突触分为轴突-树突型突触（轴-树突触）、轴突-胞体型突触（轴-胞突触）、轴突-轴突型突触（轴-轴突触）、树突-树突型突触（树-树突触）等多种类型（图3-5）。③ 根据突触信息传递对突触后神经元功能的影响，可将突触分为兴奋性突触（excitatory synapse）和抑制性突触（inhibitory synapse）。④ 根据化学突触与化学突触或电突触的组合方式不同，还可将突触分为串联突触（serial synapse）、交互突触（reciprocal synapse）和混合突触（mixed synapse）（图3-6）。

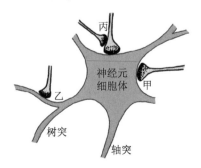

甲、乙、丙分别表示轴突-胞体型突触、
轴突-轴突型突触、轴突-树突型突触。

图3-5 突触的基本类型模式图

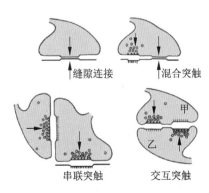

箭头示突触传递方向。

图3-6 几种特殊类型突触的模式图

笔记

一、化学性突触传递

在人和哺乳动物的神经系统中，化学突触占大多数，化学性突触传递是神经系统信息传递的主要形式。化学突触一般由突触前膜、突触间隙和突触后膜3部分组成（图3-7）。

（一）定向突触传递

定向突触是指突触前、后两部分之间有紧密解剖关系的突触，即突触前末梢释放的递质仅作用于范围极为局限的突触后膜结构，其典型例子是骨骼肌神经肌肉接头和神经元之间的经典突触。

1. 经典突触的结构

经典突触最常见于轴-树突触和轴-胞突触，也见于轴-轴突触（图3-5）。

经典突触的突触前、后膜都比一般神经元膜稍厚。在突触前末梢的轴浆内含有较多的线粒体和大量囊泡，后者称为突触囊泡（synaptic vesicle），其直径为20~80 nm，内含高浓度的神经递质。不同突触的突触囊泡的大小和形态不完全相同，一般分为以下3种：① 小而清亮透明的突触囊泡，内含乙酰胆碱或氨基酸类递质；② 小而具有致密中心的突触囊泡，内含儿茶酚胺类递质；③ 大而具有致密中心的突触囊泡，内含神经肽类递质。与突触前膜递质释放部位相对应的突触后膜中有相应的特异性受体或递质门控通道。突触前膜和突触后膜之间的突触间隙宽20~40 nm（图3-7）。

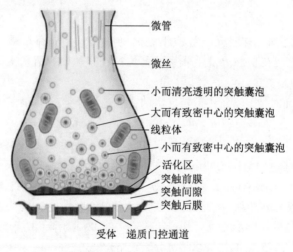

微管
微丝
小而清亮透明的突触囊泡
大而有致密中心的突触囊泡
线粒体
小而有致密中心的突触囊泡
活化区
突触前膜
突触间隙
突触后膜
受体　递质门控通道

图3-7　突触的微细结构模式图

2. 经典突触的传递过程

当突触前神经元的兴奋沿神经纤维传到末梢时，突触前膜去极化；当去极化达一定水平时，前膜中的电压门控 Ca^{2+} 通道开放，Ca^{2+} 顺电化学梯度从胞外进入胞内，导致轴突前末梢轴浆内 Ca^{2+} 浓度瞬时升高，由此触发突触囊泡的出胞作用，即引起末梢内神经递质的量子式释放。随后，轴浆内 Ca^{2+} 主要由 Na^+-Ca^{2+} 交换迅速外流而恢复轴浆内 Ca^{2+} 浓度。递质的释放量与进入轴浆内的 Ca^{2+} 量呈正相关。

由轴浆内 Ca^{2+} 浓度瞬时升高触发递质释放的机制十分复杂，须经历突触囊泡的动员、摆渡、着位、融合和出胞等步骤（图3-8）。当轴浆内 Ca^{2+} 浓度升高时，Ca^{2+} 与钙调蛋白（calmodulin, CaM）结合为 Ca^{2+}-CaM 复合物，激活 Ca^{2+}-CaM 依赖的蛋白激酶Ⅱ，蛋白激酶Ⅱ使突触蛋白发生磷酸化，使突触囊泡从其结合的骨架丝上游离出来，这一步骤即为动员（mobilization）。然后，游离的突触囊泡在一类小分子 G 蛋白 Rab3 的帮助下向活化区移动，这一步骤称为摆渡（trafficking）。到达活化区的突触囊泡，其膜中的突触囊泡蛋白（υ-SNARE）与突触前膜中的两种靶蛋白（SNAP-25 和突触融合蛋白）结合，使突触囊泡固定于前膜上，这一步骤称为着位（docking）。随即，突触囊泡膜上的另一种蛋白，即突触结合蛋白（synaptotagmin，或称 p65）在轴浆内高浓度 Ca^{2+} 条件下发生变构，消除它对融合的钳制作用，于是突触囊泡膜和突触前膜发生融合（fusion），就像拉链的两排链牙逐渐咬合在一起。最后，突触囊泡膜和突触前膜上暂时形成的融合孔（fusion pore）迅速将递质从突触囊泡释出，递质进入突触间隙，完成出胞作用（exocytosis）。在中枢神经系统，自 Ca^{2+} 进入突触前末梢至递质的释放仅有 0.2~0.5 ms。

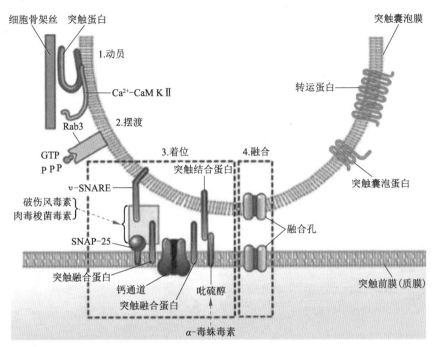

图示突触囊泡在 Ca^{2+} 触发下的动员、摆渡、着位和融合等一系列步骤；图中的突触囊泡借助突触蛋白附着于细胞骨架丝上，在激活的 Ca^{2+}-CaM 依赖的蛋白激酶的作用下被动员，然后在小分子 G 蛋白 Rab3 的帮助下完成摆渡，着位和融合分别用两个虚线框分开；虚线箭头表示多种神经毒素的作用靶点。

图 3-8 突触传递过程中突触囊泡释放递质示意图

递质释入突触间隙后，经扩散抵达突触后膜，作用于后膜中的特异性受体或递质门控通道，引起后膜对某些离子通透性的改变，使某些带电离子进出后膜，突触后膜即发生一定程度的去极化或超极化。突触后膜的这种电位变化称为突触后电位（postsynaptic potential）。

3. 兴奋性和抑制性突触后电位

根据突触后膜发生去极化或超极化，可将突触后电位（包括接头电位）分为兴奋性和抑制性两种。

（1）兴奋性突触后电位

突触后膜在某种神经递质作用下产生的局部去极化电位变化称为兴奋性突触后电位（excitatory postsynaptic potential，EPSP）。如骨骼肌中肌梭的传入神经纤维与脊髓前角的运动神经元之间形成突触联系，当电刺激相应肌梭的传入纤维后约 0.5 ms，运动神经元胞体的突触后膜即发生去极化（图 3-9a、图 3-9b(i)）。EPSP 的产生机制是兴奋性递质作用于突触后膜的相应受体，使某些离子通道开放，后膜对 Na^+ 和 K^+ 的通透性增大，且 Na^+ 内流大于 K^+ 外流，故发生净内向电流，导致后膜出现局部去极化。

（2）抑制性突触后电位

突触后膜在某种神经递质作用下产生的局部超极化电位变化称为抑制性突触后电位（inhibitory postsynaptic potential，IPSP）。如来自伸肌肌梭的传入冲动在兴奋脊髓伸肌运动神经元的同时，通过抑制性中间神经元抑制脊髓屈肌运动神经元。若电刺激伸肌肌梭的传入纤维，屈肌运动神经元膜将出现超极化（图3-9a、图3-9b(ii)）。其产生机制是抑制性中间神经元释放的抑制性递质作用于突触后膜，使后膜中的 Cl^- 通道开放，引起 Cl^- 内流，形成外向电流，结果使突触后膜发生超极化。此外，IPSP 的形成还可能与突触后膜 K^+ 通道的开放或 Na^+ 通道和 Ca^{2+} 通道的关闭有关。

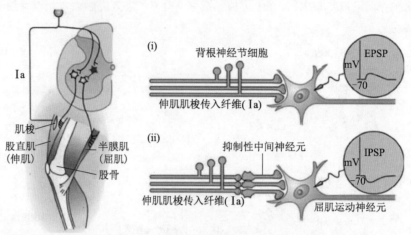

(a) 股直肌（伸肌）内肌梭的传入　　　(b) 伸肌肌梭传入冲动直接兴奋和间接抑制
冲动沿 Ia 类纤维传入中枢　　　　　　运动神经元的放大示意图

在脊髓前角，传入冲动一方面直接与支配该肌的运动神经元形成突触联系，产生兴奋性作用；另一方面通过一个抑制性中间神经元间接作用于支配半膜肌（屈肌）的运动神经元，产生抑制性作用。（i）引起运动神经元产生 EPSP；（ii）引起运动神经元产生 IPSP。

图 3-9　兴奋性突触后电位（EPSP）和抑制性突触后电位（IPSP）产生的示意图

4. 动作电位在突触后神经元的产生

由于一个突触后神经元常与多个突触前神经末梢构成突触，而产生的突触后电位既有 EPSP，也有 IPSP，因此，突触后神经元胞体就好比是个整合器，突触后膜上电位改变的总趋势取决于同时或几乎同时产生的 EPSP 和 IPSP 的代数和。当总趋势为超极化时，突触后神经元表现为抑制；而当突触后膜去极化并达到阈电位水平时，即可爆发动作电位。但动作电位并不首先发生在胞体，而是发生在运动神经元和中间神经元的轴突始段，或是感觉神经元有髓鞘神经轴突的第一个郎飞结处。这是因为电压门控钠通道在这些部位的质膜中密度较大，而在胞体和树突膜中则很少分布（图3-10）。动作电位一旦爆发便可沿轴突传向末梢而完成兴奋传导。

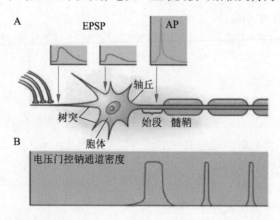

A. 当突触后神经元的树突接受突触前末梢的兴奋性传递时，在靠近该突触的树突膜和胞体上可记录到不同幅度的 EPSP；B. 电压门控通道在轴突始段和每个郎飞结处的密度明显高于胞体和树突。

图 3-10　动作电位在突触后神经元产生的示意图

5. 突触可塑性

突触可塑性（synaptic plasticity）是指突触的形态和功能可发生较持久改变的特性或现象；但从生理学的角度看，突触可塑性主要是指突触传递效率的改变。突触可塑性普遍存在于中枢神经系统中，与未成熟神经系统的发育以及成熟后的学习、记忆和脑的其他高级功能活动密切相关。突触可塑性主要有以下几种形式。

（1）强直后增强

重复刺激突触前神经元可使突触后电位的幅度短时性发生改变。强直后增强（post-tetanic potentiation，PTP）就属于这种形式的突触可塑性，它是突触前末梢在接受一短串高频刺激（即强直刺激）后，再以单个刺激作用于突触前神经元，在突触后神经元上产生的突触后电位增强现象。PTP 通常可持续数分钟，最长可持续 1 小时或 1 小时以上。强直刺激可使大量 Ca^{2+} 进入突触前末梢内，这些 Ca^{2+} 需要较长时间才能进入细胞内的钙库（如滑面内质网和线粒体等），且这些钙库可出现暂时性 Ca^{2+} 饱和，从而使轴浆内游离 Ca^{2+} 暂时蓄积。高浓度 Ca^{2+} 激活了对 Ca^{2+} 敏感的酶（如 Ca^{2+}-CaM 依赖的蛋白激酶 II），进而促进突触囊泡的动员，也可加速 Rab3 对囊泡的摆渡，结果使递质持续大量释放，导致突触后电位持续增强。

（2）习惯化和敏感化

1）习惯化（habituation） 通常由反复的平和刺激引起，刺激刚开始时通常有新奇感并引起一定反应，但随着刺激的重复，便对该刺激习以为常而不再予以重视。习惯化产生的机制是反复刺激使突触前末梢钙通道逐渐失活，Ca^{2+} 的内流减少，因而递质释放减少。

2）敏感化（sensitization） 是一种对原有刺激反应增强和延长的表现，一般由伤害性刺激触发。一次或多次外加伤害性刺激后，可使随后的平和刺激所引起的反应增强。敏感化产生的机制是突触前末梢膜中钙通道开放的时间延长，Ca^{2+} 的内流增多，致使末梢递质释放增多，实质上是突触前易化。

（3）长时程增强和长时程压抑

1）长时程增强（long-term potentiation，LTP） 是指突触前神经元在短时间内受到快速重复的刺激后，在突触后神经元快速形成的持续时间较长的 EPSP 增强，表现为潜伏期缩短、幅度增高、斜率加大。与 PTP 相比，LTP 的持续时间要长得多，最长可达数日。LTP 的产生机制与 PTP 不同，LTP 是因递质作用于突触后神经元后，使突触后神经元胞质内 Ca^{2+} 增加产生；而 PTP 则是因突触前末梢轴浆 Ca^{2+} 增加引起的。LTP 可见于神经系统的许多部位，尤其多见于与学习记忆有关的脑区（如海马、杏仁核、大脑皮质等），已被公认是脊椎动物学习和记忆的细胞学基础。

海马中 Schaffer 侧支 LTP 产生的机制是：当低频刺激 Schaffer 侧支时，突触前末梢释放少量谷氨酸递质，后者与海马 CA1 区神经元树突膜（突触后膜）中的谷氨酸促离子型 AMPA 受体结合，使 AMPA 受体通道开放，Na^+ 内流，产生一定幅度的 EPSP，此时另一种谷氨酸促离子型 NMDA 受体通道因 Mg^{2+} 阻塞于通道内而不能开放；当给予高频（50 Hz）刺激时，突触前末梢释放大量谷氨酸，使突触后膜产生的 EPSP 幅度增大，导致阻塞于 NMDA 受体通道中的 Mg^{2+} 移出，Ca^{2+} 和 Na^+ 得以进入突触后神经元；进入突触后神经元的 Ca^{2+} 可激活 Ca^{2+}-CaM 依赖的蛋白激酶 II，进而使 AMPA 受体通道磷酸化而增加其电导，也能将储存于胞质中的 AMPA 受体转移到突触后膜中而增加其密度，使突触后反应增强。此外，可能还有化学性信号（可能是花生四烯酸和一氧化氮）自突触后神经元产生，逆向作用于突触前神经元，引起谷氨酸的长时程量子式释放（见图 3-11）。

2）长时程压抑（long-term depression，LTD） 是指突触强度的长时程减弱。LTD 也广泛存在于中枢神经系统。在海马，若给予等量的低频（1 Hz）刺激，LTD 可在产生 LTP 的同一突触被引出，此时突触后胞质内 Ca^{2+} 浓度轻度升高。胞质内 Ca^{2+} 浓度轻度升高时蛋白磷酸酶优

笔记

先被激活，结果使 AMPA 受体去磷酸化，导致电导降低，突触后膜中 AMPA 受体的数量也减少，从而产生 LTD（见图 3-11）。

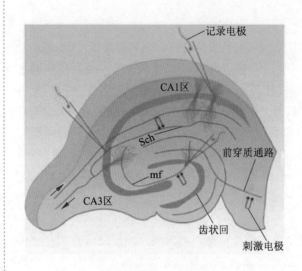

mf—苔藓纤维；Sch—Schaffer侧支。在海马的前穿质通路、苔藓纤维和Schaffer侧支放置刺激电极进行电刺激，可分别在齿状回、CA3区以及CA1区通过记录电极引导出刺激反应。

(a) 海马神经通路及长时程增强研究方法

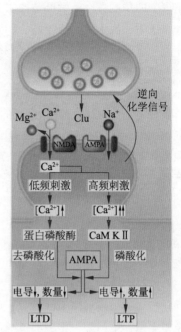

CaM K Ⅱ—Ca²⁺-CaM依赖的蛋白激酶Ⅱ；Glu—谷氨酸；NMDA、AMPA—两种谷氨酸促离子型受体；LTD—长时程压抑；LTP—长时程增强。

(b) Schaffer侧支长时程增强和长时程压抑产生机制

图 3-11　海马的神经通路及 Schaffer 侧支长时程增强和长时程压抑产生机制示意图

6. 突触传递的特征

化学性突触传递明显不同于神经纤维上的冲动传导，其特征主要表现为以下几个方面。

（1）单向传播

兴奋经化学性突触传递时，只能从突触前末梢传向突触后神经元，这一现象称为单向传播（one way communication）。这是因为递质通常由突触前末梢释放，受体主要位于突触后膜。化学性突触传递的单向传播具有重要意义，它限定了神经兴奋传导所携带的信息只能沿着指定的路线传递。

（2）突触延搁

化学性突触传递需经历前膜释放递质，递质在突触间隙内扩散，递质作用于后膜受体以及后膜离子通道开放等多个环节，所需时间比兴奋在相同距离的神经纤维上的传导时间要长得多，这种现象称为突触延搁（synaptic delay）。由于在中枢神经系统中，兴奋往往要经过多个突触的传递，所以兴奋通过神经中枢所需时间较长，这一现象称为中枢延搁（central delay）。在多突触反射中，兴奋经过的突触数目越多，中枢延搁时间就越长。

（3）兴奋的总和

在反射活动中，单根神经纤维的传入冲动一般不能使中枢产生传出效应，需有若干神经纤维的传入冲动同时或几乎同时到达同一中枢，才可能产生传出效应。这是因为单根神经纤维单个传入冲动引起的 EPSP 为局部电位，其去极化幅度较小（明显小于骨骼肌单个终板电位），一般不能引发突触后神经元出现动作电位，但若干传入纤维引起的多个 EPSP 可以在空间上和时间上产生总和。如果总和后达到阈电位水平即可爆发动作电位；反之，若总和后未达到阈电位水平，则此时突触后神经元虽未出现兴奋，但膜电位去极化程度加大，更接近于

笔 记

阈电位水平，表现为易化（facilitation）。

（4）兴奋节律的改变

如果测定某一反射弧的传入神经（突触前神经元）和传出神经（突触后神经元）在兴奋传递过程中的放电频率，会发现两者往往不同。这是因为突触后神经元常同时接受多个突触前神经元的突触传递，突触后神经元自身的功能状态也可能不同，且反射中枢常经过多个中间神经元接替，因此最后传出冲动的频率取决于各种影响因素的综合效应。

（5）后发放（after discharge）

后发放又称为后放电、后放，是指在反射活动中，当刺激停止后，传出神经在一定时间内仍可持续发放神经冲动，使反射活动能持续一段时间的现象。引起后发放的原因除中枢神经元的环路联系外，在效应器发生反应时，其本身的感受器（如骨骼肌中的肌梭）也会因受到刺激而兴奋，这种继发性兴奋经传入神经传入中枢后，对维持和纠正原先的反射活动具有反馈性调节作用，这也是产生后发放的原因之一。

（6）对内环境变化的敏感性和易疲劳性

因为突触间隙与细胞外液相通，因此内环境理化因素的变化，如离子浓度和 pH 值的改变、缺氧、CO_2 过多、麻醉剂及某些药物等均可影响化学性突触传递。另外，用高频电脉冲连续刺激突触前神经元，突触后神经元的放电频率将逐渐降低；而将同样的刺激施加于神经纤维，则神经纤维的放电频率在较长时间内不会降低，说明突触传递相对容易发生疲劳，其原因可能与递质的耗竭有关。

（二）非定向突触传递

非定向突触是指突触前、后两部分之间无紧密解剖关系的突触，即突触前末梢释放的递质可扩散至距离较远和范围较广的突触后结构，此类传递也称为非突触性化学传递（non-synaptic chemical transmission），其典型例子是自主神经（多见于交感神经）节后纤维与效应细胞之间的接头，如交感神经末梢到达血管平滑肌或心肌处的神经肌肉接头。肾上腺素能神经元的轴突末梢有许多分支，分支上约每隔 5 μm 出现一个膨大结构，称为曲张体（varicosity）。1 个神经元上的曲张体可多达 2×10^4 个。曲张体外无施万细胞包裹，其内含大量小而具有致密中心的突触囊泡，内含高浓度的去甲肾上腺素；但曲张体并不与突触后效应细胞形成经典的突触联系，而是沿分支抵达效应细胞的近旁（图 3-12）。当神经冲动传到曲张体时，递质从曲张体释出，经扩散与效应细胞上的相应受体结合，产生与突触后电位相似的接点电位（junction potential）。

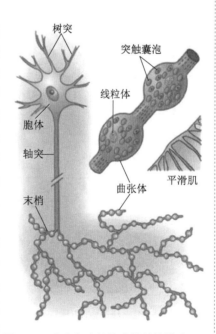

图 3-12　非定向突触传递的结构模式图

非定向突触传递也可见于中枢神经系统，主要发生在单胺类神经纤维末梢部位。如大脑皮质内一些无髓鞘的去甲肾上腺素能纤维、黑质的多巴胺能纤维以及脑干 5-羟色胺能纤维均以这种模式进行传递。此外，在轴突末梢以外的部位也能进行非定向突触传递，如有的轴突膜能释放乙酰胆碱，有的树突膜能释放多巴胺等。

与定向突触传递相比，非定向突触传递的特点有：① 突触前、后结构并不一一对应，即无特化的突触后膜结构，一个曲张体释放的递质可作用于突触后结构的许多靶点，即相应的受体，但其分布较为分散；② 递质扩散的距离较远，且远近不等，曲张体与效应细胞之间的距离一般大于 20 nm，有的甚至超过 400 nm，故突触传递的时间较长，且长短不一；③ 释放

笔记

的递质能否产生效应，取决于突触后结构上有无相应受体。

二、电突触传递

电突触（electrical synapse）的结构基础是缝隙连接（图 3-13）。缝隙连接通道允许带电离子和许多有机分子从一个细胞的胞质直接流入另一个细胞的胞质，以离子电流为基础的局部电流和突触后电位能以电紧张的形式通过电突触，因此两个细胞之间以电突触相连接的关系称为电紧张耦联（electrotonically coupled）。一般情况下，电突触传递具有双向性、低电阻性和快速性等特点。在成年哺乳动物的中枢神经系统和视网膜中，电突触传递主要发生在同类神经元之间，其意义在于促进同类神经元群的同步化活动。当邻接细胞胞质中的 pH 降低或 Ca^{2+} 浓度升高时，缝隙连接通道可暂时关闭，以免造成细胞损伤。

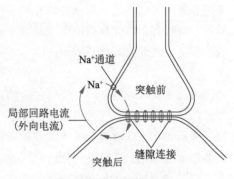

图 3-13 电突触模式图

三、神经递质和受体概述

（一）神经递质

所有的化学性突触传递（包括定向和非定向突触传递）都是以神经递质作为信息传递媒介的。神经递质（neurotransmitter）是指由突触前神经元合成并在末梢处释放，能特异性地作用于突触后神经元或效应细胞的受体，并使突触后神经元或效应细胞产生一定效应的信息传递物质。哺乳动物的神经递质种类很多，已知的达 100 多种，可根据其化学结构分成若干大类（表 3-2）。

表 3-2 哺乳动物神经递质的分类

分类	主要成员
胆碱类	乙酰胆碱
单胺类	肾上腺素、去甲肾上腺素、多巴胺、5-羟色胺、组胺
氨基酸类	谷氨酸、门冬氨酸、甘氨酸、γ-氨基丁酸
肽类	下丘脑调节肽、血管升压素、催产素、阿片肽、脑-肠肽、心房钠尿肽等
嘌呤类	腺苷、ATP
脂类	花生四烯酸及其衍生物（前列腺素等）、神经活性类固醇
气体类	NO、CO

1. 神经递质的鉴定

一般认为，神经递质应符合或基本符合以下条件：① 突触前神经元应具有合成递质的前体和酶系统，并能合成该递质；② 递质储存于突触囊泡内，当神经冲动抵达末梢时，囊泡内的递质能释放入突触间隙；③ 释出的递质经突触间隙扩散作用于突触后膜中的特异受体而发挥其生理作用；④ 存在使该递质失活的酶或其他失活方式（如重摄取）；⑤ 有特异的受体激动剂和拮抗剂，能分别模拟或阻断相应递质的突触传递作用。后来的研究发现，有些物质（如 NO、CO 等）虽不完全符合上述经典递质的 5 个条件，但所起的作用与递质完全相同，故也将它们视为神经递质。

2. 神经调质

除递质外，神经元还能合成和释放一些化学物质，它们并不在神经元之间直接起信息传递作用，而是增强或削弱递质的信息传递效率，这类对递质信息传递起调节作用的物质称为神经调质（neuromodulator）。调质所发挥的作用称为调制作用（modulating action）。由于递质在有些情况下也可起调质的作用，而在另一些情况下调质也可发挥递质的作用，因此两者之间并无十分明确的界限（图3-14）。

3. 递质共存

递质共存（neurotransmitter co-existence）是指两种或两种以上的递质（包括调质）共存于同一神经元内的现象。递质共存的意义在于协调某些生理功能活动。例如，猫唾液腺接受副交感神经和交感神经的双重支配，副交感神经内含乙酰胆碱和血管活性肠肽两种递质，前者引起唾液分泌；后者可舒张血管和增加唾液腺的血供（水源），并增强唾液腺上胆碱能受体的亲和力；两者协调作用，使唾液腺分泌大量稀薄的唾液。交感神经内含去甲肾上腺素和神经肽Y两种递质，前者促进唾液分泌和减少血供（水源）；后者收缩血管，减少血供，结果使唾液腺分泌少量黏稠的唾液（图3-15）。

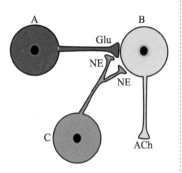

谷氨酸（Glu）能神经元A与胆碱（ACh）能神经元B形成突触，谷氨酸是神经递质；去甲肾上腺素（NE）能神经元C与A的轴突和B的胞体构成突触，但NE此时的作用主要是调制神经元A的Glu释放，所以是神经调质。

图 3-14 神经递质和神经调质的作用模式图

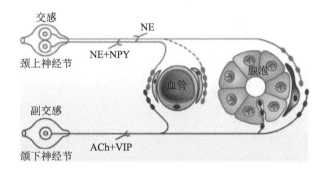

NE—去甲肾上腺素；NPY—神经肽Y；ACh—乙酰胆碱；VIP—血管活性肠肽。

图 3-15 支配唾液腺的自主神经中递质共存的模式图

4. 递质的代谢

递质的代谢包括递质的合成、储存、释放、降解、重摄取和再合成等步骤。乙酰胆碱和胺类递质都在有关合成酶的催化下，且多在胞质中合成，然后储存于突触囊泡内。肽类递质则在基因调控下，通过核糖体的翻译，并在翻译后经酶切加工等过程而形成。突触前末梢释放递质的过程已在前文中介绍。递质与受体结合及生效后很快被消除。消除的方式主要有酶促降解和被突触前末梢重摄取等。如乙酰胆碱的消除依靠突触间隙中的胆碱酯酶，后者能迅速水解乙酰胆碱为胆碱和乙酸，胆碱则被重摄取回末梢内，用于重新合成新递质；去甲肾上腺素主要通过末梢的重摄取及少量通过酶解失活而被消除；肽类递质的消除主要依靠酶促降解。

（二）神经系统受体

受体（receptor）是指位于细胞膜上或细胞内能与某些化学信息物质（如递质、调质、激素等）特异性结合并诱发特定生物效应的特殊生物大分子。与受体结合的化学物质则称为配体（ligand）。神经递质作为一类自然配体，其受体多为细胞膜受体，是带有糖链的跨膜蛋白质分子。临床上和实验室研究中使用的许多药物实际上就是神经递质受体的激动剂（agonist）

笔记

或拮抗剂（antagonist），前者与受体特异结合后能产生与自然配体相同的生物效应，而后者与受体特异结合后不仅不产生效应，反因占据了受体而产生对抗自然配体或激动剂的效应。神经系统的受体具有以下一些重要的共同特性。

1. 受体的亚型

每一种受体都有若干种亚型（subtype）。如胆碱能受体可分为毒蕈碱受体（M受体）和烟碱受体（N受体），M受体可再分为M_1、M_2、M_3等受体亚型，N受体可再分为N_1和N_2受体亚型；肾上腺素能受体可分为α受体和β受体，α受体和β受体又可分别分为$α_1$、$α_2$受体亚型和$β_1$、$β_2$、$β_3$受体亚型。受体亚型的出现，表明一种递质能通过作用于多种不同受体或受体亚型而产生多种生物效应。

2. 突触前受体

神经递质的受体一般存在于突触后膜，但也可分布于突触前膜。分布于突触前膜的受体称为突触前受体（presynaptic receptor）。突触前受体又可进一步分为突触前自调受体和突触前旁调受体两类，前者接受自身突触前神经末梢释放递质的作用，后者接受附近其他神经或组织释放的递质或活性物质的作用（图3-16）。突触前受体被递质激动后，可调制突触前末梢的递质释放，即抑制或易化递质的释放。例如，突触前膜释放的去甲肾上腺素作用于突触前$α_2$受体，可抑制突触前膜对去甲肾上腺素的进一步释放。有些突触前受体被激动时能易化递质释放，例如交感神经末梢的突触前血管紧张素受体被血管紧张素Ⅱ激动后，可易化突触前膜释放去甲肾上腺素。

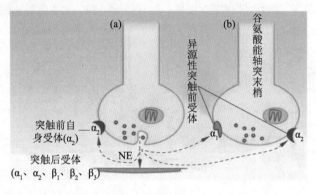

（a）示突触前神经元释放去甲肾上腺素（NE）作用于突触后受体（$α_1$、$α_2$、$β_1$、$β_2$、$β_3$），引起生理效应；也可反过来作用于突触前自身受体（$α_2$）抑制突触前膜NE的释放。NE还作用于（b）中谷氨酸能轴突末梢上的异源性突触前受体（$α_1$和$α_2$），分别促进和抑制谷氨酸释放。

图3-16 突触前受体调节递质释放示意图

3. 受体的作用机制

受体在与递质发生特异性结合后被激活，然后通过一定的跨膜信号转导途径，使突触后神经元活动改变或使效应细胞产生效应。

4. 受体的浓集

在与突触前活化区相对应的突触后膜上有成簇的受体浓集，因为此处存在受体的特异性结合蛋白（specific binding protein）。当神经活动时，游离的受体可迅速移向其特异性结合蛋白并与之结合，使受体在后膜上浓集成簇；当神经不活动时，受体可解聚并移去。

5. 受体的调节

膜受体蛋白的数量和与递质结合的亲和力在不同的生理或病理情况下均可发生改变。当递质分泌不足时，受体的数量将逐渐增加，亲和力也逐渐升高，称为受体的上调（up regulation）；反之，当递质释放过多时，则受体的数量和亲和力均下降，称为受体的下调（down regulation）。由于膜的流动性，储存于胞内膜结构中的受体蛋白可表达于细胞膜中，使发挥作

笔记

用的受体数量增多；而细胞膜中的受体也可通过受体蛋白的内吞作用入胞，即内化（internalization），减少膜中发挥作用的受体数量。至于受体亲和力的改变，通常是通过受体蛋白的磷酸化或去磷酸化实现的。当然，受体数量和亲和力的调节都是受控的。

第三节 反射活动的基本规律

一、反射及其分类

反射（reflection）是指在神经系统的参与下，机体对体内外各种刺激做出的规律性的反应或应答。反射是神经活动的基本方式。人和高等动物的反射分为非条件反射（unconditioned reflex）和条件反射（conditioned reflex）。非条件反射是指生来就有、数量有限、比较固定的低级形式的反射活动，如防御反射、食物反射、性反射等。这类反射是人和动物在长期的种系发展中形成的。它的建立无须大脑皮质的参与，通过皮质下各级中枢就能形成。它使人和动物能够初步适应环境，对于个体生存和种系生存具有重要意义。条件反射是指通过后天学习和训练而形成的反射。它是反射活动的高级形式，是人和动物在个体生活过程中为适应生活环境，在非条件反射的基础上不断建立起来的，其数量无限，可以建立，也能消退。人和高等动物形成条件反射的主要中枢部位在大脑皮质。与非条件反射相比，条件反射使人和高等动物对各种环境具有更加完善的适应性。

二、反射的中枢整合

反射活动是通过反射弧结构完成的。反射弧由感受器、传入神经、神经中枢、传出神经和效应器5部分组成。其中，神经中枢是反射弧结构中最复杂的部分。不同反射的中枢范围可相差很大。传入神经元和传出神经元之间在中枢部位只经过一次突触传递的反射，称为单突触反射（monosynaptic reflex）。腱反射是体内唯一的单突触反射。在中枢部位经过多次突触传递的反射，称为多突触反射（polysynaptic reflex）。人和高等动物体内的大部分反射都属于多突触反射。在整体情况下，无论是简单的还是复杂的反射，传入冲动进入脊髓或脑干后，除在同一水平与传出部分发生联系并发出传出冲动外，还有上行冲动传到更高级的中枢部位进一步整合，再由高级中枢发出下行冲动来调节反射的传出冲动。因此，进行反射时，既有初级水平的整合活动，也有较高级水平的整合活动，在通过多级水平的整合后，反射活动将更具复杂性和适应性。

三、中枢神经元的联系方式

多突触反射以数量众多的中间神经元为桥梁，中枢神经元相互连接成网。神经元之间的联系方式多种多样，不同的联系方式产生不同的传递效应，归纳起来主要有以下几种。

（一）单线式联系

单线式联系（single-line connection）是指一个突触前神经元仅与一个突触后神经元发生突触联系（图3-17a）。例如，视网膜中央凹处的一个视锥细胞通常只与相连的一个双极细胞和一个神经节细胞构成单线式联系，使视锥系统具有较高的分辨能力。但真正的单线式联系很少见，会聚程度较低的突触联系通常被视为单线式联系。

笔记

（二）辐散式和聚合式联系

1）辐散式联系（divergent connection）　是指一个神经元通过其轴突末梢分支与多个神经元形成突触联系（图3-17b），从而使与之相联系的许多神经元同时兴奋或抑制。这种联系方式在传入通路中较多见。

2）聚合式联系（convergent connection）　是指一个神经元接受来自许多神经元轴突末梢的投射而建立突触联系（图3-17c），因而有可能使来源于不同神经元的兴奋和抑制在同一神经元上整合，导致后者兴奋或抑制。这种联系方式在传出通路中较多见。

（三）链锁式和环式联系

在神经通路中，若由中间神经元构成的辐散式与聚合式联系同时存在，则可形成链锁式联系或环式联系（图3-17d、e）。

1）链锁式联系（chain connection）　是指神经元呈链锁式的顺序分支，持续地将兴奋传递给后续的神经元。神经冲动通过链锁式联系，延长了兴奋时间，并在空间上扩大了作用范围。

2）环式联系（recurrent connection）　是指一个神经元通过侧支和中间神经元相连接，后者的轴突分支返回来直接或间接作用于该神经元。兴奋通过环式联系，或可因负反馈而使活动及时终止，或可因正反馈而使兴奋增强和延续。在环式联系中，即使最初的刺激已经停止，传出通路上的冲动发放仍能持续一段时间，这种现象称为后发放或后放电（after discharge）。后发放现象也可见于各种神经反馈活动中。

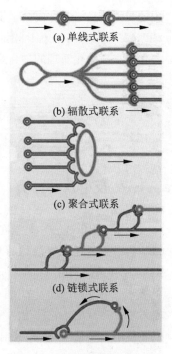

(a) 单线式联系

(b) 辐散式联系

(c) 聚合式联系

(d) 链锁式联系

(e) 环式联系

图 3-17　中枢神经元的联系方式示意图

四、局部回路神经元和局部神经元回路

（一）局部回路神经元

中枢神经系统存在大量短轴突和无轴突的神经元，如脊髓的中间神经元，丘脑的无轴突神经元，小脑皮质的星状细胞、篮状细胞，海马的篮状细胞，视网膜的水平细胞，嗅球的颗粒细胞等。与长轴突的投射神经元不同，这些神经元并不投射到远隔部位，其轴突和树突仅在某一中枢部位内部起联系作用，故称为局部回路神经元（local circuit neurons）。局部回路神经元分布广，数量多，从进化的角度看，动物越高等，其数量越多，它们的突起也越发达。人类的局部回路神经元与投射性神经元之比约为3∶1。局部回路神经元的活动与高级神经功能有密切关系，如学习和记忆等。

（二）局部神经元回路

由局部回路神经元及其突起构成的神经元间相互作用的联系通路，称为局部神经元回路（local neuronal circuit）。这种回路可有3种类型：①由多个局部回路神经元构成，如小脑皮质内的颗粒细胞、篮状细胞、星状细胞等构成的回路；②由一个局部回路神经元构成，如脊髓闰绍细胞（Renshaw cell）构成的抑制性回路；③由局部回路神经元的部分结构构成，如嗅球颗粒细胞树突和僧帽细胞树突构成的交互突触（reciprocal synapses）。

五、中枢抑制和中枢易化

反射中枢的各类神经元通过在空间和时间上的多重复杂组合，可产生抑制和易化两种效应。在任何反射中，其中枢活动总是既有抑制又有易化，正因为如此，反射活动才得以协调进行。中枢抑制（central inhibition）和中枢易化（central facilitation）均为主动过程，且具有同样重要的生理意义。

（一）中枢抑制

根据中枢抑制产生机制的不同，可将其分为突触后抑制和突触前抑制。

1. 突触后抑制

突触后抑制（postsynaptic inhibition）是由抑制性中间神经元释放抑制性递质，使突触后神经元产生 IPSP，从而使突触后神经元发生抑制。突触后抑制又有传入侧支性抑制（afferent collateral inhibition）和回返性抑制（recurrent inhibition）两种形式（图 3-18）。

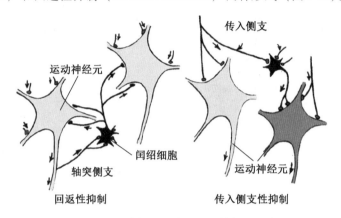

图 3-18 回返性抑制和传入侧支性抑制示意图

1）传入侧支性抑制 传入冲动进入中枢后，一方面通过突触联系兴奋某一中枢神经元；另一方面通过侧支兴奋一个抑制性中间神经元，再通过后者的活动抑制另一个中枢神经元。这种抑制称为传入侧支性抑制，也称交互抑制（reciprocal inhibition）。这种抑制常见于神经系统对拮抗肌的协调控制。例如，伸肌肌梭的传入冲动进入脊髓后，直接兴奋支配该肌的运动神经元，同时发出侧支兴奋一个抑制性中间神经元，转而抑制与该肌相拮抗的屈肌的运动神经元，导致伸肌收缩而屈肌舒张。这种抑制能使不同中枢之间的活动得以协调。

2）回返性抑制 中枢神经元兴奋时，传出冲动沿轴突外传，同时又经轴突侧支兴奋一个抑制性中间神经元，后者释放抑制性递质，返回去抑制原先发生兴奋的神经元及同一中枢的其他神经元。这种抑制称为回返性抑制。例如，脊髓前角运动神经元的轴突支配骨骼肌，同时通过其轴突侧支与抑制性中间神经元——闰绍细胞构成突触联系；闰绍细胞再通过其短轴突（递质为甘氨酸）回返性抑制该运动神经元和同一中枢的其他运动神经元。回返性抑制的意义在于及时终止神经元的活动，并使同一中枢内多个神经元的活动同步化。

2. 突触前抑制

突触前抑制（presynaptic inhibition）是指因突触前轴突末梢的兴奋抑制了另一个突触前膜的递质释放，从而使突触后神经元呈现出抑制性效应的现象。突触前抑制广泛存在于中枢，尤其在感觉传入通路中，对调节感觉传入活动具有重要意义。如图 3-19 所示，轴突末梢 A 与运动神经元 C 构成轴突-胞体型突触；轴突末梢 B 与轴突末梢 A 构成轴突-轴突型突触，但与运动神经元 C 并不直接形成突触。若仅兴奋轴突末梢 A，则引起运动神经元 C 产生一定大小的 EPSP；若仅兴奋轴突末梢 B，则运动神经元 C 不发生反应。若轴突末梢 B 先兴奋，一定时间后轴突末梢 A 兴奋，则运动神经元 C 产生的 EPSP 将明显减小。目前认为这种突触前抑制有3 种可能的机制：① 轴突末梢 B 兴奋时，释放 GABA 作用于轴突末梢 A 上的 $GABA_A$ 受体，引起轴突末梢 A 的 Cl^- 电导增加，Cl^- 外流使膜发生去极化，使传到轴突末梢 A 的动作电位幅度变小，时程缩短，结果使进入轴突末梢 A 的 Ca^{2+} 减少，由此而引起递质释放量减少，最终导

笔记

致运动神经元 C 的 EPSP 减小。② 在某些轴突末梢（如图 3-19 中的轴突末梢 A）上还存在 GABA$_B$ 受体，该受体激活时，通过耦联的 G 蛋白，膜上的钾通道开放，引起 K$^+$ 外流，使膜复极化加快，同样也减少末梢的 Ca^{2+} 内流而产生抑制效应。也可能有别的递质通过 G 蛋白影响钙通道和电压门控钾通道的功能而介导突触前抑制。③ 在兴奋性末梢（如图 3-19 中的轴突末梢 A），通过激活某些促代谢型受体，直接抑制递质释放，而与 Ca^{2+} 内流无关，这可能与递质释放过程中的一个或多个步骤对末梢轴浆内 Ca^{2+} 增多的敏感性降低有关。

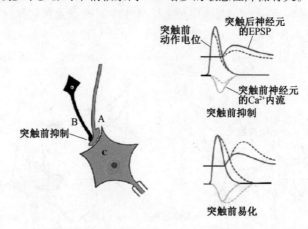

图 3-19　突触前抑制和突触前易化的神经元联系方式及机制示意图

需要说明的是，有些神经元（如大脑皮质和前庭外侧核的神经元）细胞内 Cl$^-$ 浓度较低（低于胞外），这是因为在这些神经元膜中有一种 K$^+$-Cl$^-$ 同向转运体的亚型，可利用膜内、外 K$^+$ 的浓度梯度促进 Cl$^-$ 外排。所以，当氯离子通道受 GABA、甘氨酸等递质的作用而激活开放时，发生 Cl$^-$ 内流（外向电流），使膜超极化，从而形成抑制性突触后电位。而在上述突触前抑制中，GABA 作用于上述轴突末梢 A 上的 GABA$_A$ 受体时，末梢膜却发生 Cl$^-$ 外流而使膜去极化。两者看似相互矛盾，其实不然。研究表明，在大多数细胞，如感觉神经元、交感神经节细胞、内皮细胞、白细胞、平滑肌和心肌细胞等，细胞内 Cl$^-$ 浓度较高（高于胞外），提示 Cl$^-$ 的跨膜转运存在主动转运机制。尽管迄今尚未在任何细胞中发现 Cl$^-$ 的原发性主动转运系统，但已证实上述细胞的膜中存在多种 Cl$^-$ 的继发性主动转运系统，如 Na$^+$-K$^+$-2Cl$^-$ 同向转运体、Cl$^-$-HCO$_3^-$ 交换体等，这些转运体具有向细胞内转运 Cl$^-$ 的作用，因而可造成细胞内 Cl$^-$ 蓄积。在静息状态下，由于 Cl$^-$ 并非处于电-化学平衡状态，而是受到一个由膜内流向膜外的驱动力，因此，一旦氯通道开放，将发生 Cl$^-$ 外流（内向电流）而使膜去极化。

（二）中枢易化

与中枢抑制类似，中枢易化也分为突触后易化和突触前易化两种类型。

1. 突触后易化

突触后易化（postsynaptic facilitation）表现为 EPSP 的总和，使 EPSP 幅度增大而更接近于阈电位水平，如果在此基础上给予一个刺激，就很容易达到阈电位水平而爆发动作电位。

2. 突触前易化

突触前易化（presynaptic facilitation）与突触前抑制具有相同的结构基础。如图 3-19 所示，如果到达图中的轴突末梢 A 的动作电位时程延长，则钙通道开放的时间延长，进入轴突末梢 A 的 Ca^{2+} 量增多，轴突末梢 A 释放递质就增多，最终使运动神经元的 EPSP 增大，即产生突触前易化。至于轴突末梢 A 动作电位时程延长的原因，可能是轴突-轴突型突触的突触前末梢释放某种递质（如 5-羟色胺），使轴突末梢 A 内 cAMP 水平升高，钾通道发生磷酸化而关闭，结果导致动作电位的复极化过程延缓。前文所述的敏感化（突触可塑性中的一种形式），其发生机制就是突触前易化。

第四节 神经系统的感觉分析功能

人体的各种感觉功能都遵循着基本相同的规律，即首先通过感受器或感觉器官感受体内、外的各种刺激，将其信号转换成神经冲动，然后通过专用的神经通路传至大脑皮质的特定区域进行整合或分析处理，最终产生相应的感觉。本章主要介绍感觉传导通路及感觉中枢的感觉分析功能。

一、中枢对躯体和内脏感觉的分析

（一）躯体感觉传导通路及其中枢分析

前面已提到，皮肤及其附属的感受器接受各种刺激所产生的触-压觉（识别物体的质地、形状、纹理等）、位置觉和运动觉（本体感觉）以及温度觉（冷觉、热觉）等都是躯体感觉。躯体感觉包括浅感觉和深感觉两大类，浅感觉有触觉、温度觉和痛觉；深感觉即本体感觉，主要包括位置觉和运动觉。

1. 躯体感觉的传导通路

躯体感觉的传入通路一般由三级神经元相互接替构成。初级传入神经元的胞体位于脊髓后根神经节或脑神经的神经节中，其周围突（长树突）的末梢要么本身即感受器，要么与感觉器官的感受细胞相连。其中枢突（轴突）进入脊髓和脑干后发出两类分支：一类在脊髓或低位脑干直接与运动（传出）神经元相连或通过中间神经元间接与运动神经元相连，构成反射弧完成各种反射；另一类经多极神经元接替后，向大脑皮质投射而构成感觉传导通路，从而在皮质产生各种不同感觉。

（1）丘脑前的传入系统

① 浅感觉的传入纤维进入脊髓后在后角更换神经元（简称换元），第二级神经元发出纤维经白质前连合交叉至对侧，在脊髓前外侧部上行，形成前外侧索传入系统。其中，传导痛觉和温度觉的纤维走行于外侧而形成脊髓丘脑侧束；传导粗略触-压觉的纤维大部分交叉至对侧腹侧，小部分不交叉，形成脊髓丘脑前束。前外侧索传入系统中部分纤维终止于丘脑特异性感觉接替核（图3-20a），此处存在第三级神经元，也有一部分纤维投射到丘脑中线区和髓板内的非特异投射核。

② 深感觉的传入纤维进入脊髓后沿后索上行，在延髓下部的薄束核和楔束核换元，换元后的第二级神经元发出纤维交叉至对侧组成内侧丘系，后者抵达丘脑特异性感觉接替核。这条通路称为后索-内侧丘系传入系统。精细触-压觉的传入纤维也走行于该系统中（图3-20a）。

由于传导痛觉、温度觉和粗略触-压觉的纤维先交叉后上行，而本体感觉和精细触-压觉的纤维则先上行后交叉，所以在脊髓半离断的情况下，离断水平以下的痛觉、温度觉和粗略触-压觉的障碍发生在健侧（离断的对侧），而本体感觉和精细触-压觉障碍则发生在病侧（离断的同侧）。在脊髓空洞症患者，如果较局限地破坏中央管前交叉的感觉传导路径，可出现痛觉、温度觉和粗略触-压觉障碍的分离现象，即出现相应节段双侧皮节的痛觉和温度觉障碍，而粗略触-压觉基本不受影响。这是因为痛觉、温度觉传入纤维进入脊髓后，仅在进入水平的1~2个节段内换元并经前连合交叉到对侧；而粗略触-压觉传入纤维进入脊髓后则分成上行和下行纤维，可在多个节段内分别换元后再交叉到对侧。

此外，上述两个传入系统内的上行纤维都有一定的空间分布。在前外侧索，从内向外依次为来自颈、胸、腰、骶区的轴突；在后索，从内到外则依次为来自骶、腰、胸、颈部位的纤维（图 3-20b）。所以，如果脊髓外的肿瘤压迫脊髓丘脑束，首先受压的是来自骶、腰部的纤维，病变早期可出现骶部或腰部痛觉和温度觉的缺失，并随肿瘤的发展逐步影响到胸和颈，也就是说，痛觉、温度觉障碍是自病变节段由下向上发展；相反，如果肿瘤位于脊髓内，则首先缺失的感觉是来自颈部或胸部的痛觉、温度觉，并且痛觉、温度觉障碍是自病变节段由上向下发展的。

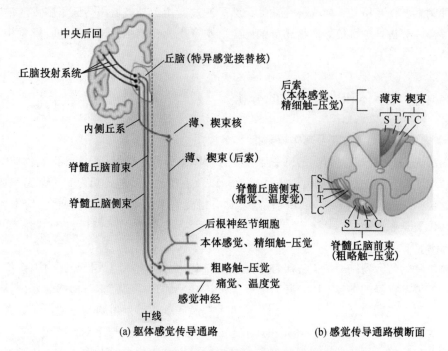

图 3-20　躯体感觉传导通路和感觉传导通路横断面示意图

（a）躯体感觉传导通路　　　　（b）感觉传导通路横断面

来自头面部的痛觉和温度觉冲动主要由三叉神经脊束核中继，而触-压觉与本体感觉主要由三叉神经主核和中脑核中继。自三叉神经主核和脊束核发出的二级纤维越至对侧组成三叉丘系，与脊髓丘脑束毗邻上行，终止于丘脑后内侧腹核。

（2）丘脑的核团

丘脑是除嗅觉外的各种感觉传入通路的重要中继站，并能对感觉传入进行初步的分析和综合。丘脑的核团（图 3-21）或细胞群可分为以下三大类：

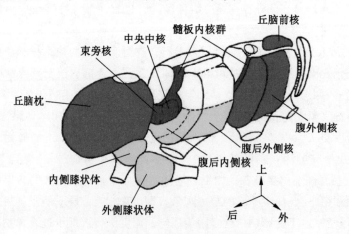

图 3-21　丘脑主要核团示意图

1）第一类细胞群　这类细胞群称为特异性感觉接替核（specific sensory relay nucleus），它们接受第二级感觉神经元的投射纤维，换元后投射到大脑皮质感觉区。在这类核团中，腹后核是躯体感觉的中继站。来自躯体不同部位的纤维在腹后核内换元，其空间分布有一定的规律：腹后外侧核接受来自躯干四肢的传入纤维，来自足部的纤维在腹后外侧核的最外侧部换元，来自上肢的纤维在腹后外侧核的内侧部换元；腹后内侧核接受来自头面部的传入纤维。此外，内侧膝状体和外侧膝状体也归入此类核团，它们分别是听觉和视觉传导通路的换元站，发出的纤维分别向听皮质和视皮质投射。

2）第二类细胞群 这类细胞群称为联络核（associated nucleus），它们接受来自特异性感觉接替核和其他皮质下中枢的纤维，换元后投射到大脑皮质的特定区域，其功能与各种感觉在丘脑和大脑皮质之间的联系协调有关。在这类核团中，丘脑前核接受来自下丘脑乳头体的纤维，并发出纤维投射到大脑皮质扣带回，参与内脏活动的调节；丘脑外侧核主要接受来自小脑、苍白球和腹后核的纤维，而后发出纤维投射到大脑皮质运动区，参与运动调节；丘脑枕核接受内、外侧膝状体的纤维，再发出纤维投射到皮质顶叶、枕叶和颞叶联络区，参与各种感觉的联系功能。此外，丘脑还有些细胞群发出的纤维投射到下丘脑、皮质前额叶和眶区或顶叶后部联络区。

3）第三类细胞群 这类细胞群称为非特异性投射核（non-specific projection nucleus），是指靠近丘脑中线的髓板内各种结构，主要是髓板内核群，包括中央中核、束旁核、中央外侧核等。这些细胞群通过多突触换元后弥散地投射到整个大脑皮质，具有维持和改变大脑皮质兴奋状态的作用。此外，束旁核可能与痛觉传导有关，刺激人类丘脑束旁核可增强痛觉，而毁损此区则疼痛得到缓解。

（3）感觉投射系统

根据丘脑各部分向大脑皮质投射特征的不同，可把感觉投射系统（sensory projection system）（图3-22）分为以下两个不同的系统：

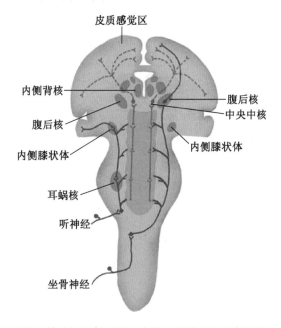

实线示特异性投射系统；虚线示非特异性投射系统。

图3-22 感觉投射系统示意图

1）特异性投射系统（specific projection system） 是指丘脑特异性感觉接替核及其投射至大脑皮质的神经通路。它们投向大脑皮质的特定区域，与大脑皮质具有点对点的投射关系。投射纤维主要终止于皮质的第四层，形成丝球结构，与该层内神经元构成突触联系，引起特定感觉。另外，这些投射纤维还通过若干中间神经元接替，与大锥体细胞构成突触联系，从而激发大脑皮质发出传出冲动。联络核在结构上大部分也与大脑皮质有特定的投射关系，因而也归入该系统。

笔记

2）非特异性投射系统（non-specific projection system）　是指丘脑非特异性投射核及其投射至大脑皮质的神经通路。该系统一方面经多次换元并弥散性投射到大脑皮质的广泛区域，因而与皮质不具有点对点的投射关系；另一方面通过脑干网状结构，间接接受来自特异感觉传导通路第二级神经元侧支的纤维投射，而网状结构是一个反复换元的部位。由于该系统没有专一的感觉传导功能，因而不能引起各种特定感觉。该系统的上行纤维进入皮质后分布于各层内，以游离末梢的形式与皮质神经元的树突构成突触联系，起维持和改变大脑皮质兴奋状态的作用。

两个投射系统虽在结构和功能上存在明显差异，但两者之间存在密切联系。若无非特异性投射系统的上行唤醒作用，特异性投射系统便不能很好地发挥作用；而非特异性投射系统的上行冲动实际上来自特异感觉传导通路的上传冲动，因为它接受来自脑干网状结构的纤维投射，而脑干网状结构又接受特异感觉传导通路第二级神经元传入纤维的侧支投射。

2. 躯体感觉的皮质代表区

躯体感觉代表区主要包括体表感觉代表区和本体感觉代表区。

（1）体表感觉代表区

1）第一感觉区（somatic sensory area Ⅰ）　是最主要的感觉代表区，它位于中央后回，相当于 Brodmann 分区的 3-1-2 区（图 3-23）。其感觉投射规律为：① 左右交叉，躯干四肢部分的感觉为交叉性投射，即躯体一侧的传入冲动向对侧皮质投射，但头面部感觉的投射是双侧性的。② 倒置分布，下肢的代表区在中央后回的顶部，膝以下的代表区在半球内侧面，上肢的代表区在中央后回的中间，而头面部则在中央后回的底部，总体安排是倒置的，但在头面部的代表区内部，其安排却是正立的（图 3-24）。③ 精细正比，投射区域的大小与感觉分辨精细程度有关，分辨愈精细的部位，代表区愈大，如手，尤其是拇指和示指的代表区面积很大；相反，躯干的代表区则很小。

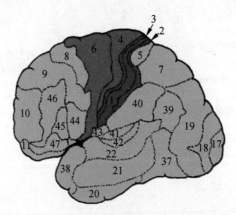

图 3-23　大脑半球外侧面示意图

各类感觉传入的投射也有一定的规律。中央后回从前到后依次接受来自肌肉牵张感觉（中央沟底部前壁的3a区）、慢适应感觉（3区）、快适应感觉（1区）以及关节、骨膜、筋膜等感觉（2区）的投射。

中央后回皮质的细胞呈纵向柱状排列，从而构成感觉皮质最基本的功能单位，称为感觉柱（sensory column）。同一个感觉柱内的神经元对同一感受野的同一类感觉刺激起反应，是一个传入-传出信息整合处理单位。一个感觉柱兴奋时，其相邻感觉柱则受抑制，形成兴奋和抑制镶嵌模式。这种形态和功能的特点，在其他感觉区和运动区中也同样存在。

此外，感觉皮质具有可塑性，表现为感觉区神经元之间的广泛联系可发生较快的改变。若截去猴的一个手指，该被截手指的皮质感觉区将被其邻近手指的代表区所占据。反过来，若切除皮质上某手指的代表区，则该手指的感觉投射将移向此被切除的代表区的周围皮质。

如果训练猴的手指，使之具有良好的辨别振动的感觉，则该手指的皮质代表区将扩大。人类的感觉皮质也有类似的可塑性改变。例如，盲人在接受触觉和听觉刺激时，其视皮质的代谢活动增加；而聋人对刺激视皮质周边区域的反应比正常人更为迅速且准确。这种可塑性改变也发生在其他感觉皮质和运动皮质。皮质的可塑性表明大脑具有较好的适应能力。

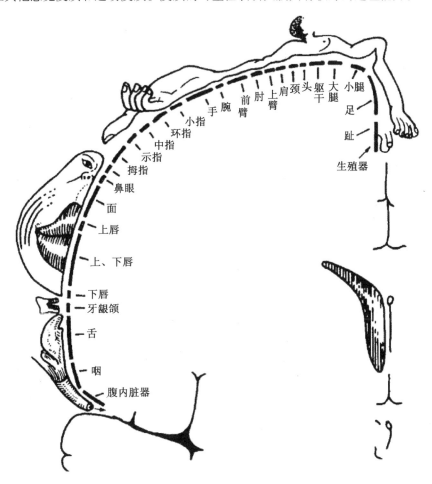

图 3-24　躯体不同体表部位在皮质的感觉代表区

　　2）第二感觉区（somatic sensory area Ⅱ）　位于大脑外侧沟的上壁，由中央后回底部延伸到脑岛的区域（图3-25）。其面积远较第一感觉区小。在第二感觉区，头部的代表区位于和中央后回底部相连的区域，足部的代表区则位于外侧沟上壁的最深处。身体各部分的定位不如中央后回那么完善和具体。切除人脑第二感觉区并不产生显著的感觉障碍。此外，第二感觉区还接受痛觉传入的投射。

　　（2）本体感觉代表区

　　中央前回（4区）是运动区，也是本体感觉代表区（图3-25）。在猫、兔等较低等的哺乳动物，体表感觉区与运动区基本重合在一起，称为感觉运动区（sensorimotor area）。在猴、猩猩等灵长类动物，体表感觉区和运动区

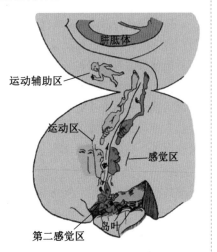

图 3-25　第二感觉区示意图

逐渐分离，前者位于中央后回，后者位于中央前回。但这种分化也是相对的。应该指出，运动区主要接受从小脑和基底神经节传来的反馈投射。这可能与随意运动的形成有关。

笔　记

(二) 内脏感觉的传导通路及其中枢

各种性质的感受器广泛分布于内脏器官,它们在接受不同的刺激后,在相应的传入神经纤维产生冲动,再传入脊髓或脑干产生反射,以控制和调节各种机体活动,特别是内脏器官活动。同时,这些冲动也可上行到达大脑皮质,产生内脏感觉。内脏传入有两种主要功能:一种是对内、外环境失衡的无意识反射性调节,以确保脏器的正常活动;另一种是脏器受到的刺激经换能转变成传入信息,传至高级中枢形成内脏感觉。

1. 内脏感觉传入通路

内脏感觉的传入神经为自主神经,包括交感神经和副交感神经,其胞体主要位于第 7 胸段至第 2 腰段和第 2~4 骶段脊髓后根神经节,以及第Ⅶ、Ⅸ、Ⅹ对脑神经节内。内脏感觉的传入冲动进入中枢后,沿躯体感觉的同一通路,即脊髓丘脑束和感觉投射系统上行,最终到达大脑皮质。

2. 内脏感觉代表区

内脏感觉代表区混杂在体表第一感觉区中。人脑的第二感觉区和位于大脑半球内侧面延续于运动前区的辅助运动区(supplementary motor area)也参与内脏感觉。此外,边缘系统皮质也接受内脏感觉的投射。

(三) 痛觉信息的传导和中枢分析

痛觉传入纤维有 A$_\delta$ 有髓纤维和 C 类无髓纤维两类,它们的传导速度不等。快痛由较粗的、传导速度较快(速度为 5~30 m/s)的 A$_\delta$ 纤维传导,其兴奋阈值较低;传导快痛的纤维进入脊髓后,在后角换神经元后发出纤维交叉到对侧,经脊髓丘脑侧束上行抵达丘脑腹后核,换神经元后投射到大脑皮质的第一、第二感觉区,产生定位明确的痛觉。慢痛由传导速度较慢(速度为 0.5~2 m/s)的 C 类纤维传导,其兴奋阈值较高;传导慢痛的 C 类纤维在脊髓内弥散上行,沿脊髓网状束纤维、脊髓中脑束纤维和脊髓丘脑束内侧纤维(旧脊丘束)抵达脑干网状结构和丘脑的髓板内核群,然后弥散地投射到大脑皮质和边缘系统,引起慢痛和情绪反应。

二、特殊感觉的传导通路及其中枢分析功能

(一) 视觉传导通路及中枢对视觉信息的分析

1. 视觉传导通路与皮质代表区

视觉传导通路的简要途径和特点是:视网膜中神经节细胞的轴突在视神经乳头处汇集并穿过眼球后壁形成视神经(optic nerve),视神经中来自两眼鼻侧视网膜的纤维交叉投射而形成视交叉(optic chiasm),来自颞侧视网膜的纤维则不交叉。因此,左眼颞侧视网膜和右眼鼻侧视网膜的纤维汇集成左侧视束(optic tract),投射到左侧丘脑的外侧膝状体;右眼颞侧视网膜和左眼鼻侧视网膜的纤维则汇集成右侧视束,投射到右侧丘脑的外侧膝状体。左、右外侧膝状体各自经同侧膝状体距状束投射到同侧初级视皮质。初级视皮质位于枕叶皮质内侧面距状沟的上、下缘(17 区)。距状沟上缘接受视网膜上半部的投射,距状沟下缘接受视网膜下半部的投射;距状沟后部接受视网膜黄斑区的投射,而距状沟前部则接受视网膜周边区的投射(图 3-26)。

视觉通路的损伤可引起视野的缺损。图 3-26 中显示视觉通路各个水平(图中分别用 A、B、C、D 表示)受损时的视野缺损情况,故临床上检查视野有助于眼和视觉通路受损的诊断。

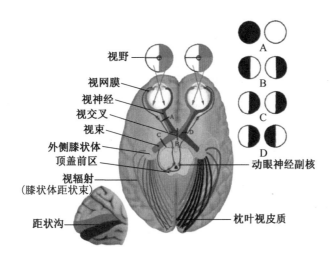

图 3-26　视觉通路及视网膜各部分在视皮质投射规律示意图

2. 中枢的视觉形成

通常所说的视皮质主要包括初级视皮质和纹外皮质，前者（17 区）又称为纹状皮质或视觉第一区域，即 V1 区；后者位于大脑枕叶皮质区中靠近初级视皮质的部分（18 区和 19 区，包括视觉第二、第三、第四、第五区等，即 V2、V3、V4、V5）。

目前的证据表明，中枢视觉信息的处理既是由低级向高级逐步升级的过程，又遵循着平行处理的原则，即视网膜神经节细胞轴突和外侧膝状体以及初级视皮质之间具有点对点的投射关系。外侧膝状体作为视觉信息的中转站，在平行信息处理通道中起到了关键的作用，将不同细胞种类的平行通道、左右眼信息通道、颜色信息处理通道、空间方位信息通道、运动方位信息通道等分别传送到专门处理这些信息的皮质神经元。

初级视皮质接收来自外侧膝状体的信息，然后通过 V2 和 V3 传递给 V4、V5 以及更高级的脑区。有一种模型认为，整个皮质信息处理过程由两条并行的通路完成：V1、V2、V4 等组成的腹侧通路主要处理物体颜色、形状、质地和细微结构等信息；而 V1、V2、V5 等组成的背侧通路主要负责对运动、位置和立体等信息的感知。

初级视皮质中的细胞按其对刺激特异性的要求，可分为简单细胞和复杂细胞。简单细胞对在视野中一定部位的线段、光带或某种线形的边缘有反应。特别是它们要求线段等都有特定的朝向，具有这一朝向（该细胞的最佳朝向）的刺激使细胞呈现最佳反应（脉冲频率最高）。最佳朝向随细胞而异，通常限定得相当严格，以致顺时针或逆时针地改变刺激朝向 10°或 20°可使细胞反应显著减少乃至消失。因此，简单细胞所反映的已不再是单个孤立的光点，而是某种特殊排列的点群，这显然是一种重要的特征信息抽提。复杂细胞具有简单细胞所具有的基本反应特性，但它们对线段在视野中的确切位置的要求并不是很严格，只要线段落在这些细胞的感受野中，又具有特定的朝向，即使发生稍许位移，反应程度的改变也并不明显。复杂细胞的另一个特征是，来自双眼的信息开始汇聚起来。不像外侧膝状体的细胞和简单细胞那样，只对一侧眼的刺激有反应，而是对两眼的刺激都有反应，但总是一只眼占优势，即对该眼的刺激可引起细胞发放更高频率的脉冲。这表明复杂细胞已开始对双眼的信息进行了初步的综合的处理。

视皮质与躯体感觉皮质类似，也有 6 层结构。具有相同特性的皮质细胞在初级视皮质是聚集成群的，它们组成一个个自皮质表面延伸至深部的小柱形结构，例如方向柱、方位柱、眼优势柱以及颜色柱等。这种 1 毫米见方、2 毫米深的小块是初级视皮质的基本组成部件，整个 17 区主要由这一类基本单位所构成。因此对 17 区功能的研究，在相当程度上可归结为对每一小柱内部的功能构成的研究。这一结构的形成对于皮质内感觉信息的处理具有重要意义。

笔记

（二）听觉传导通路和中枢的听觉分析功能

1. 听觉传导通路

听觉传导通路的简要途径和特点是：听神经传入纤维首先在同侧脑干的蜗腹侧核和蜗背侧核换元，换元后的纤维大部分交叉到对侧，至上橄榄核的外侧折向上行，形成外侧丘系，少部分不交叉，进入同侧的外侧丘系，外侧丘系的纤维直接或经下丘换元后抵达内侧膝状体，后者再发出纤维组成听辐射，止于初级听皮质。由于外侧丘系内含有双侧传入纤维，故一侧通路在外侧丘系以上受损，不会产生明显的听觉障碍，但若损伤了中耳、内耳或听神经，则将导致听觉障碍。

2. 听觉中枢及其分析功能

声音信息的处理过程非常复杂。耳蜗及听神经对声音的频率和强度虽有初步的编码功能，但对声音信息的分析处理主要是听觉传导通路及大脑皮质中各级中枢的功能。耳蜗神经核作为整个中枢神经系统对听觉信息处理的起始结构，其生理功能是将来自听神经的听觉信息进行中继和处理，蜗背侧核传递高频声波的神经冲动，蜗腹侧核传递低频声波的神经冲动。上橄榄核可以根据双耳传导声音信息的时间和强度差，参与声音的空间定位。外侧丘系核除对声音信息起中继作用外，还是听觉惊跳反射（acoustic startle reflex，ASR）通路中的一个组成部分。下丘核是重要的一级听觉中枢，在声音频率、强度、时间因素及声源定位的分析中均起一定的作用。内侧膝状体作为听觉的皮质下中枢，属于较高位的听觉中枢，其主要生理功能与声音频率特性的综合分析有关。人脑的初级听皮质位于颞横回和颞上回（41 和 42 区）（图 3-23），为最高级听觉中枢，对低音组分发生反应的神经元分布于听皮质的前外侧，而对高音组分发生反应的神经元分布于听皮质的后内侧。实验结果表明，听皮质与内侧膝状体对声音强度的辨别率基本一致。但是，听皮质对声音频率的分辨率精确度比内侧膝状体高，因为听皮质神经元对声音的频谱、时间、空间综合信息的处理有精细的分工和高效的协同。总之，声音信息的分析处理通常是由整个听觉系统共同完成的，听皮质的任务是做最后的整合处理。同样，对于人类言语的识别更是离不开听皮质，特别是在噪声的环境中选择性地注意感兴趣的声音并准确地定位、言语信息的短期保存及完成其他较难的听觉任务时，都必须有听皮质的参与。

（三）平衡感觉的中枢分析

人体的平衡感觉主要与头部的空间方位有关。头部的空间方位在很大程度上取决于前庭感受器的传入信息，但视觉的提示作用也很重要，传入信息也来自关节囊本体感受器的躯体传入冲动，它提供躯体不同部分相对位置的信息，传入信息还包括皮肤的外感受器，尤其是触-压觉感受器的传入冲动。以上四种传入信息在皮质水平进行综合分析，以维持整个躯体的平衡稳定，并形成产生运动的方案。

（四）嗅觉和味觉的中枢分析

在生物进化过程中，嗅皮质逐渐缩小，在高等动物仅存在于边缘叶前底部，包括梨状区皮质的前部和杏仁的一部分。嗅觉信号可通过前连合从一侧脑传向另一侧脑。由于前底部皮质的活动在右侧皮质较左侧皮质强，所以两侧嗅皮质代表区并不对称。此外，通过与杏仁、海马的纤维联系可引起嗅觉记忆和情绪反应。

味觉信息的处理可能在孤束核、丘脑和味皮质等不同区域进行。味皮质位于中央后回底部（43 区）（图 3-23），其中有些神经元仅对单一味质发生反应，有些神经元还对别的味质或其他刺激发生反应，表现为一定程度的信息整合。

第五节　神经系统对躯体运动的调控

运动是人和动物最基本的功能活动之一。所有的躯体运动都需要通过神经系统对肢体和躯干各骨骼肌肌群的精巧调控和完美操纵来实现，一旦骨骼肌失去神经系统的调控，就会出现相应的运动障碍。

一、运动的中枢调控功能概述

（一）躯体运动的分类

依据躯体运动时运动的复杂程度和人体主观意识参与程度的不同可将其分为三类：反射运动、随意运动和节律性运动。

1. 反射运动

反射运动（reflex movement）是最简单、最基本的运动形式，一般由特定的感觉刺激引起，并有固定的运动轨迹，故又称定型运动，如叩击股四头肌肌腱引起的膝反射和食物刺激口腔引起的吞咽反射等。反射运动一般不受意识控制，其运动强度与刺激大小有关，参与反射回路的神经元较少，因而所需时间较短。

2. 随意运动

随意运动（voluntary movement）是一种较为复杂的运动形式，通常为达到某种目的而进行。与反射运动不同，随意运动可以是对感觉刺激的反应，也可以由主观意愿而发动，其运动的方向、轨迹、速度和时程均可随意控制，并可在运动执行中随意改变。另外，参与运动的神经结构较多，完成运动所需时间较长。一些复杂的随意运动需经学习并反复练习，不断完善后才能熟练掌握。这些运动的复杂细节被编制成"运动程序"储存起来，一旦进行已经熟悉的随意运动，就不再需要思考具体步骤，即可根据意愿去完成。

3. 节律性运动

节律性运动（rhythmic movement）是介于随意运动和反射运动之间的具有这两类运动特点的一种运动形式，这类运动可随意地开始和停止，运动一旦开始便不需要有意识参与而能自动地重复进行，但在进行过程中能被感觉信息调制。如呼吸肌和咀嚼肌的运动，还可包括行走，但行走须在平坦的开阔地进行才能被归入此类运动。

（二）运动调控的基本结构和功能

人体躯体运动的中枢调控系统由三级水平的神经结构组成：① 大脑皮质联络区、基底神经节和皮质小脑居于最高水平，负责运动的总体策划；② 运动皮质和脊髓小脑居于中间水平，负责运动的协调、组织和实施；③ 脑干和脊髓则处于最低水平，负责运动的执行。

三级水平的神经结构对运动的调控作用不同。一方面，直接控制反射运动的低位中枢（如脊髓）接受高位中枢的下行控制；另一方面，高位中枢发出的运动指令又需要低位中枢的活动才能实现运动。此外，三级水平的神经结构对运动的调控又是平行地组织在一起的，如大脑皮质运动区可直接也可间接通过脑干控制脊髓运动神经元和中间神经元。这种串行和平行联系，使中枢对运动的控制更为灵活多样，并且对神经系统受损后的恢复和代偿具有重要意义。

一般认为，随意运动的策划由大脑皮质的联络区发起，但大脑皮质与皮质下的两个重要运动脑区（基底神经节和皮质小脑）之间需要不断进行信息交流；然后策划好的运动指令被传送到皮质运动区（即中央前区和运动前区），并由此发出运动指令，再经运动传出通路到达

笔记

脊髓和脑干运动神经元，最终到达它们所支配的骨骼肌而产生运动。在此过程中，各级水平的运动调控中枢都需要不断接收感觉信息，用以调整自身的活动。在运动发起前，运动调控中枢在策划运动以及一些精巧动作学习过程中编制程序时都需要感觉信息，基底神经节和皮质小脑在此过程中发挥重要作用；在运动过程中中枢又需要根据感觉反馈信息及时纠正运动的偏差，使执行中的运动不偏离预定的轨迹，脊髓小脑利用它与脊髓和脑干以及与大脑皮质之间的纤维联系，将来自肌肉、关节等处的感觉信息与皮质运动区发出的运动指令进行反复比较，以修正皮质运动区的活动；在脊髓和脑干，感觉信息可引起反射，调整运动前和运动中的身体姿势，以配合运动的发起和执行（图3-27）。

此外，运动的正常进行需有适当的身体姿势作为其背景或基础，两者的功能互相联系和影响。因此，神经系统对躯体运动的调控无疑包含对姿势的调节。

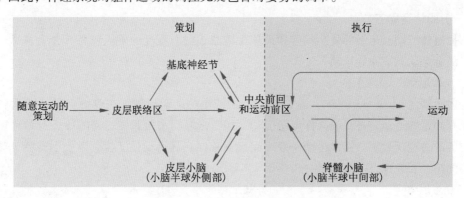

图 3-27　运动的产生和调控示意图

二、脊髓对躯体运动的调控作用

（一）脊休克

脊髓是躯体运动调控的初级中枢，其活动在很大程度上受高位中枢的控制。当人和动物的脊髓与高位中枢离断后，反射活动能力暂时丧失而进入无反应状态的现象称为脊髓休克（spinal shock），简称脊休克。在动物实验中，为了保持动物的呼吸功能，常在脊髓第 5 颈段水平以下切断脊髓，以保留膈神经对膈肌呼吸运动的支配。这种脊髓与高位中枢离断的动物称为脊髓动物（spinal animal），简称脊动物。

脊休克主要表现为横断面以下的脊髓所支配的躯体与内脏反射均减退以致消失，如骨骼肌紧张度降低甚至消失，外周血管扩张，血压下降，发汗反射消失，粪、尿潴留。在发生脊休克后，一些以脊髓为基本中枢的反射可逐渐在不同程度上恢复。其恢复的速度与动物进化程度有关，因为不同动物的脊髓反射对高位中枢的依赖程度不同。例如，蛙在脊髓离断后数分钟内反射即可恢复；狗可于数天后恢复；而人类因外伤等引起脊休克后，需数周乃至数月反射才能恢复。各种反射的恢复也有先后，比较简单和较原始的反射（如屈曲反射和腱反射）恢复较早，相对较复杂的反射（如对侧伸肌反射、搔爬反射）恢复则较慢；血压回升到一定水平，排便、排尿反射也在一定程度上有所恢复。但此时的反射往往不能很好地适应机体生理功能的需要。离断面水平以下的知觉和随意运动能力将永久丧失。

通过进一步的实验观察到，脊休克恢复后的动物在第一次离断水平下方行第二次脊髓离断术，脊休克现象不再出现，说明脊休克的发生是因为离断面下的脊髓突然失去高位中枢的调控，而非切断脊髓的损伤刺激本身。可见，脊髓具有完成某些简单反射的能力，但这些反射平时受高位中枢的控制而不易表现出来。脊休克恢复后，通常是伸肌反射减弱而屈曲反射增强，说明高位中枢平时具有易化伸肌反射和抑制屈曲反射的作用。

（二）脊髓前角运动神经元和运动单位

1. 脊髓运动神经元

脊髓灰质前角中存在大量的运动神经元，即 α、β 和 γ 三类运动神经元。脊髓运动神经元的活动在很大程度上受高位中枢的控制。

1）α 运动神经元　数量最多，约占前角运动神经元的 2/3，胞体较大。其轴突构成纤维，它又分成许多小支，每一小支支配一条梭外肌纤维，其末梢释放 ACh。当 α 运动神经元兴奋时，引起梭外肌收缩。

α 运动神经元既接收从脑干到大脑皮质各级运动中枢的下传信息，也接收来自躯干、四肢皮肤、肌肉和关节等处的外周传入的信息，许多运动信息在此汇聚并发生整合，最终由它发出一定形式和频率的冲动到达所支配的骨骼肌，因此，α 运动神经元是躯体运动反射的最后公路（final common path）。汇聚到 α 运动神经元的各种运动信息具有引发随意运动、调节姿势和协调不同肌群活动等方面的作用，通过 α 运动神经元对这些信息进行整合，躯体运动得以平稳和精确地进行，因而具有重要意义。

2）γ 运动神经元　胞体较 α 运动神经元小，散在分布于 α 运动神经元之间，它发出的纤维支配骨骼肌的梭内肌纤维。γ 运动神经元的兴奋性较 α 运动神经元高，常以较高频率持续放电，其作用是调节肌梭对牵拉刺激的敏感性（见后文）。

3）β 运动神经元　发出的纤维对梭内肌和梭外肌纤维都有支配，但其功能尚不十分明确。

2. 运动单位

由一个 α 运动神经元及其所支配的全部肌纤维所组成的功能单位称为运动单位（motor unit）（图 3-28）。运动单位的大小可相差很大，其大小取决于 α 运动神经元轴突末梢分支的多少。有的运动单位较大，如一个支配三角肌的运动神经元，可支配多达 2000

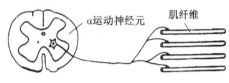

图 3-28　运动单位示意图

根肌纤维，当它兴奋时可使许多肌纤维发生收缩，从而产生很大的肌张力；有的运动单位则较小，如一个支配眼外肌的运动神经元，仅支配 6~12 根肌纤维，有利于肌肉的精巧运动。由于一个运动单位的肌纤维与其他运动单位的肌纤维交叉分布，所以，即使只有少数运动神经元兴奋，肌肉收缩所产生的张力也是均匀的。

（三）脊髓对姿势反射的调节

姿势（posture），即身体姿势，是指人和动物身体各部分在空间的相对位置以及各部分彼此之间的关系。中枢神经系统通过反射改变骨骼肌紧张度或产生相应的动作，以保持或改变身体的姿势以免发生倾倒，称为姿势反射（postural reflex）。如人站立时，对姿势的正确调控能对抗地球重力场的引力，将身体重心保持在两足支撑面范围内而不至于倾斜；运动时，姿势反射能对抗由于运动引起的不平衡，以防跌倒。对侧伸肌反射、牵张反射和节间反射是可在脊髓水平完成的姿势反射。

1. 屈曲反射与对侧伸肌反射

1）屈曲反射　当脊动物一侧肢体的皮肤受到伤害性刺激时，可反射性引起受刺激侧肢体关节的屈肌收缩而伸肌舒张，使肢体屈曲，这一反射称为屈曲反射（flexion reflex）（图 3-29）。在此反射中，肢体屈曲程度与刺激强度有关。若较弱的刺激作用于手指时，一般只引起受刺激的手指发生屈曲，随着刺激强度的增强，可引起腕关节、肘关节，甚至肩关节都发生屈曲反应。屈曲反射具有躲避伤害的保护意义，但不属于姿势反射。

2）对侧伸肌反射　随着刺激的加大，除引起同侧肢体屈曲外，还可引起对侧肢体的伸展，这称为对侧伸肌反射（crossed-extensor reflex）（图 3-29）。对侧伸肌反射是一种姿势反射，在保持身体平衡中具有重要意义。

笔记

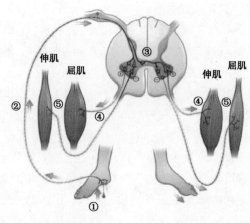

① 感受器；② 传入神经；③ 神经中枢；④ 传出神经；⑤ 效应器。

图 3-29　屈曲反射和对侧伸肌反射示意图

2. 牵张反射

（1）牵张反射的概念

牵张反射（stretch reflex）是指有完整神经支配的骨骼肌在受外力牵拉伸长时引起的被牵拉的同一肌肉发生收缩的反射。

（2）牵张反射的反射弧

1）牵张反射的感受器　牵张反射的感受器是肌梭（muscle spindle）。肌梭位于一般肌纤维之间，呈梭状，长约数毫米，其外包被一层结缔组织囊（图 3-30a）。囊内含 6~12 根肌纤维，称为梭内肌纤维（intrafusal fiber）。囊外一般肌纤维则称为梭外肌纤维（extrafusal fiber）。肌梭与梭外肌纤维平行排列，两者呈并联关系。梭内肌纤维由位于两端的收缩成分和位于中间的感受装置（非收缩成分）构成，两者呈串联关系。梭内肌纤维分为两类：一类是核袋纤维（nuclear bag fiber），其细胞核多集中在中央部，对快速牵拉比较敏感；另一类是核链纤维（nuclear chain fiber），其细胞核分散于整个纤维，对缓慢持续牵拉比较敏感。

2）牵张反射的传入纤维　肌梭的传入神经纤维有 I a 和 II 类纤维两类。I a 类纤维的末梢呈螺旋形缠绕于核袋纤维和核链纤维的感受装置部位；II 类纤维的末梢呈花枝状，分布于核链纤维的感受装置部位。两类传入纤维都终止于脊髓前角的 α 运动神经元。

3）牵张反射的神经中枢　基本中枢位于脊髓灰质内，在整体内受高位中枢的调节。

4）牵张反射的传出纤维　梭外肌纤维接受脊髓前角 α 运动神经元发出的 α 纤维的支配。梭内肌纤维接受脊髓前角 γ 运动神经元发出的 γ 纤维的支配。γ 纤维的末梢有两种：一种是板状末梢，支配梭内肌的核袋纤维；另一种为蔓状末梢，支配梭内肌的核链纤维（图 3-30b）。

5）牵张反射的效应器　受牵拉的同一块肌肉的肌纤维。

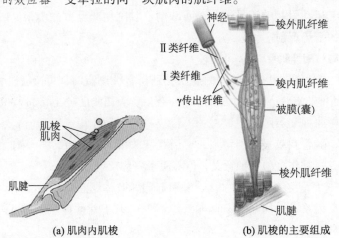

(a) 肌肉内肌梭　　　　　(b) 肌梭的主要组成

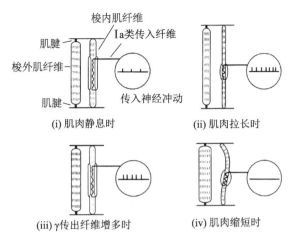

(i) 静息时,肌梭长度和Ⅰa类传入纤维放电处于一定水平;(ii)当肌肉受牵拉而伸长时,Ⅰa类传入纤维放电频率增加;(iii) 肌梭长度不变而γ传出纤维增多时,Ⅰa类传入纤维放电频率增加;(iv)当梭外肌收缩而肌梭松弛时,Ⅰa类传入纤维放电频率减少或消失。

(c) 肌梭在不同长度状态下传入神经放电的改变

图 3-30　肌梭的主要组成及在不同长度状态下传入神经纤维放电改变示意图

（3）牵张反射的生理意义

当肌肉受外力牵拉而使肌梭感受装置被拉长时,螺旋形末梢发生变形而引起Ⅰa类纤维传入冲动增加,冲动的频率与肌梭被牵拉的程度成正比。肌梭的传入冲动增加可引起支配同一肌肉的α运动神经元兴奋,使梭外肌收缩,从而形成一次牵张反射。与肌肉受牵拉而伸长的情况相反,当α运动神经元受刺激,使梭外肌纤维缩短时,由于肌梭与梭外肌纤维呈并联关系,因而肌梭也缩短,肌梭感受装置所受到的牵拉刺激减少,Ⅰa类传入纤维放电减少或消失（图3-30c）。可见,肌梭是一种长度感受器,是中枢神经系统了解肢体或体段相关位置的结构。当γ传出纤维受刺激,使梭内肌收缩时,其收缩强度虽不足以引起整块肌肉缩短,但可牵拉肌梭感受装置,引起Ⅰa类传入纤维放电增加。如前所述,γ运动神经元的兴奋性较高,常以较高频率持续放电。在整体情况下,即使肌肉不活动,α运动神经元无放电时,有些γ运动神经元仍持续放电;当α运动神经元活动增加时,γ运动神经元放电也相应增加。这表明梭外肌收缩时梭内肌也收缩,显然,这可防止当梭外肌收缩时肌梭因受牵拉刺激减少而停止放电的发生,所以,γ传出纤维的作用是调节肌梭对牵张反射的敏感性。在正常情况下,γ传出纤维主要受高位中枢下行通路的调控,通过调节和改变肌梭的敏感性和躯体不同部位的牵张反射的阈值,以适应控制姿势的需要。Ⅰa和Ⅱ类纤维的传入冲动进入脊髓后,除产生牵张反射外,还通过侧支和中间神经元接替上传到小脑和大脑皮质感觉区。核链纤维上Ⅱ类纤维的功能可能与本体感觉的传入有关。

（4）牵张反射的类型

牵张反射包括腱反射和肌紧张两种类型（表3-3）。

1）腱反射（tendon reflex）　指快速牵拉肌腱时发生的牵张反射,如叩击股四头肌肌腱引起股四头肌收缩的膝跳反射、叩击跟腱引起小腿腓肠肌收缩的跟腱反射等。腱反射的效应器主要是收缩较快的快肌纤维,产生几乎是一次同步性收缩而表现明显的动作。腱反射是一种单突触反射。

2）肌紧张（muscle tonus）　指缓慢持续地牵拉肌腱时发生的牵张反射,表现为受牵拉的肌肉处于持续、轻度的收缩状态,但不表现为明显的动作。例如,在人取直立体位时,支撑体重的关节由于重力影响而趋向于弯曲,从而使伸肌的肌梭受到持续的牵拉,导致被牵拉的肌肉收缩,使颈部、背部以及下肢的伸肌群肌紧张增强,以对抗关节的屈曲,保持抬头、挺胸、伸腰、直腿的直立姿势。因此,肌紧张是维持身体姿势最基本的反射活动,也是随意运动的基础。肌紧张的效应器主要是收缩较慢的慢肌纤维。肌紧张常表现为同一肌肉的不同运动单位交替进行收缩，故能持久进行而不易疲劳。肌紧张是一种多突触反射。

伸肌和屈肌都有牵张反射。人类的牵张反射主要发生在伸肌，因为伸肌是人类的抗重力肌。临床上常通过检查腱反射和肌紧张（肌张力）来了解神经系统的功能状态。腱反射和肌紧张减弱或消失提示反射弧损害或中断；腱反射和肌紧张亢进则提示高位中枢有病变，因为牵张反射受高位中枢的调控。

3）腱器官及反牵张反射　除肌梭外，骨骼肌中还有一种能感受肌肉张力的感受器，称腱器官（tendon organ）。与感受肌肉长度变化的肌梭不同，腱器官分布于肌腱的胶原纤维之间，与梭外肌纤维呈串联关系，传入神经为 Ib 类纤维，其传入冲动对支配同一肌肉的 α 运动神经元起抑制作用。当肌肉受外力牵拉而被拉长时，首先兴奋肌梭感受器，引发牵张反射，使被牵拉的肌肉收缩以对抗牵拉。当牵拉力量进一步加大时，可兴奋腱器官，产生抑制牵张反射的效应。这种由腱器官兴奋引起的牵张反射抑制，称为反牵张反射（inverse stretch reflex）。反牵张反射可防止牵张反射过强而拉伤肌肉，因此具有保护意义。

表 3-3　腱反射和肌紧张的比较

	腱反射	肌紧张
刺激	快速牵拉肌腱	缓慢持续牵拉肌腱
感受器	肌梭	肌梭
效应器	快肌纤维	慢肌纤维
表现	肌肉快速收缩，动作明显	同一肌肉不同运动单位交替收缩，动作不明显
反射时间	短	持续进行
反射类型	单突触反射	多突触反射
实例	肘反射、膝反射、跟腱（踝）反射	各种姿势反射（坐、直立、运动等）
意义	减弱或消失提示反射弧受损或中断，亢进表示中枢有病变	姿势反射的基础，临床上检查肌张力与腱反射有相似的意义

3. 节间反射

脊髓相邻节段的神经元之间存在着突触联系，故脊动物在与高位中枢失去联系后，脊髓依靠上下节段之间的协同活动也能完成一定的反射活动，这种反射称为节间反射（intersegmental reflex）。搔爬反射（scratching reflex）就是节间反射的一种表现。搔爬反射通常由皮肤瘙痒或其他刺激引起，如在动物腰背部皮肤上有蚤爬行刺激时可引起动物后爪来回摩擦受刺激处皮肤的搔痒动作。

三、脑干对肌紧张和姿势的调控

在运动调控系统中，脑干居于高级中枢和脊髓之间的中间层次，不仅运动传出通路穿行其间，而且各种感觉反馈通路也在此经过，因而其在功能上起"上下沟通"的作用。另外，脑干内存在抑制和增强肌紧张的区域，在肌紧张调节中起重要作用，而肌紧张是维持姿势的基础。脑干通过对肌紧张的调节可完成复杂的姿势反射，如状态反射、翻正反射等。

（一）脑干对肌紧张的调控

1. 脑干网状结构抑制区和易化区

在脑干网状结构中存在着抑制或增强肌紧张和肌肉运动的区域，分别称为抑制区（inhibitory area）和易化区（facilitatory area）。抑制区较小，位于延髓网状结构的腹内侧部分；易化区较大，分布于广大的脑干中央区域，包括延髓网状结构的背外侧部分、脑桥的被盖、中脑的中央灰质及被盖；也包括脑干以外的下丘脑和丘脑中线核群等部位（图3-31）。与抑制区相比，易化区的活动较强，在肌紧张的平衡调节中略占优势。此外，脑其他结构中也存在调节肌紧张的区域或核团，如刺激大脑皮质运动区、纹状体、小脑前叶蚓部等部位，可引起肌紧张减弱；而刺激前庭核、小脑前叶两侧部和后叶中间部等部位，可使肌紧张增强。这些区域或核团与脑干网状结构抑制区和易化区具有结构和功能上的联系，它们对肌紧张的影响可能通过脑干网状结构内的抑制区和易化区来完成。

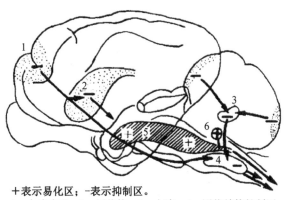

＋表示易化区；－表示抑制区。
1—大脑皮层；2—尾状核；3—小脑；4—网状结构抑制区；
5—网状结构易化区；6—延髓前庭核。

图3-31 脑内与肌紧张调节有关的脑区

2. 去大脑僵直

易化区和抑制区对肌紧张的影响可用去大脑僵直现象加以说明。

（1）去大脑僵直现象

在处于麻醉状态的动物中脑的上、下丘之间切断脑干，待麻醉药的作用过去后，动物四肢伸直、坚硬如柱，头尾昂起，脊柱挺硬，呈角弓反张状态，这一现象称为去大脑僵直（decerebrate rigidity）（图3-32）。

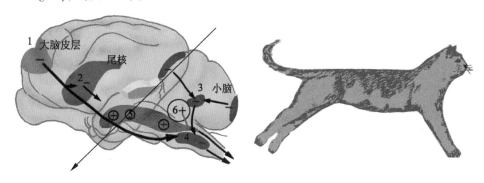

＋表示易化区；－表示抑制区。
1—大脑皮层；2—尾状核；3—小脑；
4—网状结构抑制区；5—网状结构易化区；
6—延髓前庭核。

(a) 切断脑干部位　　　　　　　　(b) 猫去大脑僵直表现

图3-32 去大脑僵直示意图

（2）去大脑僵直的发生机制

去大脑僵直是伸肌肌紧张增强的表现。局部肌内注射麻醉剂或切断相应的脊髓后根以消除肌梭的传入冲动，伸肌肌紧张增强的现象便消失。说明去大脑僵直是在脊髓牵张反射的基础上发展起来的，是一种过强的牵张反射。去大脑僵直发生的机制是：在中脑水平切断脑干，中断了躯体运动调节高级中枢大脑皮质、纹状体等部位与脑干网状结构之间的功能联系，使抑制区和易化区之间的功能活动失去平衡，抑制区的活动大为减弱，而易化区的活动明显占优势，从而导致其支配的伸肌肌紧张亢进而表现出去大脑僵直现象。伸肌是绝大多数动物和人类的抗重力肌，去大脑僵直是由抗重力肌的肌紧张过强引起的。有少数动物，如分布于南美洲的树懒，日常悬挂于树上生活，其屈肌是抗重力肌，故用其做去大脑僵直实验时就不是表现为伸肌肌紧张，而是表现为屈肌肌紧张明显增强。

人类也可出现类似现象，当蝶鞍上囊肿引起皮质与皮质下结构失去联系时，可出现明显的下肢伸肌僵直及上肢的半屈状态，称为去皮层僵直（decorticate rigidity），这也是抗重力肌肌紧张增强的表现。人类发生中脑疾病时可出现去大脑僵直现象，表现为头后仰，上、下肢均僵硬伸直，上臂内旋，手指屈曲（图3-33）。出现去大脑僵直往往提示病变已严重侵犯脑干，是预后不良的信号。

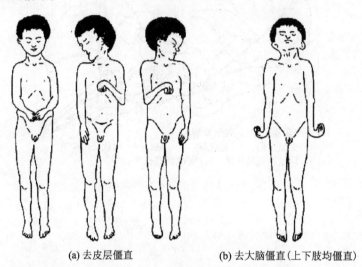

(a) 去皮层僵直   (b) 去大脑僵直（上下肢均僵直）

图 3-33　人类去皮层僵直及去大脑僵直表现

（3）去大脑僵直的类型

根据去大脑僵直的产生机制，有 γ 僵直和 α 僵直两种类型。

1）γ 僵直　高位中枢的下行作用通常首先改变脊髓 γ 运动神经元的活动，使肌梭的敏感性提高，传入冲动增多，转而使 α 运动神经元兴奋，导致肌紧张增强而出现僵直，故这种僵直称为 γ 僵直（γ-rigidity）。如果在切断猫中脑上、下丘处造成去大脑僵直后，再切断猫腰骶部后根以阻断肌梭传入冲动对中枢的作用后，可使后肢僵直消失。说明经典的去大脑僵直属于 γ 僵直。γ 僵直主要通过网状脊髓束实现，因为当刺激完整动物的网状结构易化区时，肌梭传入冲动增加。由于肌梭传入冲动的增加可反映梭内肌纤维的收缩加强，因此认为，当易化区活动增强时，下行冲动首先改变 γ 运动神经元的活动（图3-34）。

2）α 僵直　高位中枢的下行作用也可直接作用于 α 运动神经元，或通过脊髓中间神经元间接作用于 α 运动神经元，增强其活动，引起肌紧张增强而出现僵直，这种僵直称为 α 僵直（α-rigidity）。在上述发生 γ 僵直的猫已切断后根消除相应节段僵直的基础上，若进一步切除猫的小脑前叶，可使僵直再次出现，这种僵直就属于 α 僵直，因为此时后根已切断，γ 僵直已不可能发生。若进一步切断第Ⅷ对脑神经，以消除从内耳半规管和前庭传到前庭核的冲动，则上述 α 僵直消失，可见 α 僵直主要是通过前庭脊髓束实现的（图3-34）。

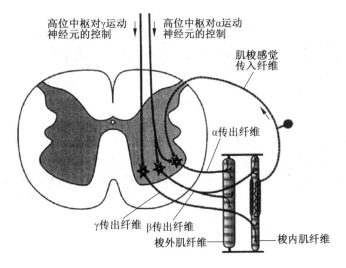

图 3-34　高位中枢对骨骼肌运动的控制模式图

（二）脑干对姿势的调控

1. 状态反射

状态反射（attitudinal reflex）是指头部在空间的位置发生改变或者头部与躯干的相对位置发生改变，都可反射性地改变躯体肌肉的紧张度。状态反射是在低位脑干的整合下完成的，但在完整动物，因低位脑干受高位中枢的控制而不易表现出来，所以只有在去大脑动物才明显可见。

状态反射包括紧张性迷路反射和紧张性颈反射。

1）紧张性迷路反射（tonic labyrinthine reflex）　是指内耳迷路的椭圆囊和球囊的传入冲动对躯体伸肌紧张的反射性调节，其反射中枢主要是前庭核。当动物取仰卧位时伸肌紧张性最高，而俯卧位时伸肌紧张性最低。这是因为头部位置不同，重力对位砂膜的影响不同，导致囊斑中毛细胞所受刺激不同。

2）紧张性颈反射（tonic neck reflex）　是指颈部扭曲时，颈椎的关节、韧带和肌肉受到刺激，其本体感受器的传入冲动引起对四肢肌肉紧张的反射性调节。该反射的中枢位于脊髓颈段。在去大脑僵直动物中观察到，当头向一侧扭转时，下颏所指一侧的伸肌肌紧张增强；当头后仰时，前肢伸肌肌紧张增强，而后肢伸肌肌紧张降低；当头前俯时，前肢伸肌肌紧张降低，而后肢伸肌肌紧张增强。所以，颈紧张反射对维持动物姿势起重要作用。

在正常人体，由于高位中枢的存在，状态反射常被抑制而不表现出来。去皮层僵直的患者也可出现紧张性颈反射，即当颈部扭曲时，下颏所指一侧的上肢伸直，而对侧上肢则处于更屈曲状态（图 3-33）。

2. 翻正反射

正常动物可保持站立姿势，若将其推倒或将其四足朝天从空中抛下，动物能迅速翻正过来，这种反射称为翻正反射（righting reflex）。该反射主要靠中脑的整合作用来完成。如将动物四足朝天从空中抛下，可清楚地观察到动物在坠落过程中，首先是头颈扭转，使头部的位置翻正，然后前肢和躯干也跟着扭转过来，接着后肢也扭转过来，最后四肢安全着地。这一过程包括一系列的反射活动，最初是由于头部在空间的位置不正常，刺激视觉与平衡觉感受器，从而引起头部的位置翻正；头部翻正后，头与躯干之间的位置关系不正常，刺激了颈部的本体感受器，反射性引起躯干的位置也翻正（图 3-35）。在翻正反射中，视觉器官和前庭器官起着重要作用，尤其是视觉器官。若蒙住动物双眼并毁损其双侧迷路器官，则动物下落时便不再出现翻正反射。

笔 记

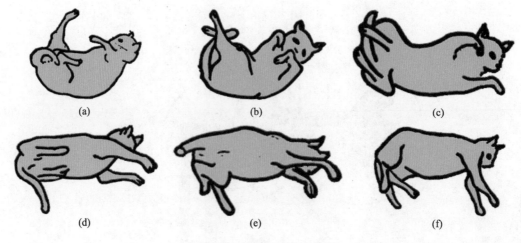

图 3-35　猫翻正反射示意图

四、大脑皮质对运动的调控

大脑皮质是运动调控的最高级也是最复杂的中枢部位。它接受感觉信息的传入，并根据机体对环境变化的反应和意愿，策划和发动随意运动。

（一）大脑皮质运动区

1. 主要运动区

主要运动区包括中央前回（4 区）和运动前区（6 区），是控制躯体运动最重要的区域（图 3-23）。它们接受本体感觉冲动，感受躯体的姿势和躯体各部分在空间的位置及运动状态，并根据机体的需要和意愿调整和控制全身的运动。主要运动区有以下功能特征：

1）交叉性支配　一侧运动皮质支配对侧躯体的肌肉运动。但在头面部，除下部面肌和舌肌主要受对侧皮质支配外，其余部分均为双侧性支配。因此，一侧内囊损伤将产生对侧下部面肌及舌肌麻痹，但头面部多数肌肉的活动仍基本正常。

2）运动代表区的功能定位　总体安排是倒置性的，即下肢肌肉的代表区在皮质顶部，膝关节以下肌肉的代表区在半球内侧面；上肢肌肉的代表区在中间部；头面部肌肉的代表区在底部，但头面部代表区的内部安排是正立的。从运动区前后的安排来看，躯干和近端肢体的代表区在前部（6 区）；远端肢体的代表区在后部（4 区）；手指、足趾、唇和舌等肌肉的代表区在中央沟前缘（图 3-36）。

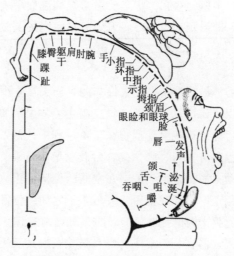

图 3-36　中央前回运动皮质对身体各部位运动控制的分布规律示意图

3）精细正比关系 是指皮质代表区的大小与躯体运动的精细和复杂程度有关。运动越精细越复杂的肌肉，其皮质代表区就越大，如拇指的代表区面积可为躯干代表区的若干倍。

2. 其他运动区

人与猴的运动辅助区位于两半球内侧面、扣带回沟以上、4 区之前的区域。电刺激该区所引起的运动比较复杂，一般是引起双侧性的运动反应，破坏该区可使双手协调性动作难以完成，复杂动作笨拙。此外，第一感觉区以及后顶叶皮质也与运动有关。应用电刺激大脑皮质引起肌肉收缩的研究表明，皮质脊髓束和皮质脑干束中约 31% 的纤维来自中央前回，约 29% 的纤维来自运动前区和运动辅助区；约 40% 的纤维来自后顶叶皮质（5、7 区）和第一感觉区。

在大脑皮质运动区也可见到类似感觉区的纵向柱状排列，从而组成运动皮质的基本功能单位，即运动柱（motor column）。一个运动柱可控制同一关节几块肌肉的活动，而一块肌肉可接受几个运动柱的控制。

（二）运动传出通路

1. 皮质脊髓束和皮质脑干束

由皮质发出，经内囊、脑干下行，到达脊髓前角运动神经元的传导束，称为皮质脊髓束（corticospinal tract）（图 3-37）。由皮质发出，经内囊到达脑干内各脑神经运动神经元的传导束，称为皮质脑干束（corticobulbar tract）。

1）皮质脊髓侧束 皮质脊髓束中约 80% 的纤维在延髓锥体跨过中线，在对侧脊髓外侧索下行而形成皮质脊髓侧束。侧束纵贯脊髓全长，其纤维终止于同侧前角外侧部的运动神经元。皮质脊髓侧束在种系发生上较新，其功能是控制四肢远端肌肉的活动，与精细的、技巧性的运动有关。

2）皮质脊髓前束 皮质脊髓束中约 20% 的纤维在延髓不跨越中线而在脊髓同侧前索下行形成皮质脊髓前束。前束一般只下降到脊髓胸段，其纤维经中间神经元接替后，终止于双侧脊髓前角内侧部的运动神经元。皮质脊髓前束在种系发生上较古老，其功能是控制躯干和四肢近端肌肉尤其是屈肌的活动，与姿势的维持和粗略的运动有关。

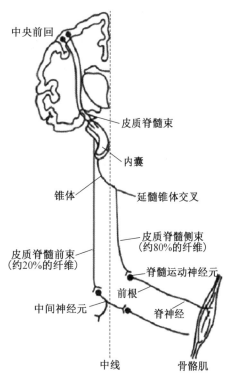

图 3-37 皮质脊髓束示意图

3）其他运动传导通路 上述通路除直接下行控制脊髓和脑干运动神经元外还发出侧支，并与一些直接起源于运动皮质的纤维一起经脑干某些核团接替后形成顶盖脊髓束、网状脊髓束和前庭脊髓束，其功能与皮质脊髓前束相似，参与对近端肌肉粗略运动和姿势的调控；而红核脊髓束的功能可能与皮质脊髓侧束相似，参与对四肢远端肌肉精细运动的调控。

2. 运动传出通路损伤时的表现

运动传导通路损伤后，临床上常出现柔软性麻痹（flaccid paralysis，简称软瘫）和痉挛性麻痹（spastic paralysis，简称硬瘫）两种表现。两者虽然都有随意运动的丧失，但软瘫表现为牵张反射（包括腱反射和肌紧张）减弱或消失，肌肉松弛，并逐渐出现肌肉萎缩，巴宾斯基征（Babinski sign）阴性，见于脊髓运动神经元损伤，如脊髓灰质炎；硬瘫则表现为牵张反射亢进，肌肉萎缩不明显，巴宾斯基征阳性，常见于中枢性损伤，如内囊出血引起的卒中。临床上常将运动控制系统分为下、上运动神经元，下运动神经元是指脊髓运动神经元，上运动

笔记

神经元则是指皮质和脑干中支配下运动神经元的神经元，尤其是指皮质脊髓束神经元。根据以上软瘫和硬瘫的发生规律得出下运动神经元损伤引起软瘫，而上运动神经元损伤导致硬瘫的结论。

研究显示，中枢运动控制系统中存在功能上的分化，有部分上运动神经元主要在姿势调节中发挥作用，称为姿势调节系统，对牵张反射有重要调节作用，临床上出现硬瘫主要是由姿势调节系统受损引起；有部分上运动神经元主要在运动协调中发挥作用，如小脑和基底神经节中的一些神经元（见后文），而由大脑皮质运动区发出的运动传出通路，其主要作用是将皮质运动指令下传给下运动神经元。

巴宾斯基征是神经科常用检查之一，因最早由法国神经学家巴宾斯基发现而得名。用一钝物划足跖外侧，出现趾背屈和其他四趾外展呈扇形散开的体征称为巴宾斯基征阳性（图3-38），是一种异常的跖伸肌反射，常提示皮质脊髓束受损。成年人的正常表现是所有足趾均发生跖屈，称为巴宾斯基征阴性（图3-38）。正常人的巴宾斯基征（即阴性）是一种屈曲反射，由于脊髓平时受高位中枢的控制，这一原始反射被抑制而不表现出来。婴儿因皮质脊髓束发育尚不完全，成年人在深睡或麻醉状态下，都可出现巴宾斯基阳性体征。

需要说明的是，运动传出通路在传统上分为锥体系（pyramidal system）和锥体外系（extrapyramidal system）两个系统。前者是指皮质脊髓束和皮质脑干束，即通常认为的上运动神经元；后者是指锥体系以外所有控制脊髓运动神经元活动的下行通路。锥体系因其大部分纤维在下行至延髓腹侧时构成锥体而得名，但皮质脊髓前束和皮质脑干束并不通过锥体，即使

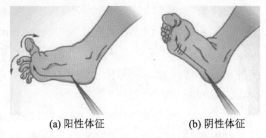

(a) 阳性体征　　　　(b) 阴性体征

图3-38　巴宾斯基征阳性和阴性体征示意图

是皮质脊髓侧束的纤维也不全来自中央前回，而锥体外系的纤维更是由许多不同功能的纤维组成；锥体系和锥体外系两个系统在大脑皮质起源的部位多有重叠，而且两者之间存在广泛的纤维联系，所以从皮质到脑干之间损伤而引起的运动障碍往往分不清究竟是由哪个系统功能缺损所致，临床上将上运动神经元损伤引起硬瘫的一系列表现称为锥体束综合征，看来也是不正确的。有鉴于此，有人主张摒弃下、上运动神经元之分以及锥体系和锥体外系这些术语。

（三）大脑皮质对姿势的调节

大脑皮质对姿势反射也有调节作用。临床上见到的去皮层僵直，就是因为皮质与皮质下失去联系，引起抗重力肌的肌紧张增强，从而不能维持正常姿势。此外，在去皮质动物中还可观察到两类姿势反应受到严重损害，即跳跃反应（hopping reaction）和放置反应（placing reaction）。跳跃反应是指动物（如猫）在站立时受到外力推动而产生的跳跃运动，其生理意义是保持四肢的正常位置，以维持躯体平衡。放置反应是指动物将腿牢固地放置在一支持物体表面的反应。例如，用布带将动物眼睛蒙住并将其悬吊在空中，让动物足部的任一部分或动物的口鼻部或触须接触某一个支持平面（如桌面），动物会马上将它的两前爪放置在这个支持平面上。这两个姿势反应的整合需要大脑皮质的参与。

五、基底神经节对运动的调控

基底神经节（basal ganglia）也称为基底核，是大脑皮质下的一些神经核团，其纤维联系与生理功能都很复杂，对躯体运动有重要的调节作用。

（一）基底神经节的组成

基底神经节包括纹状体（又称为新纹状体，包括尾状核和壳核）、苍白球（又称为旧纹状体）、黑质（包括致密部和网状部）、丘脑底核和红核。从功能角度可将基底神经节划分为纹状体、苍白球外侧部、苍白球内侧部-黑质网状部复合体（GPi-SNr）、黑质致密部（SNc）及丘脑底核（STN）等5个功能核团，通过与大脑皮质形成复杂的调节环路联系而兴奋性或抑制性地调节运动功能。

（二）基底神经节的纤维联系

1. 基底神经节与大脑皮质之间的神经回路

基底神经节与大脑皮质之间有广泛的纤维联系，与运动有关的神经联系主要由两条神经环路组成，即直接通路和间接通路（图3-39）。

1）直接通路　指"皮质—纹状体—苍白球内侧部/黑质网状部—丘脑—皮质"途径，因皮质信号经新纹状体直接投射到苍白球内侧部而得名。大脑皮质对新纹状体的作用是兴奋性的，释放的递质是谷氨酸；而从新纹状体到苍白球内侧部以及从苍白球内侧部再到丘脑是抑制性的，递质都是γ-氨基丁酸（GABA）。因此，当大脑皮质发放的神经冲动激活新纹状体—苍白球内侧部的直接通路时，苍白球内侧部的活动被抑制，使后者对丘脑的抑制性作用减弱，丘脑的活动增加，这种现象称为去抑制（disinhibition）。丘脑-皮质投射系统的效应是兴奋性的，因此，直接通路的活动最终能易化大脑皮质发动运动。

2）间接通路　指"皮质—纹状体—苍白球外侧部—丘脑底核—苍白球内侧部/黑质网状部—丘脑—皮质"途径，因大脑皮质信号经新纹状体到达苍白球内侧部前，要先后经过苍白球外侧部和丘脑底核的两次中继（图3-39）。由于"新纹状体—苍白球外侧部—丘脑底核"的通路中同样存在去抑制现象，而由丘脑底核到达苍白球内侧部的投射纤维是兴奋性的，递质为谷氨酸，因此，当间接通路兴奋时，苍白球外侧部的活动被抑制，使之对丘脑底核的抑制作用减弱，加强了苍白球内侧部对丘脑-皮质投射系统的抑制，从而对大脑皮质发动运动产生抑制作用。

正常情况下，直接通路和间接通路（包括超直接通路）相互拮抗，但平时以直接通路的活动为主，并维持平衡状态。一旦这两条通路中的某一环节或某种神经递质异常时，将引起相应的运动障碍。

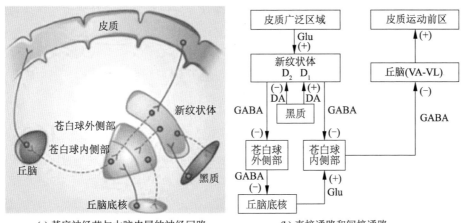

(a)基底神经节与大脑皮层的神经回路　　　(b)直接通路和间接通路

DA—多巴胺；GABA—γ-氨基丁酸；Glu—谷氨酸；VA—腹前侧；VL—前外侧。实线投射和箭头：兴奋性作用；虚线投射和箭头：抑制性作用。图中未显示新纹状体内以γ-氨基丁酸和乙酰胆碱为递质的中间神经元及其突触联系。

图3-39　基底神经节与大脑皮质之间的神经回路模式图

笔记

2. 黑质-纹状体投射系统

新纹状体内细胞密集，主要有投射神经元和中间神经元两类细胞。中型多棘神经元（medium spiny neuron，MSN）属于投射神经元，是新纹状体内主要的信息整合神经元，释放的递质主要是 GABA。中型多棘神经元除接受大脑皮质发出的谷氨酸能纤维投射外，还接受来自中脑黑质致密部的多巴胺能纤维投射，构成黑质-纹状体投射系统；此外，也接受新纹状体内 GABA 能和胆碱能抑制性中间神经元的纤维投射。中型多棘神经元有两种类型，它们的细胞膜中分别有 D_1 和 D_2 受体，其纤维分别投射到苍白球内侧部和苍白球外侧部，从而分别组成"新纹状体—苍白球内侧部"之间的直接通路和间接通路。黑质-纹状体多巴胺能纤维末梢释放的多巴胺通过激活 D_1 受体可增强直接通路的活动，而通过激活 D_2 受体可抑制其传出神经元的活动，从而抑制间接通路的作用。尽管两种不同受体介导的突触传递效应不同，但它们最终对大脑皮质产生的效应却是相同的，即都能使丘脑-皮质投射系统活动增强，从而易化大脑皮质的活动，使运动增多。

（三）与基底神经节损伤有关的疾病

人体基底神经节病变或损伤可产生两类运动障碍性疾病：一类是肌紧张过强而运动过少性疾病，如帕金森病；另一类是肌紧张不全而运动过多性疾病，如亨廷顿病与手足徐动症。

1. 肌紧张过强而运动过少性疾病

这类疾病的代表是帕金森病（Parkinson disease），又称为震颤麻痹（paralysis agitans），是常见的中老年神经系统变性疾病之一，因最早由英国医生帕金森描述而得名。其主要症状是全身肌紧张增强，肌肉强直，随意运动减少，动作缓慢，面部表情呆板，并常伴有静止性震颤（static tremor）。帕金森病的病因是双侧黑质病变，多巴胺能神经元变性受损，脑内多巴胺含量明显下降。由于多巴胺可通过 D_1 受体增强直接通路的活动水平，亦可通过 D_2 受体抑制间接通路的活动，所以该递质系统受损时，可引起直接通路活动水平减弱而间接通路活动水平增强，使皮质对运动的发动受到抑制，从而出现运动减少、肌肉强直和动作缓慢的症状。在动物实验中，利用利血平耗竭体内儿茶酚胺（包括多巴胺），动物也可出现类似帕金森病的症状。临床上给予多巴胺的前体左旋多巴（L-dopa）能明显改善帕金森病患者的症状。黑质-纹状体多巴胺递质系统的作用在于抑制纹状体内乙酰胆碱递质的作用，当黑质多巴胺能神经元受损后，对纹状体内胆碱能神经元的抑制作用减弱，导致乙酰胆碱递质系统功能亢进，进而影响新纹状体传出神经元的活动而引起一系列症状，所以应用 M 受体拮抗剂东莨菪碱或苯海索等也能治疗帕金森病。因此，黑质多巴胺系统与纹状体乙酰胆碱系统之间的功能失衡可能是帕金森病发病的原因之一。左旋多巴和 M 受体拮抗剂对静止性震颤均无明显疗效，而破坏丘脑腹外侧核则静止性震颤消失，因而静止性震颤可能与丘脑腹外侧核等结构的功能异常有关。

2. 肌紧张不全而运动过多性疾病

这类疾病的代表是亨廷顿病与手足徐动症。亨廷顿病（Huntington disease）也称舞蹈症（chorea），是一种以神经变性为病理改变的遗传性疾病，因首先由亨廷顿报道而得名。其主要表现为不自主的上肢和头部的舞蹈样动作，伴肌张力降低等症状，其病因是双侧新纹状体病变，GABA 能中间神经元变性或遗传性缺损，使新纹状体对苍白球外侧部的抑制作用减弱，进而加强对丘脑底核活动的抑制，引起间接通路活动水平减弱而直接通路活动水平相对增强，对大脑皮质发动运动产生易化作用，从而出现运动过多的症状。临床上用利血平耗竭多巴胺可缓解其症状。

（四）基底神经节的功能

迄今为止，基底神经节的功能仍不十分明确。毁损动物的基底神经节几乎不出现任何症状；而记录基底神经节神经元电活动时，发现其放电发生在运动开始之前，新纹状体内的中型多棘神经元很少或没有自发放电活动，仅在大脑皮质有冲动传来时才开始活动。根据这些观察，结合以上对人类基底神经节损伤后出现的症状、药物治疗效应及其机制分析，可以认为基底神经节可能参与运动的设计和程序编制，并将一个抽象的设计转换为一个随意运动（图 3-27）。基底神经节与随意运动的产生和稳定协调、肌紧张的调节、本体感觉传入冲动信息的处理可能都有关。此外，基底神经节中某些核团还参与自主神经的调节、感觉传入、心理行为和学习记忆等功能活动。

六、小脑对运动的调控

小脑是调节躯体运动的重要中枢部位，它不仅与大脑皮质形成神经回路，还与脑干及脊髓有大量的纤维联系。根据其传入、传出纤维联系，可将小脑分为前庭小脑、脊髓小脑和皮质小脑 3 个主要功能部分（图 3-40）。

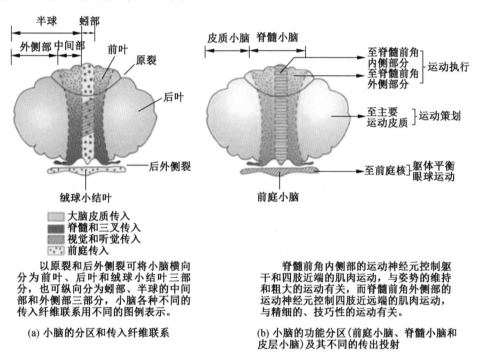

(a) 小脑的分区和传入纤维联系

以原裂和后外侧裂可将小脑横向分为前叶、后叶和绒球小结叶三部分，也可纵向分为蚓部、半球的中间部和外侧部三部分，小脑各种不同的传入纤维联系用不同的图例表示。

(b) 小脑的功能分区（前庭小脑、脊髓小脑和皮层小脑）及其不同的传出投射

脊髓前角内侧部的运动神经元控制躯干和四肢近端的肌肉运动，与姿势的维持和粗大的运动有关，而脊髓前角外侧部的运动神经元控制四肢远端的肌肉运动，与精细的、技巧性的运动有关。

图 3-40 小脑的分区与传入、传出纤维联系示意图

（一）前庭小脑

前庭小脑（vestibulocerebellum）主要由绒球小结叶构成，与之邻近的小部分蚓垂也可归入此区。在发生上，前庭小脑是小脑最古老的部分，故又称为原小脑或古小脑。前庭小脑与前庭核之间有双向纤维联系，它接受来自前庭核纤维的投射，其传出纤维又经前庭核换元，再通过前庭脊髓束抵达脊髓前角内侧部分的运动神经元，控制躯干和四肢近端肌肉的活动。因此，前庭小脑参与身体姿势平衡功能的调节。切除绒球小结叶的猴，或第四脑室附近肿瘤压迫绒球小结叶的患者，身体平衡失调，出现步基宽（站立时两脚之间的距离增宽）、站立不稳、步态蹒跚和容易跌倒等症状，但其随意运动的协调不受影响。动物实验还证明，狗在切除绒球小结叶后不再出现运动病（如晕船、晕车等）。

此外，前庭小脑可通过脑桥核接受外侧膝状体、上丘和视皮质等处的视觉传入信息，调节眼外肌的活动，从而协调头部运动时眼的凝视运动。猫在切除绒球小结叶后可出现位置性眼震颤（positional nystagmus），即当其头部固定于某一特定位置（即凝视某一场景）时出现的眼震颤。这一功能活动实际上与保持身体平衡的调节是密切配合的。

笔记

（二）脊髓小脑

脊髓小脑（spinocerebellum）由小脑蚓部和半球中间部组成，发生上晚于前庭小脑，又称为旧小脑。脊髓小脑主要接收来自脊髓和三叉神经的传入信息，也接收视觉和听觉信息。蚓部的传出纤维向顶核投射，经前庭核和脑干网状结构下行至脊髓前角的内侧部分，也经丘脑腹外侧核上行至运动皮质的躯体近端代表区。半球中间部的传出纤维向间位核投射，经红核大细胞部，下行至脊髓前角的外侧部分，也经丘脑腹外侧核上行至运动皮质的躯体远端代表区。可见，脊髓小脑与脊髓及脑干有大量的纤维联系，其主要功能是调节已在进行中的运动，协助大脑皮质对随意运动进行适时的控制。当运动皮质向脊髓发出运动指令时，皮质脊髓束的侧支向脊髓小脑传递有关运动指令的"副本"；另外，运动过程中来自肌肉与关节等处的本体感觉传入以及视、听觉传入等也到达脊髓小脑。脊髓小脑通过比较来自大脑皮质的运动指令和外周的反馈信息，察觉运动指令和运动执行情况之间的偏差，并通过上行纤维向大脑皮质发出矫正信号，修正运动皮质的活动，使之符合当时运动的实际情况；同时又通过"脑干—脊髓"下行通路调节肌肉的活动，纠正运动的偏差，使运动能按预定的目标和轨道准确进行。脊髓小脑受损后，由于不能有效利用来自大脑皮质和外周感觉的反馈信息来协调运动，因而运动变得笨拙而不准确，表现为随意运动的力量、方向及限度紊乱。例如，患者不能完成精巧动作，肌肉在动作进行过程中抖动而把握不住方向，尤其在精细动作的终末出现震颤，称为意向性震颤（intention tremor）；行走时跨步过大而躯干落后，以致容易倾倒，或走路摇晃呈酩酊蹒跚状，沿直线行走则更不平稳；不能进行拮抗肌反复快速的轮替动作（如上臂不断交替进行内旋与外旋），且动作越迅速，协调障碍越明显，但在静止时无肌肉运动异常的表现。以上这些动作协调障碍统称为小脑性共济失调（cerebellar ataxia）。

此外，脊髓小脑还具有调节肌紧张的功能。小脑对肌紧张的调节既有抑制作用，也有易化作用。抑制肌紧张的区域是小脑前叶蚓部，其空间分布是倒置的，即其前端与动物尾部及下肢肌紧张的抑制功能有关，后端及单小叶与上肢及头面部肌紧张的抑制功能有关。易化肌紧张的区域是小脑前叶两侧部和后叶中间部，前叶两侧部的空间分布也是倒置的。小脑对肌紧张调节的双重作用可分别通过脑干网状结构抑制区和易化区来实现。在进化过程中，小脑抑制肌紧张作用逐渐减弱，而易化作用逐渐增强。所以，脊髓小脑受损后常有肌张力减退和四肢乏力的表现。

（三）皮质小脑

皮质小脑（cerebrocerebellum）是指小脑半球外侧部，是发生上较新的结构，故又称为新小脑。它不接受外周感觉神经的传入，而主要经脑桥核接受大脑皮质广大区域（感觉区、运动区、联络区）的投射，其传出纤维先后经齿状核、红核小细胞部、丘脑腹外侧核换元后，再回到大脑皮质运动区；还有一类纤维投射到红核小细胞部经换元后发出纤维投射到下橄榄核主核和脑干网状结构。投射到下橄榄核主核的纤维，换元后经橄榄小脑束返回皮质小脑，形成小脑皮质的自身回路；而投射到脑干网状结构的纤维，换元后经网状脊髓束下达脊髓（图 3-41）。皮质小脑与大脑皮质运动区、感觉区、联络区之间的联合活动与运动的策划和运动程序的编制有关。如前所述，一个随意运动的产生包括运动的策划和执行两个不同阶段，并需要脑在策划和执行之间进行反复的比较来协调动作。例如，在学习某种精巧运动（如打字、做体操动作或乐器演奏）的开始阶

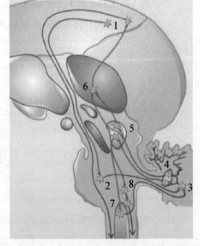

1—大脑皮质运动区；2—脑桥核；3—皮质小脑；4—小脑齿状核；5—红核；6—丘脑腹外侧核；7—下橄榄核主核；8—脑干网状结构。

图 3-41　皮质小脑-大脑皮质纤维联系示意图

笔记

段，动作往往不甚协调。在学习过程中，大脑皮质与小脑之间不断进行联合活动，同时脊髓小脑不断接收感觉传入信息，逐步纠正运动过程中发生的偏差，使运动逐步协调起来。等到运动熟练后，皮质小脑内就储存起整套程序。当大脑皮质发动精巧运动时，首先通过"大脑—小脑"回路从皮质小脑提取程序，并将它回输到运动皮质，再通过皮质脊髓束发动运动。这样，运动就变得非常协调、精巧和快速。

综上所述，小脑与基底神经节都参与运动的策划和程序的编制、运动的协调、肌紧张的调节，以及本体感觉传入冲动信息的处理等活动，但二者的作用并不完全相同。基底神经节主要在运动的准备和发动阶段起作用，小脑则主要在运动进行过程中发挥作用。另外，基底神经节主要与大脑皮质之间构成回路，而小脑除与大脑皮质形成回路外，还与脑干及脊髓有大量的纤维联系。因此，基底神经节可能主要参与运动的策划，而小脑除了参与运动的策划外，还参与运动的执行。

第六节　神经系统对内脏活动、本能行为和情绪的调节

一、自主神经系统

支配心肌、平滑肌和腺体等内脏活动的神经由于其传出部分的支配不受人的主观意志所控制，故又称为自主神经系统（autonomic nervous system）或植物神经系统（vegetative nervous system）。依其功能的不同，自主神经系统可分为交感神经系统（sympathetic nervous system）和副交感神经系统（parasympathetic nervous system）。自主神经系统接受中枢神经系统的控制。

（一）自主神经的结构特征

自主神经由节前神经元和节后神经元组成。节前神经元胞体位于中枢内，发出的神经纤维称为节前纤维（preganglionic fiber）。自主神经节前纤维在抵达效应器官前进入神经节内换元，由节内神经元发出节后纤维（postganglionic fiber）支配效应器官。节前纤维属于有髓鞘的B类纤维，传导速度较快；节后纤维属于无髓鞘的C类纤维，传导速度较慢。交感神经节位于椎旁节和椎前节内，离效应器官较远，因此其节前纤维短而节后纤维长；副交感神经节通常位于效应器官壁内，因此其节前纤维长而节后纤维短（图3-42）。

交感神经起自胸腰段脊髓灰质的侧角，副交感神经起自脑干的脑神经核和骶段脊髓灰质相当于侧角的部位。交感神经兴奋时产生的效应较广泛，而副交感神经兴奋时产生的效应相对局限。其主要原因是：① 交感神经分布广泛，几乎支配所有内脏器官，而副交感神经分布较局限，有些器官没有副交感神经支配，如皮肤和肌肉的血管、汗腺、竖毛肌、肾上腺髓质和肾脏只有交感神经支配。② 交感神经在节前与节后神经元换元时的辐散程度较高，一个节前神经元往往与多个节后神经元发生突触联系，如猫颈上神经节内的交感神经节前与节后纤维之比为1：（11~17）；而副交感神经在节前与节后神经元换元时的辐散程度较低，如睫状神经节内的副交感神经节前与节后纤维之比为1：2。

哺乳动物交感神经节后纤维除直接支配效应器官细胞外，还有少量纤维支配器官壁内的神经节细胞，对副交感神经发挥调节作用。

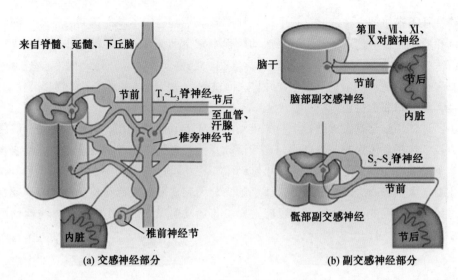

图 3-42　自主神经系统结构模式图

（二）自主神经系统的功能及其特征

自主神经系统的主要功能是调节心肌、平滑肌和腺体（消化腺、汗腺、部分内分泌腺）的活动，以维持机体内环境稳态，使其适应整体环境变化的需要。其主要生理功能概括于表 3-4 中。

表 3-4　自主神经系统的功能

效应器		胆碱能系统		肾上腺素能系统	
		受体	效应	受体	效应
自主神经节		N_1	节前-节后兴奋传递		
骨骼肌		N_2	骨骼肌神经肌肉接头传递		
眼	虹膜环形肌	M	收缩（缩瞳）		
	虹膜辐射状肌			α_1	收缩（扩瞳）
	睫状体肌	M	收缩（视近物）	β_2	舒张（视远物）
心	窦房结	M	心率减慢	β_1	心率加快
	房室传导系统	M	传导减慢	β_1	传导加快
	心肌	M	收缩力减弱	β_1	收缩力增强
血管	冠状血管	M	舒张	α_1	收缩
				β_2	舒张（主要）
	皮肤黏膜血管	M	舒张	α_1	收缩
	骨骼肌血管	M	舒张[1]	α_1	收缩
				β_2	舒张（主要）
	脑血管	M	舒张	α_1	收缩
	腹腔内脏血管			α_1	收缩（主要）
				β_2	舒张
	唾液腺血管	M	舒张	α_1	收缩

续表

效应器		胆碱能系统		肾上腺素能系统	
		受体	效应	受体	效应
支气管	平滑肌	M	收缩	β_2	舒张
	腺体	M	促进分泌	α_1	抑制分泌
				β_2	促进分泌
胃肠	胃平滑肌	M	收缩	β_2	舒张
	小肠平滑肌	M	收缩	α_2	舒张②
				β_2	舒张
胆	括约肌	M	舒张	α_1	收缩
	腺体	M	促进分泌	α_2	抑制分泌
	胆囊和胆道	M	收缩	β_2	舒张
盆腔	膀胱逼尿肌	M	收缩	β_2	舒张
	三角区和括约肌	M	舒张	α_1	收缩
	输尿管平滑肌	M	收缩②	α_1	收缩
	子宫平滑肌	M	可变③	α_1	收缩（有孕）
				β_2	舒张（未孕）
皮肤	汗腺	M	促进温热性发汗①	α_1	促进精神性发汗
	竖毛肌			α_1	收缩
唾液腺		M	分泌大量、稀薄唾液	α_1	分泌少量、黏稠唾液
代谢	糖酵解			β_2	加强
	脂肪分解			β_3	加强

注：① 为交感神经节后胆碱能纤维支配；
② 可能是胆碱能纤维的突触前受体调节乙酰胆碱的释放所致；
③ 因月经周期、循环中雌孕激素水平、妊娠以及其他因素而发生变动。

1. 紧张性作用

在安静状态下，自主神经持续发放一定频率的冲动，使所支配的器官处于一定程度的活动状态，称为自主神经的紧张性作用。这可通过切断神经后观察它所支配器官的活动是否发生改变加以证实。例如，切断心迷走神经后心率加快，说明心迷走神经通过紧张性传出冲动，对心脏具有持久的抑制作用；而切断心交感神经，则心率减慢，说明心交感神经有兴奋心脏的紧张性传出冲动。又如，切断支配虹膜的副交感神经，瞳孔散大；而切断其交感神经，则瞳孔缩小。自主神经的紧张性来源于其中枢的紧张性活动，而中枢的紧张性来源于神经反射和体液因素等多种原因。例如，来自颈动脉窦和主动脉弓压力感受器的传入冲动，对维持心交感神经和心迷走神经的紧张性起重要作用，而中枢组织内 CO_2 浓度对维持交感缩血管中枢的紧张性有重要作用。

2. 双重神经支配

大多数内脏器官同时接受交感和副交感神经的双重神经支配，只有少数器官（汗腺、竖毛肌、肾上腺、肾）仅有交感神经支配，而无副交感神经支配。

3. 拮抗作用

在接受双重神经支配的器官中，交感神经和副交感神经的作用往往是相反的，称为拮抗作用（antagonism）。例如，心迷走神经抑制心脏活动，心交感神经则兴奋心脏；迷走神经增

笔记

强小肠的运动和分泌，交感神经则起抑制作用。这种相互拮抗的双重神经支配，可使器官的活动状态快速调整以适应机体当时的需要。此外，双重神经支配有时对某一器官的作用也可以是协同的，例如，交感和副交感神经都有促进唾液腺分泌的作用，但仍有一定差别，交感神经促使少量黏稠唾液分泌，副交感神经则引起大量稀薄唾液分泌。

4. 受效应器所处功能状态的影响

自主神经的活动与效应器本身的功能状态有关。例如，刺激交感神经可抑制未孕动物的子宫平滑肌，但可兴奋有孕动物的子宫平滑肌。这是因为未孕子宫和有孕子宫表达的受体不同（见表3-4）。胃幽门处于收缩状态时，刺激迷走神经能使幽门括约肌舒张；而幽门处于舒张状态时，刺激迷走神经则使幽门括约肌收缩。

5. 对整体生理功能调节的意义

交感神经系统的活动一般比较广泛，在环境急剧变化的条件下，交感神经系统可以动员机体许多器官发挥潜在的力量，促使机体适应发生急剧变化的环境。例如，在肌肉剧烈运动、窒息、失血或寒冷环境等情况下，交感神经系统活动增强，机体出现心率加快、皮肤与腹腔内脏血管收缩、体内血库释放血液以增加循环血量、红细胞计数增加、支气管扩张、肝糖原分解加速及血糖升高、肾上腺素分泌增加等现象。虽然交感神经系统活动具有广泛性，但对于一定的刺激，不同部分的交感神经的反应方式和程度是不同的，表现为不同的整合形式。

副交感神经系统的活动相对比较局限，其意义主要在于保护机体、休整恢复、促进消化、积蓄能量以及加强排泄和生殖功能等。例如，心脏活动的抑制、瞳孔缩小避免强光的进入、消化道功能增强以促进营养物质吸收和能量补充等，都是在发挥保护机体的作用。

二、中枢对内脏活动的调节

在中枢神经系统的各级水平都存在调节内脏活动的核团，较简单的内脏反射通过脊髓即可完成，较复杂的内脏反射则需要延髓以上的中枢参与。

（一）脊髓对内脏活动的调节

脊髓是内脏活动的初级反射中枢，基本的血管张力反射、发汗反射、排尿反射、排便反射、阴茎勃起反射等可在脊髓水平完成。例如，脊休克恢复后，患者的血压可恢复到一定水平，可完成基本的排尿与排便反射，表明脊髓内有调节内脏活动的反射中枢。但是，平时脊髓对内脏活动的调节受高位中枢的控制；如果仅依靠脊髓本身的反射活动，则不足以很好地适应生理功能的需要。例如，脊髓离断的患者在脊休克恢复后，由平卧位转为直立位时常感到头晕。这是因为此时体位性血压反射的调节能力很差，外周血管阻力不能及时发生适应性改变。此外，患者虽有一定的反射性排尿能力，但排尿不受意识控制，且排尿也不完全。

（二）低位脑干对内脏活动的调节

延髓发出的自主神经传出纤维支配头面部的所有腺体、心、支气管、喉、食管、胃、胰腺、肝和小肠等。同时，脑干网状结构中存在许多与内脏功能活动有关的神经元，其下行纤维支配脊髓，调节脊髓的自主神经功能。许多基本生命现象（如循环、呼吸等）的反射调节在延髓水平已初步完成，因此延髓有"生命中枢"之称。

脑桥内存在呼吸调整中枢和角膜反射中枢；中脑是瞳孔对光反射中枢的所在部位。

（三）下丘脑对内脏活动的调节

下丘脑大致可分为前区、内侧区、外侧区和后区四部分。前区的最前端为视前核，稍后为视上核、视交叉上核、室旁核，再后是下丘脑前核。内侧区又称结节区，包括腹内侧核、背内侧核、结节核与灰结节，还有弓状核与结节乳头核。外侧区有分散的下丘脑外侧核，其间穿插有内侧前脑束。后区主要是下丘脑后核与结节乳头体核。

笔记

下丘脑与边缘前脑及脑干网状结构有紧密的结构和功能联系。传入下丘脑的冲动可来自边缘前脑、丘脑、脑干网状结构，其传出冲动也可抵达这些部位。下丘脑还可通过垂体门脉系统和下丘脑-垂体束调节腺垂体和神经垂体的活动。下丘脑是较高级的内脏活动调节中枢，刺激下丘脑能产生自主神经反应，它们多半与一些较为复杂的生理过程组合在一起，这些生理过程包括体温调节、水平衡调节、本能行为（摄食、饮水和性行为）和情绪调节、内分泌活动调节以及生物节律控制等。

1. 体温调节

在哺乳动物间脑以上水平切除大脑皮质，能保持体温的相对稳定；而在下丘脑以下部位横切脑干，动物不能维持体温。视前区-下丘脑前部是体温调节中枢的重要部位，此处存在温度敏感神经元，可感受所在部位的温度变化，也能对传入的温度信息进行整合处理，并发出指令调节散热和产热活动，使体温保持相对稳定。

2. 水平衡调节

水平衡包括水的摄入和排出两个方面，人体通过渴觉或习惯性行为引起饮水行为，而排水主要取决于肾脏的活动。毁损下丘脑可导致动物烦渴与多尿，说明下丘脑能调节水的摄入与排出，从而维持机体的水平衡。下丘脑对肾排水的调节是通过控制视上核和室旁核合成和释放血管升压素实现的。下丘脑前部可能存在渗透压感受器，可根据血液中渗透压的变化调节血管升压素的合成和分泌。一般认为，下丘脑控制摄水的区域与控制血管升压素分泌的核团在功能上是有联系的，两者协同调节水平衡。

3. 对腺垂体和神经垂体激素分泌的调节

下丘脑能合成调节腺垂体激素分泌的肽类物质，称为下丘脑调节肽（hypothalamic regulatory peptide，HRP）。这些肽类物质经轴浆运输到达正中隆起，再经垂体门脉系统到达腺垂体，可促进或抑制各种腺垂体激素的分泌。

此外，下丘脑视上核和室旁核能合成血管升压素和缩宫素，这两种激素经下丘脑-垂体束运抵神经垂体储存。

4. 生物节律控制

机体内许多功能活动都按一定的时间顺序发生周期性变化，称为生物节律（biorhythm），又称为生物钟（biological clock）。人和动物的生物节律，按其频率的高低，可分为高频（周期短于一天，如心动周期、呼吸周期等）、中频（日周期）和低频（周期长于一天，如月经周期）三种节律。其中，日节律（circadian rhythm）是最重要的生物节律，血细胞数、体温、血压、多种内分泌激素的分泌等都有日节律。研究表明，下丘脑视交叉上核（suprachiasmatic nucleus）可能是日节律的控制中心。视交叉上核通过视网膜-视交叉上核传导束与视觉感受装置发生联系，因此外环境的昼夜光照变化可影响视交叉上核的活动，从而使体内日节律与外环境的昼夜节律同步化。实验毁损大鼠视交叉上核可消除其各种内源性的行为和激素分泌的昼夜节律，包括破坏正常的夜间活动、白天睡觉的行为及促肾上腺皮质激素和褪黑素分泌的节律。控制生物节律的传出途径既有神经性的，也有体液性的，褪黑素可能对体内器官活动起生物钟作用。如果人为改变每日光照和黑暗的时间，可使一些机体功能的日节律发生改变。

5. 其他功能

下丘脑能产生某些行为的欲望，如食欲、渴觉和性欲等，并能调节相应的摄食行为、饮水行为和性行为等本能行为。下丘脑还参与睡眠、情绪及情绪生理反应等活动的调节。

（四）大脑皮质对内脏活动的调节

1. 边缘系统

边缘系统对内脏活动的调节作用复杂而多变。例如，刺激扣带回前部可引起呼吸抑制或加快、血压下降或上升、心率减慢、胃的运动被抑制、瞳孔扩大或缩小；刺激杏仁核可引起

笔记

咀嚼、唾液和胃液分泌增加、胃蠕动增强、排便、心率减慢、瞳孔扩大；刺激隔区可引起阴茎勃起、血压下降或上升、呼吸暂停或加快。

2. 新皮质

电刺激动物新皮质，除引起躯体运动外，也可引起内脏活动的改变。例如，刺激大脑半球内侧面 4 区一定部位可产生直肠与膀胱运动的变化，刺激半球外侧面一定部位可产生呼吸、血管运动的变化；刺激 4 区底部可发生消化道运动及唾液分泌的变化；刺激 6 区一定部位可引起竖毛、出汗和上、下肢血管舒缩；刺激 8 区和 19 区等，既可引起眼外肌运动，也可引起瞳孔反应。电刺激人类新皮质也可观察到类似的现象。

三、本能行为和情绪的神经基础

本能行为（instinctual behavior）是指动物在进化过程中逐渐形成，并由遗传固定下来的对个体和种属生存具有重要意义的行为，如摄食、饮水和性行为等。情绪（emotion）是指人类和动物对客观环境刺激所表达的一种特殊的心理体验和某种固定形式的躯体行为表现。情绪有恐惧、焦虑、发怒、平静、愉快、痛苦、悲哀和惊讶等多种表现形式。在本能行为和情绪活动过程中，常伴发自主神经系统和内分泌系统功能活动的改变。本能行为和情绪主要受下丘脑和边缘系统的调节。人类的本能行为和情绪受后天学习和社会因素的影响十分巨大。

（一）本能行为

1. 摄食行为

摄食行为是动物维持个体生存的基本活动。用埋藏电极刺激下丘脑外侧区可引起动物多食，破坏该区则导致拒食，提示该区内存在摄食中枢（feeding center）。刺激下丘脑腹内侧核可引起动物拒食，破坏此核则导致食欲增加而逐渐肥胖，提示该区内存在饱中枢（satiety center）。摄食中枢和饱中枢之间存在交互抑制的关系。

杏仁核也参与摄食行为的调节。破坏猫的杏仁核，动物可因摄食过多而肥胖；电刺激杏仁核的基底外侧核群可抑制摄食活动；同时记录杏仁核基底外侧核群和下丘脑外侧区（摄食中枢）的神经元放电，可见到两者的自发放电呈相互制约的关系，即当一个核内神经元放电增多时，另一个核内神经元放电减少。因此推测，杏仁核基底外侧核群能易化下丘脑饱中枢并抑制摄食中枢的活动。此外，刺激隔区也可易化饱中枢和抑制摄食中枢的活动。

大脑皮质可通过对摄食中枢的控制，影响摄食行为。

2. 饮水行为

人类和高等动物的饮水行为是通过渴觉引起的。引起渴觉的主要因素是血浆晶体渗透压升高和细胞外液量明显减少。前者通过刺激下丘脑前部的渗透压感受器起作用；后者主要由肾素-血管紧张素系统所介导。在人类，饮水也可以是一种习惯性行为，不一定都由渴觉引起。

3. 性行为

性行为是动物维持种系生存的基本活动。神经系统的许多部位参与对性行为的调控。下丘脑、边缘系统与性行为关系密切。刺激大鼠、猫、猴等动物的内侧视前区，雄性或雌性动物均可出现性行为的表现；破坏该部位，则出现对异性的冷漠和性行为的丧失。实验表明，杏仁外侧核以及基底外侧核群具有抑制性行为的作用；而杏仁皮层内侧区具有兴奋性行为的作用。大脑皮质对性行为具有很强的控制作用。在各种性刺激信号的作用下，大脑皮质兴奋，并将信息传递到皮质下中枢，引起一系列性兴奋反应。

（二）情绪

1. 恐惧和发怒

动物在恐惧（fear）时表现为出汗、瞳孔扩大、蜷缩、左右探头寻机逃跑等；而在发怒（rage）时常表现出攻击行为，如竖毛、张牙舞爪、发出咆哮声等。引发恐惧和发怒的环境刺激都是对动物的机体或生命可能或已经造成威胁和伤害的信号，动物必须快速做出抉择，或者逃避，或者格斗。因此，恐惧和发怒是一种本能的防御反应（defense reaction），或称为格斗-逃跑反应（fight or flight reaction）。

对在间脑水平以上切除大脑的猫，给予微弱的刺激，就能激发其强烈的防御反应，出现张牙舞爪、要进行搏斗的假怒（sham rage）现象，其机制是切除大脑后，平时受到大脑皮质抑制的下丘脑的功能体现出来，表现为防御反应的易化。研究表明，下丘脑腹内侧区内存在防御反应区，电刺激该区可引发防御行为。此外，电刺激下丘脑外侧区可引起动物攻击行为，电刺激下丘脑背侧区则出现逃避行为。人类下丘脑发生病变时也往往伴随不正常的情绪活动。

边缘系统和中脑等部位也与情绪调节有关。例如，电刺激中脑中央灰质背侧部也能引起防御反应。刺激杏仁核外侧部，动物出现恐惧和逃避反应；而刺激杏仁核内侧部和尾部，则出现攻击行为。

2. 愉快和痛苦

愉快（pleasure）是一种积极的情绪，通常由那些能够满足机体需要的刺激引起，如在饥饿时得到食物；而痛苦（agony）则是一种消极的情绪，一般因躯体和精神受到伤害的刺激或由于渴望得到的需求不能满足产生，如严重创伤、饥饿和寒冷等。

在动物实验中，让脑内预埋刺激电极的动物学会自己操纵开关而进行脑刺激，这种实验方法称为自我刺激（self-stimulation）。如果将电极置于大鼠脑内从中脑腹侧被盖区延伸到额叶皮质的近中线部分，包括中脑腹侧被盖区、内侧前脑束、伏隔核和额叶皮质等结构，动物只要在无意中有过一次自我刺激的体验后，就会反复、连续多次进行自我刺激，表明刺激这些脑区能引起动物的自我满足和愉快，因此称这些脑区为奖赏系统（reward system）或趋向系统（approach system）。现有研究表明，从中脑腹侧被盖区到伏隔核的多巴胺系统与奖赏机制有关。

如果置电极于大鼠下丘脑后部的外侧部分、中脑的背侧和内嗅皮质等部位，则无意中的一次自我刺激将使动物出现退缩、回避等表现，且以后不再进行自我刺激，表明刺激这些脑区可使动物感到嫌恶和痛苦，因此称这些脑区为惩罚系统（punishment system）或回避系统（avoidance system）。

据统计，在大鼠脑内奖赏系统区约占全脑的35%，惩罚系统区约占5%，既非奖赏系统又非惩罚系统区约占60%。让一些精神分裂症、癫痫或肿瘤伴有顽痛的患者进行自我刺激实验，其结果也极为相似。

（三）情绪的生理反应

情绪的生理反应（emotional physiological reaction）是指在情绪活动中伴随发生的一系列生理变化，主要包括自主神经系统和内分泌系统功能活动的改变。

1. 自主神经系统功能活动的改变

在多数情况下，情绪的生理反应表现为交感神经系统活动的相对亢进。例如，在动物出现防御反应时，可出现瞳孔扩大、出汗、心率加快、血压升高、骨骼肌血管舒张、皮肤和内脏血管收缩等交感神经活动的改变。其意义在于重新分配各器官的血流量，使骨骼肌在格斗或逃跑时获得充足的血供。在某些情况下也可表现为副交感神经系统活动的相对亢进，如食物性刺激可增强消化液分泌和消化道运动；性兴奋时生殖器官血管舒张；焦急不安引起排尿、排便次数增加；悲伤时表现为流泪等。

2. 内分泌系统功能活动的改变

情绪的生理反应常引起多种激素分泌改变。例如，在创伤、疼痛等原因引起应激而出现痛苦、恐惧和焦虑等情绪时，血液中促肾上腺皮质激素和糖皮质激素浓度明显升高，肾上腺素、去甲肾上腺素、甲状腺激素、生长激素和催乳素等在血液中的浓度也升高；情绪波动时往往出现性激素分泌紊乱，性欲亢进或冷淡，并引起育龄期女性月经失调和性周期紊乱。

（四）动机和成瘾

1. 动机

动机（motivation）是指激发人们产生某种行为的意念。人类和动物的行为不是偶然发生的，本能行为也都是在一定的欲望驱使下产生的。如摄食、饮水、性行为分别由食欲、渴觉和性欲驱使。脑内奖赏系统和惩罚系统在行为的激发（动机的产生）和抑制方面具有重要意义，几乎所有的行为都在某种程度上与奖赏或惩罚有一定的关系。一定的行为通常是为减弱或阻止不愉快的情绪，并且通过奖赏的作用而形成的。例如，实验中动物学习走迷宫可能就是因刺激奖赏系统产生有效的动机而进行的。

2. 成瘾

成瘾（addiction）是泛指不能自制并不顾其消极后果地将某种物品反复摄入体内。在药理学中，成瘾是特指连续反复多次使用毒品所造成的慢性中毒。目前被视为毒品的有吗啡、海洛因、可卡因、安非他明（苯丙胺）和大麻等。这些物品虽然对脑的影响途径各不相同，但都与奖赏系统的激活有关，它们都能增强脑内多巴胺对伏隔核 D_3 受体的作用。长期成瘾者对这些物品将产生耐受性和依赖性，即需要加大剂量才能达到初期使用效果，一旦停止使用便会产生戒断症状，出现烦躁不安、失眠、疼痛加剧、肌肉震颤、呕吐、腹痛腹泻、瞳孔散大、流泪流涕、出汗等，若给药则症状立即消除。注射 β 受体拮抗剂或 $α_2$ 受体激动剂于终纹床核能缓解戒断症状，用 6-羟基多巴胺双侧注射至被盖外侧区以毁损去甲肾上腺素能纤维也有类似效应。成瘾者在接受治疗后有明显的复发倾向，这可能与前内侧皮质、海马和杏仁核（与记忆有关）至伏隔核的谷氨酸能兴奋性纤维投射有关。

第七节　脑电活动以及睡眠与觉醒

觉醒与睡眠是脑的重要功能活动之一。除了在行为上的区别外，哺乳动物和鸟类等动物的区别可根据同时记录脑电图、肌电图或眼电图等方法进行客观判定。因此在介绍觉醒与睡眠之前，首先介绍脑电活动。

一、脑电活动

本节所述的脑电活动是指大脑皮质许多神经元的集群电活动，而非单个神经元的电活动。脑电活动包括自发脑电活动和皮层诱发电位两种不同形式。

（一）自发脑电活动

1. 脑电图的概念

自发脑电活动（spontaneous electrical activity of brain）是在无明显刺激的情况下，大脑皮质自发产生的节律性电位变化。用脑电图仪在头皮表面记录到的自发脑电活动，称为脑电图（electroencephalogram，EEG）（图3-43）。

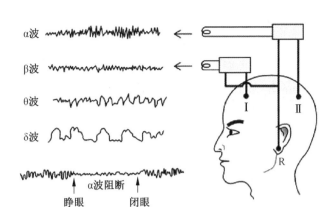

I、II—引导电极放置位置（分别为枕叶和额叶）；R—无关电极放置位置（耳郭）。

图 3-43 脑电图记录方法与正常脑电图波形

2. 脑电图的波形

脑电图的波形很不规则，根据其频率、振幅和生理特征可分为 α、β、θ 和 δ 波 4 种基本波形（表 3-5）。

表 3-5 正常脑电图的几种基本波形

脑电波	频率/Hz	波幅/μV	部位	出现条件	意义
β 波	14~30	5~20	额叶、顶叶	成人活动时	低幅快波，去同步化兴奋状态
α 波	8~13	20~100	枕叶	成人安静、闭目且清醒时	高幅慢波，同步化抑制状态
θ 波	4~7	100~150	颞叶、顶叶	少年正常时，成人困倦时	高幅慢波，同步化抑制状态
δ 波	0.5~3	20~200	颞叶、枕叶	婴幼儿正常时，成人熟睡时	高幅慢波，同步化抑制状态

1）α 波 频率为 8~13 Hz，波幅为 20~100 μV，常表现为波幅由小变大，再由大变小，反复变化而形成 α 波的梭形。α 波在枕叶皮质最为显著，成人在清醒、安静且闭眼时出现，睁眼或接受其他刺激时立即消失而呈快波（β 波），这一现象称为 α 波阻断（alpha block）。

2）β 波 频率为 14~30 Hz，波幅为 5~20 μV。在额叶和顶叶较显著，是新皮质处于紧张活动状态的标志。

3）θ 波 频率为 4~7 Hz，波幅为 100~150 μV，是成人困倦时的主要脑电活动表现，可在颞叶和顶叶记录到。

4）δ 波 频率为 0.5~3 Hz，波幅为 20~200 μV，常出现在成人入睡后，或极度疲劳时，或麻醉时，在颞叶和枕叶比较明显。

此外，在觉醒并专注于某一事时，常可见一种频率较 β 波更高的 γ 波，其频率为 30~80 Hz，波幅范围不定；而在睡眠时还可出现另一些波形较为特殊的正常脑电波，如顶部尖波、σ 波、λ 波、κ-复合波、μ 波等。

3. 脑电波形的变动

一般情况下，频率较低的脑电波幅度较大，而频率较高的脑电波幅度较小。脑电波形可因记录部位及人体所处状态不同而有明显差异。一般认为，脑电波由高波幅、低频率转化为低波幅、高频率时，称为去同步化（desynchronization），表示皮质兴奋过程加强；反之，由低波幅、高频率转化为高波幅、低频率时，称为同步化（synchronization），表示皮质抑制过程加强。

人在安静状态下，脑电图的主要波形可随年龄而发生改变。在婴儿期，在枕叶常记录到 0.5~2 Hz 的慢波。在整个儿童期，枕叶的慢波逐渐加快，在幼儿期一般常可见到 θ 样波形，

笔记

到青春期开始时才出现成人型 α 波。另外，在不同生理情况下脑电波也可发生改变，如在血糖、体温和糖皮质激素处于低水平，以及当动脉血 PCO_2 处于高水平时，α 波的频率减慢；反之，α 波的频率加快。

在临床上，脑电图对某些颅脑疾病（如癫痫、脑肿瘤、脑外伤、精神分裂症、颅内炎症、脑血管病等）具有一定的诊断价值。如癫痫患者，其脑电波可出现棘波（频率高于 12.5 Hz，波幅为 50~150 μV，升支和降支均极陡峭）、尖波（频率为 5~12.5 Hz，波幅为 100~200 μV，升支极陡，波顶较钝，降支较缓）、棘慢复合波（在棘波后紧随一个慢波或次序相反，慢波频率为 2~5 Hz，波幅为 100~200 μV）等变化（图 3-44）。颅内占位性病变时，即使患者处于清醒状态下也能引出 θ 波和 δ 波。

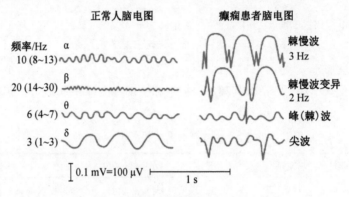

图 3-44　正常人与癫痫患者脑电图的比较

4. 脑电波形成的机制

脑电波形成的机制迄今仍未完全明确。从波形的特点看，应用微电极记录皮质神经元细胞内电位变化，发现此时细胞内突触后电位的波动与皮质表面出现的 α 节律相一致。但单个神经元的微弱的突触后电位显然不足以引起皮质表面的电位改变，因此认为，脑电波是由于大量的皮质神经元同步发生的突触后电位通过总和作用所形成的。从皮质的结构看，因为锥体细胞在皮质排列整齐，它们的顶树突互相平行并垂直于皮质的表面，其同步电活动易于发生总和而形成强大的电场，所以能够改变皮质表面的电位，形成脑电波。

现已证实，大量皮质神经元的同步电活动与丘脑的功能活动有关。在中等深度麻醉的动物，在皮质广泛区域可记录到 8~12 Hz 的类似 α 波的自发脑电活动；在切断丘脑与皮质的纤维联系后，皮质的这种类似 α 波的节律便大大减弱或消失；但丘脑髓板内核群的类似 α 波的节律仍然存在；如果用频率为 8~12 Hz 的电刺激丘脑非特异投射系统的核团，可在皮质引导出类似 α 波的电变化。记录丘脑髓板内核群神经元的细胞内电活动时，可观察到重复刺激出现 EPSP 和 IPSP 的交替，在皮质也可见到同样节律的电位周期性变化，因而推测皮质电活动的同步化是由于丘脑非特异性投射核的同步化 EPSP 和 IPSP 交替出现的结果。以高频电刺激丘脑髓板内核群，可使皮质中类似 α 波的节律变为去同步化快波，这可能就是 α 波阻断的产生机制。

（二）皮层诱发电位

1. 皮层诱发电位的概念

皮层诱发电位（evoked cortical potential）是指用特定刺激作用于感觉传入系统或脑的某一部位时，在大脑皮质一定部位引出的电位变化。受刺激的部位可以是感受器、感觉神经或感觉传入通路的任意一点。它是在自发脑电活动的背景下发生的。例如，刺激皮肤感受器可在大脑皮质中央后回某一体表感觉代表区记录到诱发电位，刺激视神经可在视觉中枢某一部位记录到诱发电位。因此，皮层诱发电位是研究皮质功能定位、寻找感觉投射区的重要方法。

2. 皮层诱发电位的波形

皮层诱发电位一般包括主反应、次反应和后发放 3 部分（图 3-45）。

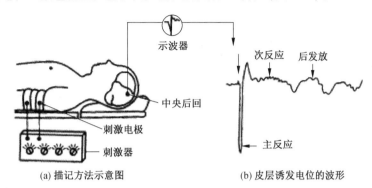

(a) 描记方法示意图   (b) 皮层诱发电位的波形

图 3-45 大脑皮层诱发电位的描记及其波形示意图

1）主反应（primary response） 为一先正（向下）后负（向上）的电位变化，在大脑皮质的投射有特定的中心区，出现在一定的潜伏期后，即与刺激有锁时关系。其潜伏期的长短取决于刺激部位与皮质间的距离、神经纤维的传导速度和所经过的突触数目等因素。主反应与感觉的特异性投射系统活动有关。

2）次反应（secondary response） 是尾随主反应之后的扩散性续发反应，可见于皮质的广泛区域，与刺激无锁时关系。次反应与感觉的非特异性投射系统活动有关。

3）后发放（after discharge） 是在主反应和次反应之后的一系列正相周期性电位波动，是非特异感觉传入和中间神经元引起的皮质顶树突去极化和超极化交替作用的结果。

诱发电位的波幅较小，又发生在自发脑电的背景上，故常被自发脑电淹没而难以辨认。应用电子计算机将诱发电位叠加和平均处理，能使诱发电位突显出来，经叠加和平均处理后的电位称为平均诱发电位（average evoked potential）。平均诱发电位目前已成为研究人类感觉功能、神经系统疾病、行为和心理活动的方法之一。临床常用的有躯体感觉诱发电位（somatosensory evoked potential，SEP）、听觉诱发电位（auditory evoked potential，AEP）和视觉诱发电位（visual evoked potential，VEP）。

二、睡眠与觉醒

睡眠（sleep）与觉醒（wakefulness）是人体所处的两种不同状态，两者夜昼交替而形成睡眠-觉醒周期。人们只有在觉醒状态下才能进行各种体力和脑力活动，睡眠则能使人的精力和体力得到恢复，还能增强免疫、促进生长和发育、增进学习和记忆能力、有助于情绪的稳定，因此，充足的睡眠对促进人体身心健康，保证人们充满活力地从事各种活动至关重要。

（一）睡眠的两种状态及生理意义

睡眠是人类生存所必需的，人的一生中大约有三分之一的时间是在睡眠中度过的。一般情况下，成年人每天需要睡眠 7~9 小时，儿童需要较多睡眠时间，新生儿需要 18~20 小时，而老年人所需睡眠时间则较少。

人在睡眠时会出现周期性的快速眼球运动，因此，根据睡眠过程中眼电图（electrooculogram，EOG）、肌电图（electromyogram，EMG）和脑电图的变化，可将睡眠分为非快速眼动睡眠（non-rapid eye movement sleep，NREM sleep）和快速眼动睡眠（rapid eye movement sleep，REM sleep）。NREM 睡眠的脑电图呈现高幅慢波，因而也称慢波睡眠（slow wave sleep，SWS）或正相睡眠（orthodox sleep，OS）；REM 睡眠期间的脑电波和觉醒期的脑电波类似，表现为低幅快波，故又称快波睡眠（fast wave sleep，FWS）或异相睡眠（paradoxical sleep，PS）。

笔记

1. 非快速眼动睡眠

根据脑电图的特点，可将 NREM 睡眠分为 4 期。

1）Ⅰ期　为入睡期，脑电波表现为低幅 θ 波和 β 波，频率比觉醒时稍低，脑电波趋于平坦。这一阶段很快过渡到Ⅱ期。

2）Ⅱ期　为浅睡期，脑电波呈持续 0.5~1 s 的睡眠梭形波（即 σ 波，是 α 波的变异，频率稍快，波幅稍低）及若干 κ-复合波（是 δ 波和 σ 波的复合）。随后，睡眠进入Ⅲ期。

3）Ⅲ期　为中度睡眠期，脑电波中出现高幅（>75 μV）δ 波。当 δ 波在脑电波中超过 50% 时，睡眠进入Ⅳ期。

4）Ⅳ期　为深度睡眠期。

Ⅲ期和Ⅳ期睡眠统称为 δ 睡眠，在人类，这两个时期合称为慢波睡眠，而在有些动物，所有这 4 期均称为慢波睡眠。在 NREM 睡眠中，由于感觉传入冲动很少，大脑皮质神经元活动趋向步调一致，脑电以频率逐渐减慢、波幅逐渐增高、δ 波所占比例逐渐增多为特征，表现出同步化趋势（图 3-46），故 NREM 睡眠又称同步化睡眠。在 NREM 睡眠阶段，视、听、嗅和触等感觉以及骨骼肌反射、循环、呼吸和交感神经活动等均随睡眠的加深而降低，且相当稳定；但此期腺垂体分泌生长激素明显增多，因而 NREM 睡眠有利于体力恢复和促进生长发育。

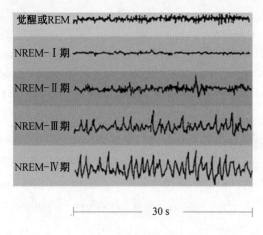

图 3-46　正常成年人非快眼动睡眠各期脑电波

2. 快速眼动睡眠

慢波睡眠之后，脑电的渐进性高幅低频的变化出现逆转，呈现与觉醒相似的不规则 β 波，表现为皮质活动的去同步化，但在行为上却表现为睡眠状态。在 REM 睡眠期，机体的各种感觉进一步减退，肌紧张减弱；交感神经活动进一步降低；下丘脑体温调节功能明显减退，表明其睡眠深度要比慢波睡眠更深。此外，REM 睡眠阶段尚有躯体抽动、眼球快速运动及血压升高、心率加快、呼吸快而不规则等间断的阵发性表现。若在此期间被唤醒，74%~95% 的人将诉说正在做梦，但在被唤醒的人中仅有 7% 能回忆起梦中的情景。REM 睡眠中的眼球运动和上述阵发性表现可能与梦境有联系。

REM 睡眠期间，脑内蛋白质合成加快，脑的耗氧量和血流量增多，而生长激素分泌减少。REM 睡眠与幼儿神经系统的成熟和建立新的突触联系密切相关，因而能促进学习与记忆以及精力恢复。但是，REM 睡眠期间出现的上述阵发性表现可能与某些疾病易于在夜间发作有关，如哮喘、心绞痛、阻塞性肺气肿缺氧等常发生于夜间。

（二）睡眠周期循环

睡眠并非由"浅睡"到"深睡"的连续过程，而是 NREM 睡眠和 REM 睡眠两个不同时相周期性交替的过程。入睡后，一般先进入 NREM 睡眠，由Ⅰ期开始，随后相继过渡到Ⅱ、Ⅲ、Ⅵ期睡眠，持续 80~120 min 后转入 REM 睡眠，REM 睡眠持续 20~30 min 后又转入 NREM

笔记

睡眠。NREM 睡眠和 REM 睡眠两个时相在整个睡眠过程中有 4~5 次交替。NREM 睡眠主要出现在前半夜的睡眠中，在睡眠后期的周期中逐渐减少甚至消失；与此相反，REM 睡眠在睡眠后期的周期中比例逐渐增加（图 3-47）。两个时相的睡眠均可直接转为觉醒状态，但由觉醒转为睡眠则通常先进入 NREM 睡眠，而不是直接进入 REM 睡眠。

无论是 NREM 睡眠还是 REM 睡眠，均为正常人之所需。一般成年人若持续于觉醒状态 15~16 h，便可称为睡眠剥夺。当睡眠长期被剥夺后，若任其自然睡眠，则睡眠时间将明显增加以补偿睡眠的不足。进一步研究表明，成年人分别在 NREM 睡眠和 REM 睡眠中被唤醒，导致 NREM 睡眠或 REM 睡眠的剥夺，再任其自然睡眠，则两种睡眠均将出现补偿性延时。在 REM 睡眠被剥夺后，觉醒状态可直接进入 REM 睡眠，而不需要经过 NREM 睡眠的过渡。

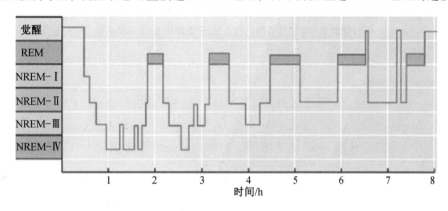

图 3-47 正常成年人整夜睡眠中两个睡眠时相交替的示意图

（三）觉醒与睡眠的产生机制

觉醒与睡眠的产生机制很复杂，还没有完全阐明。目前认为觉醒和睡眠都是脑的主动过程，脑内有许多部位和投射纤维参与了觉醒和睡眠的调控，它们形成促觉醒和促睡眠两个系统，并相互作用、相互制约，形成复杂的神经网络，调控觉醒-睡眠周期和不同睡眠时相的相互转化。

1. 与觉醒有关的脑区

本章前面已经提到，感觉的非特异性投射系统的主要功能是维持和改变大脑皮质的兴奋状态，换言之，它具有上行唤醒作用。刺激猫的中脑网状结构可将其从睡眠中唤醒，脑电波呈去同步化快波；如果在中脑头端切断网状结构或选择性破坏中脑被盖中央区的网状结构，动物便进入持久的昏睡状态，脑电图呈同步化慢波（图 3-48）。可见，觉醒的产生与脑干网状结构的活动有关，故称之为网状结构上行激动系统（ascending reticular activating system）。此外，大脑皮质感觉运动区、额叶、眶回、扣带回、颞上回、海马、杏仁核和下丘脑等部位也有下行纤维到达网状结构并使之兴奋。网状结构是个多递质系统，已知网状结构中大多数神经元上行和下行纤维的递质是谷氨酸，许多麻醉药（如巴比妥类）都是通过阻断谷氨酸能系统而发挥作用的。静脉注射阿托品也能阻断脑干网状结构对脑电的唤醒作用，此外，与觉醒有关的脑区和投射系统还有许多，如脑桥蓝斑去甲肾上腺素能系统、低位脑干的中缝背核 5-羟色胺能系统、脑桥头端被盖胆碱能神经元、中脑黑质多巴胺能系统、前脑基底部胆碱能系统、下丘脑结节乳头体核组胺能神经元和下丘脑外侧区的增食因子（orexin）能神经元等。而且，脑干和下丘脑内与觉醒有关的脑区之间存在广泛的纤维联系，它们可能经丘脑和前脑基底部上行至大脑皮质而产生和维持觉醒。

另外，在动物实验中还观察到行为觉醒和脑电觉醒分离的现象。行为觉醒（behavioral arousal）表现为对环境的突然改变有探究行为，而脑电觉醒（electroencephalographic arousal）则不一定有探究行为，但脑电呈现去同步化快波。静脉注射阿托品阻断脑干网状结构胆碱能

笔记

系统的活动后，动物脑电呈同步化慢波，但在行为上并不表现为睡眠；单纯破坏中脑黑质多巴胺能系统后，动物对环境的突然改变不再有探究行为，但脑电仍可出现快波。可见，行为觉醒可能与黑质多巴胺能系统的功能有关。这与帕金森病患者缺乏行为觉醒的表现是一致的。

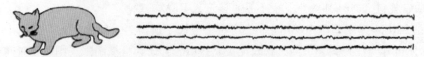

(a) 切断特异性传导通路而不损伤非特异性传导通路的猫（处于觉醒状态）及其脑电图

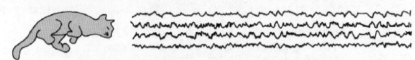

(b) 切断非特异性传导通路的猫（处于昏睡状态）及其脑电图

图 3-48　切断特异性和非特异性传导通路后猫的行为与脑电图变化

2. 与睡眠有关的脑区

1）促进 NREM 睡眠的脑区　脑内存在多个促进 NREM 睡眠的部位，其中最重要的是腹外侧视前区（ventrolateral preoptic area，VLPO）。由觉醒进入 NREM 睡眠后，VLPO 神经元放电频率增高，且细胞原癌基因 c-fos 表达增加（表示此时处于活动状态）。VLPO 内存在大量促睡眠神经元，它们发出的纤维投射到脑内多个与觉醒有关的部位，如蓝斑去甲肾上腺素能神经元、中缝背核 5-羟色胺能神经元、脑桥头端被盖胆碱能神经元、下丘脑结节乳头体核组胺能神经元等，VLPO 投射纤维的主要递质是 γ-氨基丁酸，通过对促觉醒脑区活动的抑制，促进觉醒向睡眠转化，产生 NREM 睡眠。有研究表明，视交叉上核有纤维通过其他核团中继后投射到下丘脑外侧部的增食因子能神经元和 VLPO，将昼夜节律的信息传递给促觉醒和促睡眠脑区，调控觉醒与睡眠的相互转换过程。此外，促进 NREM 睡眠的脑区还有位于延髓网状结构的脑干促眠区（也称上行抑制系统，ascending inhibitory system）；位于下丘脑后部、丘脑髓板内核群邻旁区和丘脑前核的间脑促眠区；以及位于下丘脑或前脑视前区和 Broca 斜角带区的前脑基底部促眠区。对脑干和间脑促眠区施以低频电刺激可引起 NREM 睡眠，施以高频电刺激则引起觉醒；在前脑促眠区无论是施加低频还是高频刺激均将引起 NREM 睡眠的发生。

2）促进 REM 睡眠的脑区　位于脑桥头端被盖外侧区的胆碱能神经元在 REM 睡眠的启动中起重要作用，这些神经元称为 REM 睡眠启动（REM-on）神经元，其电活动在觉醒时停止，而在 REM 睡眠期间明显增加。它们不仅能引起脑电发生去同步化快波，还能激发脑桥网状结构、外侧膝状体和枕叶皮质出现一种棘波，称为脑桥-外侧膝状体-枕叶锋电位（ponto-geni-culo-occipital spike），简称 PGO 锋电位（PGO spike）。PGO 锋电位是 REM 睡眠的启动因素，它一方面通过视觉中枢产生快速眼球运动，另一方面通过传出纤维兴奋延髓巨细胞网状核，再经网状脊髓腹外侧束兴奋脊髓的抑制性神经元，引起四肢肌肉松弛和放电停止。在猫脑桥被盖以上横切脑干后，动物仍能维持正常的 REM 睡眠，包括睡眠期的眼球快速运动和肌紧张消失，但如果毁损脑桥头端被盖及其邻近部位，则 REM 睡眠随即消失。此外，蓝斑的去甲肾上腺素能神经元和中缝背核的 5-羟色胺能神经元既能启动和维持觉醒，也可终止 REM 睡眠，因而称为 REM 睡眠关闭（REM-off）神经元，它们在觉醒时放电频率较高，在转为 NREM 睡眠时放电明显减少，而转为 REM 睡眠时则放电停止。因此，REM 睡眠的发生和维持可能受控于 REM-off 神经元和 REM-on 神经元之间的相互作用。

3. 调控觉醒与睡眠的内源性物质

除中枢有关神经递质（见前文）外，已知的调控觉醒与睡眠的内源性物质有几十种，以下仅介绍几种主要的内源性促眠物质。

1）腺苷　脑内腺苷的含量随脑组织代谢水平的不同而发生变化，在觉醒时腺苷的含量随觉醒时间的延长而增加，高水平的腺苷可促进 NREM 睡眠，而在睡眠期其含量随睡眠时间的延长而降低，由此引发觉醒。已有众多实验证实腺苷具有促眠作用，如剥夺睡眠可明显提高大鼠和猫前脑基底部、皮质和海马等处的腺苷水平，尤以前脑基底部为显著，这对维持睡眠稳定状态具有重要意义。咖啡因能增强觉醒也是通过阻断腺苷受体而实现的。腺苷的促眠作用一是通过腺苷 A_1 受体抑制前脑基底部的胆碱能神经元而抑制觉醒；二是通过作用于 VLPO 的腺苷 A_2 受体，激活 VLPO 内的 γ-氨基丁酸能神经元，抑制多个促觉醒脑区的活动，尤其是抑制下丘脑乳头体核组胺的释放，从而促进睡眠。

2）前列腺素 D_2（PGD_2） 是目前已知的重要内源性促眠物质。它是由前列腺素 H_2（PGH_2）经前列腺素 D 合成酶的作用而形成，抑制前列腺素 D 合成酶可导致睡眠减少。PGD_2 在脑脊液中的浓度呈日节律变化，与睡眠-觉醒周期一致，并可随剥夺睡眠时间的延长而升高。PGD_2 可通过影响腺苷的释放而促进睡眠。

3）生长激素 其释放发生于 NREM 睡眠时相，因此 NREM 睡眠具有促进机体生长和体力恢复的作用，而生长激素的释放又能增强脑电的慢波活动，促进 NREM 睡眠。生长激素释放激素和生长抑素不仅通过影响生长激素的释放参与睡眠的调节，也能直接影响睡眠。生长激素释放激素及其 mRNA 水平随昼夜节律而变化，且在剥夺睡眠后增加。脑室内注射生长激素释放激素可增加 NREM 睡眠，同时也能增加 REM 睡眠，而脑室内注射生长激素释放激素的抗体可引起相反的结果。

此外，一些细胞因子也参与睡眠的调节，如白细胞介素-1、干扰素和肿瘤坏死因子等均可增加 NREM 睡眠。此外，还发现多种促睡眠因子（sleep promoting factor）在睡眠调节中起作用。如催眠毒素（hypnotoxin）是从剥夺睡眠 150~293 小时的狗脑中提取出的一种内源性促眠物质。S 因子（factor S）是从剥夺睡眠山羊的脑脊液中提取出的一种肽类物质，如果将剥夺睡眠山羊的脑脊液注入大鼠，也能使大鼠进入睡眠状态。从刺激家兔丘脑髓板内核群而致眠的家兔静脉血中可提取出一种称为 δ 促睡眠肽（delta sleep inducing peptide）的九肽，它可促进 NREM 睡眠并使脑电图出现 δ 波。

第八节 脑的高级功能

一、学习和记忆

学习（learning）是指人和动物从外界环境获取新信息的过程。记忆（memory）是指大脑将获取的信息进行编码、储存及提取的过程。学习和记忆是两个密不可分的动态过程。学习是记忆的基础，而记忆是学习的结果。学习和记忆是脑的高级功能，是一切认知活动的基础。

（一）学习的形式

学习有两种形式，即非联合型学习（nonassociative learning）和联合型学习（associative learning），前者比较简单，后者相对复杂。

1. 非联合型学习

非联合型学习又称为简单学习，这种学习形式不需要在刺激与反应之间建立某种明确的联系，只要单一刺激重复进行即可产生。本章前述的习惯化和敏感化就属于非联合型学习。

2. 联合型学习

联合型学习是两件事（两种刺激之间或一种行为与一种刺激之间）在时间上很接近地重复发生，最后在脑内逐渐形成联系的过程。人类的学习方式多是联合型学习，经典条件反射

笔 记

（classical conditioning）和操作式条件反射（operated conditioning）就属于联合型学习。

（1）经典条件反射

1）条件反射的建立　在动物实验中，给狗喂食会引起唾液分泌，这是非条件反射，食物就是非条件刺激（unconditioned stimulus，US）；而给狗以铃声刺激则不会引起唾液分泌，因为铃声与进食无关，是无关刺激。但如果每次给狗喂食前都先出现铃声，然后再给食物，两者多次结合后，再单独给予铃声刺激，狗也会分泌唾液。此时，铃声已成为进食的信号，即由无关刺激转变为引起唾液分泌的一个条件刺激（conditioned stimulus，CS）。这种由条件刺激引起的反射性唾液分泌称为条件反射。

2）条件反射的强化和消退　条件反射的形成是条件刺激（一开始是无关刺激）与非条件刺激在时间上反复多次结合，经过后天的学习而建立起来的。这种无关刺激与非条件刺激反复结合的过程称为强化（reinforcement）。经典条件反射的建立使动物习得了两个刺激间的联系，即条件刺激的出现预示着非条件刺激即将到来。虽然在理论上任何无关刺激与非条件刺激反复结合，都可以形成条件反射；但实验表明，非条件刺激如不能激活奖赏系统或惩罚系统，引起愉快或痛苦的情绪活动，条件反射将很难建立。上述经典条件反射建立后如不反复强化，形成的条件反射就会逐渐减弱，甚至消失，这个过程称为条件反射的消退（extinction）。消退并不是条件反射的简单丧失，而是一个新的学习过程。也就是说，条件反射的消退使动物习得了两个刺激间新的联系，即条件刺激的出现不再预示着非条件刺激即将到来，或条件刺激的出现预示着非条件刺激不会到来。

3）条件反射的泛化和分化　在条件反射形成的初期，那些与该条件刺激相近似的刺激也或多或少地具有条件刺激的效应。如用 100 Hz 的声音与食物相结合，形成了唾液分泌条件反射，这时若分别用 80 Hz 或 120 Hz 的声音刺激也可引起唾液分泌反应，这种现象称为条件反射的泛化（generalization）。如果以后只用 100 Hz 的声音刺激，而对其他近似频率的声音不予强化，结果只有得到强化的 100 Hz 的声音刺激仍能引起唾液分泌，而那些得不到强化的近似刺激就变成了引起抑制的刺激，即不引起唾液分泌，这种现象称为条件反射的分化（differentiation）。这样引起的抑制称为分化抑制。这是大脑对各种信号刺激具有精细分辨能力的生理学基础。

（2）操作式条件反射

操作式条件反射是一种受意志控制的更为复杂的条件反射，它要求人或动物必须完成某种动作或操作，并在此操作基础上建立条件反射。操作式条件反射的经典动物实验是先训练动物（如大鼠）学会主动踩动杠杆才能获取食物；然后以灯光作为条件刺激，要求动物必须在灯光信号出现后踩动杠杆才能得到食物，从而建立起条件反射。这类条件反射的特点是：动物必须自己完成某种动作或操作后反射才能得到强化。以得到食物或水作为奖励而完成的操作式条件反射，是一种趋向性条件反射（approach conditioned reflex）。相反，如果动物踩杠杆获得的是伤害性刺激如电击，它们将为逃避惩罚而不去踩杠杆，形成抑制性条件反射，称为回避性条件反射（avoidance conditioned reflex）。

（3）条件反射形成的机制

条件反射是以非条件反射为基础形成的。可以设想，在条件反射形成后，条件刺激的神经通路和非条件刺激的神经通路之间可能暂时性接通了，即在条件刺激的皮质兴奋灶与非条件刺激的皮质兴奋灶之间，由于多次结合强化而建立了暂时性联系的结果。但这种推想尚没有得到实验证实。现在看来，这种暂时性联系可能与脑内各级中枢的活动有关，而并不是简单地发生在大脑皮质的条件刺激代表区和非条件刺激代表区之间。

（4）两种信号系统学说

在人类，除可以用现实具体的信号（如光、声、嗅、味、触等感觉刺激）直接作用于眼、耳、鼻、舌、身等感受装置形成条件反射外，抽象的信号（如语言、文字）也可以代替具体

笔记

的信号引起条件反射。因此，巴甫洛夫提出了人类具有两个信号系统的学说：现实具体的信号称为第一信号；而抽象的信号称为第二信号，它是第一信号的信号。对第一信号发生反应的皮质功能系统称为第一信号系统（first signal system），这是人和动物共有的；对第二信号发生反应的皮质功能系统称为第二信号系统（second signal system），这是人类所特有的。第二信号系统的活动，极大地丰富了人们对外界事物的认识，它不仅是语言活动的生理学基础，也是人类思维活动的生理学基础，这也是人类区别于动物的主要特征。

（二）记忆的形式

记忆的分类方式有许多，根据记忆的储存和提取方式可将记忆分为陈述性记忆和非陈述性记忆；根据记忆保留的时间长短可将记忆分为短时程记忆和长时程记忆。

1. 陈述性记忆和非陈述性记忆

1）陈述性记忆（declarative memory）　指与特定的时间、地点和任务有关的事实或事件的记忆。陈述性记忆与意识有关，能用语言表述出来，或作为影像形式保留在记忆中。日常所说的记忆，通常是指陈述性记忆。陈述性记忆的形成依赖于海马、内侧颞叶等脑区。陈述性记忆又可分为情景记忆（episodic memory）和语义记忆（semantic memory），前者是对一件具体事物或一个场面的记忆，后者则是对文字和语言等的记忆。

2）非陈述性记忆（nondeclarative memory）　指对一系列规律性操作程序的记忆，是一种下意识的感知及反射，又称为反射性记忆。非陈述性记忆只通过一系列行为动作来表达，与意识无关，也不涉及海马等脑区，不容易被遗忘。例如弹钢琴、做连贯的体操动作等技巧性操作的完成依赖于非陈述性记忆。

陈述性和非陈述性记忆可同时参与学习记忆的过程，并且两种记忆可相互转化，如从开始学驾驶到熟练驾驶的过程，即由陈述性记忆转化为非陈述性记忆的过程。

2. 短时程记忆和长时程记忆

1）短时程记忆（short-term memory）　其特点是保存时间短，仅几秒到几分钟，容易受干扰而不稳定，记忆容量有限。短时程记忆可有多种表现形式，如对影像的视觉瞬间记忆称为图像记忆（iconic memory），对执行某些认知行为过程中的一种暂时的信息储存记忆称为工作记忆（working memory）或操作记忆（operant memory），它需要对时间上分离的信息加以整合，如在房间内搜寻遗失物品时的短暂记忆。

2）长时程记忆（long-term memory）　其特点是保存时间长，可持续几小时、几天或几年。有些记忆甚至可终生保存，称为永久记忆（remote memory）。长时程记忆的形成是在海马和其他脑区内对信息进行分级加工处理的动态过程。

短时程记忆可向长时程记忆转化，促进转化的因素是反复运用和强化的。人类的长时程记忆是一个庞大而持久的储存系统，其容量几乎没有限度。

（三）人类的记忆过程和遗忘

1. 人类的记忆过程

人类的记忆过程可以细分为4个阶段（图3-49），即感觉记忆、第一级记忆、第二级记忆和第三级记忆。前两个阶段相当于短时程记忆，后两个阶段相当于长时程记忆。

1）感觉记忆　是指由感觉系统获取的外界信息在脑内感觉区短暂储存，这个阶段一般不超过1 s，故又称为瞬时记忆。没有进行加工处理的感觉记忆信息会很快消失，人们往往感觉不到。这种记忆大多属于视觉和听觉的记忆。

2）第一级记忆　如果大脑将感觉传入信息加以注意和加工，把不连贯的、先后传入的信息进行整合，形成新的连续的印象，感觉记忆阶段就转入第一级记忆阶段。第一级记忆保存的时间仍然很短暂，从数秒到数分钟。

3）第二级记忆　引起第一级记忆的小部分信息，通过反复运用、强化，信息得以在第一

笔记

级记忆中循环，就可以贮存较长的时间（数分钟到数年不等），称为第二级记忆。第二级记忆是一个容量很大且保存时间比较持久的记忆贮存系统，但储存的信息可因先前的或后来的信息干扰而造成遗忘（loss of memory）。

4）第三级记忆　第二级记忆中的一些信息，如自己的名字和每天操作的手艺等，通过长年累月地运用，最后形成一种非常牢固，甚至终生不忘的永久性记忆。第三级记忆的贮存容量比较小。

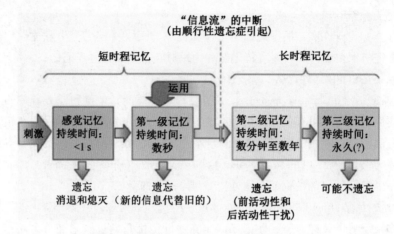

图 3-49　从感觉记忆至第三级记忆的信息流示意图

2. 遗忘

遗忘是指部分或完全失去记忆和再认的能力。大脑可通过感官系统接收外界的大量信息，但只有少量信息能被保留在记忆中，大部分信息都被遗忘了。因此，遗忘总是一种不可避免的生理现象。遗忘在学习后即刻开始，在感觉记忆和第一级记忆阶段，遗忘的速度很快，以后逐渐减慢。遗忘并不意味记忆痕迹（memory trace）的完全消失，例如复习已经遗忘的信息比学习新的知识容易得多。产生遗忘的主要原因是条件刺激久不强化而引起反射的消退；另一个原因是后来信息的干扰。

临床上把由于脑部疾病引起的记忆障碍称为遗忘症（amnesia），分为顺行性遗忘症（anterograde amnesia）和逆行性遗忘症（retrograde amnesia）。

1）顺行性遗忘症　指患者不能再形成新的记忆，而已形成的记忆则不受影响，多见于慢性酒精中毒患者。脑自然衰老最早出现的症状就是记忆功能减退，主要表现为新近记忆和短时记忆障碍，对学习新事物感到困难，但对早年经历的记忆却保存完好。海马和颞叶皮质损伤所引起的记忆功能障碍也属于此类。其发生机制与信息不能从第一级记忆转入第二级记忆有关。

2）逆行性遗忘症　指患者不能回忆发生记忆障碍之前一段时间的经历，但仍可形成新的记忆。一些非特异性脑部疾病（如脑震荡、电击等）和麻醉均可引起逆行性遗忘症。其发生机制可能是由于第二级记忆发生紊乱，而第三级记忆却不受影响。遗忘症患者由于发病原因不同，其非陈述性记忆和陈述性记忆的紊乱可有不同的表现。

（四）学习和记忆的机制

1. 参与学习和记忆的脑区

迄今为止，有关学习记忆的机制仍不十分明确，但众多证据表明，学习和记忆在脑内有一定的功能定位。首先，临床观察发现一些脑区参与学习记忆活动。例如，内侧颞叶（medial temporal lobe）对陈述性记忆的形成极为重要。纹状体参与某些操作技巧的学习，而小脑参与运动技能的学习。前额叶协调短期记忆的形成，加工后的信息转移至海马，海马在长时程记忆的形成中起十分重要的作用，海马受损则短时程记忆不能转变为长时程记忆。近年来，正电子发射体层成像（positron emission tomography，PET）和功能性磁共振成像（functional magnetic resonance imaging，fMRI）及其相关技术的应用，极大地推动了与学习和记忆密切相关的功能性脑区的定位研究。目前已知中枢神经系统有多个脑区参与学习和记忆过程，包括大脑皮质联络区、海马及其邻近结构、杏仁核、丘脑及脑干网状结构等。这些脑区相互间有着密切的神经联系，它们往往同时活动，共同参与学习和记忆过程。如短时程陈述性记忆的形成需要大脑皮质联络区及海马回路的参与，而非陈述性记忆主要由大脑皮质-纹状体系统、小脑、脑干等中枢部位来完成。

2. 突触可塑性

各种感觉信息沿不同的途径传入中枢后，引起学习和记忆相关脑区大量神经元同时活动。由于中枢神经元之间的环路联系，即使神经环路中的传入冲动已经中断，但传出神经元的活动并不立刻消失，即出现神经元活动的后发放，这可能是感觉记忆的基础。通过神经元之间形成的环路联系（如海马环路），可使传入信息在神经环路中往复运行，记忆从而可以保存较长的时间。

突触可塑性是学习和记忆的生理学基础。突触结构（如新突触形成、已有突触体积变大等）和生理功能的改变（通道敏感性的变化、受体数目的变化等）都可以引起突触传递效能的改变。根据这一可塑性变化维持时间的长短，分为短时程改变和长时程改变。

突触效能的短时程改变包括突触易化，突触压抑，强直后增强、增高等形式。这些改变都与突触活动时 Ca^{2+} 在突触前神经元胞体及末梢内积聚以及随后的离去密不可分。

突触效能的长时程改变包括长时程增强（LTP）和长时程压抑（LTD）两种形式。在中枢神经系统的多个脑区，重复刺激能产生 LTP 或者 LTD。LTP 由突触后神经元内 Ca^{2+} 浓度升高所致。Ca^{2+} 浓度升高可启动胞内一系列第二信使反应，从而募集更多的受体进入突触后膜，并增强受体的敏感性。LTD 则由突触后 Ca^{2+} 浓度轻度增高引起，最终使突触后受体数目减少和受体敏感性降低（详见前文）。LTP 和 LTD 被认为是各种形式的学习和记忆形成的物质基础。

3. 脑内蛋白质和递质的合成

从神经生物化学的角度来看，较长时间的记忆必然与脑内的物质代谢有关，尤其是与脑内蛋白质的合成有关。动物实验证明，在每次学习训练前或训练后的 5 min 内，给予阻断蛋白质合成的药物，则长时程记忆不能建立。如在训练完成 4 h 后给予这种干预，则不影响长时程记忆的形成。这个观察结果表明，蛋白质的合成是学习记忆过程中必不可少的物质基础。离体脑片实验表明，维持时间在 3 h 以上的长时程 LTP（L-LTP）依赖于蛋白质的合成。此外，学习和记忆也与脑内某些递质含量的变化有关，包括乙酰胆碱、去甲肾上腺素、谷氨酸、GABA、血管升压素和脑啡肽等。

4. 形态学改变

持久性记忆还可能与脑内新的突触联系的建立有关。在动物实验中观察到，生活在复杂环境中的大鼠，其大脑皮质比生活在简单环境中的大鼠要厚，这说明学习记忆活动多的大鼠，其大脑皮质发达，突触的联系多。

（五）阿尔茨海默病与学习记忆障碍

阿尔茨海默病（Alzheimer disease，AD）又称老年性痴呆（dementia），多发于 65 岁以上的老年人。临床表现为进行性的认知和记忆功能障碍。大脑皮质及皮质下脑区神经元及突触的丢失是 AD 典型的神经病理学改变。受累颞叶、顶叶、部分额叶及扣带回皮质弥漫性萎缩，显微镜下清晰可见淀粉样斑（amyloid plaques）和神经原纤维缠结。β-淀粉样多肽及细胞残片等沉积在神经元周围形成不可溶的斑块，而过度磷酸化的微管相关蛋白（tau 蛋白）在细胞内异常聚集而形成神经原纤维缠结。AD 的发病机制目前仍不明确，公认的发病机制假说主要包括乙酰胆碱合成减少假说、β-淀粉样多肽沉积假说和 tau 蛋白异常聚集假说等；另有 1%～5%

笔记

的病例发病与遗传因素相关。由于发病机制不明确，因而虽然目前正在或已进行的旨在尝试治疗 AD 的临床试验有上千种，但其疗效并不显著。

二、语言和其他认知功能

（一）优势半球和一侧优势

语言是人类相互交流思想和传递信息的工具。语言中枢所在的大脑半球称为优势半球（dominant hemisphere）。在人类，两侧大脑半球的功能是不对等的。绝大多数成年人习惯使用右手，其语言活动中枢主要在左侧大脑皮质。这种一侧优势（laterality of cerebral dominance）的现象仅见于人类，与人类习惯使用右手有关。一侧优势现象虽与遗传有关，但主要是在后天生活中逐步形成的。人类的左侧优势自 10~12 岁起逐步建立，如果在成年后左侧半球受损，将很难在右侧皮质再建语言中枢。

左侧大脑皮质在语言功能活动上占优势，并不意味着右侧半球不重要。右侧半球在非语词性的认知功能上占优势，如空间辨认、深度知觉、触-压觉认识、图像视觉认识、音乐欣赏等。但是，这种优势是相对的，因为左侧半球也有一定的非语词性认知功能，而右侧半球同样具有一定的简单的语词活动功能。

左侧大脑皮质的许多部位与语言功能相关。位于中央前回底部前方的 Broca 区与说话有关，位于颞上回后端的 Wernicke 区与听觉、视觉信息的理解相关。这两个语言功能区之间通过弓状束联系，在语言的加工过程中发挥作用。Broca 区能把来自 Wernicke 区的信息处理为相应的发声形式，然后投射到运动皮层，引发唇、舌、喉的运动。图 3-50 显示了当人们看到某一物体并说出该物体名称时，整个信号传递过程的顺序。Wernicke 区后方的角回可将阅读文字形式转变为 Wernicke 区所能接受的听觉文字形式。

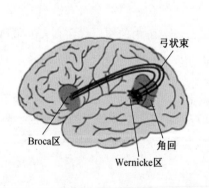
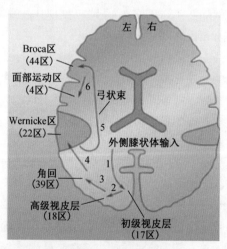

看见某一物体后到能说出其名称时的语言信息传递路径按图中 1→6 的顺序进行。

图 3-50　语言中枢传递和处理视觉传入信息的有关脑区和纤维联系示意图

（二）大脑皮质的语言中枢

大脑皮质不同的语言功能区损伤后，可引起相应的语言功能障碍（图 3-51）。听觉语言中枢（Wernicke 区的一部分）：位于颞上回后部，该区损伤可引起感觉性失语症（sensory aphasia），患者能讲话及书写，也能看懂文字，但听不懂别人的谈话，因此不能回答别人的问题。事实上，患者能听到别人的发音，但是听不懂说话的含义。说话语言中枢：紧靠中央前回下部，额下回后 1/3 后，又称为 Broca 区，该区损伤可致运动性失语症（motor aphasia），患者能看懂文字，也能听懂别人的说话，但自己却不会讲话，失去语词的组织搭配能力，不能用语词口头表达，但与发音有关的肌肉并不麻痹。视觉语言中枢（阅读中枢）：包括 Wernicke 的一部分和位于其上方的角回，靠近视觉中枢。角回受损的患者可发生失读症（alexia），患者看不懂文字，但其视觉并无损害，其他语言功能活动均健全。书写语言中枢（书写中枢）：位于额中回的后部。损伤额中回后部接近中央前回手部代表区的部位，患者虽能听懂别人的说话，能看懂文字，自己也会讲话，但不会书写；然而，其手部的其他运动功能并无缺陷，这种情况称为失写症（agraphia）。损伤左侧颞叶后部或 Wernicke 区可引起流畅失语症（fluent aphasia），患者说话正常；有时说话过度，但言不达意，言语中充满杂乱语和自创词，对别人的说话和文字的理解能力也有明显缺陷。还有一种流畅失语症，表现为患者对语言的输出和理解都正常，仅有部分词不能很好地组织或想不起来，这种失语症称为传导性失语症（conduction aphasia）。临床上，严重的失语症可同时出现多种语言功能活动障碍。

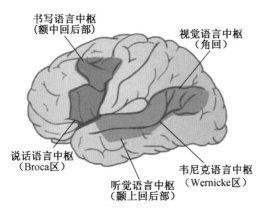

图 3-51　人类大脑皮质语言功能区域示意图

（三）大脑皮质的其他认知功能

大脑皮质除语言功能外，还有许多其他认知功能。如前额叶皮质参与短时程情景式记忆和情绪活动，颞叶联络皮质可能参与听、视觉的记忆，而顶叶联络皮质可能参与精细躯体感觉和空间深度感觉的形成等。例如，右侧顶叶损伤的患者常表现为穿衣失用症（apraxia），患者虽然没有肌肉麻痹，但穿衣困难。右侧大脑皮质顶叶、枕叶及颞叶结合部损伤的患者常分不清左右侧，穿衣困难，不能绘制图表。额顶部损伤的患者常有计算能力缺陷，出现失算症（acalculia）。右侧颞中叶损伤常引起患者视觉认知障碍，患者不能分辨他人面貌，有的甚至不认识镜子里自己的面部，只能根据语音来辨认熟人，称为面容失认症（prosopagnosia）。

（四）两侧大脑皮质功能的相关

人类的两侧大脑皮质虽然在功能上出现了互补性专门化的分化，但并不互相隔绝，而是能够互通信息、相互配合的，未经学习的一侧在一定程度上能获得另一侧皮质经过学习而获得的某种认知功能。例如，右手学会某种技巧动作后，左手虽未经训练，但在一定程度上也能完成该动作。人类大脑两半球之间的胼胝体连合纤维对完成一般感觉、视觉及双侧运动的协调功能起重要作用，通过连合纤维，一侧皮质的学习活动功能可传送到另一侧皮质。

📎 相关链接

神经递质的发现

神经细胞之间通过化学递质传递信息的认识最早可以追溯到 19 世纪末。德国生理学家杜·布瓦·雷蒙（Du Bois-Reymond）注意到神经信号在神经和肌肉接头处有一定的延搁，即猜测可能有化学物质的作用。但历史上真正开始神经化学递质研究应该是在 1905 年，英国生理学家埃利奥特（Thomas Renton Elliott）发现电刺激交感神经所引起的平滑肌反应与肾上腺素的

笔记

作用相似，他大胆假设，刺激交感神经引起的平滑肌反应是通过肾上腺素介导的，可惜这一创新思想在当时没有得到权威学者的认可。直到 1920 年，德国科学家奥托·勒维（Otto Loewi）设计了双蛙心实验：Loewi 将两蛙心离体，A 蛙心保留迷走神经，B 蛙心去除了迷走神经；刺激迷走神经引起 A 蛙心活动抑制，并且 A 蛙心的灌注液流出后作用于 B 蛙心也使其活动减弱。实验直接证明了心迷走神经兴奋时释放的某种物质抑制了两心脏的活动，他称这种物质为迷走素，1926 年他初步把迷走素确定为乙酰胆碱（ACh）。1929 年英国生物学家亨利·哈利特·戴尔（Henry Hallett Dale）发现副交感神经末梢（包括迷走神经）、交感神经节前纤维和运动神经末梢都能释放 ACh，从而使 Loewi 的观点得到证实。Loewi 和 Dale 因此共同获得 1936 年的诺贝尔生理学或医学奖。

📖 复习思考题

1. 名词解释：神经冲动、神经营养效应、突触、突触传递、突触后电位、突触可塑性、神经递质、神经调质、递质共存、突触后抑制、突触前抑制、后发放或后放电、中枢延搁、局部神经元回路、特异性投射系统、非特异性投射系统、感觉柱、运动单位、脊休克、牵张反射、去大脑僵直、γ 僵直、运动柱、脑电图、皮层诱发电位、异相睡眠、学习、记忆、优势大脑半球。

2. 兴奋在神经纤维上的传导有何特征？

3. 何谓轴浆运输？分为哪两种类型？各有何特点和作用？

4. 何谓突触？简述经典突触传递的过程。

5. 试比较兴奋性突触后电位（EPSP）和抑制性突触后电位（IPSP）的异同点。

6. 影响化学性定向突触传递的因素有哪些？

7. 根据化学结构可将哺乳动物的神经递质分为哪些类型？并举例说明。

8. 中枢神经元的联系方式主要有哪几种？

9. 中枢兴奋（突触）传递的特征有哪些？试比较突触处兴奋传递与神经纤维上兴奋传导的特征的差别。

10. 突触后抑制有哪两种形式？各有何特点？

11. 突触前抑制是如何产生的？

12. 脊髓半离断时会出现哪些感觉障碍？试解释其原因。

13. 感觉的特异性投射系统和非特异性投射系统各有何投射特点和生理功能？

14. 何谓脊休克？简述其主要表现和产生机制。

15. 何谓骨骼肌的牵张反射？有哪两种类型？两者之间有何区别？

16. 何谓去大脑僵直？试述其产生机制。

17. 简述小脑的生理功能。

18. 下丘脑有何生理功能？

19. 简述正常脑电图的分类及各波的含义。

20. 简述不同睡眠时相的特点及生理意义。

（江苏大学医学院　车力龙）

笔记

第四章

脑功能不全

学习目标

1. 掌握：认知障碍的概念、病因、发病机制；意识障碍的概念、病因、发病机制。

2. 熟悉：认知的脑功能基础、认知障碍的临床表现；意识的脑功能基础、意识障碍的临床表现。

3. 了解：脑的结构、代谢和功能特征；认知障碍的防治原则；意识障碍的防治原则。

人脑由数以亿计的神经细胞和10^{14}以上的突触组成，具有极为复杂的精细的结构和功能。脑是调控各系统、器官功能的中枢，参与学习、记忆、综合分析、意识等高级神经活动。脑功能异常对人的精神、情感、行为、意识以及几乎所有的脏器功能都会产生不同程度的影响。

第一节　概　述

一、脑的结构、代谢与功能特征

脑位于颅腔内。一方面，这种结构对脑起保护作用；另一方面，颅骨对脑组织的限制也常常是颅内高压和脑疝形成的结构基础。

从细胞水平看，脑由神经元（neuron）和神经胶质细胞（neuroglial cell）组成。前者具有接收、整合和传递信息的功能，是脑各种功能的行使者；后者对神经元起营养、支持、绝缘、保护和修复等作用。

脑的血液供应来自成对的椎动脉和颈内动脉，其分支形成血管网，以保证充足的血液供应。血液中的物质进入脑神经元首先要通过血-脑屏障，血-脑屏障的解剖学基础包括内皮细胞层、基膜、神经胶质突起与紧密连接等。凡是与蛋白质结合的物质基本上不能通过血-脑屏障，因此不会进入脑组织；脂溶性强的物质可快速进入脑组织，而脂溶性弱或非脂溶性物质进入脑组织极慢或完全不能进入；某些物质进入脑部的速率取决于该脑区对这些特殊物质的代谢需要。例如，当髓磷脂生成时，脑内有胆固醇聚集，一旦髓鞘形成完毕，脑内胆固醇含量即降低。

脑是体内能量代谢最活跃的器官，血流量与耗氧量大。葡萄糖是脑组织的主要能源，脑所需的能量几乎全部来自葡萄糖的氧化，但由于脑内氧及葡萄糖的贮存量很少，故需不断地从血液中摄取。多种损伤因素均可通过影响脑的能量代谢导致脑的结构和功能异常。

二、脑功能不全的特殊规律

由于脑在结构和功能上具有复杂性，故在疾病的表现上具有与其他实质性器官（如肝、

笔记

肾）不同的特殊规律。

① 病变定位和功能障碍之间关系密切。例如，位于左大脑半球皮质的病变，可能导致失语、失用、失读、失书、失算等症状；位于皮质下神经核团及其传导束的病变，可能导致相应的运动、感觉及锥体外系功能异常；位于海马区的病变可损伤学习与记忆；位于小脑的病变可引起身体的平衡功能障碍或共济失调等。

② 相同的病变发生在不同的部位，可出现不同的后果。例如，发生在额叶前皮质联络区的小梗死灶可不产生任何症状，但若发生在延髓则可导致死亡。

③ 成熟神经元无再生能力。虽然近年来在成年人脑中发现存在一些具分化潜能的祖细胞，但是神经系统在老化过程中或受损伤后，神经细胞数量的减少基本不能从自身得到补充。神经细胞的慢性丢失将导致脑不同功能区萎缩，从而出现相应的功能障碍。

④ 病程缓急常引起不同的后果。一般而言，急性脑功能不全常导致意识障碍，而慢性脑功能不全的后果是认知功能的损伤。

三、脑对损伤的基本反应

脑对损伤的基本反应是神经元的坏死、凋亡、退行性变性（轴突和树突断裂、缩短，细胞萎缩）；神经胶质细胞、星形胶质细胞炎性反应、增生、肥大；少突胶质细胞脱髓鞘等。由于脑的结构和功能极其复杂，故受损伤时的表现也千变万化，而且许多科学问题目前尚未能阐明。

大脑损伤的最主要表现是认知或意识的异常。

第二节　认知障碍

认知（cognition）是机体认识和获取知识的智能加工过程，是脑高级功能，涉及学习、记忆、语言、思维、精神、情感、时间空间及人物定向能力等一系列心理和社会行为。认知障碍（cognitive disorder）又称认知缺陷，指与上述学习记忆以及思维判断有关的大脑高级智能加工过程出现异常，从而引起严重学习、记忆障碍（learning and memory impairment），同时伴有失语（aphasia）或失用（apraxia）或失认（agnosia）等改变的病理过程，严重时可导致痴呆（dementia）。认知的基础是大脑皮质的正常功能，任何引起大脑皮质功能和结构异常的因素均可导致认知障碍。由于大脑的功能复杂，且认知障碍的不同类型互相关联，即某一方面的认知问题可引起另一方面或多个方面的认知异常（例如，一个患者若有注意力和记忆方面的缺陷，就会出现解决问题的障碍）。因此，认知障碍是脑疾病诊断和治疗中最困难的问题之一，而学习、记忆障碍是认知障碍最重要的表现形式。

一、认知的脑结构基础

认知的结构基础是大脑皮质，其有严密的形态结构和功能定位。大脑皮质各功能区由主区（primary area）和辅助区（association area）组成，对事物的观察、分析与判断以及对躯体运动的协调均由主区控制，但主区完成这些功能依赖辅助区对行为和智能进行高层次整合。Brodmann 根据形态特征将大脑皮质分为 52 个功能区，并提出不同的皮质形态分区分别执行不同的功能，损伤后出现相应的认知障碍。额叶皮质区负责自主运动、书写、记忆、创造性思维、判断、远见、社会责任感等复杂的智力活动，该区损伤将导致中侧性偏瘫（4 区）、失写症（6区）及额叶性痴呆（9区和12区）等；脑左半球额叶皮质Broca语言区（44区和45区）损伤导致运动性失语症。顶叶皮质的主要功能是对感觉信息的高级加工和整合。顶叶皮质1区至3区损伤导致对侧感觉障碍；39区损伤导致失读症；40区损伤引起触觉缺失等。颞叶接受听觉刺激，其41区和42区感受声音，而听觉辅助皮质22区帮助对声音的理解，22区损伤将导致感觉性（Wernicke）失语症；颞叶的海马和蓝斑结构参与记忆加工，损伤时分别引起空间或情感记忆障碍。枕叶含有原始视觉皮质，17区感知和接受视觉刺激，该区损伤引起视野缺陷。视觉联络皮质18区和19区包绕视皮质，诠释视觉信息和内容，该区损伤将导致个体不能识别物体，不理解物体的用途或生命的形式（如不能区别猫和狗）。

二、认知障碍的病因及发病机制

认知是大脑皮质复杂高级功能的反映，任何直接或间接导致大脑皮质结构和功能损害的因素均可通过不同机制引起认知障碍，认知障碍的发病机制非常复杂，学习记忆是认知的基础，学习记忆障碍是认知障碍的主要表现形式，所以本节着重阐述学习、记忆障碍的发病机制。病因和发病机制可归纳如下：

（一）慢性脑损伤

1. 脑组织调节分子异常

（1）神经递质及其受体异常

人多数神经元之间的信息传递是通过神经递质（neurotransmitter）及其相应的受体完成的。神经递质或受体异常改变均可导致不同类型和不同程度的认知障碍，如多巴胺、去甲肾上腺素、乙酰胆碱、谷氨酸等递质和受体的异常在多种原因引起的认知障碍中发挥作用。

多巴胺是中枢神经系统中重要的儿茶酚胺类神经递质，是以酪氨酸为底物，在酪氨酸羟化酶（tyrosine hydroxylase）和多巴脱羧酶（dopadecarboxylase）的作用下合成的。研究发现，脑中多巴胺含量显著降低时可导致动物智力减退、情感行为异常、言语错乱等高级神经活动障碍。例如，在帕金森病（Parkinson disease，PD）患者，黑质多巴胺能神经元减少，酪氨酸羟化酶和多巴脱羧酶活性降低，纹状体多巴胺递质含量明显下降。此外，在动物实验中发现多巴胺过多也可导致动物认知功能的异常改变。多巴胺受体有 D_1 和 D_2 受体两大家族，精神分裂症患者与大脑额叶皮质的 D_1 受体功能低下和皮质下结构 D_2 受体功能亢进双重因素有关，因此有人提出用 D_1 激动和 D_2 阻断治疗精神分裂症的新概念。

去甲肾上腺素是最早被发现的单胺类神经递质，是多巴胺经 β-羟化酶作用生成的产物。在脑内，去甲肾上腺素通过 α_1、α_2 和 β 受体发挥调节作用。在突触前，α_2 受体通过 Gi 蛋白介导，减少 cAMP 的生成，降低 cAMP 依赖性蛋白激酶的活性，减弱蛋白激酶对 Ca^{2+} 通道的磷酸化，以至 Ca^{2+} 通道关闭，Ca^{2+} 内流减少，从而对去甲肾上腺素的释放起抑制作用；α_2 受体激动还可抑制在警醒状态下的蓝斑神经元的放电增加；在突触后，α_2 受体激动可引起 K^+ 通道开放，K^+ 外流增加，神经元倾向超极化而产生抑制效应。而 α_1 受体激活则使 K^+ 通道功能降低，K^+ 外流减少，神经元去极化产生兴奋效应。一般认为，脑中 α_2 受体激动与维持正常的认知功能有关，而 α_1 受体持续、过度激活可致认知异常。在正常警醒状态时，脑细胞含适量去甲肾上腺素，α_2 受体功能占优势，维持正常的认知功能。在应激状态下产生大量去甲肾上腺素，α_1 受体功能占优势，这可能是个体长期处于应激状态更易出现认知障碍的机制之一。

乙酰胆碱是与学习记忆和认知功能最密切的神经递质之一，由乙酰辅酶 A 和胆碱在胆碱乙酰转移酶的作用下生成。神经细胞合成并释放的乙酰胆碱通过 M 受体和 N 受体发挥调节作用，M 受体是 G 蛋白耦联受体，N 受体是配体门控离子通道受体。脑内的胆碱能神经元被分为两类，即局部环路神经元和投射神经元，自 Meynert 基底核发出的胆碱能纤维投射至皮质的额叶、顶叶、颞叶和视皮质，此通路与学习记忆功能密切相关。阿尔茨海默病（Alzheimer disease，AD）患者在早期便有 Meynert 基底核胆碱能神经元减少，导致皮质胆碱乙酰转移酶活性和乙酰胆碱含量显著降低的表现，这是 AD 患者记忆障碍的重要机制之一。精神分裂症患者认知障碍的程度与皮质胆碱乙酰转移酶活性呈负相关，给 AD 和精神分裂症患者使用胆碱酯酶抑制剂或 M 受体激动剂可改善其记忆缺损。

谷氨酸是脑和脊髓内主要的兴奋性递质。在脑内，氨基酸类递质含量最高，其中，谷氨酸在人大脑皮质中的含量为 $9\sim11\ \mu mol/g$。谷氨酸是不能透过血-脑屏障的非必需氨基酸，脑内的谷氨酸可分别由谷氨酰胺在谷氨酰胺酶的作用下水解或 α-酮戊二酸在其转氨酶的作用下生成。谷氨酸借 N-甲基-D-门冬氨酸（N-methyl-D-aspartate，NMDA）和非 NMDA 受体起作用。NMDA 受体是配体门控的离子通道型受体；非 NMDA 受体主要指 KA（kainic acid）和 AMPA（α-amino-3-hydroxy-5-methyl-4-isoxazolepropionate）受体，是 Na^+-K^+ 通透性离子通道型受体。纹状体的谷氨酸能神经纤维抑制丘脑向大脑皮质发出感觉冲动，当谷氨酸能神经低下时，这种冲动发出增多，大脑皮质单胺活性增强，引起相应的认知功能异常。由于谷氨酸是哺乳动物脑内最重要的兴奋性神经递质，故当谷氨酸含量异常增高时，可引起"兴奋性毒性"损伤（见后文）。

（2）神经肽异常

神经肽（neuropeptide）是生物体内的一类生物活性多肽，主要分布于神经组织。神经肽的异常与认知障碍密切相关。有人报道 PD 患者脑苍白球和黑质中 P 物质水平下降 30%～40%，在黑质中胆囊收缩素（cholecystokinin，CCK）下降 30%，在丘脑下部和海马区神经降压肽（neurotensin，NT）含量也下降。血管加压素（vasopressin，VP）、血管活性肠肽（vasoactive intestinal peptide，VIP）及其受体含量减少与记忆力减退相关，给脑外伤、慢性乙醇中毒及 AD 患者用 VP 可改善其记忆力减退症状。促甲状腺素释放激素（thyrotropin releasing hormone，TRH）是第一个从丘脑下部分离出来的三肽激素，TRH 可引起行为改变，如兴奋、精神欣快及情绪暴躁等。TRH 既可以作为一种神经激素通过受体调节其他递质起作用，又可以作为一种神经递质直接起作用。腺垂体分泌的促肾上腺皮质激素（adrenocorticotropic hormone，ACTH）水平改变影响动物的学习记忆、动机行为等。ACTH 影响动物学习和行为的关键分子区域是其分子中第 4～10 位氨基酸残基，该片段能提高大鼠的注意力和记忆力，同时缓解动物的焦虑情绪。多发性硬化（multiple sclerosis，MS）患者下丘脑-垂体-肾上腺皮质系统（hypothalamus-pituitary-adrenal cortex system，HPAC）功能紊乱与其反应迟钝、智能低下、重复语言等认知功能障碍显著相关。根据绝经期女性 AD 的发病率高于男性，且绝经后接受雌激素替代疗法者的患病率降低，有人提出性激素代谢紊乱也可能参与认知障碍的发病过程。

（3）神经营养因子缺乏

神经元和胶质细胞可合成、分泌大量神经营养因子，如神经生长因子（nerve growth factor，NGF）、睫状神经营养因子（ciliary neurotrophic factor，CNTF）、脑源性神经营养因子（brain-derived neurotrophic factor，BDNF）和胶质细胞源性神经营养因子（glial cell-derived neurotrophic factor，GDNF）等。这些神经营养因子对神经元的存活和神经元突起的生长具有重要作用。已发现在多种神经退行性疾病中均有神经营养因子含量的改变，例如，在 PD 患者，黑质 NGF、BDNF 和 GDNF 的含量明显降低，离体和在体实验均证明 BDNF、GDNF 和 CNTF 对吡啶类衍生物 1-甲基-4-苯基-1,2,3,6-四氢吡啶（MPTP）造成的多巴胺能神经元损伤具有很强的保护作用。

2. 脑组织蛋白质异常聚集

脑组织中蛋白质异常聚集可见于一些神经退行性疾病（neurodegenerative disease）中，如 AD、PD、亨廷顿病（Huntington disease，HD）、克-雅病（Creutzfeldt-Jakob disease，CJD）

等。神经退行性疾病是以脑和脊髓的神经元及其髓鞘丧失为主要特征的疾病。蛋白质的异常聚集与基因变异、蛋白质合成后的异常修饰、脑组织慢病毒感染、脑老化和环境毒素中毒等多种因素有关。

（1）基因异常

已发现多种基因异常参与神经细胞的退行性变性。例如，在 PD 患者，有 α-synuclein，parkin 和 park3 基因突变，α-synuclein 基因第 209 位的核苷酸发生了 G-A 错义突变，使其蛋白质第 53 位的丙氨酸（Ala）变成了苏氨酸（Thr），变异的蛋白质是 PD 患者神经细胞胞质中特征性嗜酸性包涵体，即路易（Lewy）小体的重要成分。已发现有 30 多种不同 parkin 基因缺失和点突变与早发性 PD 有关，改变的 parkin 蛋白可导致依赖泛素的蛋白降解过程异常，促使 parkin 蛋白聚集。在 AD 患者，已发现 5 个相关基因突变，所编码的蛋白质依次为淀粉样前体蛋白（amyloid precursor protein，APP）、早老蛋白 1（presenilin-1，PS1）、PS2、载脂蛋白 E（apolipoprotein E，ApoE）和 α_2-巨球蛋白（α_2-macroglobulin）。其中，APP、PS 基因突变和 ApoE 基因多态性可导致 APP 异常降解，产生大量 β 淀粉样多肽（Aβ），产生的过量 Aβ 不断在神经细胞间聚集形成老年斑，同时可导致过氧化损伤（损伤生物膜、破坏细胞内钙离子稳态、抑制星形胶质细胞、使一些关键酶失活）、炎症反应和神经细胞死亡。

（2）蛋白质合成后的异常修饰

正常时，蛋白质合成后的不同加工修饰赋予蛋白质不同的结构和功能，是蛋白质结构和功能多样性的基础。蛋白质的异常修饰导致其结构异常、功能降低或丧失。在 AD 患者，发现细胞骨架蛋白 tau 被异常磷酸化（phosphorylation）、异常糖基化（glycosylation，酶促反应）、异常糖化（glycation，非酶促反应）和异常泛素化（ubiquitination）修饰，异常修饰的 tau 蛋白沉积在神经细胞中形成神经原纤维缠结。关于 tau 蛋白异常糖基化、异常糖化和异常泛素化的机制尚不明确，目前认为 AD 患者 tau 蛋白被异常磷酸化可能与蛋白磷酸酶（protein phosphatase）和蛋白激酶（protein kinase）调节失衡有关。蛋白磷酸酶催化蛋白质去磷酸化，AD 患者脑中蛋白磷酸酶的活性明显降低，使 tau 蛋白去磷酸化减弱，导致 AD 患者脑中 tau 蛋白过度磷酸化。蛋白激酶催化蛋白质磷酸化，在 AD 患者，大脑颞叶皮质多种蛋白激酶的表达或活性比对照者显著增强。上述磷酸化系统失衡导致 tau 蛋白过度磷酸化，异常修饰的 tau 蛋白在神经细胞内聚集是 AD 患者神经细胞退化的重要机制。

（3）脑组织慢病毒感染

最常见的由慢病毒感染引起的人类中枢性疾病为 CJD，是由一种具有传染性的朊蛋白（prion protein，PrP）所致。这种 PrP 类似于病毒，可传播疾病，但与已知病毒不同的是，它没有任何可检测到的核酸序列。人类 PrP 有两种异构体，分别是存在于正常细胞的 PrP（PrPc）和引起朊蛋白病的 PrPsc（scrapie PrP）。两种异构体的序列并无差别，但蛋白质的空间构型不同。PrPc 是一种细胞内膜结合蛋白，PrPsc 不仅存在于细胞内膜，还存在于朊蛋白病患者神经细胞外的淀粉样蛋白纤丝和斑块中。PrPsc 可促进 PrPc 转化为 PrPsc。在人体内，PrPsc 的增殖是通过一分子 PrPc 与一分子 PrPsc 结合形成杂二聚体，此二聚体再转化成两分子 PrPsc 实现的，PrPsc 便依此呈指数增殖。有朊蛋白基因突变时，细胞中的 PrPc 更易从 α-螺旋转变成 β-片层，此时更容易与 PrPsc 结合，导致 PrPsc 增殖和聚集。

3. 慢性脑缺血性损伤

神经元能量储备极少，对缺血、缺氧非常敏感，完全缺血 5 min 即可导致神经元死亡。脑缺血造成大脑皮质损伤是引起不同类型认知障碍的常见原因。统计资料表明，脑卒中患者在发病后出现痴呆的危险性较同龄对照组明显增高；有脑卒中史的老年群体的认知水平亦低于无卒中史的同龄人。脑细胞缺血引起认知异常的机制可能与下述因素有关。

笔记

（1）能量耗竭和酸中毒

在缺血、缺氧状态下，细胞的能量代谢转为无氧酵解。无氧酵解生成 ATP 的效率低，使细胞出现能量耗竭。无氧酵解引起脑组织缺血性乳酸酸中毒，细胞 Na^+-K^+ 泵功能损伤，K^+ 大量外溢，同时 Na^+、Cl^- 及 Ca^{2+} 大量流入细胞内引起细胞损伤；缺血区乳酸堆积还可引起神经胶质和内皮细胞的水肿和坏死，加重缺血性损害。

（2）细胞内 Ca^{2+} 超载

脑缺血时，神经细胞膜去极化，引起大量神经递质释放，兴奋性递质（如谷氨酸）的释放激活 NMDA 受体，使钙通道开放，Ca^{2+} 内流增加；如激活非 NMDA 受体，使 Ca^{2+} 从内质网释放至细胞质内；膜去极化本身也启动了电压依赖性钙通道，加重 Ca^{2+} 内流。神经细胞 Ca^{2+} 超载可通过下述机制导致细胞死亡：① Ca^{2+} 超载时，大量 Ca^{2+} 沉积于线粒体，干扰氧化磷酸化，使能量产生过程发生障碍。② 激活细胞内 Ca^{2+} 依赖性酶类，其中 Ca^{2+} 依赖的中性蛋白水解酶过度激活可使神经细胞骨架破坏。③ 激活磷脂酶 A 和磷脂酶 C，使膜磷脂降解，产生大量游离脂肪酸，特别是花生四烯酸，后者在代谢过程中产生血栓素、白三烯，一方面通过生成大量自由基加重细胞损害，另一方面可激活血小板，促进微血栓形成，在缺血区增加梗死范围，加重脑损害。④ 脑缺血时，脑血管平滑肌、内皮细胞均有明显 Ca^{2+} 超载现象，前者可致血管收缩、痉挛，血管阻力增加，延迟再灌流，使缺血半暗带内侧支循环不能形成，从而脑梗死灶扩大，后者可致内皮细胞收缩，内皮间隙扩大，血-脑屏障通透性增高，产生血管源性脑水肿。

（3）自由基损伤

在急性脑缺血时，自由基产生和清除的平衡状态受到破坏而引起脑损伤。其机制为：① 缺血脑细胞能量衰竭，谷氨酸、天门冬氨酸（Asp）增多，此时电压依赖性钙通道和 NMDA 受体操纵的钙通道开放，钙离子大量内流，使黄嘌呤脱氢酶转化为黄嘌呤氧化酶，后者催化次黄嘌呤氧化为黄嘌呤并同时产生氧自由基；钙离子大量内流还可激活磷脂酶 A，造成血管内皮细胞和脑细胞的膜磷脂降解，使花生四烯酸产生增加，后者代谢产生自由基。② 缺血区脑细胞线粒体内钙离子增多，三羧酸循环发生障碍，不能为电子传递链的细胞色素氧化酶提供足够的电子将 O_2 还原成 H_2O，从而生成氧自由基，并漏出线粒体。③ 急性脑缺血时，NO 增多，NO 能与氧自由基相互作用形成过氧亚硝基阴离子，后者又分解成羟自由基和二氧化氮自由基。④ 梗死灶内游离血红蛋白和铁离子与存在于细胞内的 H_2O_2 发生反应，产生羟自由基和氧自由基，儿茶酚胺等物质亦可发生氧化反应生成氧自由基。⑤ 缺血灶由于趋化因子增加，在血管内皮表面吸附大量中性粒细胞和血小板，前者通过细胞色素系统和黄嘌呤氧化酶系统产生氧自由基和 H_2O_2，后者通过血小板活化因子引起细胞内 Ca^{2+} 浓度升高，促进自由基生成。

（4）兴奋性毒性

中枢神经系统中大部分神经递质是氨基酸类，包括谷氨酸、天冬氨酸、γ-氨基丁酸（GABA）和甘氨酸。其中，谷氨酸和天冬氨酸对神经元有极强的兴奋作用，故称为兴奋性氨基酸（excitatory amino acid，EAA），GABA 和甘氨酸对神经元行使抑制作用，故称为抑制性氨基酸（inhibitory amino acid，IAA）。兴奋性毒性（excitotoxicity）是指脑缺血缺氧造成的能量代谢障碍直接抑制细胞质膜上 Na^+-K^+-ATP 酶活性，使胞外 K^+ 浓度显著增高，神经元去极化，EAA 在突触间隙大量释放，因而过度激活 EAA 受体，使突触后神经元过度兴奋并最终死亡。EAA 通过下述两种机制引起兴奋性毒性：一是 AMPA 受体和 KA 受体过度兴奋引起神经细胞急性渗透性肿胀，可在数小时内发生，以 Na^+ 内流，以及 Cl^- 和 H_2O 被动内流为特征；另一种是 NMDA 受体过度兴奋所介导的神经细胞迟发性损伤，可在数小时至数日发生，以持续的 Ca^{2+} 内流为特征。

（5）炎症细胞因子损害

在脑缺血损害发生后，产生多种多效性细胞因子。致炎细胞因子占主导地位时，加重脑缺血损害；抗炎因子占主导时，对脑缺血产生保护作用。如白细胞介素-1β（IL-1β）和肿瘤坏死因子-α（TNF-α）加重脑缺血损害，转化生长因子-β1（TGF-β1）对脑缺血有保护作用。此外，在缺血损伤的神经元释放的细胞因子激发下，缺血区吞噬细胞明显增加，吞噬细胞既能释放细胞因子刺激修复过程，又可释放神经毒素杀伤存活神经元。

4. 环境、代谢毒素对脑的损害

对绝大多数 50 岁以后发病的典型散发性神经退行性疾病患者而言，环境和代谢毒素对脑的损害起主要作用，这些风险因素包括毒品、药物、酒精或重金属中毒等。各种慢性代谢性或中毒性脑病患者，如心肺衰竭、慢性肝性脑病、慢性尿毒症性脑病、贫血、慢性电解质紊乱、维生素 B 缺乏、叶酸缺乏者等，主要表现为认知异常。

5. 脑外伤

脑外伤对学习记忆和智力有不同程度的影响。轻度外伤者可不出现症状；中度外伤者可失去知觉；重度者可导致学习、记忆严重障碍，乃至智力丧失。例如，一些"被打得晕头转向"的拳击手，脑反复损伤可出现构语障碍（口吃）、心不在焉、好争辩、注意力涣散、近期记忆减退、步态僵硬及痉挛等。

6. 脑老化

认知功能一般随年龄增长（约 60 岁以后）而下降。研究发现，PD 患者黑质多巴胺能神经元、酪氨酸羟化酶和多巴脱羧酶活性、纹状体多巴胺递质自 30 岁以后随年龄增长而逐年减少或降低。老年人脑血液供应减少，合成和分解代谢以及对毒素的清除能力均降低，这些都是造成脑神经细胞死亡、认知功能降低的主要因素。

（二）慢性全身性疾病

慢性全身性疾病如高血压、糖尿病、慢性阻塞性肺疾病等，可通过减少脑血液供应等机制，继发性降低大脑功能而引起认知障碍。处于亚临床阶段的心、脑血管疾病的高危人群，其认知测验的得分明显低于无任何亚临床特征的同龄老人，说明这些病变可能已经造成脑部的缺血、缺氧及脑功能损伤。此外，整体功能水平降低，如老年人听力下降使其与外界环境的接触以及对外界刺激的加工减少，也可降低老年人对外界环境的感知和认同。

（三）精神、心理异常

轻松、愉快、多彩的生活环境可促进实验动物大脑皮质的生长，使脑重量增加。相反，不良的心理、社会因素，如负性生活事件、处境困难、惊恐、抑郁等均可成为认知障碍的诱因。用电子显微镜观察并经图像分析发现，精神分裂症患者的有关脑区神经细胞数目减少，细胞体积变小。

（四）其他因素

在诸多的人文因素中，受教育程度是报道最多、结果最恒定的影响认知的因素，认知测验的得分与受教育年限呈负相关。社会地位低、经济生活状况较差与认知功能减退和痴呆的发生有一定关系。但在多因素分析中控制了年龄、性别、卒中史等较重要的因素后，社会经济因素的影响一般不再显著。此外，女性认知功能损害的发生率高于男性，对各年龄组进行多因素分析的结果表明，这种差异与女性的受教育程度较低和慢性病患病率较高有关。

三、认知障碍的主要表现形式

人脑所涉及的认知功能范畴极其广泛，包括学习、记忆、语言、运动、思维、创造、精神、情感，等等。因此，认知障碍的表现形式也多种多样，这些表现可单独存在，但多相伴

笔 记

出现。

（一）学习、记忆障碍

学习、记忆是一种复杂的动态过程，学习是机体不断接受环境变化而获得新的行为习惯或经验的过程，即获得外界信息的神经过程。记忆是处理、贮存和回忆信息的能力，与学习和知觉相关。记忆过程包括感觉输入→感觉记忆→短时记忆→长时记忆→贮存信息的回忆等过程。短时记忆涉及特定蛋白质的磷酸化和去磷酸化平衡，而长时记忆除特定蛋白质的磷酸化改变外，还涉及新蛋白质的合成。大脑皮质不同部位受损时，可引起不同类型的记忆障碍，如颞叶海马区受损主要引起空间记忆障碍，蓝斑、杏仁核区受损主要引起情感记忆障碍等。

（二）失语

失语是由脑损害所致的语言交流能力障碍。患者在意识清晰、无精神障碍及严重智力障碍的前提下，无视觉及听觉缺损，亦无口、咽、喉等发音器官肌肉瘫痪及共济运动障碍，却听不懂别人及自己的讲话，说不出要表达的意思，不理解亦写不出病前会读、会写的字句等。传统观念认为，失语只能是由大脑皮质语言区损害引起。CT问世后证实，位于优势侧皮质下结构（如丘脑及基底节）病变也可引起失语。

（三）失认

失认是指脑损害时患者并无视觉、听觉、触觉、智力及意识障碍的情况下，不能通过某一种感觉辨认以往熟悉的物体，但能通过其他感觉通道进行认知。例如，患者看到手表而不知为何物，通过触摸手表的外形或听表走动的声音，便可知其为手表。

（四）失用

要完成一个复杂的随意运动，不仅需要上、下运动神经元和锥体外系及小脑系统的整合，还须有运动的意念，这是联络区皮质的功能。失用是指脑部疾病患者在并无任何运动麻痹、共济失调、肌张力障碍和感觉障碍，也无意识及智力障碍的情况下，不能在全身动作的配合下正确地使用一部分肢体功能去完成那些本来已经形成习惯的动作，如不能按要求做伸舌、吞咽、洗脸、刷牙、划火柴和开锁等简单动作，但患者在不经意的情况下却能自发地做这些动作。一般认为，左侧缘上回是运用功能的皮质代表区，由该处发出的纤维至同侧中央前回，再经胼胝体到达右侧中央前回。因此，左侧顶叶缘上回病变可产生双侧失用症，从左侧缘上回至同侧中央前回间的病变可引起右侧肢体失用，胼胝体前部或右侧皮质下白质受损时引起左侧肢体失用。

（五）其他精神、神经活动的改变

患者常常表现出语多唠叨、情绪多变，焦虑、抑郁、激动、欣快等精神、神经活动方面的异常改变。

（六）痴呆

痴呆（dementia）是认知障碍最严重的表现形式，是慢性脑功能不全产生的获得性和持续性智力障碍综合征。智力损害包括不同程度的记忆、语言、视空间功能障碍，人格异常及其他认知（概括、计算、判断、综合和解决问题）能力的降低，患者常常伴有行为和情感的异常，这些功能障碍导致患者日常生活、社会交往和工作能力明显下降。

四、认知障碍防治的病理生理基础

对认知障碍的防治必须根据其病因和发病机制，采用相应的策略。

（一）对症和神经保护性治疗

对有明显精神、神经症状，如抑郁、焦虑、睡眠障碍的患者可根据病情进行对症治疗。此外，针对认知障碍的病因和发病机制，可应用不同的神经细胞保护剂，如脑循环改善剂、

笔记

能量代谢激活剂、神经递质和神经生长因子保护剂、Ca²⁺拮抗剂、谷氨酸盐受体拮抗剂、抗氧化剂、胶质细胞调节剂和非甾体抗炎药等均被广泛应用于不同疾病引起的认知障碍的治疗。

（二）恢复和维持神经递质的正常水平

多种认知障碍与神经递质异常有关，例如，多巴胺能神经元损伤在 PD 的发病中占重要地位，各种针对提高多巴胺能神经功能的策略相继产生，包括药物补充其前体 L-多巴胺、各种细胞移植以替代多巴胺能神经元、基因治疗法植入促进多巴胺合成的酶基因，以促进纹状体内多巴胺的生成或植入神经营养因子基因，以阻止多巴胺能神经元死亡或刺激受损的黑质纹状体系统的再生和功能恢复。此外，鉴于 AD 患者胆碱能神经元退化，利用胆碱酯酶抑制剂阻断神经细胞突触间隙乙酰胆碱的降解，以增加神经系统乙酰胆碱的含量是目前临床用于 AD 治疗的唯一有效策略。

（三）手术治疗

主要用于 PD 治疗的传统的手术疗法有苍白球切除术、丘脑切除术以及立体定位埋植脑刺激器等。20 世纪 90 年代以来，国外建立的一种以微电极定位、计算机控制为特点的新的立体定位损毁疗法在治疗晚期 PD 患者中取得了巨大的成功。这种建立在现代电生理学技术上，在细胞水平精确定位、定向手术治疗 PD 的技术，可根据苍白球的不同部位具有明显不同的电生理特征（如苍白球外侧部具有相对不规律的或短暂爆发式放电，而其内侧部具有相对持续的高频放电），识别 PD 患者脑内不同的核团细胞，在细胞水平确定靶点，从而克服个体在解剖和功能上的差异，使手术更加安全有效。

（四）认知康复训练

对认知功能障碍的患者要积极开展认知康复训练并要有针对性地制订康复计划。认知康复训练有记忆训练、智力训练和语言训练等。

第三节　意识障碍

意识（consciousness）是指人们对自身状态和客观环境的主观认识能力，是人脑反映客观现实的最高形式。意识包含觉醒状态和意识内容两个组成部分。前者指与睡眠呈周期性交替的清醒状态，能对自身和周围环境产生基本的反应，属皮质下中枢的功能；后者包括认知、情感、意志活动等高级神经活动，能对自身和周围环境做出理性的判断并产生复杂的反应，属大脑皮质的功能。可见，与认知功能主要依赖大脑皮质不同的是，意识的维持涉及大脑皮质及皮质下脑区的结构和功能完整。因此，认知和意识的概念不能截然分开，认知功能的完成需要正常的意识状态，而意识的内容中也包括一些认知的成分。临床上意识障碍（consciousness disorder）指不能正确认识自身状态和/或客观环境，不能对环境刺激做出反应的一种病理状态，其病理学基础是大脑皮质、丘脑和脑干网状系统的功能异常。意识障碍通常同时包含有觉醒状态和意识内容两者的异常，常常是急性脑功能不全的主要表现形式。

一、意识维持和意识障碍的脑结构基础

目前普遍认为脑干网状结构、丘脑和大脑皮质在维持意识方面起着极其重要的作用，意识障碍的发生机制实质上就是网状结构-丘脑-大脑皮质系统发生器质性损伤、代谢紊乱或功能性异常的机制。

（一）脑干网状结构功能障碍

脑干网状结构（brain stem reticular formation）由交织成网状的神经纤维和穿插其间的神经

细胞组成，是保证大脑清醒状态的结构基础。意识的维持和意识障碍的发生均与脑干网状结构密切相关，网状结构上行激动系统（ascending reticular activating system，ARAS）与网状结构上行抑制系统（ascending reticular inhibiting system，ARIS）之间的动态平衡及其与大脑皮质的相互联系决定意识水平。ARAS 的投射纤维终止于大脑皮质广泛区域的各细胞层，其主要作用是维持大脑皮质的兴奋性，以维持觉醒状态和产生意识活动。由于 ARAS 在网状结构中多次更换神经元，通过的突触及牵涉的神经递质非常多，极易受到致病因素的影响而导致意识障碍。ARIS 神经元发出的上行纤维走行与 ARAS 大体一致，最终向大脑皮质投射，其主要功能是对大脑皮质的兴奋性起抑制作用。

（二）丘脑功能障碍

丘脑（thalamus）由许多核团组成，丘脑核团可分为特异性丘脑核和非特异性丘脑核，特异性丘脑核组成丘脑特异性投射系统，向大脑皮质传递各种特异性感觉信息。非特异性丘脑核接受脑干网状结构上行纤维并向大脑皮质广泛部位投射，终止于大脑皮质各叶和各层，构成非特异性投射系统，参与维持大脑皮质觉醒状态。动物实验证明，此系统被破坏时，动物可长期处于昏睡状态。

（三）大脑皮质功能障碍

大脑皮质（cerebral cortex）由神经元、神经胶质及纤维组成，是机体全部功能活动的最高调节器。清晰的意识首先要求大脑皮质处于适当的兴奋状态，这种适宜的兴奋性要有脑干网状结构上行激动系统的支持，还取决于大脑皮质本身的代谢状态，尤其是能量代谢状态。多种因素可影响脑的能量代谢（例如脑缺血、缺氧，生物氧化酶系受损等），导致大脑皮质功能低下而发生意识障碍，重者发生昏迷。

综上所述，意识的维持乃是脑干网状结构-丘脑-大脑皮质之间相互密切联络的功能活动的结果。网状结构主要与觉醒状态相关，而大脑皮质与意识内容相关。大脑皮质是完整意识的高级中枢，但大脑皮质须在其下觉醒机制的支持下方能正常工作。

二、意识障碍的病因及发病机制

意识障碍的病因多种多样，故其发病机制极其复杂，许多细节尚待研究阐明。一般说来，各种脑器质性病变、躯体疾病引起的脑中毒、各种精神疾病或病理过程均可通过各自不同的机制破坏脑干网状结构、丘脑和大脑皮质对意识的正常调节功能，引起意识障碍，概括起来大致可分为以下几类：

（一）急性脑损伤

急性脑损伤常见于颅内弥漫性感染（如脑炎、脑膜炎、脑型疟疾等）、广泛性脑外伤（如脑震荡和脑挫裂伤）、蛛网膜下腔出血、高血压脑病等。上述病因可引起大脑两半球弥漫性炎症、水肿、坏死、血管扩张等反应，导致急性颅内压升高，后者可导致脑血管受压而使脑供血减少；还可使间脑、脑干受压下移，使脑干网状结构被挤压于小脑幕切迹与颅底所围成的狭窄孔中，从而导致网状上行结构激动系统功能受损，出现意识障碍。

（二）急性脑中毒

1. 内源性毒素损伤

体内代谢性毒素（metabolic toxin），如肝性脑病、尿毒症性脑病、肺性脑病、心源性昏迷、水与电解质及酸碱平衡紊乱产生的大量代谢性毒素；或感染性毒素（infectious toxin），如急性肺部感染、流行性出血热、疟疾、伤寒、中毒性痢疾产生的大量感染性毒素等，均可引起神经递质合成及释放异常、脑能量代谢障碍、神经细胞膜和突触传递异常，从而导致意识障碍。

2. 外源性毒素损伤

神经冲动传递过程中，最易受药物、毒物影响的部位是突触，许多神经系统类药物都是选择性作用于某一类型突触而影响神经功能的。网状结构的多突触传递特性，使网状结构成为特别易受药物、毒物影响的位点，大脑皮质的广泛突触结构也是药物和毒物攻击的重要部位。例如：苯二氮䓬类（安定、氯安定等）通过增强 GABA 能神经的效应产生突触抑制，大脑皮质、边缘系统、脑干都含有丰富的 GABA 受体，苯二氮䓬类作用于边缘系统主要产生抗焦虑作用，但大剂量作用于脑干网状结构和皮质时，可引起意识模糊、昏睡。巴比妥类药物也主要抑制多突触传递，从而产生镇静、催眠、麻醉作用。有机磷农药则通过对胆碱酯酶的抑制和破坏，阻断胆碱能神经突触的传递，最终亦可导致意识障碍。需要警惕的是，有些重度的药物中毒患者可出现与脑死亡几乎相同的表现，因此，"排除药物过量中毒"是英国制定的脑死亡标准之一。

（三）颅内占位性和破坏性损伤

颅内占位性病变常见于外伤性颅内血肿、脑肿瘤、颅内局灶性感染（如脑脓肿、硬膜外脓肿等）和肉芽肿（如血吸虫病、隐球菌感染、结核病等）等；颅内破坏性病变多见于脑梗死、脑干梗死、脑出血等。颅内占位性和破坏性损伤引起意识障碍的主要机制是脑受压，特别是脑干网状结构受压，然而，破坏性损伤直接伤及脑干网状结构或引起大脑皮质广泛性梗死时也可直接导致意识障碍或昏迷，当损伤位于脑桥-中脑的网状结构上行激动系统时，即使损伤小而局限，也可导致深度的昏迷，如脑桥的出血或小梗死灶。

由于中脑上段（网状结构的主要通路部位）恰好位于小脑幕与颅底围成的天幕孔狭窄处，因此，各种颅内占位性病变，包括弥漫性脑损害，常常都因颅内压升高，使脑干移位、受压，形成不同的小脑幕裂孔疝，压迫网状结构上行激动系统，引起昏迷。

一些精神疾病，如癔症（hysteria）、精神分裂症（schizophrenia）等，可通过影响脑干网状结构和大脑皮质的代谢和功能，导致不同程度的意识障碍。

三、意识障碍的主要表现形式

由于意识包含觉醒状态和意识内容两种成分，因此，意识障碍可有以觉醒状态异常为主的表现，亦可有以意识内容异常为主的表现，但更多的是两者兼而有之。

（一）以觉醒度降低为主的意识障碍

1）恍惚（dizziness） 意识水平轻度降低，对外界认识及反应能力轻度受损，对周围理解和判断失常，答非所问，对周围事物漠不关心。

2）嗜睡（somnolence） 意识障碍的早期表现，患者经常入睡，能被唤醒，醒来后意识基本正常，停止刺激后继续入睡。

3）昏睡（sopor） 觉醒水平、意识内容均降至最低水平，强烈疼痛刺激可使患者出现睁眼、眼球活动等反应，但很快又陷入昏睡状态，患者几无随意运动，但腱反射尚存，是仅次于昏迷的较严重的意识障碍。

4）木僵（stupor） 对周围的事物一般无反应，但强烈刺激或反复刺激能引起反应。

5）昏迷（coma） 觉醒状态、意识内容、随意运动（持续至少 6 h）完全丧失的极严重的意识障碍，昏迷时出现病理反射，强烈的疼痛刺激偶可引出简单的防御性肢体运动，但不能使之觉醒。昏迷是大脑皮质和皮质下网状结构高度抑制的病理状态，是病情最危重的信号。按其程度可分为浅昏迷、中度昏迷和深昏迷。浅昏迷的临床表现为睁眼反应消失或偶呈半闭合状态，语言丧失，自发性运动罕见，对外界的各种刺激及内在的需要完全无知觉和反应，但在强烈的疼痛刺激下可见患者有痛苦表情、呻吟或肢体的防御反射和呼吸加快表现。中度

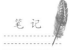

笔记

昏迷的临床表现是患者的睁眼、语言和自发性运动均已丧失，对外界各种刺激均无反应，对强烈的疼痛刺激或可出现防御反射；眼球无运动，角膜反射减弱，瞳孔对光反射迟钝，呼吸减慢或增快，可见周期性呼吸、中枢神经元性过度换气等中枢性呼吸障碍。深昏迷的临床表现是全身肌肉松弛，强烈的疼痛刺激也不能引起逃避反应及去皮质强直；眼球固定，瞳孔显著扩大，瞳孔对光反射、角膜反射、眼前庭反射、吞咽反射、咳嗽反射全部消失；呼吸不规则，血压或有下降，大小便失禁，偶可潴留。

（二）以意识内容改变为主的意识障碍

1）精神错乱（amentia）　觉醒状态和意识内容两种成分皆出现异常，处于一种似睡似醒的状态，并常有睡眠-觉醒周期颠倒。

2）谵妄（delirium）　是一种以意识内容异常为主的急性精神错乱状态，其表现在不同患者或同一患者不同时间可明显不同。常有睡眠-觉醒周期紊乱以及以错觉、幻觉、兴奋性增高（如躁狂、攻击性行为等）为主的精神运动性改变等。

3）意识模糊（confusion）　患者能够伴有意识混浊、记忆障碍、注意力涣散等，对复杂事物难以识别和理解。

4）朦胧状态（twilight state）　表现为错觉、梦幻觉，可突然出现无目的行为。

四、意识障碍防治的病理生理基础

意识障碍，特别是昏迷常常是急性脑功能不全的外在表现，表明脑干或/和大脑皮质功能严重障碍，中枢神经系统对全身各系统、器官功能的调控能力严重受损，各种生命攸关的功能衰竭随时都可能发生。因此，昏迷是一种须紧急应对的急症。根据其发生的病理生理学基础，昏迷的防治不但应有针对原发病的病因治疗，同时应非常注重防治生命功能衰竭的实时监测和紧急应对措施，以及保护脑功能、防止中枢神经系统进一步受损的防治措施。

（一）紧急应对措施

紧急应对措施指在昏迷原因尚未确定之前的应急处理措施，以避免可能出现的各种生命功能的障碍和衰竭。如保持呼吸道通畅，迅速建立输液通路以维护循环功能等。由于昏迷患者的呼吸、循环中枢的调控能力都常明显受损，且昏迷患者的呼吸道防御反射也多有障碍，因而一旦呼吸、循环功能出现障碍甚至衰竭，病情将急剧恶化。

（二）尽快明确诊断以对因治疗

尽早的病因治疗是减少脑损害、挽救患者生命的根本措施，如针对中毒患者的洗胃治疗及使用相应的拮抗药物等，颅内出血、血肿的相应内外科处理等。对于急性脑梗死患者，若能在发病后 6 h 内进行有效的脑再灌注和脑保护等治疗措施（超早期治疗），有可能最大限度争取神经细胞存活，减少细胞死亡，缩小梗死灶面积，降低致残率和病死率。多数中毒性病因引起的意识障碍，在早期尚未造成脑的实质性损害前，若能及时救治，预后通常较好。

（三）生命指征、意识状态的监测

由于昏迷患者的意识状态和生命指征随时都可能出现急剧的变化，因此，必须严密监控血压、呼吸、脉搏、体温、瞳孔等生命指征，以便及时应对各种紧急情况。而意识状态的细致观察对于中枢神经系统的受损程度、预后评估都极其重要，目前已有对意识状态较为客观的计分评定表，可对意识障碍和昏迷做较准确的评定。

（四）脑保护措施

除导致意识障碍和昏迷的原发病因对脑的损害外，在意识障碍和昏迷的发展过程中还会出现许多使脑组织进一步受损的继发性变化。因此，脑保护以及避免脑组织进一步受损的措施常常在昏迷的治疗中占有非常重要的地位，如控制抽搐、减轻脑水肿、降低颅内压，改善脑代谢和脑血流等。

📎 相关链接

痴呆症是一种脑退化

日益严重的健忘症是衰老过程中的一种常见现象，因为老化的大脑中神经细胞连接逐渐减少，神经细胞开始走向衰亡。年复一年，我们的神经细胞越来越少，通过普通的 CT 或 MIR 脑部图像都可以看出老年人的脑部存在不同程度的萎缩。对我们的记忆非常重要的海马是第一批随着年龄的增长而退化的区域。

痴呆症确实是大脑功能退化引起的。痴呆症可以根据大脑功能退化开始的部位分成许多小类。阿尔茨海默病是最常见的一类，它与某种特定蛋白的不正常分解有关，最终导致 β 淀粉样蛋白沉积，从而损伤神经细胞。损伤似乎从与海马相邻的颞叶开始。最先受侵害的就是记忆力。受此影响的人仍然还是原来的那个人，有着亲属熟悉的性格和幽默感，却会忘记关掉煤气灶或要去超市买什么东西。一开始还可以用待办事项表作补救，但慢慢连这个也不行了。或许要到这时人们才会意识到事情不对劲，然后去看医生。

第二类常见的痴呆症是血管性痴呆症。此类痴呆症患者的大脑中分散的小块区域供血不足，导致神经细胞死亡，最常见的原因是细小血管堵塞，导致轻型脑卒中。因此，其发展进程往往不像阿尔茨海默病那样是渐进式的，而是偏跃进式的，随时有可能发生脑卒中。其高危因素与其他类型的血管病一样，如不健康的饮食和缺乏锻炼。

其他类型的痴呆症一开始并不侵害记忆力，而是让人的性格发生一些变化或产生幻觉，然而这些变化也会逐渐侵害记忆力。

📋 复习思考题

1. 试述引起认知障碍的病因和发病机制。
2. 阿尔茨海默病的病理学特征是什么？
3. 认知障碍的临床表现有哪些？
4. 简述意识障碍的发生机制。
5. 引起意识障碍的病因有哪些？

（江苏大学医学院　贾俊海）

笔 记

第五章

传出神经系统药理学概论

学习目标

1. 掌握：ACh 和 NA 的释放和作用消失方式。
2. 掌握：传出神经受体的分类、分布和功能，传出神经系统药物作用方式及分类。
3. 了解：传出神经递质的合成和贮存，传出神经分类。

神经系统由中枢部分及外周部分组成。外周部分包括 12 对脑神经和 31 对脊神经，分为传入神经（感觉神经）和传出神经，传入神经将来自外界或体内的各种刺激向中枢内传递，传出神经将中枢发出的指令向周围的靶组织传递。影响神经系统的药物通过影响神经系统的电传递（如局麻药）或化学传递（大多数药物）产生效应，传出神经药物主要影响突触部位的化学传递，从而影响传出神经的功能，影响的结果则表现为药物的效应。

第一节　传出神经系统分类

一、解剖学分类

传出神经系统分为植物神经系统（vegetative nervous system）和运动神经系统（somatic nervous system）。

1）植物神经系统　也称为自主神经系统（autonomic nervous system），又分为交感神经系统（sympathetic nervous system）和副交感神经系统（parasympathetic nervous system），主要支配心肌、平滑肌和腺体等效应器，其活动为非随意活动。植物神经自中枢发出后，都要经过神经节中的突触，更换神经元，然后才到达效应器，因此植物神经有节前纤维和节后纤维之分。

2）运动神经系统　支配骨骼肌运动，为随意活动。自中枢发出后，中途不更换神经元，直接到达骨骼肌，因此无节前和节后纤维之分（图 5-1、图 5-2）。

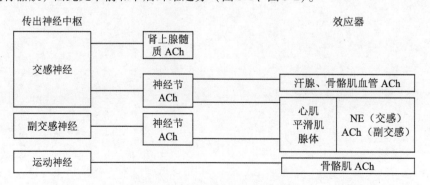

图 5-1　传出神经系统分类模式图

笔记

二、按递质分类

神经元与次一级神经元、神经元与效应器细胞之间由突触（synapse）相联系，存在于两者之间的 15~1000 nm 的间隙为突触间隙。传出神经末梢临近间隙的细胞膜称为突触前膜，效应器或次一级神经元临近间隙的细胞膜称为突触后膜。当从中枢传来的神经冲动到达神经末梢时，在突触部位的神经末梢（突触前膜）释放递质，经过突触间隙，扩散至突触后膜，激动次一级神经元或效应器细胞突触后膜上的受体，完成信息的传递过程。传出神经根据其末梢释放的递质不同，可分为以乙酰胆碱为递质的胆碱能神经（cholinergic nerve）和以去甲肾上腺素为递质的去甲肾上腺素能神经（noradrenergic nerve）。

1）胆碱能神经　包括：① 全部交感神经和副交感神经的节前纤维；② 全部副交感神经的节后纤维；③ 极少数交感神经节后纤维，如支配汗腺分泌的神经和骨骼肌血管舒张的神经；④ 运动神经；⑤ 支配肾上腺髓质的交感神经。

2）去甲肾上腺素能神经　包括几乎全部交感神经节后纤维（图 5-1、图 5-2）。

在外周还存在支配肾肠系膜血管的多巴胺能神经，以及释放神经肽和其他递质（如 5-羟色胺、P 物质等）的肠神经系统。

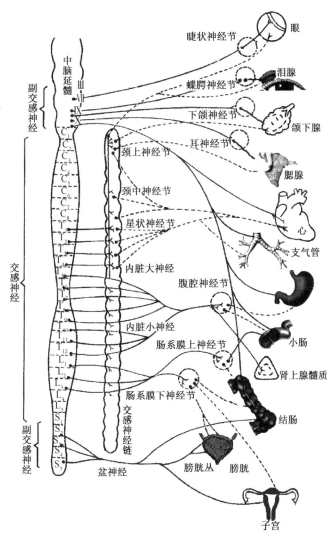

实线：胆碱能神经；虚线：去甲肾上腺素能神经。

图 5-2　植物神经系统分布示意图

笔记

第二节　传出神经的递质和受体

一、递质的合成、贮存、释放及作用消失

（一）乙酰胆碱

1. 合成和贮存

乙酰胆碱（acetylcholine，ACh）主要在胆碱能神经末梢合成，少量在胞体合成。以胆碱和乙酰辅酶 A 为原料，在胆碱乙酰化酶的催化下生成 ACh。胆碱被钠依赖性高亲和力载体由细胞外主动转运进胞液，这是 ACh 合成的限速因素，密胆碱抑制这一转运过程。胆碱乙酰化酶在胞体合成后经过轴浆转运到末梢，乙酰辅酶 A 在末梢线粒体合成。ACh 在胞质内合成后，依靠囊泡 ACh 转运体转运进囊泡，与 ATP 和囊泡蛋白共存。

2. 释放

在静息状态下，少量 ACh 缓慢释放，以维持效应器的生理反应，如保持肌紧张。动作电位引起的 ACh 释放为胞裂外排量子释放。神经冲动传导到末梢时，细胞膜上电压依赖型钙离子通道开放，钙离子内流，促使通过突触素-Ⅰ锚定在细胞骨架上的囊泡从固定点脱落，靠近突触前膜的囊泡与突触前膜融合，随即囊泡相关蛋白和突触小体相关蛋白融合，形成裂孔，通过裂孔将囊泡中的内容物一并全部排出至突触间隙。一个囊泡即一个量子，有 200~300 个囊泡同时释放。肉毒杆菌毒素可以抑制胆碱能神经突触的囊泡融合过程。

3. 作用消失

进入突触间隙的 ACh 一部分作用于相应的受体，另一部分被突触间隙的乙酰胆碱酯酶（acetylcholinesterase，AChE）水解形成胆碱和乙酸，作用迅速消失，以保证神经传递的灵敏性以及神经冲动每秒钟几百次通过突触传递。水解产物胆碱部分（1/3~1/2）被神经末梢主动转运进入胞液重新合成 ACh（图 5-3）。

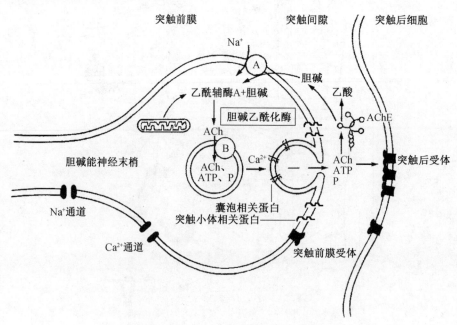

A—胆碱钠依赖性高亲和力载体；B—囊泡乙酰胆碱转运体。

图 5-3　乙酰胆碱的合成与代谢示意图

（二）去甲肾上腺素

1. 合成和贮存

去甲肾上腺素（noradrenaline，NA 或 norepinephrine，NE）在胞体和轴突中开始合成，越到神经末梢含量越多，末梢内的含量为胞体的 3~300 倍。血液中的酪氨酸经钠依赖性转运体进入去甲肾上腺素能神经胞液，经酪氨酸羟化酶催化生成多巴，再经多巴脱羧酶催化生成多巴胺，多巴胺经囊泡壁上对儿茶酚胺类物质有高亲和力的转运体进入囊泡，由多巴胺羟化酶催化生成 NA。酪氨酸羟化酶活性低，反应速度慢，对底物要求专一，当胞质中多巴胺或游离NA 增多时，对该酶有反馈性抑制作用，因此酪氨酸羟化酶是整个合成过程的限速酶。在肾上腺髓质嗜铬细胞中，NA 在苯乙醇胺-N-甲基转移酶催化下，进一步生成肾上腺素。NA 形成后，与 ATP 和嗜铬颗粒蛋白结合贮存于囊泡中。

2. 释放

神经冲动传导到末梢时，细胞膜上电压依赖型钙离子通道开放，钙离子内流，促使靠近突触前膜的囊泡与突触前膜融合（这一过程可被溴苄胺和胍乙啶抑制），形成裂孔，裂孔将囊泡中的内容物（NA、ATP、嗜铬颗粒蛋白）部分排出至突触间隙。交感神经静息电位时也有少量 NA 不断从囊泡中溢出，由于溢出量少，难以产生效应。某些药物（如间羟胺）可经交感神经末梢摄取并进入囊泡内贮存，而同时将囊泡中的 NA 置换出来，由于 NA 的释出量远大于溢流量，故可以产生效应。

3. 作用消失

进入突触间隙的 NA 作用于相应的受体后，通过摄取和降解两种方式失活。去甲肾上腺素能神经末梢突触前膜的去甲肾上腺素转运体将突触间隙的 NA 主动转运至神经末梢，称为摄取-1（uptake-1），也称为神经摄取（neuronal uptake），释放的 NA 有 75%~90% 被这种方式摄取。摄入神经末梢的 NA 可进一步转运进入囊泡贮存，以供再次释放。突触前膜存在多种特异性较高的单胺类转运体，都属于 GABA 类转运体。囊泡转运体与 GABA 类不同，为利血平作用靶点。突触前膜胞质内部分未进入囊泡的 NA 可被线粒体膜上的单胺氧化酶（monoamine oxidase，MAO）破坏。非神经组织如心肌、血管、肠道平滑肌等也可摄取 NA，称为摄取-2（uptake-2），摄取的 NA 被儿茶酚-O-甲基转移酶（catechol-O-methyltransferase，COMT）和 MAO 所破坏。因此摄取-1 为摄取贮存型，摄取-2 为摄取代谢型。此外，尚有少部分 NA 从突触扩散到血液，最后被肝肾组织中的 COMT 和 MAO 破坏（图 5-4）。

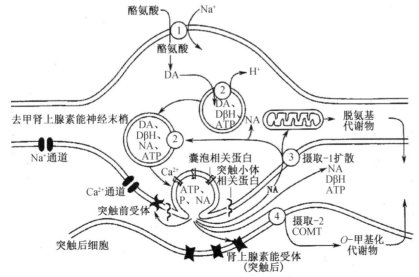

1—钠依赖性转运体；2—儿茶酚胺类高亲和力转运体；3、4—去甲肾上腺素转运体。

图 5-4　去甲肾上腺素的合成代谢示意图

二、传出神经系统受体

受体的命名常根据能与之选择性相结合的递质或药物而定。与 ACh、NA 和多巴胺相对应，传出神经系统的受体有乙酰胆碱受体、肾上腺素受体和多巴胺受体。

（一）受体的分类和分布

1. 乙酰胆碱受体

根据对激动剂的选择性，乙酰胆碱受体（acetylcholine receptor，cholinegic receptor）又分为对毒蕈碱（muscarine）敏感的 M 胆碱受体（简称 M 受体）和对烟碱（nicotine）敏感的 N 胆碱受体（简称 N 受体）。

1）M 受体　都属于 G 蛋白偶联受体，分布于胆碱能神经节后纤维所支配的效应器，如心肌、平滑肌、腺体。随着分子克隆技术的发展，科学家们发现了 5 种不同基因编码的 M 受体亚型，它们在外周的分布如下：M_1 受体主要分布于胃壁细胞、神经节、交感节后神经，可被哌仑西平阻断；M_2 受体主要分布于心肌、突触前膜，可被戈拉碘胺阻断；M_3 受体主要分布于平滑肌、腺体、血管内皮，可被 M_3 受体阻断药（hexahydrosiladifenidol）阻断；M_4 受体主要分布于平滑肌、胰腺腺泡、胰岛组织；M_5 受体主要分布于血管内皮（特别是中枢血管）。M 受体各亚型在中枢神经系统都有分布，以 M_1 受体为主，占 M 受体总数的 50%~80%。

2）N 受体　都属于配体门控的离子通道受体。根据分布不同，可分为神经节 N_1 受体（N_N 受体），特异性阻断剂为六甲双铵；神经肌肉接头处 N_2 受体（N_M 受体），筒箭毒碱为竞争性阻断剂。

2. 肾上腺素受体

肾上腺素受体分为 α 和 β 受体亚型，都属于 G 蛋白偶联受体。

α 受体又分为 α_1、α_2 受体。α_1 受体可激活磷脂酶（C、D、A_2），α_2 受体激动可抑制腺苷酸环化酶。α 受体已被克隆出 6 种亚型基因，即 α_{1A}、α_{1B}、α_{1D}、α_{2A}、α_{2B} 和 α_{2C}。α_1 受体主要分布于血管平滑肌、瞳孔开大肌、心脏及肝脏，可被去氧肾上腺素激动，被哌唑嗪阻断。α_2 受体主要存在于去甲肾上腺素能神经末梢突触前膜，负反馈抑制 NA 的释放。α_2 受体也存在于血管平滑肌、肝细胞、脂肪细胞、血小板上，可被可乐定激动，被育亨宾阻断。

β 受体分为 β_1、β_2、β_3 受体，都能兴奋腺苷酸环化酶。β_1 受体主要分布于心脏、肾小球旁器。心脏 β_1 受体占心脏总 β 受体的 80%，可被多巴酚丁胺激动，被阿替洛尔阻断。β_2 受体分布于平滑肌、骨骼肌、突触前膜、心脏。突触前膜 β_2 受体激动后正反馈促进 NA 释放。β_2 受体可被沙丁胺醇激动，被布他沙明阻断。β_3 受体主要分布于脂肪细胞，可被米拉贝隆激动，包括普萘洛尔在内的多数 β 受体阻断药不能阻断 β_3 受体。

3. 多巴胺受体

多巴胺受体（dopamin receptor，DA 受体）主要分布于中枢，外周也有少量分布。肾、肠系膜血管分布有 D_1 受体，被激动时肾、肠系膜血管舒张，胃肠道平滑肌分布有 D_2 受体，被激动时抑制胃肠运动，被阻断则有胃肠促动作用。

（二）受体的效应

传出神经对效应器的支配是通过释放递质激动效应器上的受体实现的，因此受体激动的效应和神经兴奋效应是相似或者一致的。机体多数器官接受去甲肾上腺素能和胆碱能神经的双重支配，在同一器官这两类神经兴奋的效应往往相互拮抗，但在中枢神经系统的调节下，他们的功能既是对立的，又是统一的，保证内脏活动的协调性。当两类神经同时兴奋时，占优势的神经效应通常会显现出来。去甲肾上腺素能神经兴奋时，可见瞳孔扩大、心脏兴奋、皮肤黏膜和内脏血管收缩，血压升高，支气管扩张、胃肠道平滑肌抑制，这些功能变化有利于机体适应环境的急骤变化。胆碱能神经兴奋时，植物神经节前纤维和节后纤维的功能有所不同。节后纤维兴奋时，基本上表现为与交感神经相反的作用，有利于机体进行休整和积蓄能量。节前纤维兴奋时，可引起神经节兴奋和肾上腺髓质分泌增加。运动神经兴奋时，骨骼肌收缩（表5-1）。

表 5-1 传出神经系统主要受体及其效应

效应器			去甲肾上腺素能神经兴奋		胆碱能神经兴奋	
			受体	效应	受体	效应
心脏	心肌		β_1, β_2	**收缩增强**	M_2	收缩减弱
	窦房结			心率增快		**心率减慢**
	传导系统			传导加速		**传导减慢**
平滑肌	血管	皮肤、黏膜	α	收缩		
		腹腔内脏	β_2, α_1	舒张，**收缩**		
		骨骼肌	β_2, α	**舒张**，收缩	M	舒张（交感神经）
		冠状动脉	β_2, α	**舒张**，收缩		
	血管内皮				M_3	释放内皮细胞舒血管因子
	气管支气管		β_2	舒张	M_3	收缩
	胃肠	胃肠壁	β_2	舒张	M_3	**收缩**
		括约肌	α_1	收缩	M_3	舒张
	胆囊和胆道		β_2	舒张	M	**收缩**
	膀胱	逼尿肌	β_2	舒张	M_3	收缩
		括约肌	α_1	收缩	M_3	舒张
	子宫	妊娠	β_2, α	舒张，收缩		未定
		未妊娠			M_3	收缩
	眼睛	虹膜括约肌			M_3	**收缩**
		虹膜辐射肌	α_1	收缩		
		睫状肌	β_2	舒张	M_3	**收缩**
腺体	汗腺		α	手心、脚心、大汗腺分泌	M	**全身小汗腺分泌**（交感神经）
	唾液腺		α	分泌K^+及水	M_1	**分泌K^+及水**
			β	分泌淀粉酶		
	胃肠道腺体				M	分泌增加
	呼吸道腺体		α_1, β_2	分泌减少，分泌增加	M_3	分泌增加
代谢	肝糖原		α, β_2	分解及异生		
	肌糖原		β_2	分解		
	脂肪		$\beta_1\beta_3$	分解		
	肾脏		β_1	肾素释放		

续表

效应器	去甲肾上腺素能神经兴奋		胆碱能神经兴奋	
	受体	效应	受体	效应
神经节			N₁	兴奋
肾上腺髓质			N₁	分泌
骨骼肌			N₂	收缩（运动神经）

注：黑体表示占优势。

第三节　传出神经系统药物的作用方式及分类

一、作用方式

（一）直接作用于受体

许多传出神经系统药物可直接与胆碱受体或肾上腺素受体结合，如结合后所产生的效应与神经末梢释放的递质效应相似，称为受体激动药或者递质拟似药。如结合后不产生效应或较少产生拟似递质的作用，并妨碍递质与受体结合，产生与递质相反的作用，就称为受体阻断药或者递质拮抗药。

（二）影响递质

1）影响递质的生物合成　密胆碱抑制 ACh 的生物合成，但目前没有临床应用价值，仅作为药理学研究的工具药。

2）影响递质贮存　利血平抑制囊泡摄取 NA 而使囊泡内 NA 耗竭，去甲丙米嗪和可卡因抑制 NA 神经摄取（摄取-1）。

3）影响递质释放　麻黄碱、间羟胺可促进 NA 释放，卡巴胆碱可促进 ACh 释放。

4）影响递质转化　胆碱酯酶抑制药可抑制 ACh 的水解，使突触间隙的 ACh 浓度增加。

二、传出神经系统药物分类

根据药物的作用方式和受体选择性，常用传出神经系统药物分类见表5-2。

表 5-2　常用传出神经系统药物的分类

拟胆碱药、抗胆碱药	拟肾上腺素药、抗肾上腺素药
一、拟胆碱药	一、肾上腺素受体激动药
1. 胆碱受体激动药	1. α、β 受体激动药（肾上腺素）
（1）M、N 受体激动药（卡巴胆碱）	2. α 受体激动药（去甲肾上腺素）
（2）M 受体激动药（毛果芸香碱）	① α₁ 受体激动药（去氧肾上腺素）
（3）N 受体激动药（烟碱）	② α₂ 受体激动药（可乐定）
2. 抑制胆碱酯酶药（新斯的明）	3. β 受体激动药（异丙肾上腺素）
二、抗胆碱药	① β₁ 受体激动药（多巴酚丁胺）
1. 胆碱受体阻断药	② β₂ 受体激动药（沙丁胺醇）

笔记

续表

拟胆碱药、抗胆碱药	拟肾上腺素药、抗肾上腺素药
（1）M 受体阻断药（阿托品）	③ β_3 受体激动药（米拉贝隆）
① M_1 受体阻断药（哌仑西平）	二、抗肾上腺素药
② M_2 受体阻断药（戈拉碘胺）	1. 肾上腺素受体阻断药
③ M_3 受体阻断药（索利那新）	（1）α、β 受体阻断药（拉贝洛尔）
（2）N 受体阻断药	（2）α 受体阻断药（酚妥拉明）
① N_1 受体阻断药（美卡拉明）	① α_1 受体阻断药（哌唑嗪）
② N_2 受体阻断药（维库溴铵、琥珀胆碱）	② α_2 受体阻断药（育亨宾）
2. 胆碱酯酶复活药（氯解磷定）	（3）β 受体阻断药（普萘洛尔）
	① β_1 受体阻断药（阿替洛尔）
	② β_2 受体阻断药（布他沙明）
	2. 抑制囊泡转运体药（利血平）

相关链接

传出神经受体的分子机制

M 受体属于 G 蛋白偶联受体，M_1、M_3、M_5 与 $G_{q/11}$ 蛋白偶联，激动后激活 PLC，促进第二信使 IP_3 和 DG 生成。M_2、M_4 与 $G_{i/o}$ 偶联，激动后抑制腺苷酸环化酶，减少 cAMP 生成，并激活 K^+ 通道，抑制 Ca^{2+} 通道。N 受体属配体门控的离子通道，激动后离子通道开放，允许 Na^+、Ca^{2+}、K^+ 等流动。肾上腺素 α、β 受体都属于 G 蛋白偶联受体。α_1 受体激动后可激活磷脂酶（C、D、A_2），使第二信使 IP_3 和 DG 生成增加，α_2 受体与 $G_{i/o}$ 相偶联，被激动时，抑制 AC，cAMP 生成减少，并激活 K^+ 通道，抑制 Ca^{2+} 通道。所有 β 受体都是兴奋性 G 蛋白偶联受体，激动后都兴奋腺苷酸环化酶，使 cAMP 生成增加。

复习思考题

1. NA、ACh 释放后作用如何消失？
2. 动作电位传递到神经末梢时，哪种离子进入细胞触发递质释放？
3. 简述传出神经受体的类别及效应。
4. 简述传出神经系统药物的分类及主要代表药物的名称。

（江苏大学医学院　徐　霞）

第六章

拟胆碱药

学习目标

1. 掌握：毛果芸香碱、新斯的明的作用及应用。

2. 熟悉：ACh 的 M 样作用和 N 样作用，有机磷酸酯类的中毒机制，特效解毒药物的解毒机制、疗效。

拟胆碱药（cholinomimetic）的药理作用与胆碱能神经递质 ACh 相似，按其作用方式分为胆碱受体激动药和胆碱酯酶抑制药。

第一节　胆碱受体激动药

胆碱受体激动药直接激动胆碱受体产生拟胆碱作用。根据对胆碱受体的选择性分为：M、N 受体激动药，也称完全拟似药，如 ACh 和氨甲酰胆碱；M 受体激动药也称节后拟胆碱药，如毛果芸香碱；N 受体激动药。根据结构分为胆碱酯类（如氨甲酰胆碱、卡巴胆碱）和天然形成的生物碱类（如毛果芸香碱），前者多数药物对 M、N 受体均有激动作用，但以 M 受体为主，后者则主要激动 M 受体。

一、M、N 受体激动药

乙酰胆碱

乙酰胆碱（acetylcholine，ACh）是胆碱能神经递质，已能人工合成。化学性质不稳定，遇水易分解。作用十分广泛，在体内被胆碱酯酶水解迅速失效，仅作为药理研究的工具药，但了解 ACh 的药理作用，有助于学习胆碱受体激动药和胆碱受体阻断药的药理。

【药理作用】　ACh 激动 M、N 胆碱受体，激动 M 受体产生 M 样作用，激动 N 受体产生 N 样作用。

1. M 样作用

静脉注射小剂量 ACh 即能激动 M 胆碱受体，产生与胆碱能神经节后纤维兴奋相似的效应，其主要表现为心率减慢，心肌传导减慢、收缩力减弱，血管扩张，血压下降，胃肠道、泌尿道、支气管平滑肌兴奋，腺体分泌增加。

2. N 样作用

1）激动 N_1 胆碱受体　全部植物神经节兴奋，交感、副交感神经节后纤维同时兴奋。同时受这两类神经支配的器官，显现占优势支配的神经效应。例如在胃肠道、膀胱平滑肌和腺体以副交感神经支配占优势，而在心肌、小血管则以交感神经支配占优势。此外，肾上腺髓质受交感神经节前纤维支配，所以激动嗜铬细胞的 N_1 受体，引起肾上腺素释放。

笔记

2）激动 N_2 胆碱受体　骨骼肌收缩。

尽管中枢神经系统有胆碱受体存在，由于 ACh 不易透过血-脑屏障，故外周给药很少产生中枢作用。

卡巴胆碱

卡巴胆碱（carbachol），又名氨甲酰胆碱，化学性质稳定，不易被胆碱酯酶水解，作用时间长。对 M、N 受体的选择性与 ACh 相似，作用广泛，对膀胱、胃肠道作用明显，阿托品对其拮抗作用弱。仅限皮下注射，禁止静脉注射。临床用于术后腹胀气和尿潴留，局部滴眼治疗原发性开角型青光眼和其他慢性青光眼。禁用于闭角型青光眼、机械性肠梗阻、尿路梗阻、消化性溃疡、支气管哮喘等患者。

氯贝胆碱

氯贝胆碱（bethanechol chloride）化学性质稳定，不易被胆碱酯酶水解，口服、注射都有效。激动 M、N 受体，对 M 受体具有相对选择性。兴奋胃肠道和泌尿道平滑肌，对心血管作用弱。临床可用于术后腹部胀气、胃张力缺乏症、胃潴留，通常口服给药；尿潴留可皮下注射给药。其疗效较卡巴胆碱好。

醋甲胆碱

醋甲胆碱（methacholine）的甲基增强了其对胆碱酯酶水解的抵抗力，故其水解速度较 ACh 慢，作用时间较 ACh 长。对 M 受体具有相对选择性。对心血管系统的选择性较强，对胃肠道及膀胱平滑肌的作用较弱。临床主要用于治疗口腔黏膜干燥综合征。禁用于支气管哮喘、冠状动脉缺血和溃疡病患者。

二、M 受体激动药

毛果芸香碱

毛果芸香碱（pilocarpine）又名匹鲁卡品，是从毛果芸香属植物中提取的生物碱，为叔胺类化合物，其水溶液性质稳定，易于保存，也能人工合成。

【药理作用】　毛果芸香碱能选择性地激动 M 受体，对眼睛和腺体作用最明显。

1）眼　滴眼后能引起缩瞳、降低眼内压、调节痉挛等作用。

① 缩瞳：虹膜内有两种平滑肌，一种是虹膜括约肌，受动眼神经的副交感神经节后纤维（胆碱能神经）支配，兴奋时虹膜括约肌收缩，瞳孔缩小。另一种是虹膜辐射肌，受去甲肾上腺素能神经支配，兴奋时虹膜辐射肌向外周收缩，瞳孔扩大。毛果芸香碱激动虹膜括约肌的 M 受体，瞳孔缩小。

② 降低眼内压：房水使眼球有一定的压力。房水由睫状体上皮细胞分泌及血管渗出产生，经瞳孔流入前房，在前房角间隙，经小梁网流入巩膜静脉窦，最后流入血液。毛果芸香碱通过缩瞳使虹膜面积变大，厚度变薄，从而使处于虹膜周围的前房角间隙扩大，房水易于经小梁网进入巩膜静脉窦，结果使眼内压下降（图 6-1）。

③ 调节痉挛：晶状体富有弹性，晶状体焦距随着晶状体变凸或扁平而改变。晶状体焦距变小，适应看近物的过程，称为眼的调节作用。晶状体焦距的改变由睫状肌通过悬韧带控制。睫状肌由环状和辐射状两种平滑肌纤维组成，以动眼神经支配的环状肌纤维为主。动眼神经兴奋时或毛果芸香碱激动环状肌上的 M 受体后，环状肌向瞳孔中心方向收缩，导致悬韧带放松，晶状体因自身弹性变凸，焦距变小，此时近物能成像于视网膜，而远物不能成像于视网膜（成像于视网膜前），故视近物清楚而视远物模糊，毛果芸香碱的这种作用称为调节痉挛（图 6-2）。

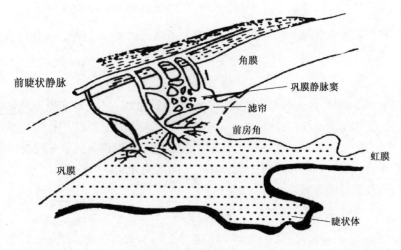

图 6-1 房水循环示意图

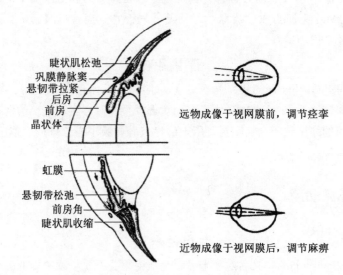

图 6-2 拟胆碱药和抗胆碱药对眼的作用

2）腺体 激动腺体上的 M 受体，使汗腺、唾液腺、泪腺、胃腺、小肠腺体、呼吸道黏膜分泌增加。汗腺、唾液分泌增加最明显。

毛果芸香碱吸收后也可产生与其他胆碱能神经节后纤维兴奋相似的效应以及中枢作用。

【临床应用】

1）青光眼 眼内压增高是青光眼的主要特征。可引起眼胀、头痛、视神经乳头萎缩、视力减退、视野缺损，严重者可导致失明。按病理类型不同，青光眼分为闭角型青光眼和开角型青光眼。闭角型青光眼有前房角狭窄，妨碍房水回流使眼内压升高。毛果芸香碱对此型疗效好。开角型青光眼无前房角狭窄，其发病是由于小梁网和巩膜静脉窦发生变性或硬化，毛果芸香碱对此型疗效差。低浓度的毛果芸香碱（2%以下）降低眼压，高浓度加重症状。毛果芸香碱易透过角膜进入眼房，用药后 10 min 起效，30 min 达高峰，降眼压作用可持续 4~8 h，调节痉挛作用持续 2 h 左右消失。

2）虹膜睫状体炎 与扩瞳药交替使用，防止虹膜长时间停留在同一位置而和角膜、晶状体黏膜以及瞳孔闭锁。

3）其他 口腔黏膜干燥综合征、抗胆碱药阿托品中毒解救。

【不良反应】

视物发暗、模糊。过量出现 M 胆碱受体过度兴奋的症状，可用阿托品对症处理。滴眼时压迫内眦，避免药物流入鼻腔因被吸收而引起副作用。

第二节　易逆性胆碱酯酶抑制药

一、胆碱酯酶

胆碱酯酶（cholinesterase）有两种：① 乙酰胆碱酯酶（acetylcholinesterase，AChE），也称为真性胆碱酯酶，主要存在于胆碱能神经末梢突触后膜，也存在于胆碱能神经元、红细胞、肌肉组织中，是水解 ACh 的必需酶，一般所称的胆碱酯酶即此种。② 丁酰胆碱酯酶（butyryl-cholinesterase），也称为假性胆碱酯酶，存在于神经胶质细胞、血浆和肝脏中，水解苯甲酰胆碱、丁酰胆碱、琥珀胆碱、普鲁卡因和其他一些酯类药物。

AChE 的活性中心由一个三合一的催化中心构成（丝氨酸 203，组氨酸 447，谷氨酸 334），位于深度为 2 nm 的"峡谷"底部。AChE 分子表面有两个能与 ACh 结合的部位，即带负电荷的阴离子部位和酯解部位。前者含有一个谷氨酸残基，后者含有一个由丝氨酸羟基构成的酸性作用点和一个由组氨酸咪唑环构成的碱性作用点，它们通过氢键结合，增强丝氨酸羟基的亲核性，使之较易与 ACh 结合。AChE 通过下列 3 个步骤水解 ACh：① 酶的阴离子部位以静电引力与 ACh 分子中带正电荷的季铵阳离子相结合，酶的酯解部位丝氨酸羟基与 ACh 的羰基碳共价结合，形成 ACh 与 AChE 复合物。② ACh 酯键断裂，释放出胆碱，生成乙酰化胆碱酯酶。③ 乙酰化胆碱酯酶水解，分解出乙酸，并使胆碱酯酶游离，酶的活性恢复。ACh 活性极高，一个酶分子在 1 min 内水解 6×10^5 分子的 ACh，一分子 ACh 完全水解只需要 80 μs（图 6-3）。

二、易逆性胆碱酯酶抑制药

胆碱酯酶抑制药能与胆碱酯酶结合并抑制其水解 ACh 的活性，使胆碱能神经末梢释放的 ACh 堆积，产生拟胆碱作用。胆碱酯酶抑制药分为两类：① 易逆性胆碱酯酶抑制药，以类似 ACh 的方式竞争性和胆碱酯酶结合并被水解，结合较牢固但仍然不稳定，被结合的酶暂时失去活性，药物水解完成，酶恢复游离状态时活性恢复。② 难逆性胆碱酯酶抑制药，主要为有机磷酯类，和酶结合牢固，持久抑制酶的活性（图 6-3）。本节主要介绍前者。

新斯的明

新斯的明（neostigmine）是人工合成的二甲氨基甲酸酯类药物。

【体内过程】　新斯的明结构中具有季铵基团，口服吸收少而不规则，生物利用度仅为 1%~2%，30 min 起效，作用持续 2~4 h。注射吸收迅速，5~15 min 起效，作用持续 1 h。血浆蛋白结合率为 15%~25%，不易通过血-脑屏障，溶液滴眼时不易透过角膜进入前房。部分被血浆中的胆碱酯酶水解而失效，部分以原形自肾脏排出，其中原形药物可占排泄量的 50%。

【作用机制】　新斯的明结构中的季铵阳离子以静电引力与 AChE 的阴离子部位结合，其分子中的羰基碳与 AChE 酯解部位的丝氨酸羟基氧结合，生成 AChE-新斯的明复合物。复合物裂解生成二甲氨基甲酰化 AChE，此二甲氨基甲酰化 AChE 进一步水解生成 AChE 和二甲氨基甲酸（图 6-3）。AChE 分子催化新斯的明水解完成前不能催化 ACh 水解，而且催化新斯的明水解比催化 ACh 水解速度慢，故新斯的明以底物竞争的方式可逆性地抑制 AChE 对 ACh 的水解，间接增强了胆碱能神经释放出的 ACh 作用。此作用依赖于内源性 ACh 的存在和释放。新斯的明还能直接激动骨骼肌运动终板上的 N_2 受体。

笔记

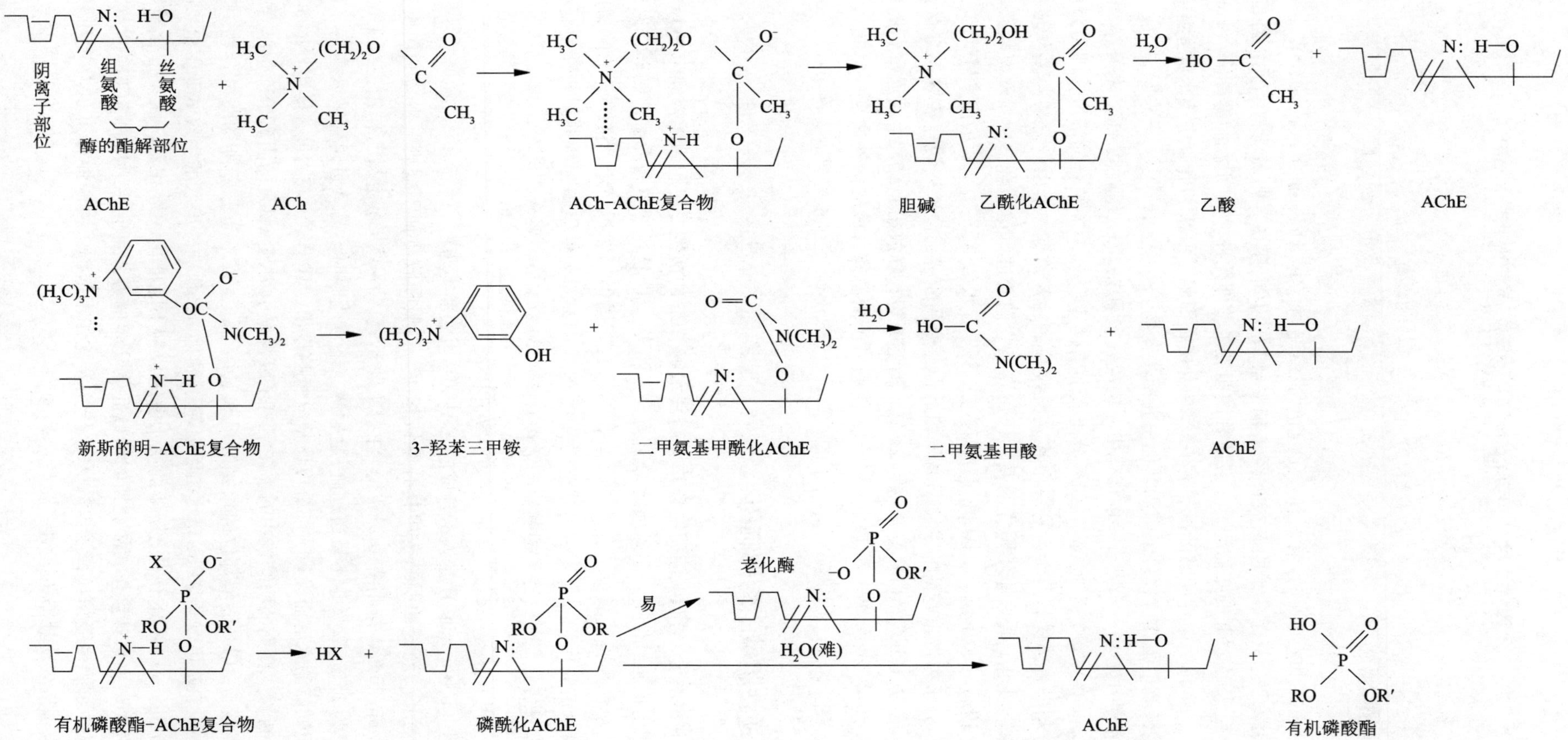

图 6-3　胆碱酯酶水解乙酰胆碱以及胆碱酯酶抑制药的作用过程

【药理作用】

1）兴奋骨骼肌 新斯的明对骨骼肌神经肌肉接头处具有双重作用：主要是通过抑制神经肌肉接头处 AChE 起作用，亦有一定的直接兴奋作用，兴奋骨骼肌作用最强。治疗量时，骨骼肌收缩增强，尤其对竞争性肌松药所致的肌无力和重症肌无力作用明显；剂量过大时，ACh 大量堆积，导致肌束颤动，并可导致肌无力，其作用与琥珀胆碱相似。

2）兴奋胃肠道、泌尿道平滑肌 促进胃的收缩，当支配胃的双侧迷走神经被切断后，该作用被减弱。增加食管张力，促进其蠕动。促进小肠、大肠活动，促使肠内容物排出。泌尿道平滑肌蠕动增加，膀胱逼尿肌收缩增强。

3）其他 抑制心脏，心率减慢，传导减慢，心输出量降低。促进腺体如汗腺、唾液腺、泪腺、支气管腺体、胃腺、小肠腺、胰腺等分泌，兴奋支气管平滑肌。对中枢和眼睛作用弱。

【临床应用】

1）重症肌无力 是一种自身免疫性疾病，主要针对肌肉终板 N_2 受体产生抗体，N_2 受体数量减少，引起神经冲动向肌肉传递发生障碍。临床表现为受累骨骼肌极易疲劳无力，休息时减轻，运动时加重。任何骨骼肌均可受累，最常见于头、颈部、四肢肌肉，表现为眼睑下垂，复视，说话、吞咽困难及肢体无力，严重者累及所有肌肉（包括呼吸肌）。一般采用口服给药，严重和紧急情况下皮下或肌内给药。使用中要防止新斯的明剂量过大，终板附近堆积过多 ACh，导致持久去极化，加重神经肌肉传递障碍，引起胆碱能危象，反使肌无力症状加剧。

2）腹胀气及尿潴留 新斯的明兴奋胃肠道和泌尿道平滑肌，促进排气和排尿，用于术后腹胀气与尿潴留效果良好。

3）阵发性室上性心动过速 在实施压迫眼球或颈动脉窦等兴奋迷走神经措施无效时，可用新斯的明使心室率减慢。

4）非去极化型肌松药过量中毒 用于非去极化型（竞争性）肌松药如筒箭毒碱的中毒解救，但禁用于去极化型（非竞争性）肌松药过量的中毒解救。

【不良反应】 治疗量时副作用小。过量可产生恶心、呕吐、腹痛、出汗、心动过缓、肌肉震颤症状。其中 M 样作用可用阿托品对抗。禁用于机械性肠梗阻、尿路梗阻和支气管哮喘患者。

吡啶斯的明

吡啶斯的明（pyridostigmine）为季铵类化合物，作用与新斯的明相似而稍弱，口服吸收较差，故剂量较大，起效慢，维持时间长。主要用于重症肌无力，口服剂量为 60 mg/次，每日 3 次。极量为 120 mg/次，360 mg/日。如有必要可肌内注射，严重者也可缓慢静脉注射，成人 2 mg/次，根据病情每 2~3 h 一次，疗程通常少于 8 周。亦可用于治疗手术后腹胀气和尿潴留。不良反应同新斯的明。机械性肠梗阻、尿路梗阻、支气管哮喘患者慎用。

依酚氯铵

依酚氯铵（edrophonium chloride）结构中无二甲胺基甲酰酯基团，仍保留有季铵基团，对 AChE 的抑制作用减弱，对骨骼肌 N_2 受体也有直接激动作用，对神经肌肉接头处选择性高，副作用少。本品起效快，注射后立即起效，但维持时间短，5~15 min 后作用消失。利用其作用快而维持时间短的特点，主要用于诊断重症肌无力。通常先快速静注本品 2 mg，如在 30~45 s 后未见任何药物效应，可再注射 8 mg 药物，给药后如受试者出现短暂肌肉收缩改善，同时未见有舌肌纤维收缩症状（此反应常见于其他非重症肌无力的患者），则提示诊断阳性。本品也可用于鉴别诊断在重症肌无力的治疗过程中症状未被控制是由于 AChE 抑制药剂量不足还是过量。注射本品 1~2 mg，出现肌力改善说明剂量不足，出现肌力减退则提示剂量过大。

毒扁豆碱

毒扁豆碱（physostigmine，依色林，eserine）是从西非毒扁豆的种子中提取的一种生物碱，现已人工合成。其结构为叔胺类化合物，水溶液不稳定，见光易分解。本药易吸收，吸收后分布于全身，易通过血-脑屏障、角膜和血-眼屏障。抑制胆碱酯酶，但不直接激动受体。除产生与新斯的明相似的作用外，也影响中枢神经系统（小剂量兴奋，大剂量抑制），对眼睛产生与毛果芸香碱相似但较之强而持久的作用，表现为缩瞳、降眼压、调节痉挛，可维持1~2天。由于毒扁豆碱选择性很低，毒性大，临床主要局部应用于治疗青光眼，起效快（5 min），刺激性也较大。也可用于阿托品等药物中毒的解救。由于其收缩睫状肌作用较强，可引起头痛。滴眼时压迫内眦，避免药物流入鼻腔后被吸收而引起中毒。本品全身毒性较新斯的明大。

除上述药物外，易逆性胆碱酯酶抑制药尚有安贝氯铵、地美溴铵。加兰他敏、他克林、多奈哌齐、石杉碱甲等能抑制中枢胆碱酯酶治疗阿尔茨海默病。

第三节　难逆性胆碱酯酶抑制药和胆碱酯酶复活药

一、难逆性胆碱酯酶抑制药——有机磷酸酯类

有机磷酸酯类（organophosphates）主要用作农业及环境卫生杀虫剂，根据毒性大小可分为：① 低毒类（LD_{50} 为 100~1000 mg/kg），如敌百虫（dipterex）、马拉硫磷（malathion）和乐果（rogor）；② 强毒类（LD_{50} 为 10~100 mg/kg），如敌敌畏（dichlorvos，DDVP）；③ 剧毒类（LD_{50} 为 1~10 mg/kg），如内吸磷（demeton，1059）、对硫磷（parathion，1605）和甲拌磷（phorate，3911）。有些则用作神经毒气，如沙林（sarin）、梭曼（soman）和塔崩（tabun）等。仅少数作为缩瞳药治疗青光眼，如乙硫磷（ethion）和异氟磷（isoflurophate）。有机磷酸酯类对人畜均有极大毒性，临床用药价值不大，主要具有毒理学意义。

【体内过程】　有机磷酸酯类脂溶性高，易挥发，可经呼吸道、消化道黏膜吸收，甚至可通过完整的皮肤吸收。全身分布，可通过血-脑屏障，以肝脏浓度最高。有机磷酸酯类进入体内后迅速代谢，主要通过氧化和水解代谢。一般氧化使毒性增加，如对硫磷和马拉硫磷，水解使毒性降低，最后主要由肾脏排出。

【中毒机制】　有机磷酸酯能与胆碱酯酶牢固结合，持久抑制酶的活性，使体内的ACh大量堆积而产生毒性。有机磷酸酯的磷原子与胆碱酯酶的酯解部位的丝氨酸羟基氧共价结合，形成磷酰化胆碱酯酶复合物（图6-3），该复合物不能自行水解，但AChE复活药能使AChE活性恢复。若抢救不及时，在几分钟或几小时内，磷酰化胆碱酯酶磷酰基团上的一个烷氧基断裂，形成更稳定的单烷氧基磷酰化胆碱酯酶，此时AChE复活药不能再恢复AChE活性，这一过程称为酶的"老化"，一旦酶老化，必须待新的胆碱酯酶形成才能重新获得水解ACh的能力，此恢复过程需要15~30天。

【中毒症状】

1. 急性中毒

由于ACh作用极其广泛，故急性中毒症状复杂多样，可归纳为外周神经系统M、N样症状及中枢神经系统症状。

（1）M样症状

眼睛：多数有瞳孔缩小表现，严重中毒时几乎全部出现，但中毒早期可能不明显，此外

有视物模糊、眼睛疼痛、结膜充血等表现。

腺体：分泌增加，流涎，出汗，中毒严重时可出现口吐白沫、大汗淋漓症状。

呼吸系统：支气管腺体分泌增加，支气管痉挛，引起呼吸困难，严重时出现肺水肿。

胃肠道：胃肠道平滑肌兴奋以及毒物直接刺激可引起恶心、呕吐、腹痛、腹泻、大便失禁。

泌尿系统：膀胱逼尿肌兴奋引起小便失禁。

心血管：M 样作用引起心动过缓、血压下降。由于 N 样作用，有时可出现心率加快、血压升高现象。

（2）N 样症状

激动 N_2 受体，出现肌肉震颤、抽搐症状，严重者出现肌无力甚至呼吸肌麻痹症状；激动 N_1 受体，引起交感、副交感神经节后纤维同时兴奋。

（3）中枢神经系统症状

中枢神经系统中毒的表现为先兴奋、不安、震颤、惊厥，后可转为抑制，出现意识模糊、谵妄、昏迷等，严重中毒时出现呼吸中枢、心血管中枢抑制现象。

中毒症状出现的先后与中毒途径有关。经皮肤吸收中毒时，可见吸收部位最邻近区域出汗、肌束颤动。经胃肠道摄入时则肠道症状首先出现。轻度中毒以 M 样症状为主，中度中毒可同时有 M、N 样症状，严重中毒者除 M、N 样症状外，还有中枢神经系统症状。急性有机磷酸酯类中毒死亡可发生在 5 min 至 24 h 内，死亡原因主要是呼吸中枢麻痹引起的呼吸停止以及循环衰竭。

2. 慢性中毒

多发生于长期接触农药的人员。突出表现为血中胆碱酯酶活性显著而持久地降低。其临床症状不显著，主要表现为头痛、头晕、失眠、乏力等神经衰弱症状，偶有肌束震颤、瞳孔缩小、多发性神经炎等。

3. 迟发性神经损害

部分有机磷酸酯类严重中毒患者，在急性中毒症状消失数周乃至月余，又可出现进行性上肢或下肢麻痹，此种症状由神经轴突的脱髓鞘变性引起，其发生机理与抗胆碱酯酶作用无关，可能是磷酸酯类抑制神经靶酯酶活性。

【中毒诊断与防治】

1. 诊断

主要依据毒物接触史、临床症状和体征、红细胞和血浆胆碱酯酶活性诊断。尽管胆碱酯酶在正常人群中的个体差异极大，但中毒者在症状出现前其胆碱酯酶活性已经明显降至正常人群的水平之下。

2. 预防

严格执行有机磷酸酯类农药管理制度，加强生产和使用过程中的保护措施及安全知识教育。

3. 急性中毒的治疗

（1）消除毒物

一旦发现急性中毒，立即把患者移出现场，去除污染衣物。对皮肤吸收中毒者，应用大量温水和肥皂清洗皮肤，必要时洗头，切勿使用热水，避免皮肤血管扩张后加速毒物吸收。经口中毒者，应首先抽出胃液和毒物，并用微温的 2% 碳酸氢钠溶液或 1% 盐水反复洗胃，直至洗出液中不含农药味，然后给予硫酸镁导泻。敌百虫在碱性溶液中可转化为毒性更强的敌敌畏，故其中毒时不能用碱性溶液洗胃；对硫磷在高锰酸钾溶液中可氧化为毒性更强的对氧磷，故其中毒时不能用高锰酸钾溶液洗胃。眼部染毒者，可用 2% 碳酸氢钠溶液或生理盐水反复冲洗数分钟。

（2）特殊治疗

有机磷酸酯类中毒的特效解毒药物为阿托品和 AChE 复活药。解毒药物的应用原则为及早、足量、联合、反复应用（见下文"胆碱酯酶复活药"）。

（3）对症治疗

抢救有机磷酸酯类中毒时对症治疗也很重要，不可忽视。如给氧、维持气道通畅、纠正电解质紊乱、控制持续惊厥、抗休克、输液促进毒物排出、紧急心肺复苏等。

4. 慢性中毒和迟发性神经损害的治疗

两者目前都缺乏有效的治疗方法，使用阿托品和 AChE 复活药疗效不佳。生产工人或长期接触者，发现胆碱酯酶活性下降至 50% 以下时，不待症状出现，即应彻底脱离现场，以免中毒加深。迟发性神经损害可通过物理疗法治疗，部分患者有望于 1~2 年内逐渐恢复。

二、胆碱酯酶复活药

常用的有碘解磷定和氯解磷定，它们都是肟类化合物。临床用于有机磷酸酯类中毒解毒。

【药理作用】

① 加速磷酰化胆碱酯酶脱磷酰化，恢复 AChE 活性：与磷酰化胆碱酯酶结合成复合物，复合物再裂解成磷酰化解磷定和游离胆碱酯酶。对神经肌肉接头处胆碱酯酶活性恢复作用最强，能迅速制止肌束颤动；对植物神经系统的 AChE 活性恢复作用较差；因不易透过血-脑屏障，对中枢的 AChE 活性恢复作用更差。解磷定不能与老化的磷酰化胆碱酯酶结合以恢复其活性。

② 直接解毒：直接与游离的有机磷酸酯类结合，形成无毒的磷酰化解磷定，阻止剩余的有机磷酸酯类与胆碱酯酶继续结合。

③ 直接与胆碱酯酶结合，减少有机磷酸酯与酶结合，使酶免受毒害。

【临床应用】 AChE 复活药主要用于中度和重度有机磷酸酯类中毒的解救。对改善骨骼肌症状疗效最好，其次是改善 M 样中毒症状，对中枢症状改善较差，对老化酶无效。AChE 复活药解毒作用与有机磷化学结构有关，对不同的有机磷酸酯类中毒的解毒效果不同。对内吸磷、对硫磷等中毒疗效较好，对敌百虫、敌敌畏中毒疗效差，对乐果中毒疗效不明显。因乐果与 AChE 形成的复合物几乎不可逆，乐果乳剂含有苯，可能同时发生苯中毒。

一旦确诊必须及早足量应用，防止酶老化以及减少 ACh 的堆积，AChE 复活药足量的指标是 N 样中毒症状消失，全血或红细胞胆碱酯酶活性分别恢复到 50%~60% 或 30% 以上。AChE 复活药对体内堆积的 ACh 无直接对抗作用，故必须与阿托品合用。

氯解磷定

氯解磷定（pralidoxime chloride）溶解度大，溶液稳定，无刺激性，可肌内或静脉注射，使用方便。肌内注射 1~2 min 即见效，肾排泄快，$t_{1/2}$ 为 1.5 h。疗效与静注相似，尤其适用于紧急情况。不良反应较少，静脉注射过快（>500 mg/min）可出现恶心、呕吐、头痛、眩晕、乏力、视物模糊、心动过速等症状。剂量过大（>8 g/24 h）时本身也可抑制 AChE，出现抽搐、呼吸抑制症状。其在碱性溶液中会形成氰化物，故忌与碱性药物配伍。

碘解磷定

碘解磷定（pralidoxime iodide，派姆，PAM）的水溶性较低，水溶液不稳定，在碱性溶液中易被破坏，久放可释出碘，故必须临用时配制。因含碘，刺激性强，必须静脉注射。

【体内过程】 静注后迅速分布于全身各脏器，其中肝、肾、脾、心等脏器中含量较高，肺、骨骼肌、血次之，但不能透过血-脑屏障。本药主要在肝中代谢，代谢物与原药均能很快

笔记

从肾脏排出，$t_{1/2}<1$ h，6 h 约排出 80%。

【不良反应】 治疗量不良反应较少，但静注过快或用量超过 2 g 时，可引起乏力、视力模糊、眩晕、恶心、呕吐和心动过速等反应，严重时可引起抽搐，甚至抑制呼吸中枢，导致呼吸衰竭。剂量过大时，可直接与 AChE 结合，加深有机磷酸酯类的中毒程度。由于含碘，有时会引起咽痛及腮腺肿大。易在碱性溶液中水解成氰化物，忌与碱性药物配伍。

相关链接

有机磷酸酯类神经性毒剂

有机磷酸酯类神经性毒剂包括沙林（甲氟膦酸异丙酯）、梭曼（甲氟磷酸异乙酯）、塔崩（二甲氨基氰膦酸乙酯）。其有淡水果香味，经空气传播，是最难防和令人恐慌的传播方式。毒性强弱依次是梭曼、沙林、塔崩。

有机磷酸酯类神经性毒剂可经呼吸道、皮肤、眼结膜侵入人体。吸入致死量的毒气一般会在 1~10 min 内死亡；皮肤接触后的症状出现得较慢，即使接触致死量的毒气仍能维持生命 1~2 h；人的眼睛接触到毒气也会中毒死亡。中毒症状有瞳孔缩小、视物发暗、失明、口吐白沫、胸部紧缩、呼吸困难、头痛、恶心以及呕吐、大小便失禁、失明、肌肉痉挛、瘫痪、窒息和死亡，死亡之前会有剧烈抽搐。中毒后须立即使用解毒剂阿托品、肟等和进行人工呼吸方能有救。但是，事后毒气还可能对神经、大脑和肝脏造成损伤。

在两伊战争中，伊拉克军队曾向伊朗军队阵地发射了塔崩炮弹，1995 年 3 月东京地铁沙林毒气事件造成 13 人死亡、约 5500 人中毒、1036 人住院治疗。战争中使用有毒的化学物质，历来遭到世界各国人民的反对。1992 年 11 月第 47 届联合国大会通过《禁止化学武器公约》，1997 年生效。虽然为减少或清除化学武器做了大量努力，但一些国家仍继续研制和/或储存化学武器、试剂。

制剂及用法

氯卡巴胆碱（carbachol chloride） 滴眼液，0.5%~1.5%。注射液，0.25 mg/mL，皮下注射，0.25 mg/次，必要时隔 30 min 重复一次，共 2 次。

氯贝胆碱（bethanechol chloride） 片剂，10 mg，口服，10~30 mg/次，2~3 次/日。注射剂，5 mg/mL，皮下注射，5 mg/次。

氯醋甲胆碱（methacholine chloride） 注射剂，25 mg/mL，皮下注射，10~25 mg/次。

溴化醋甲胆碱（methacholine bromide） 片剂，200 mg，200~500 mg/次，2~3 次/日。

硝酸毛果芸香碱（pilocarpine nitrate） 滴眼液，1%~2%，滴眼次数按需决定。

甲硫酸新斯的明（neostigmine methyl sulfate） 注射剂，0.5 mg/mL，1 mg/2 mL，皮下或肌内注射，0.25~1 mg/次，1~3 次/日。极量：皮下或肌内注射，1 mg/次，5 mg/日。

溴化新斯的明（neostigmine bromide） 片剂，15 mg，口服，15 mg/次，3 次/日，重症肌无力患者视病情而定。极量：30 mg/次，100 mg/日。

溴化吡啶斯的明（pyridostigmine bromide） 片剂，60 mg，口服，60 mg/次，3 次/日。注射剂，1 mg/mL，5 mg/mL，肌内或皮下注射，1~2 mg/次。极量：口服，120 mg/次，360 mg/日。

依酚氯铵（edrophonium chloride） 注射剂，10 mg/mL，100 mg/10 mL。诊断重症肌无力：先快速静注 2 mg，如在 30~45 s 后未见任何药物效应，可再注射 8 mg 药物。解救非去极化型肌松药过量：肌内注射，10 mg/次。

水杨酸毒扁豆碱（physostigmine salicylate） 滴眼液或眼膏，0.25%，每 4 h 一次或按需决定。溶液变红后不可再用。注射剂，0.5 mg/mL，1 mg/mL。

氯解磷定（pralidoxime chloride） 注射液，0.25 g/2 mL，0.5 g/mL。解救有机磷农药中毒：肌内注射，0.25~0.75 g/次。

碘解磷定（pralidoxime iodide） 注射剂，0.4 g/10 mL，0.5 g/20 mL，一次 0.4~1 g 缓慢静脉注射，视病情需要可重复注射。

复习思考题

1. 比较毛果芸香碱和毒扁豆碱的异同点。

2. 新斯的明的作用和应用有哪些？

3. 抢救有机磷酸酯类中毒时，为何合用阿托品和解磷定？

（江苏大学医学院　徐　霞）

笔记

第七章

M 胆碱受体阻断药

学习目标

1. 掌握：阿托品的药理作用、临床应用。
2. 熟悉：山莨菪碱、东莨菪碱的作用及应用。
3. 了解：阿托品合成代用品的特点。

M 胆碱受体阻断药和 M 受体有亲和力但没有内在活性，阻碍胆碱能神经所释放的内源性 ACh 或者外源性胆碱受体激动药对 M 受体的激动作用，发挥抗 M 样作用。由于本类药物对平滑肌松弛作用较强，又称平滑肌解痉药。根据来源分为有天然来源的生物碱类和人工合成代用品。典型药物是阿托品。

第一节　阿托品和阿托品类生物碱

本类药物的植物来源见表 7-1。

表 7-1　阿托品类生物碱及其来源

植物名称	主要生物碱
颠茄、曼陀罗、莨菪	莨菪碱
洋金花	东莨菪碱
唐古特莨菪	山莨菪碱、樟柳碱

天然存在的莨菪碱为不稳定的左旋体，提取过程得到稳定的消旋莨菪碱即阿托品。阿托品类生物碱基本化学结构相似，均是托品酸和有机碱结合而成的酯类。

阿托品

【体内过程】　阿托品（atropine）为叔胺类生物碱，易通过生物膜。口服易吸收，血药浓度约 1 h 达峰值，生物利用度为 50%。肌注后血药浓度 15~20 min 达峰值。可以通过血-脑屏障、胎盘屏障和角膜，广泛分布于全身组织。阿托品半衰期为 2~4 h，作用时间约持续 4 h，因房水循环慢，对眼的作用可持续 72 h 或更久。进入体内的药物 50%~60% 以原形从肾排泄，其余经肝代谢成水解物以及与葡萄糖醛酸形成结合物随尿排出，仅少量随各种分泌物及粪便排出。

【药理作用】　阿托品选择性阻断 M 胆碱受体，竞争性拮抗 ACh 或拟胆碱药对 M 受体的激动作用。阿托品对 M 受体的各亚型选择性低，都可以阻断。大剂量时也可阻断神经节 N_1 受体。由于 M 受体广泛地分布于胆碱能神经节后纤维所支配的效应器细胞膜，阿托品在体内分布广泛，故阿托品作用十分广泛，但各效应器对阿托品敏感度不同。最敏感的组织为唾液腺、支气管腺体和汗腺，内脏平滑肌和心肌对阿托品的敏感度为中等，胃壁细胞敏感度较低。

1. 松弛内脏平滑肌

阿托品阻断内脏平滑肌上的 M 受体，对平滑肌有显著的松弛作用，使平滑肌的张力、蠕动的幅度和频率降低，尤其是对处于过度活动或痉挛收缩的内脏平滑肌，松弛作用更明显。对不同部位的平滑肌，阿托品的作用强度不同，从强到弱依次为：胃肠道平滑肌，膀胱逼尿肌，输尿管、胆管、支气管及子宫平滑肌。对括约肌的作用常取决于给药时的功能状态，如当胃幽门括约肌痉挛时，阿托品具有一定的松弛作用，但作用弱而不恒定。

2. 抑制腺体分泌

阿托品阻断腺体上的 M 胆碱受体，使腺体分泌减少。在所有腺体中对唾液腺与汗腺的抑制作用最明显，其次为泪腺及呼吸道腺体。阿托品对胃液、肠液、胰液、胆汁的分泌影响小。

3. 眼睛

阿托品阻断眼睛的 M 受体，表现为扩瞳、升高眼内压、调节麻痹、畏光等和毛果芸香碱相反的作用，局部滴眼或全身给药时均可发生。

1) 扩瞳　阿托品阻断虹膜括约肌上的 M 受体，引起括约肌松弛，使去甲肾上腺素能神经支配的虹膜辐射肌功能占优势，结果引起瞳孔扩大。

2) 升高眼内压　由于扩瞳作用，虹膜退向外缘，厚度增加，前房角间隙变窄，阻碍房水回流，造成眼内压升高，因此阿托品禁用于青光眼患者。

3) 调节麻痹　阿托品阻断睫状肌的环状肌纤维上 M 受体，环状肌松弛退向外缘，悬韧带拉紧，晶状体变扁平，屈光度降低，此时只能将远物成像于视网膜，不能将近物成像于视网膜上（成像于视网膜后），故看远物清楚而看近物模糊，这种作用称为调节麻痹（图 6-2）。

4. 心脏

1) 心率　治疗量阿托品（0.5 mg）可使部分患者的心率轻度短暂地减慢，一般每分钟减少 4~8 次，这是由于副交感神经节后纤维和心肌细胞构成的突触前膜的 M_1 受体被阿托品阻断，减弱了该受体负反馈地抑制 ACh 释放的作用。较大剂量（1~2 mg）阿托品阻断窦房结 M_2 受体，解除迷走神经对心脏的抑制作用，使心率加快，加快程度取决于迷走神经控制心脏的张力，如在迷走神经张力较高的青壮年，心率增快显著，肌内注射 2 mg 阿托品，心率可增加 35~40 次/min，对老年人和婴幼儿则影响小。

2) 房室传导　阿托品阻断心房传导系统和房室结上的 M 受体，拮抗迷走神经过度兴奋所致的心房、房室交界区的传导阻滞，由于心室肌极少受迷走神经影响，故阿托品对心室影响小。

5. 血管与血压

治疗量阿托品对血管与血压无明显影响，主要原因为多数血管床缺乏胆碱能神经支配。大剂量时可引起皮肤血管扩张，尤其是脸部血管扩张，引起颜面潮红，此作用机制不明，但与 M 受体阻断无关。

6. 中枢神经系统

治疗量对中枢神经系统作用不明显，较大剂量（1~2 mg）可兴奋延髓和大脑，5 mg 时中枢兴奋明显增强，表现为烦躁不安、精神亢奋、多言、谵妄、呼吸兴奋等；中毒剂量（10 mg 以上）则产生幻觉、定向障碍、共济失调、抽搐和惊厥，严重中毒时由兴奋转入抑制，出现昏迷和延髓麻痹。

【临床应用】

1. 解除平滑肌痉挛

缓解各种内脏绞痛。对胃肠道绞痛、膀胱刺激症状如尿频、尿急等疗效较好，对幽门梗阻疗效较差；对胆绞痛及肾绞痛疗效也较差，常需与阿片类镇痛药合用。

笔记

2. 抑制腺体分泌

可用于治疗严重盗汗和流涎症。全身麻醉时可用阿托品抑制呼吸道腺体和唾液腺分泌，防止分泌物阻塞呼吸道或发生吸入性肺炎。

3. 眼科应用

1）虹膜睫状体炎　阿托品溶液滴眼，松弛虹膜括约肌和睫状肌，解除睫状肌痉挛，缓解疼痛，有利于炎症消退。与缩瞳药交替使用可预防虹膜与晶状体粘连或发生瞳孔闭锁。

2）眼底检查　阿托品溶液滴眼扩瞳，用于眼科检查，但扩瞳作用可维持 1~2 周，调节麻痹也可维持 2~3 日，视力恢复慢，因此临床常用其合成代用品如后马托品。

3）验光配镜　阿托品使睫状肌充分松弛，晶状体固定，有利于较好测定晶状体的屈光度。但由于作用时间长，现已少用。儿童的睫状肌调节功能较强，须用阿托品充分发挥调节麻痹作用。

4. 治疗缓慢型心律失常

阿托品用于治疗迷走神经功能过高引起的窦性心动过缓、窦房传导阻滞、房室传导阻滞等缓慢型心律失常，也用于治疗由于窦房结功能低下心室脱抑制而出现的室性异位节律。但阿托品的剂量需要谨慎调节，剂量过低反而加重心动过缓。治疗缺血性心脏病患者的心动过缓时，剂量过大会引起心率增快，增加心肌耗氧量而加重病情，并有引起室颤的危险。

5. 抗休克

大剂量阿托品解除血管痉挛，舒张外周血管，改善微循环障碍及组织缺氧状态。对休克早期疗效较好。主要用于治疗感染性休克，如暴发性流行性脑脊髓膜炎、中毒性肺炎和中毒性痢疾等引起的休克。对休克伴有心动过速或高热者，不宜应用。

6. 解救有机磷中毒

阿托品阻断 M 受体，能迅速对抗体内堆积的 ACh 的 M 样作用，表现为抑制多种腺体分泌、扩瞳、松弛平滑肌、加快心率等，从而减轻或消除有机磷酸酯类中毒引起的流涎、出汗、肺水肿、呼吸困难、瞳孔缩小、大小便失禁、心率减慢、血压下降等症状。大剂量阿托品还能阻断神经 N_1 受体，拮抗有机磷酸酯类中毒的神经节兴奋。阿托品不能阻断 N_2 受体，对肌束颤动无效，对中枢兴奋症状对抗作用差。因阿托品不能使被磷酰化的 AChE 恢复活性，对中度和重度中毒患者必须与 AChE 复活药合用。阿托品足量的指标是 M 样中毒症状迅速消失或出现"阿托品化"，即瞳孔不再缩小，开始扩大，皮肤干燥，颜面潮红，腹部啰音显著减少或消失，意识障碍减轻或昏迷患者开始苏醒。有机磷酸酯类中毒时阿托品的参考剂量如下：

轻度中毒：首次皮下注射 1~2 mg，以后每 4~6 h 皮下注射 0.5 mg。

中度中毒：首次静脉注射 2~4 mg，以后每 15~30 min 静脉注射 2~5 mg，阿托品化后每 4~6 h 皮下注射 0.5~1 mg。

重度中毒：首次静脉注射 5~10 mg，以后每 10~30 min 静脉注射 2~5 mg，阿托品化后每 2~4 h 皮下注射 0.5~1 mg。

【不良反应及中毒】　阿托品作用广泛，临床上应用某一作用作为治疗作用时，其他作用则成为不良反应，严重程度大多与药物剂量有关，具体见表 7-2。

表 7-2　不同剂量阿托品引起的不良反应

剂量/mg	阿托品不良反应
0.5	轻微减慢心率，略有口干、乏汗
1.0	口干、皮肤干燥、心率增快，瞳孔轻度扩大
2.0	显著口干、心悸、瞳孔扩大、视近物略模糊

笔记

续表

剂量/mg	阿托品不良反应
5.0	上述症状加重，皮肤干热潮红，肠蠕动减少、便秘，小便困难，语言混乱不清，烦躁不安，吞咽困难
10.0	上述症状更重，脉速而弱，中枢兴奋严重，呼吸加深加快，出现幻觉、谵妄、惊厥、运动失调，严重中毒时由中枢兴奋转为中枢抑制，出现昏迷，甚至延髓麻痹等

　　误服颠茄、曼陀罗、洋金花和莨菪根茎也可出现上述中毒症状。阿托品的最低致死量为成人 80~130 mg、儿童约 10 mg。

　　阿托品中毒的解救包括去除毒物、使用药理拮抗药和对症处理。洗胃、导泻促进消化道内毒物排出，输液利尿促进毒物排出。注射新斯的明、毒扁豆碱或毛果芸香碱等拟胆碱药拮抗阿托品的作用，但用阿托品解除有机磷酸酯类中毒而过量时，不能用新斯的明、毒扁豆碱等胆碱酯酶抑制药。由于拟胆碱药与阿托品都兴奋中枢，故中枢兴奋、惊厥时用安定或巴比妥类镇静药或抗惊厥药对抗，同时用拟胆碱药拮抗其外周作用。呼吸抑制可采用人工呼吸和吸氧，维持呼吸功能、循环功能。体温过高可用物理降温处理。

　　【禁忌证】　青光眼、前列腺肥大。

山莨菪碱

　　山莨菪碱（anisodamine）是我国学者从茄科植物唐古特莨菪中提取的生物碱，为左旋品，简称 654，人工合成的为消旋品，简称 654-2。山莨菪碱阻断 M 胆碱受体，具有明显的外周抗胆碱作用，解除血管痉挛和微循环障碍作用较强，解除平滑肌解痉和心脏抑制作用与阿托品相似。其抑制唾液分泌、扩瞳作用弱，为阿托品的 1/20~1/10，不易透过血-脑屏障，中枢作用弱。主要用于治疗各种感染性中毒性休克，也用于治疗内脏平滑肌绞痛。不良反应与禁忌证与阿托品相似，但毒性较低。

东莨菪碱

　　东莨菪碱（scopolamine）是从茄科植物洋金花中提取到的生物碱，为左旋体。东莨菪碱易透过血-脑屏障，可迅速进入中枢神经系统，故中枢作用强。东莨菪碱的外周抗胆碱作用与阿托品相似，但作用强度不同；抑制腺体分泌作用比阿托品强，对眼睛、平滑肌、心血管作用较阿托品弱。东莨菪碱对中枢的作用以抑制为主，小剂量就有明显的镇静作用，较大剂量产生催眠作用，表现为困倦、疲乏、遗忘、快速眼动睡眠相缩短，对呼吸中枢也有抑制作用，偶可出现兴奋不安、幻觉及谵妄。此外，本品还有欣快作用，因此易造成药物滥用。东莨菪碱对中枢还有防晕止吐、抗帕金森病作用。临床用于麻醉前给药，治疗妊娠或放射病所致的呕吐、帕金森病，与苯海拉明合用于缓解晕船、晕车。东莨菪碱用于麻醉前给药，不但能抑制腺体分泌，而且具有中枢抑制作用和遗忘效应，因此优于阿托品。用于晕动病时预防性给药疗效好，如已出现晕动病症状则疗效差。对帕金森病有缓解流涎、震颤和肌肉强直的效果。

　　不良反应及禁忌证与阿托品相似。

第二节　阿托品的合成代用品

　　由于阿托品的作用广泛，全身应用时副作用较多，眼科局部应用时作用时间过长。目前通过改变化学结构，半合成或全合成了许多阿托品的代用品。这些合成品具有选择性高、副作用少、疗效强等特点，包括扩瞳药、解痉药、选择性 M 受体阻断药。

笔记

一、合成扩瞳药

临床上常用于扩瞳的药物有后马托品（homatropine）、环喷托酯（cyclopentolate）、托吡卡胺（tropicamide）和尤卡托品（eucatropine）等。按扩瞳和调节麻痹持续时间从长到短排序为阿托品、后马托品、环喷托酯、托吡卡胺、尤卡托品。尤卡托品的扩瞳维持时间最短，且几乎无调节麻痹作用，具体见表 7-3。

表 7-3　合成扩瞳药与阿托品对眼的作用比较

药物	浓度/%	扩瞳作用		调节麻痹	
		高峰/min	恢复/日	高峰/h	恢复/日
阿托品	1.0	30~40	7~10	1~3	7~12
后马托品	1.0~2.0	40~60	1~2	1/2~1	1~2
环喷托酯	0.5	30~50	1	1	1/4~1
托吡卡胺	0.5~1.0	20~40	1/4	1/2	<1/4
尤卡托品	2.0~5.0	30	1/12~1/4	无作用	

二、合成解痉药

这类药物能明显抑制胃肠道平滑肌收缩，解除胃肠道痉挛，并能减少胃酸分泌。主要用于治疗胃肠痉挛和泌尿道痉挛及消化性溃疡。随着 H_2 受体阻断药和质子泵抑制剂的出现，此类药物在消化性溃疡方面的应用逐渐减少。

1. 季铵类解痉药

季铵类解痉药含季铵结构，口服吸收差，不易透过血-脑屏障，对平滑肌解痉作用强。

丙胺太林

丙胺太林（propantheline）为非选择性 M 胆碱受体阻断药，松弛胃肠道平滑肌作用强，并能减少胃酸分泌。常用于治疗胃及十二指肠溃疡、胃肠痉挛、泌尿道痉挛，也可用于治疗遗尿症及妊娠呕吐。不良反应类似阿托品。中毒量可致神经肌肉传递阻滞，引起呼吸麻痹。

异丙托溴铵

异丙托溴铵（ipratropium bromide）非选择性阻断 M 受体，注射给药具有扩张支气管、加快心率、抑制腺体分泌的作用，喷雾吸入对气道平滑肌有较高的选择性。临床主要用于治疗慢性阻塞性肺疾病，对支气管哮喘患者疗效差，疗效可维持 4~6 h。

噻托溴铵

噻托溴铵（tiotropium bromide）选择性阻断 M_1、M_3 受体。噻托溴铵与 M_1、M_5 受体的亲和力没有差别，但与 M_1、M_3 受体解离慢。噻托溴铵主要用于治疗慢性阻塞性肺疾病，对支气管哮喘患者疗效差。粉剂或喷雾吸入，疗效维持 24 h。

溴甲后马托品

溴甲后马托品（homatropine methylbromide）是后马托品的季铵衍生物，对 M 受体阻断作用比阿托品弱，但神经节阻滞作用较强。主要与二氢可待因酮组成复方制剂作为镇咳药，也可用于缓解消化性溃疡症状以及其他胃肠痉挛。

此外，季铵类解痉药还有地泊溴铵（diponium bromide）、格隆溴铵（glycopyrronium bro-

笔记

mide)、异丙碘铵（isopropamide iodide）、奥芬溴铵（oxyphenonium bromide）、喷噻溴铵（penthienate bromide）、戊沙溴铵（valethamate bromide）、溴甲东莨菪碱（scopolamine methyl-bromide）、溴甲后马托品（homatropine methylbromide）等，它们都有解除内脏平滑肌痉挛的作用，可作为治疗消化性溃疡的辅助药物。

2. 叔胺类解痉药

叔胺类解痉药的解痉作用显著，也能抑制胃酸分泌，且具有中枢安定作用。

贝那替秦

贝那替秦（benactyzine）口服较易吸收，适用于有焦虑症状的溃疡患者，也用于肠蠕动亢进及膀胱刺激征，不良反应有口干、头晕及嗜睡等。

奥昔布宁

奥昔布宁（oxybutynin）、黄酮哌酯（flavoxate）对膀胱平滑肌有较好的解痉作用，也能松弛胃肠道、胆道、输尿管、子宫平滑肌，抑制腺体分泌。用于治疗尿频、尿急、尿失禁等膀胱过度活动症。不良反应主要为口干和便秘。禁用于青光眼、尿潴留患者。

此外，叔胺类解痉药还有双环维林（dicycloverine）、羟苄利明（oxyphencyclimine）等。

三、选择性 M 受体阻断药

哌仑西平

哌仑西平（pirenzepine）选择性阻断 M_1 受体，对 M_4 受体也有较高的亲和力。结构与丙米嗪相似，属于三环类药物。哌仑西平口服 $2 \sim 3$ h 达峰浓度，血浆蛋白结合率约为 10%，不能透过血-脑屏障，半衰期 $10 \sim 12$ h。主要以原形通过肾、胆道排泄。在各种 M 受体阻断作用中，其抑制胃酸胃蛋白酶分泌作用相对较强，对心脏、平滑肌、唾液腺影响较小。临床主要用于治疗消化道溃疡。不良反应主要有口干和视力模糊等。同类药还有替仑西平（telenzepine）。

索利那新

索利那新（solifenacin）选择性阻断 M_3 受体，松弛内脏平滑肌，对膀胱平滑肌具有较高选择性。临床主要用于膀胱过度活动症，改善尿频、尿急和尿失禁症状。常见不良反应是轻度口干和便秘。

🔗 相关链接

M 受体亚型的选择性阻断剂

目前克隆到的 M 受体亚型分别为 M_1、M_2、M_3、M_4、M_5 受体。这为研制选择性 M 胆碱受体亚型的激动剂及拮抗剂提供了可能性。M 胆碱受体的识别位点在各亚型间是相当保守的，虽然目前已得到多种对 M 胆碱受体有选择性的阻断剂，但仍未发现仅对一种受体亚型具有高选择性的阻断剂。选择性 M 胆碱受体亚型阻断剂在某些疾病如尿失禁、过敏性肠综合征等方面的治疗有非常好的应用前景。只选择性作用于某种效应器的 M 胆碱受体亚型，治疗效果会显著提高。目前常用的 M 胆碱受体亚型的选择性阻断剂如下：

M_1 胆碱受体：MT-7、VU 0255035、哌仑西平等。

M_2 胆碱受体：tripitramine、AF-DX 384、AF-DX 116 等。

M_3 胆碱受体：4-DAMP、达非那新、索利那新等。

M_4 胆碱受体：MT-3、PCS 1055、PD 102807、AF-DX 384、himbacine。

笔记

💼 制剂及用法

硫酸阿托品（atropine sulfate）　滴眼液，0.5%，1%。眼膏，1%。片剂，0.3 mg，口服，0.3~0.6 mg/次，3 次/日。注射剂，0.5 mg/mL，1 mg/mL，1 mg/2 mL，5 mg/mL，皮下、肌内或静注，0.3~0.5 mg/次。极量：口服，1 mg/次，3 mg/日；皮下或静注，2 mg/次。

氢溴酸山莨菪碱（anisodamine hydrobromide）　片剂，5 mg，10 mg，口服，5~10 mg/次，3 次/日。注射剂，5 mg/mL，10 mg/mL，20 mg/mL，静脉注射或肌内注射，5~10 mg/次，1~2 次/日。

氢溴酸东莨菪碱（scopolamine hydrobromide）　片剂，0.2 mg，口服，0.2~0.3 mg/次，3 次/日。注射剂，0.3 mg/mL，0.5 mg/mL，皮下或肌内注射，0.2~0.5 mg/次。极量：口服，0.6 mg/次，2 mg/日；注射，0.5 mg/次，1.5 mg/日。

溴丙胺太林（propantheline bromide）　片剂，15 mg，口服，15 mg/次，3 次/日。

贝那替秦（benactyzine）　片剂，1 mg，口服，1~3 mg/次，饭前，3 次/日。

盐酸奥昔布宁（oxybutynin chloride）　片剂，5 mg，10 mg。成人初始剂量为 5 mg/次，1 次/日，然后根据疗效和耐受性逐渐增加剂量。常用量为 5 mg/次，2~3 次/日。

盐酸黄酮哌酯（flavoxate hydrochloride）　片剂，0.2 g，口服，0.2 g/次，3~4 次/日。

双环维林（dicycloverine）　片剂，10 mg，20 mg，成人口服，10~20 mg/次，3~4 次/日。

哌仑西平（pirenzepine）　片剂，25 mg，口服，20~50 mg/次，2 次/日。

达非那新（darifenacin）　片剂，7.5 mg，15 mg。初始剂量通常为 7.5 mg/次，1 次/日，可在用药开始后 2 周内将剂量增加至 15 mg/次，1 次/日。

索利那新（solifenacin）　片剂，5 mg，10 mg，5~10 mg/次，1 次/日。

📋 复习思考题

1. 阿托品的药理作用、临床应用有哪些？
2. 比较阿托品和毛果芸香碱对眼睛的作用及其机制、应用。
3. 简述山莨菪碱、东莨菪碱的作用机制及临床应用。

（江苏大学医学院　徐　霞）

第八章

N 胆碱受体阻断药

第一节　神经节阻断药

神经节阻断药选择性地阻断神经节 N_1 受体，阻碍节前纤维末梢释放的 ACh 与 N_1 结合，从而阻断神经冲动在节前纤维与节后纤维之间传递，使节后纤维张力降低。对交感和副交感神经节都有阻断作用，对效应器的综合效应视两类神经对该器官的支配以何者占优势而定。例如，交感神经对血管支配占优势，用药后则使血管，特别是小动脉扩张，总外周阻力下降，加上静脉扩张，回心血量减少及心排出量降低，结果使血压明显降低，尤其以坐位或立位血压下降显著。又如在胃肠、膀胱、眼等平滑肌和腺体则以副交感神经支配占优势，因此，用药后出现便秘、尿潴留、扩瞳、口干等效应。

神经节阻断药曾用于抗高血压，由于作用过于广泛，副作用多，易致体位性低血压，易耐受，现仅偶用于治疗高血压危象，降压作用迅速、强大、可靠。也可用于麻醉时控制性降压以减少手术区出血。

美加明

美加明（mecamylamine）为仲胺类化合物，口服易吸收，作用迅速，排泄较慢，降压作用强而持久，维持 4~12 h。易通过血-脑屏障，剂量过大可产生明显的中枢作用。临床用于高血压危象、酒精成瘾时的戒断治疗。不良反应有口干、便秘、尿潴留、体位性低血压、恶心、性功能障碍、视物模糊（复视）、眩晕、肌肉震颤、运动失调等。青光眼、冠脉硬化、肾功能减退者忌用。

樟磺咪芬

樟磺咪芬（trimetaphan）又名阿方那特，是速效、短效神经节阻断药，主要采用静脉注射给药。临床用于高血压危象、外科手术时控制性降压。不良反应与美加明相似。

第二节　骨骼肌松弛药

骨骼肌松弛药简称肌松药，阻断神经肌肉接头处运动终板上的 N_2 受体，阻碍运动神经释放的乙酰胆碱与 N_2 受体结合，干扰神经肌肉间兴奋的正常传递而使骨骼肌松弛。临床作为麻醉辅助药，与麻醉药合用以满足手术时肌肉松弛的要求。按作用机制分为去极化型和非去极化型两大类。

一、去极化型肌松药

去极化型肌松药也称为非竞争性肌松药，其分子结构与 ACh 相似，与运动终板上的 N_2 受体结合，引起与 N_2 受体有关的 Na^+ 通道开放，肌细胞产生与 ACh 相似但较持久的去极化作用，这将引起短暂的肌肉颤动。但去极化型肌松药不像 ACh 那样极其迅速地被 AChE 水解，而是持久地和受体结合，使得受体不能传递更多的神经冲动，此为I相阻滞。随着时间进展，由于 Na^+ 通道关闭，持续的去极化转变为稳定的复极化，从而产生极化反转，使运动终板不能对 ACh 起反应（处于不应状态），以致不再对其后到达的动作电位发生反应，神经肌肉传递阻滞，表现为骨骼肌松弛，此为II相阻滞，此时神经肌肉的阻滞方式已由去极化转变为非去极化。

此类药物的作用特点是：① 最初可出现短暂而不协调的肌束颤动，与药物对不同部位骨骼肌去极化的时间先后不同有关。② 连续应用可产生快速耐受。③ 目前临床应用的只有琥珀胆碱。④ 胆碱酯酶抑制药抑制其代谢，故不仅不能拮抗，反而加强其肌松作用。因此，此类药物过量时不能用新斯的明解救。⑤ 治疗量无神经节阻断作用。

琥珀胆碱

琥珀胆碱（suxamethonium, succinylcholine）又称为司可林，由琥珀酸和两分子胆碱组成。

【体内过程】　口服不易吸收，注射给药。进入血液后迅速被血液和肝脏中的假性胆碱酯酶水解，1 min 内血液中 90% 的琥珀胆碱已被水解。水解过程分两步进行，首先分解成琥珀单胆碱，肌松作用大为减弱，仅为琥珀胆碱的 1/50，然后又缓慢分解成琥珀酸和胆碱，肌松作用消失。约 2% 以原形经肾随尿排出。血浆半衰期 2~4 min。新斯的明抑制假性胆碱酯酶，故能加强和延长琥珀胆碱的作用。

【药理作用】　阻断 N_2 受体，松弛骨骼肌，作用快而短暂，易于控制。一次静脉注射 10~30 mg 后，20 s 即见短暂的肌束颤动，以胸腹部较为明显。1 min 后即转为松弛，2 min 作用达高峰，5 min 作用消失。肌松作用从颈部肌肉开始，逐渐波及肩胛、四肢、腹部。肌松部位以颈部和四肢肌肉最明显，面、舌、咽喉和咀嚼肌次之，对呼吸肌作用最弱，肺通气量仅降低 25%。

【临床应用】　由于对喉肌作用较强、快而短暂，静脉注射给药适用于气管内插管、气管镜、食管镜等短时操作。也可辅助麻醉，在较浅麻醉下获得令人满意的肌肉松弛效果以便于手术，减少全麻药的用量，保证手术安全。为达到长时间的肌松作用可用 5% 葡萄糖溶液配制后静脉滴注给药。本药可引起强烈的窒息感，故清醒患者禁用，可先用硫喷妥钠静脉麻醉后再给琥珀胆碱。

【不良反应】　过量致呼吸肌麻痹，患者窒息，必须备有人工呼吸机。肌束颤动引起肌肉酸痛，25%~50% 的患者手术后出现肩胛、胸腹部肌肉酸痛，术后越早活动越严重，一般 3~5 天后自愈，预先应用非去极化型肌松药或安定可减轻或消除肌肉酸痛。眼外骨骼肌收缩能升高眼内压，青光眼和白内障晶状体摘除术患者禁用。琥珀胆碱使骨骼肌细胞持久去极化，大量的钾离子从骨骼肌细胞内释放到细胞外，使血钾升高，如果患者同时存在大面积软组织挫伤、肾功能损伤等使血钾升高（血钾可升高 20%~30%）的情况应禁用本药，以免引起高钾性心搏骤停。遗传性假性胆碱酯酶缺陷患者和有机磷酸酯类中毒患者对琥珀胆碱高度敏感，应用本药易中毒。琥珀胆碱尚可引起恶性高热，一旦发生，除紧急对症处理外，静脉注射特效药丹曲林可有效降低死亡率。胆碱酯酶抑制药、酯类局麻药、氨基糖苷类药物增强琥珀胆碱的肌松作用，与琥珀胆碱合用时易致呼吸麻痹。

二、非去极化型肌松药

非去极化型肌松药也称竞争性肌松药，与运动终板上的 N_2 受体结合，但无内在活性，不

笔记

激动受体，阻碍 ACh 和 N_2 受体结合，因而使骨骼肌松弛。此类药物在产生肌松作用之前无肌束颤动。胆碱酯酶抑制药可拮抗其肌松作用，故过量用可新斯的明解救。

本类药物多为天然生物碱及其类似物，从化学结构看，属于苄基异喹啉类和类固醇铵类。前者有阿曲库铵、米库氯铵、筒箭毒碱，后者有罗库溴铵、泮库溴铵、维库溴铵，其中筒箭毒碱为经典药物。

筒箭毒碱

南美印第安人用防己科和马钱科植物制成浸膏箭毒，涂于箭头，使中箭动物四肢麻痹而就擒。筒箭毒碱（tubocurarine chloride）是从箭毒中提取出的生物碱，右旋体有活性，左旋体效价低。

【体内过程】 口服难吸收，静脉注射给药。大部分以原形排泄消除（以肾排泄为主，少部分随胆汁排泄），仅少部分在体内代谢。肾功能不全者药物作用时间延长。

【药理作用及临床应用】 静脉注射后 3~4 min 即产生肌松作用，头颈部小肌肉首先松弛，而后波及四肢、颈部、躯干肌肉，继之肋间肌松弛，出现腹式呼吸。如剂量加大，最终可致膈肌麻痹，患者因呼吸停止而死亡，如及时进行人工呼吸，并同用新斯的明解救可挽救生命。肌肉松弛恢复时，其次序与肌松时相反，膈肌麻痹首先恢复。临床上作为麻醉辅助药，用于气管插管和胸腹手术等。其肌松作用减少了麻醉药的用量，大大提高了麻醉的安全性。由于筒箭毒碱的不良反应多且来源有限，故目前临床已少用。

本品还具有神经节阻断和释放组胺作用，可引起心率减慢、血压下降、支气管痉挛和唾液分泌增加等。大剂量引起呼吸肌麻痹时，可进行人工呼吸，并用新斯的明对抗。禁忌证为重症肌无力、支气管哮喘和严重休克。

阿曲库铵

阿曲库铵（atracurium）为苄基异喹啉季铵酯类化合物，属中时效竞争性肌松药。

【体内过程】 注射给药，2~4 min 起效。血浆蛋白结合率为 80%，几乎完全通过霍夫曼降解和血浆胆碱酯酶水解。霍夫曼降解过程为单纯化学反应，不需要酶催化，可在生理 pH 和温度下进行。主要代谢产物从肾脏或随胆汁排泄，消除半衰期为 20 min。阿曲库铵两种消除途径皆不依赖肝肾功能，故适用于肝肾功能不全患者。

【药理作用】 阻断 N_2 胆碱受体，松弛骨骼肌，不引起肌束颤动。注射后 2~4 min 起效，维持 30~40 min。不影响肝肾功能，无蓄积性。对组胺影响小，大剂量可促进组胺释放。

【临床应用】 临床主要用作全麻辅助药物，用于全麻时气管插管及手术中的肌肉松弛。

【不良反应】 皮肤潮红、低血压以及支气管痉挛。

维库溴铵

维库溴铵（vecuronium）为类固醇铵类中时效竞争性肌松药。

【体内过程】 口服难吸收，仅供静脉注射或滴注，不可肌内注射。主要分布于细胞外液。分布半衰期约为 2 min，不通过胎盘。肝脏代谢产物 3-羟基衍生物保留原形药 50% 活性。药物原形及代谢产物主要随胆汁排泄，少部分经肾排泄。肾功能不良时可由肝脏消除来代偿。消除半衰期为 30~80 min。

【药理作用及临床应用】 阻断 N_2 胆碱受体，松弛骨骼肌，不引起肌束颤动。静脉注射后 1 min 起效，3~5 min 达高峰，维持 30~90 min。肌松效能较筒箭毒碱强 3 倍。临床主要用作全麻辅助药物，用于全麻时气管插管及手术中的肌肉松弛。

【不良反应】 过敏反应，同类药之间可发生交叉过敏；组胺释放与类组胺反应；剂量过大时引起呼吸肌麻痹。

其他竞争性肌松药分类及其特点见表 8-1。

笔记

表 8-1　其他竞争性肌松药分类及其特点比较

药物	药理特性	起效时间/min	持续时间/min	消除方式
类固醇铵类				
泮库溴铵 （pancuronium bromide）	长效竞争性肌松药	4~6	120~180	肾脏消除，肝脏代谢和清除
哌库溴铵 （pipecuronium bromide）	长效竞争性肌松药	2~4	80~100	肾脏消除，肝脏代谢和清除
罗库溴铵 （rocuronium bromide）	中效竞争性肌松药	1~2	30~60	肝脏代谢，肾脏消除
苄基异喹啉类				
多库氯铵 （doxacurium chloride）	长效竞争性肌松药	4~6	90~120	肾脏消除，肝脏代谢和清除
米库氯铵 （mivacurium chloride）	短效竞争性肌松药	2~4	12~18	血浆胆碱酯酶水解

📎 相关链接

恶性高热

恶性高热（malignant hyperthermia，MH）是一种遗传性疾病，易感者的骨骼肌细胞膜发育缺陷。但它是一种亚临床疾病，即患者平时无异常表现。全麻过程中，在诱发药物（主要是挥发性麻醉药和琥珀酰胆碱）作用下，肌细胞内钙离子浓度迅速升高，骨骼肌强直性收缩，肌肉产热急剧增加，体温迅速升高（每 5 min 升高 1 ℃），同时产生大量乳酸和二氧化碳，出现酸中毒、低氧血症、高血钾、心律失常等一系列变化，严重时可致患者死亡。咖啡因氟烷离体骨骼肌收缩试验是目前筛查及诊断恶性高热的金标准。恶性高热致病基因目前尚不完全明确。丹曲洛林（dantrolene）是治疗恶性高热的特效药物。治疗的可能机制是通过抑制肌质网内钙离子释放，在骨骼肌兴奋-收缩耦联水平上发挥作用，使骨骼肌松弛。在使用丹曲洛林治疗时，应尽早静脉注射丹曲洛林，以免循环衰竭后，因骨骼肌血流灌注不足，导致丹曲洛林不能到达作用部位而充分发挥肌松作用。

🏥 制剂及用法

氯化琥珀胆碱（succinylcholine chloride）　注射剂，50 mg/mL，100 mg/mL。短时外科手术常用剂量为 0.2~1.0 mg/kg，静脉注射。为延长肌松作用时间，可用 5% 葡萄糖配制成 0.1% 溶液静脉滴注，速度为 20~40 μg/kg。

氯化筒箭毒碱（tubocurarine chloride）　注射剂，10 mg/mL，剂量为 75~150 μg/kg。

维库溴铵（vecuronium bromide）　注射剂，2 mg，4 mg，10 mg（附有溶剂）。静脉注射常用量为 70~100 μg/kg。

📑 复习思考题

1. 简述琥珀胆碱的不良反应的药理学基础。
2. 简述新斯的明对琥珀胆碱及筒箭毒碱作用的影响及机理。

（江苏大学医学院　徐　霞）

笔记

第九章

肾上腺素受体激动药

学习目标

1. 掌握：肾上腺素、去甲肾上腺素、异丙肾上腺素和多巴胺的药理作用、临床应用和主要不良反应。

2. 熟悉：麻黄碱的作用机理和临床应用。

3. 了解：间羟胺、去氧肾上腺素、多巴酚丁胺等其他肾上腺素受体激动药。

肾上腺素受体激动药（adrenoreceptor agonists）是一类化学结构及药理作用和肾上腺素、去甲肾上腺素相似的药物，与肾上腺素受体结合并激动受体，产生肾上腺素样作用，又称拟肾上腺素药（adrenomimetic drugs）。它们都是胺类，作用亦与兴奋交感神经的效应相似，故又称拟交感胺类（sympathomimetic amines）。

第一节　构效关系及分类

一、构效关系

肾上腺素受体激动药的基本化学结构是 β-苯乙胺（β-phenylethylamine）。当苯环 α 位或 β 位碳原子的氢及末端氨基被不同基团取代时，可人工合成多种肾上腺素受体激动药。这些基团既影响药物对 α、β 受体的亲和力，具有激动受体的能力，也影响药物的体内过程。

① 苯环上化学基团的不同。肾上腺素、去甲肾上腺素、异丙肾上腺素和多巴胺等在苯环第 3、4 位碳上都有羟基，形成儿茶酚，故称儿茶酚胺类（catecholamines）。它们在外周产生明显的 α、β 受体激动作用，易被儿茶酚邻位转移酶（COMT）灭活，作用时间短，对中枢作用弱。如果去掉一个羟基，其外周作用将减弱，而作用时间延长，口服生物利用度增加；去掉两个羟基，则外周作用减弱，中枢作用增强，如麻黄碱。

② 烷胺侧链 α 碳原子上的氢被取代。如被甲基取代（间羟胺和麻黄碱），则不易被单胺氧化酶（MAO）代谢，作用时间延长；易被摄取-1 摄入，在神经元内存在时间长，促进递质释放。

③ 氨基氢原子被取代。药物对 α、β 受体的选择性将发生变化。去甲肾上腺素氨基末端的氢被甲基取代，则为肾上腺素，可增强对 β_1 受体的活性；被异丙基取代，则为异丙肾上腺素，可进一步增强对 β_1、β_2 受体的作用，而对 α 受体的作用逐渐减弱。虽然去氧肾上腺素的氨基上的氢被甲基取代，但由于苯环上缺少 4 位碳羟基，仅保留其对 α 受体的作用，而对 β 受体无明显作用。取代基团从甲基到叔丁基，仅对 α 受体的作用逐渐减弱，对 β 受体的作用却逐渐增强。

笔记

④ 光学异构体碳链上的 α 碳和 β 碳如被其他基团取代，可形成光学异构体。在 α 碳上形成的左旋体，外周作用较强，如左旋去甲肾上腺素的作用比右旋体强 10 倍以上。在 α 碳上形成的右旋体，中枢兴奋作用较强，如右旋苯丙胺的中枢作用强于左旋苯丙胺。

二、分类

按其对不同肾上腺素受体亚型的选择性分为三大类：① α 肾上腺素受体激动药（α-adrenoreceptor agonists，α 受体激动药）；② α、β 肾上腺素受体激动药（α，β-adrenoreceptor agonists，α、β 受体激动药）；③ β 肾上腺素受体激动药（β-adrenoreceptor agonists，β 受体激动药）（表 9-1）。

表 9-1 拟肾上腺素药的分类及基本作用比较

分类	药物	对不同肾上腺素受体作用的比较			作用方式	
		α 受体	β₁ 受体	β₂ 受体	直接作用于受体	释放递质
α 受体激动药	去甲肾上腺素	+++	++	±	+	
	间羟胺	++	+	±	+	+
	去氧肾上腺素	++	±	±	+	±
	甲氧明	++	−	−	+	−
α、β 受体激动药	肾上腺素	++++	+++	+++	+	
	多巴胺	+	++	±	+	
	麻黄碱	++	++	++	+	+
β 受体激动药	异丙肾上腺素	−	+++	+++	+	
	多巴酚丁胺	+	++	+	+	±

注：+~++++表示作用的强弱；±表示弱阳性作用；−表示无作用。

第二节 α 肾上腺素受体激动药

去甲肾上腺素

去甲肾上腺素（noradrenaline，NA；norepinephrine，NE）是去甲肾上腺素能神经末梢释放的主要递质，肾上腺髓质亦少量分泌。药用的 NA 是人工合成品，化学性质不稳定，见光、遇热易分解，在中性尤其在碱性溶液中迅速氧化变色而失效，在酸性溶液中较稳定，常用其重酒石酸盐。

【体内过程】 口服因局部作用使胃黏膜血管收缩而影响其吸收，在肠内易被碱性肠液破坏；皮下注射时，因血管剧烈收缩吸收很少，且易发生局部组织坏死，故一般采用静脉滴注给药。外源性去甲肾上腺素不易透过血-脑屏障，很少到达脑组织。内源性和外源性去甲肾上腺素大部分被神经末梢摄取后，进入囊泡贮存（摄取-1）；被非神经细胞摄取者，大多被 COMT 和 MAO 代谢而失活（摄取-2）。代谢产物为活性很低的间甲去甲肾上腺素，其中一部分再经 MAO 的作用，脱胺形成 3-甲氧基-4-羟基扁桃酸（vanillyl mandelic acid，VMA），后者可与硫酸或葡萄糖醛酸结合，经肾脏排泄。由于去甲肾上腺素进入机体迅速被摄取和代谢，故作用短暂。

【药理作用】 激动 α 受体作用强大，对 α₁ 和 α₂ 受体无选择性。对心脏 β₁ 受体作用较弱，对 β₂ 受体几乎无作用。

1）血管　激动血管 α₁ 受体，使血管收缩，主要使小动脉和小静脉收缩。皮肤黏膜血管收缩最明显，其次是肾脏血管。此外，脑、肝、肠系膜甚至骨骼肌血管也呈收缩反应。动脉收缩使血流量减少，静脉的显著收缩使总外周阻力增加。冠状血管舒张，主要是由心脏兴奋、心肌的代谢产物（腺苷等）增加所致，同时因血压升高，提高冠状血管的灌注压，故冠脉流量增加。激动血管壁的去甲肾上腺素能神经末梢突触前膜 α₂ 受体，抑制去甲肾上腺素释放。

2）心脏　较弱激动心脏的 β₁ 受体，使心肌收缩性增强，心率加快，传导加速，心排出量增加。在整体情况下，心率由于血压升高而反射性减慢；另外，由于药物的强烈血管收缩作用，总外周阻力增高，增加了心脏的射血阻力，使心排出量不变或下降。剂量过大时，心脏自动节律性增强，可能引起心律失常，但较肾上腺素少见。

3）血压　小剂量静脉滴注，血管收缩作用尚不十分剧烈时，由于心脏兴奋使收缩压升高，而舒张压升高不明显，故脉压增大（图 9-1）。剂量较大时，因血管强烈收缩使外周阻力明显增高，故收缩压升高的同时舒张压也明显升高，脉压减小。

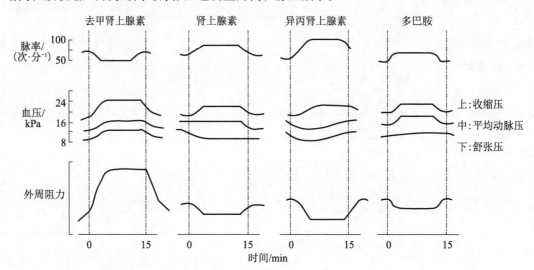

静脉滴注，除多巴胺 500 μg/min 外，其余均为 10 μg/min。

图 9-1　去甲肾上腺素、肾上腺素、异丙肾上腺素及多巴胺作用比较

4）其他　对机体代谢的影响较弱，仅在大剂量时才出现血糖升高。对中枢神经系统的作用较弱。对于孕妇，可增加子宫收缩的频率。

【临床应用】　去甲肾上腺素仅限于用于早期神经源性休克以及嗜铬细胞瘤切除后或药物中毒时低血压的治疗。本药稀释后口服，可使食管和胃黏膜血管收缩，产生局部止血作用。

【不良反应】

1）局部组织缺血坏死　静脉滴注时间过长、浓度过高或药液漏出血管，可引起局部组织缺血坏死，如发现外漏或注射部位皮肤苍白，应停止注射或更换注射部位，进行热敷，并用 α 受体阻断药酚妥拉明做局部浸润注射，以扩张血管。

2）急性肾衰竭　滴注时间过长或剂量过大，可使肾脏血管剧烈收缩，出现少尿、无尿和肾实质损伤现象，故用药期间尿量应保持在每小时 25 mL 以上。

伴有高血压、动脉硬化、器质性心脏病、少尿、无尿、严重微循环障碍的患者及孕妇禁用。

间羟胺

间羟胺（metaraminol，阿拉明，aramine）为 α₁、α₂ 肾上腺素受体激动药，既有直接对肾上腺素受体的激动作用，也有通过释放 NA 而发挥的间接作用。主要作用是收缩血管、升高血

压，升压作用比 NA 弱、缓慢而持久。间羟胺可静滴也可肌内注射，临床上作为去甲肾上腺素的代用品，用于各种休克早期及手术后或脊髓麻醉后的休克。也可用于阵发性房性心动过速，特别是对伴有低血压的患者，可反射性减慢心率，并可能对窦房结有直接抑制作用，使心率恢复正常。

去氧肾上腺素和甲氧明

去氧肾上腺素（neosynephrine，苯肾上腺素，phenylephrine）和甲氧明（methoxamedrine，甲氧胺，methoxamine）都是人工合成品。作用机制与间羟胺相似，不易被 MAO 代谢，可直接和间接地激动 α_1 受体，又称 α_1 受体激动药。作用与去甲肾上腺素相似但较弱，一般剂量时对 β 受体的作用不明显，高浓度的甲氧明具有阻断 β 受体的作用。在升高血压的同时，肾血流量的减少比去甲肾上腺素更为明显。作用维持时间较久，除静脉滴注外也可肌内注射。用于抗休克及防治脊髓麻醉或全身麻醉的低血压。甲氧明与去氧肾上腺素均能通过收缩血管、升高血压，使迷走神经反射性兴奋而减慢心率，临床可用于阵发性室上性心动过速。去氧肾上腺素还能兴奋瞳孔扩大肌，使瞳孔扩大，作用较阿托品弱，持续时间较短，一般不引起眼内压升高（老年人虹膜角膜角狭窄者可能引起眼内压升高）和调节麻痹，在眼底检查时作为快速短效的扩瞳药。

羟甲唑啉和阿可乐定

羟甲唑啉（oxymetazoline，氧甲唑啉）和可乐定的衍生物阿可乐定（apraclonidine）是外周突触后膜 α_2 受体激动药。羟甲唑啉收缩血管，滴鼻用于治疗鼻黏膜充血和鼻炎，常用 0.05% 羟甲唑啉，作用在几分钟内发生，可持续数小时。偶见局部刺激症状，小儿用后可致中枢神经系统症状：2 岁以下儿童禁用。阿可乐定主要利用其降低眼压的作用，用于青光眼的短期辅助治疗，特别在激光疗法之后，可预防眼压回升。

中枢 α_2 受体激动药包括可乐定（clonidine）及甲基多巴（methyldopa）。

右美托咪定

右美托咪定（dexmedetomidine）是美托咪定（medetomidine）的右旋异构体，对中枢 α_2 肾上腺素受体的选择性强，具有抗交感、镇静和镇痛作用，其药理作用主要与激动 α_2 受体亚型相关，本品通过激动突触前膜 α_2 受体，抑制去甲肾上腺素的释放，可终止疼痛信号的传导；通过激动突触后膜 α_2 受体，抑制交感神经活性，可引起血压和心率的下降；与脊髓内的 α_2 受体结合后产生镇痛、镇静作用及缓解焦虑。临床上适用于重症监护治疗期间开始插管和使用呼吸机患者的镇静；术前用药还可减少麻醉剂如氯胺酮、地氟烷、异氟烷的用药剂量，减轻拟交感胺类药引起的血流动力学紊乱。常见不良反应是低血压与心动过缓。

第三节　α、β 肾上腺素受体激动药

肾上腺素

肾上腺素（adrenaline，epinephrine）是肾上腺髓质的主要激素，其生物合成主要是在髓质嗜铬细胞中首先形成去甲肾上腺素，然后进一步经苯乙胺-N-甲基转移酶（phenylethanolamine-N-methyltransferase，PNMT）的作用，使去甲肾上腺素甲基化形成肾上腺素。药用肾上腺素可从家畜肾上腺提取或人工合成。理化性质与去甲肾上腺素相似。肾上腺素化学性质不稳定，见光易失效；在中性，尤其是碱性溶液中，易氧化变色失去活性。

【体内过程】　口服后在碱性肠液、肠黏膜及肝内易被破坏、氧化失效，不能达到有效血药浓度。皮下注射因能收缩血管，故吸收缓慢，作用维持 1 h 左右。肌内注射的吸收速度远较

笔记

皮下注射快，作用维持 10~30 min。肾上腺素在体内的摄取与代谢途径与去甲肾上腺素相似。静脉注射或滴注肾上腺素 96 h 后主要以代谢产物和少量原形经肾排泄。

【药理作用及作用机制】　肾上腺素主要激动 α 和 β 受体。作用与机体的生理病理状态、靶器官中肾上腺素受体亚型的分布、整体的反射作用和神经末梢突触间隙的反馈调节等因素有关。

1）心脏　作用于心肌、传导系统和窦房结的 $β_1$ 和 $β_2$ 受体，加强心肌收缩性，加速传导，加快心率，增强心肌的兴奋性。对离体心肌的 β 型作用特征是加快收缩性发展的速率（正性缩率作用，positive klinotropic effect）。由于心肌收缩力增强，心率加快，故心排出量增加。肾上腺素舒张冠状血管，改善心肌的血液供应，且作用迅速。肾上腺素兴奋心脏，增强心肌代谢，使心肌耗氧量增加，剂量过大或静脉注射过快可引起心律失常，出现期前收缩，甚至引起心室纤颤；当患者处于心肌缺血、缺氧及心力衰竭时，肾上腺素有可能使病情加重或引起快速型心律失常，如期前收缩、心动过速，甚至心室纤颤。

2）血管　激动血管平滑肌上的 α 受体，血管收缩；激动 $β_2$ 受体，血管舒张。体内各部位血管的肾上腺素受体的种类和密度各不相同，所以肾上腺素对血管的作用取决于各器官血管平滑肌上 α、$β_2$ 受体的分布密度以及给药剂量的大小。小动脉及毛细血管前括约肌血管壁的肾上腺素受体密度高，血管收缩较明显；皮肤、黏膜、肾和胃肠道等器官的血管平滑肌 α 受体在数量上占优势，故以皮肤、黏膜血管收缩最为强烈；内脏血管，尤其是肾血管，也显著收缩；对脑和肺血管收缩作用十分微弱，有时由于血压升高而被动地舒张；而静脉和大动脉的肾上腺素受体密度低，故收缩作用较弱。而在骨骼肌和肝脏的血管平滑肌上 $β_2$ 受体占优势，故小剂量的肾上腺素往往使这些血管舒张。肾上腺素也能舒张冠状血管，此作用可在不增加主动脉血压时发生，可能由下述 3 个因素引起：① 兴奋冠状血管 $β_2$ 受体，血管舒张；② 心脏的收缩期缩短，相对延长舒张期；③ 肾上腺素引起心肌收缩力增强和心肌耗氧量增加，从而促使心肌细胞释放扩血管的代谢产物腺苷（adenosine）。

3）血压　在皮下注射治疗量肾上腺素或低浓度静脉滴注时，由于心脏兴奋，皮肤黏膜血管收缩，使收缩压和舒张压升高（图 9-1）；由于骨骼肌血管的舒张作用，抵消或超过了皮肤黏膜血管收缩作用的影响，故舒张压不变或下降；此时脉压增大，身体各部位血液重新分配，以利于满足紧急状态下机体能量供应的需要。较大剂量静脉注射时，缩血管反应使收缩压和舒张压均升高。肾上腺素的典型血压改变多为双相反应，即给药后迅速出现明显的升压作用，而后出现微弱的降压反应，后者持续作用时间较长。如预给 α 受体阻断药，肾上腺素的升压作用可被翻转，呈现明显的降压反应，表现出肾上腺素对血管 $β_2$ 受体的激动作用。

4）平滑肌　肾上腺素对平滑肌的作用主要取决于器官组织上的肾上腺素受体的类型。激动支气管平滑肌的 $β_2$ 受体，发挥强大的舒张支气管作用，并能抑制肥大细胞释放组胺等过敏性物质。激动支气管黏膜血管的 α 受体，使血管收缩，降低毛细血管的通透性，有利于消除支气管黏膜水肿，使 $β_1$ 受体占优势的胃肠平滑肌张力降低，自发性收缩频率降低、幅度减小；对子宫平滑肌的作用与性周期、充盈状态和给药剂量有关，妊娠末期能抑制子宫张力和收缩。肾上腺素的 β 受体激动作用可使膀胱逼尿肌舒张，α 受体激动作用使三角肌和括约肌收缩，由此引起排尿困难和尿潴留。

5）代谢　肾上腺素能增强机体代谢，治疗剂量可使耗氧量升高 20%~30%。在人体，由于 α 受体和 $β_2$ 受体的激动都可能致肝糖原分解，而肾上腺素兼具 α、β 作用，故其升高血糖作用较去甲肾上腺素显著。此外，肾上腺素降低外周组织对葡萄糖的摄取，部分原因与抑制胰岛素的释放有关。肾上腺素激活甘油三酯酶加速脂肪分解，使血液中游离脂肪酸水平升高，可能与激动 $β_1$、$β_3$ 受体有关。

6）中枢神经系统　肾上腺素不易透过血-脑屏障，治疗量时一般无明显中枢兴奋现象，大剂量时出现中枢兴奋症状，如激动、呕吐、肌强直，甚至惊厥等。

【临床应用】

1）抢救心搏骤停　用于溺水、麻醉和手术过程中的意外、药物中毒、传染病和心脏传导阻滞等所致心搏骤停的抢救，可用肾上腺素做心室内注射，使心脏重新起搏，同时采取心脏按压、人工呼吸和纠正酸中毒等措施。对电击所致的心搏骤停用肾上腺素配合心脏除颤器或利多卡因等除颤。

2）治疗过敏性疾病

① 过敏性休克：肾上腺素激动 α 受体，收缩小动脉和毛细血管前括约肌，降低毛细血管的通透性；激动 β 受体可改善心功能，缓解支气管痉挛；减少过敏介质释放，扩张冠状动脉，可迅速缓解过敏性休克的临床症状，挽救患者的生命，为治疗过敏性休克的首选药。应用时一般肌内或皮下注射给药，严重病例亦可用生理盐水稀释 10 倍后缓慢静脉注射，但必须控制注射速度和用量，以免引起血压骤升及心律失常等不良反应。

② 支气管哮喘：本品由于不良反应严重，仅用于急性发作者。

③ 血管神经性水肿及血清病：肾上腺素可迅速缓解血管神经性水肿、血清病、荨麻疹、枯草热等变态反应性疾病的症状。

3）局部应用　肾上腺素与局麻药配伍，可延缓局麻药的吸收，延长局麻药作用时间。一般局麻药中肾上腺素的浓度为 1∶250000，一次用量不超过 0.3 mg。将浸有肾上腺素的纱布或棉球（0.1%）用于鼻黏膜和齿龈表面，可使微血管收缩，用于局部止血。

4）治疗青光眼　通过促进房水流出以及使 β 受体介导的眼内反应脱敏感化，降低眼内压。

【不良反应】　主要不良反应为心悸、烦躁、头痛和血压升高等。剂量过大时，α 受体过度兴奋使血压骤升，有发生脑出血的危险，故老年人慎用。当 β 受体兴奋过强时，可使心肌耗氧量增加，引起心肌缺血和心律失常，甚至心室纤颤，故应严格控制剂量。禁用于高血压、脑动脉硬化、器质性心脏病、糖尿病和甲状腺功能亢进症患者等。

多巴胺

多巴胺（dopamine，DA）是去甲肾上腺素生物合成的前体，药用的多巴胺是人工合成品。

【体内过程】　口服后易在肠和肝中被破坏而失效。一般静脉滴注给药，多巴胺在体内迅速经 MAO 和 COMT 代谢灭活，故作用时间短暂。因为多巴胺不易透过血-脑屏障，所以外源性多巴胺无中枢作用。

【药理作用】　多巴胺主要激动 α、β 受体和外周的多巴胺受体，并促进神经末梢释放 NA。

1）心血管　多巴胺对心血管的作用与用药浓度有关，低浓度时主要与位于肾脏、肠系膜和冠脉的多巴胺受体（D_1）结合，通过激活腺苷酸环化酶，使细胞内 cAMP 水平提高而导致血管舒张。高浓度的多巴胺可作用于心脏 β_1 受体，使心肌收缩力增强，心排出量增加。

2）血压　高剂量多巴胺可增大收缩压，但对舒张压无明显影响或舒张压轻微增大，脉压增大。由于心排出量增加，而肾和肠系膜血管阻力降低，其他血管阻力基本不变，故总外周阻力变化不大。继续增加给药浓度，多巴胺可激动血管的 α 受体，导致血管收缩，引起总外周阻力增加，使血压升高，这一作用可被 α 受体阻断药所拮抗。

3）肾脏　多巴胺在低浓度时作用于 D_1 受体，舒张肾血管，使肾血流量增加，肾小球的滤过率也增加。同时多巴胺具有排钠利尿作用，可能是多巴胺直接对肾小管 D_1 受体的作用。大剂量时兴奋肾血管的 α 受体，可使肾血管明显收缩。

【临床应用】　用于治疗各种休克，如感染中毒性休克、心源性休克及出血性休克等。多巴胺作用时间短，需静脉滴注，可根据需要逐渐增加剂量。滴注给药时必须适当补充血容量，纠正酸中毒。用药时应监测心功能变化。

多巴胺与利尿药联合应用于急性肾衰竭的治疗。对急性心功能不全，具有改善血流动力学的作用。

【不良反应】　一般较轻，偶见恶心、呕吐。如剂量过大或滴注太快可出现心动过速、心律失常和肾血管收缩导致肾功能降低等，一旦发生，应减慢滴注速度或停药。如仍不消失，可用酚妥拉明拮抗。

与单胺氧化酶抑制剂或三环类抗抑郁药合用时，多巴胺剂量应酌减。室性心律失常、闭塞性血管病、心肌梗死、动脉硬化和高血压患者慎用。嗜铬细胞瘤患者禁用。

麻黄碱

麻黄碱（ephedrine）是从中药麻黄中提取的生物碱。两千多年前的《神农本草经》即有麻黄能"止咳逆上气"的记载。麻黄碱现已人工合成，药用其左旋体或消旋体。

【体内过程】　口服易吸收，可通过血-脑屏障。小部分在体内经脱胺氧化而被代谢，大部分以原形经肾排泄，消除缓慢，故作用较肾上腺素持久。$t_{1/2}$ 为 3~6 h。

【药理作用】　麻黄碱可直接和间接激动肾上腺素受体，它的直接作用在不同组织可表现为激动 α_1、α_2、β_1 和 β_2 受体，另外可促进肾上腺素能神经末梢释放去甲肾上腺素而发挥间接作用。与肾上腺素比较，麻黄碱具有下列特点：① 化学性质稳定，口服有效；② 拟肾上腺素作用弱而持久；③ 中枢兴奋作用较显著；④ 易产生快速耐受性。

1）心血管　兴奋心脏，使心肌收缩力加强、心输出量增加。在整体情况下由于血压升高，反射性减慢心率，此作用可抵消其直接加快心率的作用，故心率变化不大。麻黄碱的升压作用出现缓慢，但维持时间较长。

2）支气管平滑肌　松弛支气管平滑肌作用较肾上腺素弱，起效慢，作用持久。

3）中枢神经系统　具有较显著的中枢兴奋作用，较大剂量可兴奋大脑和皮质下中枢，引起精神兴奋、不安和失眠等。

4）快速耐受性　麻黄碱短期内反复给药，作用逐渐减弱，称为快速耐受性（tachyphylaxis），也称脱敏（desensitization）。停药后可以恢复。每日用药少于 3 次则快速耐受性一般不明显。麻黄碱的快速耐受性产生的机制，一般认为有受体逐渐饱和与递质逐渐耗损两种因素。

【临床应用】

① 用于预防支气管哮喘发作和轻症的治疗，对于重症急性发作疗效较差。

② 消除鼻黏膜充血所引起的鼻塞，常用 0.5%~1.0% 溶液滴鼻，可明显改善黏膜肿胀。

③ 防治某些低血压状态，如用于防治硬膜外和蛛网膜下腔麻醉所引起的低血压。

④ 缓解荨麻疹和血管神经性水肿的皮肤黏膜症状。

【不良反应】　有时出现中枢兴奋所致的不安、失眠等，晚间服用宜加镇静催眠药防止失眠。连续滴鼻治疗过久，可产生反跳性鼻黏膜充血或萎缩。禁忌证同肾上腺素。

伪麻黄碱

伪麻黄碱（pseudoephedrine）是麻黄碱的立体异构物，作用与麻黄碱相似，但升压作用和中枢作用较弱。口服易吸收，不易被 MAO 代谢，大部分以原形经肾排泄，$t_{1/2}$ 约数小时，主要用于消除鼻黏膜充血。不良反应参见麻黄碱。

美芬丁胺

美芬丁胺（mephentermine）为 α、β 受体激动药，药理作用与麻黄碱相似，通过直接作用于肾上腺素受体和间接促进递质释放两种机制发挥作用。本药能增强心肌收缩力，增加心排出量，略增加外周血管阻力，使收缩压和舒张压升高。其兴奋心脏的作用比异丙肾上腺素弱而持久。加快心率的作用不明显，较少引起心律失常。与麻黄碱相似，也具有中枢兴奋作用。

笔记

主要用于腰麻时预防血压下降，也可用于治疗心源性休克或其他低血压，此外尚可用0.5%溶液滴鼻治疗鼻炎。本药可产生中枢兴奋症状，特别是过量时，可出现焦虑、精神兴奋，也可致血压过高和心律失常等。甲状腺功能亢进患者禁用，失血性休克患者慎用。

第四节 β肾上腺素受体激动药

异丙肾上腺素

异丙肾上腺素（isoprenaline，isoproterenol）是人工合成品，药用其盐酸盐，化学结构是去甲肾上腺素氨基上的氢原子被异丙基所取代，是经典的 β_1、β_2 受体激动药。

【体内过程】　口服易在肠黏膜与硫酸基结合而失效；气雾剂吸入给药，吸收较快；舌下含药因能舒张局部血管，少量可从黏膜下的舌下静脉丛迅速吸收。吸收后主要在肝及其他组织中被 COMT 所代谢。异丙肾上腺素较少被 MAO 代谢，也较少被去甲肾上腺素能神经所摄取，因此其作用维持时间较肾上腺素略长。

【药理作用】　主要激动 β 受体，对 β_1 和 β_2 受体选择性很低。对 α 受体几乎无作用。

1）心脏　对心脏 β_1 受体具有强大的激动作用，表现为正性肌力和正性频率作用，缩短收缩期和舒张期。与肾上腺素相比，异丙肾上腺素加快心率、加速传导的作用较强，心肌耗氧量明显增加，对窦房结有显著兴奋作用，也能引起心律失常，但较少产生心室颤动。

2）血管和血压　对血管有舒张作用，主要是激动 β_2 受体使骨骼肌血管舒张，对肾血管和肠系膜血管舒张作用较弱，对冠状血管也有舒张作用，也有增加组织血流量的作用。心脏兴奋和外周血管舒张，使收缩压升高而舒张压略降低（图9-1），此时冠脉血流量增加；但如静脉注射给药，则可引起舒张压明显降低，冠状血管的灌注压降低，冠脉有效血流量不增加。

3）支气管平滑肌　可激动 β_2 受体，舒张支气管平滑肌，作用比肾上腺素略强，并具有抑制组胺等过敏性物质释放的作用。但其对支气管黏膜的血管无收缩作用，故消除黏膜水肿的作用不如肾上腺素。久用可产生耐受性。

4）其他　能增加肝糖原、肌糖原分解，增加组织耗氧量。其升高血中游离脂肪酸作用与肾上腺素相似，而升高血糖作用较弱。

【临床应用】

1）抢救心搏骤停　异丙肾上腺素对停搏的心脏具有起搏作用，使心脏恢复跳动。适用于心室自身节律缓慢、高度房室传导阻滞或窦房结功能衰竭而并发的心搏骤停的抢救，常与去甲肾上腺素或间羟胺合用于心室内注射。

2）治疗房室传导阻滞　舌下含药或静脉滴注给药，治疗Ⅱ度、Ⅲ度房室传导阻滞。

3）治疗支气管哮喘　用于控制支气管哮喘急性发作，舌下或喷雾给药，疗效快而强。

4）抗休克　适用于中心静脉压高、心输出量低的感染性休克的抢救，但要注意补液及避免心脏毒性。目前临床已少用。

【不良反应】　常见的是心悸、头晕。用药过程中应注意控制心率。若支气管哮喘患者已处于缺氧状态，又因气雾剂剂量不易掌握，如剂量过大，可致心肌耗氧量增加，引起心律失常，甚至导致患者发生危险的心动过速及心室颤动。禁用于冠心病、心肌炎和甲状腺功能亢进症患者等。

多巴酚丁胺

多巴酚丁胺（dobutamine）为人工合成品，其化学结构和体内过程与多巴胺相似，口服无效，仅供静脉注射给药。

笔记

多巴酚丁胺是含有右旋多巴酚丁胺和左旋多巴酚丁胺的消旋体。前者阻断 α_1 受体，后者激动 α_1 受体，对 α 受体的作用因此而抵消。两者都激动 β 受体，但前者激动 β 受体作用为后者的 10 倍。消旋多巴酚丁胺的作用是两者的综合结果，主要表现为激动 β_1 受体。

与异丙肾上腺素相比，本品的正性肌力作用比正性频率作用显著。多巴酚丁胺很少增加心肌耗氧量，也较少引起心动过速；静滴速度过快或浓度过高时，引起心率加快。这可能是由外周阻力变化不大和心脏 β_1 受体激动时正性肌力作用的参与引起的。外周阻力稳定可能是因为 α_1 受体介导的血管收缩作用与 β_2 受体介导的血管舒张作用相抵消。

【临床应用】　主要用于治疗心肌梗死并发心力衰竭，多巴酚丁胺可增加心肌收缩力，增加心输出量和降低肺毛细血管楔压，并使左室充盈压明显降低，使心功能改善，继发地促进排钠、排水、增加尿量，有利于消除水肿。

【不良反应】　用药期间可引起血压升高、心悸、头痛、气短等不良反应。偶致室性心律失常。

其他 β_1 受体激动药有普瑞特罗（prenalterol）、扎莫特罗（xamoterol）等，主要用于慢性充血性心力衰竭的治疗。

β 受体激动药还包括选择性激动 β_2 受体的药物，常用的药物有沙丁胺醇（salbutamol，羟甲叔丁肾上腺素）、特布他林（terbutaline，间羟叔丁肾上腺素）、克仑特罗（clenbuterol，双氯醇胺）、奥西那林（orciprenaline，间羟异丙肾上腺素）、沙美特罗（salmeterol）等，临床主要用于支气管哮喘的治疗。

米拉贝隆

米拉贝隆（mirabegron）是一种选择性 β_3 肾上腺素受体激动药，目前上市药品为缓释片剂，用于治疗膀胱过度活动症，伴有急迫性尿失禁、尿急和尿频者。高血压患者慎用。近年来，选择性激动 β 受体的药物开发主要集中在抗肥胖、抗糖尿病、解除胃肠道平滑肌痉挛及抗炎等方面。

📎 相关链接

麻黄碱的发现

麻黄收录于《中国药典》，因《本草纲目》说"其味麻，其色黄"而得名，有"发汗散寒，宣肺平喘，利水消肿"之功效。是谁最早发现了麻黄碱的作用呢？他就是现代中药药理学研究的创始人——药理学家陈克恢（1898—1988）教授。陈克恢教授的舅父是位名中医，陈教授幼年时常在中药房里读书玩耍，目睹舅父看病开方，再到那个有许多小抽屉的柜子里照着药方抓草药，或用纸包好，或用水煎好。很多时候都是药到病除。耳濡目染，陈克恢对中药的兴趣越来越浓。正是从舅舅那里，他知道了中药麻黄。1918 年，他赴美留学，立志用科学方法研究中药。1923 年，因母亲病重，他返回北京，受聘任协和医学院药理系助教，开始着手研究中药麻黄。他从麻黄中提取到一种生物碱结晶，即左旋麻黄碱。但遗憾的是，通过查阅文献，他得知日本学者长井长义（1845—1929）早于 1887 年即已分离此碱，并将其命名为 ephdrine。但当时只知道它能扩大瞳孔，不知道其他药理作用。接下来，他的助手冯志东继续深入研究，提取了麻黄碱和右旋伪麻黄碱，还分析了世界各地产的麻黄草，确认只有中国和东南亚地区产的麻黄草含左旋麻黄碱，并证明它可以治疗过敏性疾病、干草热和支气管哮喘，还可用于脊椎麻醉，以防血压下降。陈克恢与同事斯密特教授合作，用狗进行试验，证明麻黄碱与肾上腺素和酪胺具有同样的作用。他们发现，将 1~5 mg 麻黄碱静脉注射给麻醉了的狗或毁脑脊髓猫，可使其颈动脉压长时间升高，心肌收缩力增强，血管收缩，支气管舒张，也可使离体子宫加速收缩，对中枢神经有兴奋作用；滴入眼内，可引起瞳孔散大。这些作用都和肾上腺素相同，所不同的是，麻黄碱口服有效，作用时间长，且毒性较低。1924 年，陈克恢在最权威的药理杂志上报告了这一发现，并在美国实验生物学与医学学会北京分会上作了初步报告，宣布麻黄碱有拟交感神经作用。凭借对麻黄碱的系统研究，陈克恢一举成名。

🧰 制剂及用法

重酒石酸去甲肾上腺素（noradrenaline bitartrate）　注射剂，2 mg 相当于去甲肾上腺素 1 mg，一般以 2 mg 本品加于 500 mL 5% 葡萄糖注射液中，静脉滴注，每分钟滴入 0.004～0.008 mg。

重酒石酸间羟胺（metaraminol bitartrate）　注射剂，19 mg 相当于间羟胺 10 mg，肌内注射，间羟胺每次 10 mg；或 10～20 mg 以 100 mL 葡萄糖注射液稀释后静脉滴注。极量：静脉滴注，每次 100 mg（每分钟 0.2～0.4 mg）。

盐酸去氧肾上腺素（phenylephrine hydrochloride）　注射剂，肌内注射，每次 2～5 mg；或 10 mg 以 100 mL 葡萄糖注射液稀释后静脉滴注。极量：肌内注射，每次 10 mg；静脉滴注，每分钟 0.18 mg。

盐酸甲氧明（methoxamine hydrochloride）　注射剂，肌内注射，每次 10～20 mg；或缓慢静脉注射，每次 5～10 mg；或每次 20 mg，用葡萄糖注射液稀释，缓慢静脉滴注。极量：肌内注射，每次 20 mg，60 mg/d；静脉注射，每次 10 mg。

羟甲唑啉（oxymetazoline）　滴鼻，成人和 6 岁以上儿童一次 1～3 滴，早晨和睡前各 1 次。

阿可乐定（apraclonidine）　滴眼，0.5% 滴眼剂，2 次/日。

盐酸右美托咪定（dexmedetomidine hydrochloride）　注射剂，给药前本品需使用 0.9% 氯化钠溶液稀释。连续输注不可超过 24 h。成人开始 10 min 内静脉输注负荷剂量为 1 mg/kg，随后以每小时 0.2～0.7 mg/kg 输注维持剂量。维持剂量的输注速率应调整至获得期望的镇静效果。

盐酸肾上腺素（adrenaline hydrochloride）　注射剂，皮下或肌内注射，每次 0.25～0.5 mg。必要时可心室内注射，每次 0.25～0.5 mg，用生理盐水稀释 10 倍。极量：皮下注射，每次 1 mg。

盐酸多巴胺（dopamine hydrochloride）　注射剂，20 mg 加入 200～500 mL 5% 葡萄糖注射液内，静脉滴注，75～100 μg/min。极量：静脉滴注，每分钟 20 μg/kg。

盐酸麻黄碱（ephedrine hydrochloride）　口服，每次 25 mg，3 次/日。皮下或肌内注射，每次 15～30 mg。极量：口服、皮下或肌内注射，每次 0.06 g，0.15 μg/d。

伪麻黄碱（pseudoephedrine）　口服，成人每次 30～60 mg，3 次/日。

硫酸异丙肾上腺素（isoprenaline sulfate）　注射剂，静脉滴注，以 0.1～0.2 mg 加于 100～200 mL 5% 葡萄糖注射液中，每分钟滴入 0.5～2 mL 或按需要而定。

盐酸异丙肾上腺素（isoprenaline hydrochloride）　气雾剂，0.25%，喷雾吸入，每次 0.1～0.4 mg。舌下含，每次 10 mg，3 次/日。极量：喷雾吸入，每次 0.4 mg，2.4 mg/d；舌下含，每次 20 mg，60 mg/d。

硫酸美芬丁胺（mephentermine sulfate）　注射剂，肌内注射或静脉注射，一次 15～20 mg，每隔 30～60 min 可重复注射；静脉滴注，15～30 mg 加入 100 mL 5%～10% 葡萄糖注射液中，以 30～50 滴/min 的速度滴入，视血压情况调整滴速及用量。

米拉贝隆（mirabegron）　缓释片，每次 25 mg 或 50 mg，每日 1 次。

复习思考题

1. 比较肾上腺素、去甲肾上腺素、异丙肾上腺素的药理作用、临床应用、不良反应和禁忌证。

2. 为什么肾上腺素是治疗过敏性休克的首选药?

3. 比较肾上腺素和麻黄碱在心脏、血压、支气管方面的作用异同点。

4. 多巴胺的药理作用特点和临床应用是什么?

5. 局麻药中加入微量肾上腺素的目的是什么?

(江苏大学医学院　李永金　陈月芳)

第十章

肾上腺素受体阻断药

学习目标

1. 掌握：β肾上腺素受体阻断药的药理作用、临床应用和主要不良反应；肾上腺素作用翻转的概念。

2. 熟悉：酚妥拉明的作用机理和临床应用。

3. 了解：肾上腺素受体阻断药的分类。

肾上腺素受体阻断药（adrenoreceptor blocking drugs）又称肾上腺素受体拮抗剂（adrenoreceptor antagonists），能阻断肾上腺素受体，从而拮抗去甲肾上腺素能神经递质或肾上腺素受体激动药的作用。对于整体动物，它们的作用强度取决于机体的去甲肾上腺素能神经张力。这类药物按对α和β肾上腺素受体选择性的不同，分为α肾上腺素受体阻断药（α受体阻断药）、β肾上腺素受体阻断药（β受体阻断药）及α、β肾上腺素受体阻断药（α、β受体阻断药）三大类。

第一节 α肾上腺素受体阻断药

α受体阻断药能选择性地与α肾上腺素受体结合，其本身不激动或较弱激动肾上腺素受体，却能阻碍去甲肾上腺素能神经递质及肾上腺素受体激动药与α受体结合，从而产生抗肾上腺素作用。它们能将肾上腺素的升压作用翻转为降压作用，这个现象称为"肾上腺素作用翻转"（adrenaline reversal）。这可解释为α受体阻断药选择性地阻断了与血管收缩有关的α受体，与血管舒张有关的β受体未被阻断，所以肾上腺素的血管收缩作用被取消，而血管舒张作用得以充分地表现出来。对于主要作用于血管α受体的去甲肾上腺素，它们只取消或减弱其升压效应而无翻转作用。对于主要作用于β受体的异丙肾上腺素的降压作用则无影响（图10-1）。

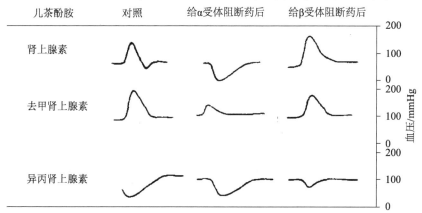

图 10-1 给肾上腺素受体阻断药前后儿茶酚胺对犬血压的作用

笔记

α受体阻断药具有较广泛的药理作用，根据这类药物对 α_1、α_2 受体的选择性不同，可将其分为三类：

1）非选择性 α 受体阻断药

① 短效类：酚妥拉明（phentolamine）、妥拉唑林（tolazoline）。

② 长效类：酚苄明（phenoxybenzamine，苯苄胺，dibenzyline）。

2）选择性 α_1 受体阻断药　哌唑嗪（prazosin）。

3）选择性 α_2 受体阻断药　育亨宾（yohimbine）。

一、非选择性 α 受体阻断药

酚妥拉明和妥拉唑林

【体内过程】　酚妥拉明生物利用度低，口服效果仅为注射给药的 20%。口服后 30 min 血药浓度达峰值，作用维持 3~6 h；肌内注射作用维持 30~45 min。大多以无活性的代谢物随尿排出。妥拉唑林口服吸收缓慢，排泄较快，以注射给药为主。

【药理作用】　酚妥拉明和妥拉唑林与 α 受体以氢键、离子键结合，较为疏松，易于解离，故能竞争性地阻断 α 受体，对 α_1、α_2 受体具有相似的亲和力，可拮抗肾上腺素的 α 型作用，使激动药的量效曲线平行右移，但增加激动药的剂量仍可达到最大效应。妥拉唑林作用稍弱。

1）血管　酚妥拉明具有阻断血管平滑肌 α_1 受体和直接扩张血管的作用。静脉注射能使血管舒张、血压降低，静脉和小静脉扩张明显，舒张小动脉使肺动脉压降低，外周血管阻力降低。

2）心脏　酚妥拉明可兴奋心脏，使心肌收缩力增强，心率加快，心输出量增加。这种兴奋作用部分是由血管舒张、血压降低，反射性兴奋交感神经引起；部分是阻断神经末梢突触前膜 α_2 受体，从而促进去甲肾上腺素释放，激动心脏 β_1 受体的结果。偶致心律失常。此外，酚妥拉明尚具有阻断 K^+ 通道的作用。

3）其他　本药也能阻断 5-羟色胺（5-HT）受体，激动 M 胆碱受体和 H_1、H_2 受体，促进肥大细胞释放组胺。其兴奋胃肠道平滑肌的作用可被阿托品拮抗。酚妥拉明可引起皮肤潮红等。妥拉唑林可增加唾液腺、汗腺等分泌。

【临床应用】

1）治疗外周血管痉挛性疾病　如肢端动脉痉挛的雷诺综合征、血栓闭塞性脉管炎及冻伤后遗症。

2）防止去甲肾上腺素滴注外漏　长期过量静脉滴注去甲肾上腺素或静脉滴注去甲肾上腺素外漏时，可致皮肤缺血、苍白和剧烈疼痛，甚至坏死，此时可用酚妥拉明 10 mg 或妥拉唑林 25 mg 溶于 10~20 mL 生理盐水中做皮下浸润注射。

3）治疗顽固性充血性心力衰竭和急性心肌梗死　应用酚妥拉明可扩张血管、降低外周阻力，使心脏后负荷明显降低、左室舒张末压与肺动脉压下降、心输出量增加，心力衰竭得以减轻。用酚妥拉明等血管扩张药治疗其他药物无效的急性心肌梗死及充血性心脏病所致的心力衰竭。

4）抗休克　酚妥拉明舒张血管，降低外周阻力，使心输出量增加，并能降低肺循环阻力，防止肺水肿的发生，从而改善休克状态时的内脏血液灌注，解除微循环障碍。尤其对休克症状改善不佳而左室充盈压增高者疗效好。适用于感染性、心源性和神经源性休克。但给药前必须补足血容量。

5）肾上腺嗜铬细胞瘤　酚妥拉明可降低嗜铬细胞瘤所致的高血压，用于肾上腺嗜铬细胞

笔记

瘤的鉴别诊断、高血压危象骤发的救治以及手术前的准备。作鉴别诊断实验时，可引起严重低血压，曾有致死的报道，故应特别慎重。

6）治疗药物引起的高血压　用于肾上腺素等拟交感胺药物过量所致高血压的治疗。亦可用于突然停用可乐定或应用单胺氧化酶抑制药患者食用富含酪胺食物后出现高血压危象的救治。

7）其他　妥拉唑林可用于治疗新生儿的持续性肺动脉高压。酚妥拉明口服或直接阴茎海绵体内注射用于诊断或治疗阳痿。

【不良反应】　常见的反应有低血压，胃肠平滑肌兴奋所致的腹痛、腹泻、呕吐和诱发溃疡病。静脉给药可能引起严重的心律失常和心绞痛，因此需缓慢注射或滴注。胃炎、胃十二指肠溃疡、冠心病患者慎用。

酚苄明

【体内过程】　口服吸收达 20%~30%。因局部刺激性强，不做肌内或皮下注射。静脉注射酚苄明后，其分子中的氯乙胺基需环化形成乙撑亚胺基，才能与 α 受体牢固结合，阻断α 受体，故起效慢，1 h 后达到最大效应，但作用强大；本品的脂溶性高，大剂量用药可蓄积于脂肪组织中，然后缓慢释放，故作用持久。主要经肝代谢，经肾及胆汁排泄。一次用药，12 h 排泄 50%，24 h 排泄 80%，作用可维持 3~4 天。

【药理作用】　酚苄明可与 α 受体形成牢固的共价键。在离体实验中，即使应用大剂量去甲肾上腺素也难以完全对抗其作用，须待药物从体内清除后，α 受体阻断作用才能消失，故酚苄明属于长效非竞争性 α 受体阻断药。酚苄明具有起效慢、作用强而持久的特点。

酚苄明能舒张血管，降低外周阻力，降低血压，其作用强度与交感神经兴奋性有关。对于静卧的正常人，酚苄明的降压作用不明显。但当伴有代偿性交感性血管收缩，如血容量减少或直立时，就会引起显著的血压下降。血压下降所引起的反射作用，以及阻断突触前膜α_2 受体的作用和对摄取-1、摄取-2 的抑制作用，可使心率加快。酚苄明除阻断 α 受体外，在高浓度应用时，还具有抗 5-HT 及抗组胺作用。

【临床应用】

① 用于治疗外周血管痉挛性疾病。

② 抗休克：适用于治疗感染性休克。

③ 治疗嗜铬细胞瘤：不宜手术或恶性嗜铬细胞瘤患者可持续应用。也用于嗜铬细胞瘤术前准备。

④ 治疗良性前列腺增生：用于治疗前列腺增生引起的阻塞性排尿困难，可明显改善症状，这可能与本品阻断前列腺和膀胱底部的 α 受体有关。

【不良反应】　常见直立性低血压、反射性心动过速、心律失常及鼻塞；口服可致恶心、呕吐、嗜睡及疲乏等。静脉注射或用于治疗休克时必须缓慢给药并且密切监护。

二、选择性 α_1 受体阻断药

选择性 α_1 受体阻断药对动脉和静脉的 α_1 受体有较高的选择性阻断作用，对去甲肾上腺素能神经末梢突触前膜 α_2 受体无明显作用，因此在拮抗去甲肾上腺素和肾上腺素的升压作用的同时，无促进神经末梢释放去甲肾上腺素及明显加快心率的作用。代表药有哌唑嗪（prazosin）、坦洛新（tamsulosin）等。

哌唑嗪

哌唑嗪选择性地阻断 α_1 受体，对 α_2 受体的阻断极少，因此不促进去甲肾上腺素的释放，加

笔记

快心率的副作用较轻，口服吸收有效。近年合成的不少哌唑嗪的衍生物，成为一类新型降压药。

三、选择性 α₂ 受体阻断药

育亨宾

　　育亨宾为选择性 α₂ 受体阻断药。α₂ 受体在介导交感神经系统反应中起重要作用，包括中枢与外周。育亨宾易进入中枢神经系统，阻断 α₂ 受体，可促进去甲肾上腺素能神经末梢释放去甲肾上腺素，增加交感神经张力，导致血压升高、心率加快。育亨宾也是 5-HT 的拮抗剂。育亨宾主要用作实验研究中的工具药，并可用于治疗男性性功能障碍及糖尿病患者的神经病变。

第二节　β 肾上腺素受体阻断药

　　β 肾上腺素受体阻断药（β-adrenoreceptor blockers，β-adrenoreceptor antagonists）能与去甲肾上腺素能神经递质或肾上腺素受体激动药竞争 β 受体，从而拮抗其 β 型拟肾上腺素作用。它们与激动药呈典型的竞争性拮抗。β 肾上腺素受体阻断药可分为非选择性（β₁、β₂ 受体阻断药）和选择性（β₁ 受体阻断药）两类。在 β 受体阻断药中，部分具有内在拟交感活性，因此本类药物又可分为有内在拟交感活性及无内在拟交感活性两类。

　　【体内过程】　β 受体阻断药的体内过程特点与各类药的脂溶性有关。β 受体阻断药口服后自小肠吸收，但由于受脂溶性及首过消除的影响，其生物利用度个体差异较大。如普萘洛尔、美托洛尔等口服容易吸收，而生物利用度低；吲哚洛尔、阿替洛尔生物利用度相对较高。进入血液循环的 β 受体阻断药一般能分布到全身各组织，高脂溶性和低血浆蛋白结合率的 β 受体阻断药，分布容积较大。脂溶性高的药物主要在肝脏代谢，少量以原形随尿排出。本类药物的半衰期多数在 3~6 h，纳多洛尔的半衰期可达 10~20 h，属长效 β 受体阻断药。脂溶性小的药物，如阿替洛尔、纳多洛尔主要以原形经肾脏排泄。由于本类药物主要由肝代谢、肾排泄，对肝、肾功能不良者应调整剂量或慎用，见表 10-1。

表 10-1　β 受体阻断药分类及药理学特性

药物名称	内在拟交感活性	膜稳定作用	脂溶性（lg Kp*）	生物利用度/%	血浆半衰期/h	首过消除/%	主要消除器官
非选择性 β 受体阻断药							
普萘洛尔（propranolol）	−	++	3.65	30	3~5	60~70	肝
纳多洛尔（nadolol）	−	−	0.71	30~40	14~24	0	肾
噻吗洛尔（timolol）	−	−	−	75	3~5	25~30	肝
吲哚洛尔（pindolol）	++	+	1.75	90	3~4	10~20	肝、肾
选择性 β 受体阻断药							
美托洛尔（metoprolol）	−	±	2.15	50	3~4	20~60	肝
阿替洛尔（atenolol）	−	−	0.23	40	5~8	0~10	肾
α、β 受体阻断药							
醋丁洛尔（acebutolol）	+	+	1.9	40	2~4	30	肝
拉贝洛尔（labetalol）	±	±	−	20~40	4~6	60	肝

注：* 辛醇/水分配系数。

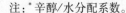

【药理作用】

1）β 受体阻断作用

① 心血管系统：在整体实验中，β 受体阻断药的作用取决于机体去甲肾上腺素能神经张力以及药物对 β 受体亚型的选择性，例如，它对正常人休息时心脏的作用较弱，当心脏交感神经张力增高时（运动或病理状态），对心脏的抑制作用明显，主要表现为心率减慢，心肌收缩力减弱，心输出量减少，心肌耗氧量降低，血压略降。β 受体阻断药还能延缓心房和房室结的传导，延长心电图的 P-R 间期（房室传导时间）。应用 β 受体阻断药普萘洛尔引起肝、肾和骨骼肌等血流量减少，一方面来自其对血管 β₂ 受体的阻断作用，另一方面与其抑制心脏功能，反射性兴奋交感神经，使血管收缩、外周阻力增加有关。β 受体阻断药对正常人血压影响不明显，而对高血压患者具有降压作用。本类药物用于治疗高血压，疗效可靠，但其降压机制复杂，可能涉及药物对多种系统 β 受体阻断的结果。

② 支气管平滑肌：非选择性 β 受体阻断药阻断支气管平滑肌的 β₂ 受体，收缩支气管平滑肌而增加呼吸道阻力。但这种作用较弱，对正常人影响较小，只有在应用于支气管哮喘或慢性阻塞性肺疾病患者时，有时可诱发或加重哮喘。选择性 β₁ 受体阻断药的此作用较弱。

③ 代谢：一般认为人类脂肪的分解主要与激动 β₁、β₃ 受体有关，近年对 β₃ 受体的研究较多，认为存在于脂肪细胞中的 β₃ 受体介导脂肪分解。长期应用非选择性 β 受体阻断药可以增加血浆中 VLDL 浓度，中度升高血浆甘油三酯浓度，降低 HDL 浓度，而 LDL 浓度无变化，减少游离脂肪酸自脂肪组织的释放，增加冠状动脉粥样硬化性心脏病的危险性。选择性 β₁ 受体阻断药对脂肪代谢作用较弱。

对于糖代谢，肝糖原的分解与激动 α₁ 和 β₂ 受体有关，儿茶酚胺增加肝糖原的分解，可在低血糖时动员葡萄糖。β 受体阻断药与 α 受体阻断药合用则可拮抗肾上腺素升高血糖的作用。普萘洛尔并不影响正常人的血糖水平，也不影响胰岛素的降血糖作用，但能延缓用胰岛素后血糖水平的恢复，可能是其抑制了低血糖引起儿茶酚胺释放所致的糖原分解。β 受体阻断药往往会掩盖低血糖症状如心悸等，从而延误低血糖的及时诊断。

甲状腺功能亢进时，β 受体阻断药不仅能对抗机体对儿茶酚胺的敏感性增高，而且也可抑制甲状腺素（T₄）转变为三碘甲状腺原氨酸（T₃）的过程，有效控制甲亢的症状。

④ 肾素：β 受体阻断药通过阻断肾小球旁器细胞的 β₁ 受体而抑制肾素的释放，这可能是其具有降血压作用的原因之一。

2）内在拟交感活性　有些 β 肾上腺素受体阻断药除能阻断 β 受体外，对 β 受体亦具有部分激动作用（partial agonistic action），也称内在拟交感活性（intrinsic sympathomimetic activity，ISA）。由于这种作用较弱，通常被其 β 受体阻断作用所掩盖。若对实验动物预先给予利血平以耗竭体内儿茶酚胺，使药物的 β 受体阻断作用无从发挥，这时再用具有 ISA 的 β 受体阻断药，其激动 β 受体的作用即可表现出来，引起心率加快、心输出量增加等。ISA 较强的药物在临床应用时，其抑制心肌收缩力、减慢心率和收缩支气管作用较不具 ISA 的药物为弱。

3）膜稳定作用　实验证明，有些 β 受体阻断药具有局部麻醉作用（local anesthetic action）和奎尼丁样作用，这两种作用都由其降低细胞膜对离子的通透性所致，故称为膜稳定作用。对人离体心肌细胞的膜稳定作用仅在高于临床有效血药浓度几十倍时发生。此外，无膜稳定作用的 β 受体阻断药对心律失常仍然有效。因此认为这一作用在常用量时与其治疗作用无明显相关性。

4）眼　降低眼内压，治疗青光眼，其作用机制可能是通过阻断睫状体的 β 受体，减少 cAMP 生成，进而减少房水产生。

【临床应用】

1）心律失常　对多种原因引起的快速型心律失常有效，尤其对运动或情绪紧张、激动所致心律失常或因心肌缺血、强心苷中毒引起的心律失常疗效好。

2）心绞痛和心肌梗死　对心绞痛有良好的疗效。对于心肌梗死患者，早期应用普萘洛尔、美托洛尔和噻吗洛尔等均可降低心肌梗死的复发率和患者的猝死率。

3）高血压　β受体阻断药是治疗高血压的基础药物。

4）充血性心力衰竭　β受体阻断药对扩张型心肌病的心衰治疗作用明显，现认为与以下几方面因素有关：① 改善心脏舒张功能；② 缓解由儿茶酚胺引起的心脏损害；③ 抑制前列腺素或肾素所致的缩血管作用；④ 使β受体上调，恢复心肌对内源性儿茶酚胺的敏感性。

5）甲状腺功能亢进　近年将普萘洛尔用于治疗甲状腺功能亢进（甲亢）。甲亢时儿茶酚胺的过度作用引起的多种症状与β受体兴奋有关，特别是心脏和代谢方面的异常，因此应用β受体阻断药疗效明显。

6）其他　噻吗洛尔局部应用减少房水形成，降低眼内压，用于治疗原发性开角型青光眼。新开发的治疗青光眼的β受体阻断药有左布诺洛尔（levobunolol）、美替洛尔（metipranolol）等。另外，β受体阻断药还可用于治疗偏头痛、酒精中毒以及减轻肌肉震颤等。

【不良反应】　一般不良反应有恶心、呕吐、轻度腹泻等消化道症状，偶见过敏性皮疹和血小板减少等。严重的不良反应常与应用不当有关，可导致严重后果，主要包括：

1）心血管反应　由于本类药物对心脏β$_1$受体具有阻断作用，可出现心脏功能抑制，特别是心功能不全、窦性心动过缓和房室传导阻滞的患者，由于其心脏活动中交感神经占优势，故对本类药物敏感性提高，应用本类药物会加重病情，甚至引起重度心功能不全、肺水肿、房室传导完全阻滞以致心搏骤停等严重后果。具有 ISA 的β受体阻断药较少出现心动过缓、负性肌力等心功能抑制现象。同时服用维拉帕米或用于抗心律失常时应特别注意避免发生缓慢型心律失常。对血管平滑肌β$_2$受体的阻断作用，可使外周血管收缩甚至痉挛，导致四肢发冷、皮肤苍白或发绀，出现雷诺症状或间歇跛行，甚至可引起脚趾溃烂和坏死。

2）诱发或加重支气管哮喘　由于对支气管平滑肌β$_2$受体具有阻断作用，非选择性β受体阻断药可使呼吸道阻力增加，诱发或加剧哮喘，选择性β$_1$受体阻断药及具有内在拟交感活性的药物，一般不引起上述不良反应，但这类药物的选择性往往是相对的，故对哮喘患者使用时仍应慎重。

3）反跳现象　长期应用β受体阻断药时如突然停药，可引起原病情加重，如血压上升、严重心律失常或心绞痛发作次数增加，甚至发生急性心肌梗死或猝死，此种现象称为停药反跳现象（rebound）。其机制与受体向上调节有关。因此在病情控制后应逐渐减量直至停药。

4）其他　偶见眼-皮肤黏膜综合征，个别患者有幻觉、失眠和抑郁症状。少数人可出现低血糖及加强降血糖药的降血糖作用，掩盖低血糖时出汗和心悸的症状而出现严重后果，此时，可慎重选用具有β$_1$受体选择性的药物。

【禁忌证】　禁用于严重左室心功能不全、窦性心动过缓、重度房室传导阻滞和支气管哮喘的患者。心肌梗死患者及肝功能不良者应慎用。

一、非选择性β受体阻断药

普萘洛尔

普萘洛尔（propranolol，心得安）是等量的左旋和右旋异构体的消旋品，仅左旋体有阻断β受体的活性。

【体内过程】　口服吸收率大于90%，主要在肝脏代谢，其代谢产物为4-羟基普萘洛尔，仍具有β受体阻断药的活性。首过消除率60%~70%，生物利用度仅为30%。口服后血浆药物达峰时间为1~3 h，$t_{1/2}$为2~5 h。老年人肝功能减退，$t_{1/2}$可延长。当长期或大剂量给药时，肝的消除能力饱和，其生物利用度可提高。血浆蛋白结合率大于90%。易于通过血-脑屏障和胎盘屏障，也可分泌于乳汁中。其代谢产物90%以上经肾排泄。不同个体口服相同剂量的普萘洛尔，血浆药物浓度相差可达25倍，这可能是由肝消除功能不同所致。因此，临床用药需从小剂量开始，逐渐增加到适当剂量。

【药理作用及临床应用】 普萘洛尔具有较强的 β 受体阻断作用，对 β_1 和 β_2 受体的选择性很低，无内在拟交感活性。用药后心率减慢，心肌收缩力和心输出量降低，冠脉血流量下降，心肌耗氧量明显减少，对高血压患者可使其血压下降，支气管阻力也可一定程度地升高。用于治疗心律失常、心绞痛、高血压、甲状腺功能亢进等。

纳多洛尔

纳多洛尔（nadolol，羟萘心安）对 β_1 和 β_2 受体的亲和力大致相同，阻断作用持续时间长，$t_{1/2}$ 为 10~12 h，缺乏膜稳定性和内在拟交感活性。其他作用与普萘洛尔相似，但强度约为普萘洛尔的 6 倍。其可增加肾血流量，所以肾功能不全且需 β 受体阻断药者可首选此药。纳多洛尔在体内代谢不完全，主要以原形经肾脏排泄，由于半衰期长，可每天给药一次。在肾功能不全时可在体内蓄积，应注意调整剂量。

噻吗洛尔和卡替洛尔

噻吗洛尔（timolol，噻吗心安）和卡替洛尔（carteolol）为眼科常用的非选择性 β 肾上腺素受体阻断药，对 β_1 和 β_2 受体均有阻断作用。噻吗洛尔无内在拟交感活性和膜稳定作用，卡替洛尔具有内在拟交感活性。二者降眼压机制主要是减少房水生成。噻吗洛尔 0.1%~0.5% 溶液的疗效与毛果芸香碱 1%~4% 溶液相近或较优，每天滴眼 2 次即可，无缩瞳和调节痉挛等不良反应。局部应用对心率及血压无明显影响。治疗青光眼时可被吸收，其副作用发生于敏感的患者，如哮喘或心功能不全者。卡替洛尔对原发性开角型青光眼具有良好的降低眼压疗效。对于某些继发性青光眼、高眼压症、手术后未完全控制的闭角型青光眼以及其他药物及手术无效的青光眼患者，加用卡替洛尔滴眼可进一步增强降眼压效果。

吲哚洛尔

吲哚洛尔（pindolol，心得静）的作用类似普萘洛尔，其强度为普萘洛尔的 6~15 倍，且有较强的内在拟交感活性，主要表现在激动 β_2 受体方面。激动血管平滑肌 β_2 受体所致的舒张血管作用有利于高血压的治疗。对于心肌所含少量 β_2 受体（人心室肌 β_1 与 β_2 受体的比例为 74:2，心房为 86:14）的激动，又可降低其心肌抑制作用。

此类药物还有索他洛尔（sotalol，甲磺胺心安）、布拉洛尔（bupranolol，氯甲苯心安）、二氯异丙肾上腺素（dichloroisoprenaline）、氧烯洛尔（oxprenolol，心得平）、阿普洛尔（alprenolol，心得舒）、莫普洛尔（moprolol，甲氧苯心安）、托利洛尔（toliprolol，甲苯心安）、卡波洛尔（carbonolol，喹诺酮心安）、硝苯洛尔（nifenalol，硝苯心定）和丙萘洛尔（pronethalol，萘心定）等。

二、选择性 β_1 受体阻断药

美托洛尔

美托洛尔（metoprolol）对 β_1 受体有选择性阻断作用，缺乏内在拟交感活性，对 β_2 受体作用较弱，故增强呼吸道阻力作用较轻，但对哮喘患者仍需慎用。常用其酒石酸或琥珀酸盐，口服用于治疗各型高血压、心绞痛、心律失常、甲状腺功能亢进、心脏神经官能症等，近年来也用于治疗伴有左心室收缩功能异常的症状稳定的慢性心力衰竭患者等。口服吸收迅速而完全，口服后 1.5~2 h 血药浓度达高峰，生物利用度约为 50%，有效血药浓度为 0.05~

笔记

0.1 μg/mL，药物与血浆蛋白结合率约为 12%，半衰期 3~4 h，具有亲脂性，主要经肝脏代谢，代谢物从肾脏排泄。静脉注射用于治疗室上性快速型心律失常，预防和治疗心肌缺血、急性心肌梗死伴快速型心律失常和胸痛。

艾司洛尔

艾司洛尔（esmolol）为选择性的 β_1 肾上腺素受体阻断药，主要作用于心肌的 β_1 肾上腺素受体，大剂量时对气管和血管平滑肌的 β_2 肾上腺素受体也有阻断作用。本品在治疗剂量下无内在拟交感活性或膜稳定作用。临床使用其盐酸盐注射剂，起效快速，作用时间短，主要用于心房颤动、心房扑动时控制心室率，治疗围手术期高血压以及窦性心动过速。

此类药物还有阿替洛尔（atenolol，氨酰心安）、妥拉洛尔（tolamolol，胺甲苯心安）、倍他洛尔（betaxolol，倍他心安）、普拉洛尔（practolol，心得宁）、醋丁洛尔（acebutolol，醋丁酰心安）等。

第三节　α、β 肾上腺素受体阻断药

本类药物对 α、β 受体的阻断作用选择性不强，临床主要用于高血压的治疗，以拉贝洛尔（labetalol，柳胺苄心定）为代表，其他药物有布新洛尔（bucindolol）、阿罗洛尔（arotinolol）、氨磺洛尔（amosulalol）和卡维地洛（carvedilol）等。

拉贝洛尔

【体内过程】　口服可吸收，部分可被首过消除，生物利用度为 20%~40%，口服个体差异大，易受胃肠道内容物的影响。$t_{1/2}$ 为 4~6 h，血浆蛋白结合率为 50%。约有 99% 在肝脏迅速代谢，少量以原形经肾脏排出。

【药理作用及临床应用】　有对 α、β 受体的阻断作用，对 β 受体的阻断作用约为普萘洛尔的 1/2.5，对 α 受体的阻断作用为酚妥拉明的 1/10~1/6，对 β 受体的阻断作用是对 α 受体阻断作用的 5~10 倍。对 β_2 受体的内在拟交感活性及药物的直接作用，可使血管舒张，增加肾血流量。拉贝洛尔多用于治疗中度和重度的高血压、心绞痛，静注可用于治疗高血压危象，它与单纯 β 受体阻断药相比，能降低卧位血压和外周阻力，一般不降低心输出量，可降低立位血压，引起直立性低血压。

【不良反应】　常见不良反应有眩晕、乏力、恶心等。哮喘及心功能不全者禁用。儿童、孕妇及脑出血者忌静注。注射液不能与葡萄糖盐水混合滴注。

阿罗洛尔

阿罗洛尔为非选择性 α、β 受体阻断药。

【体内过程】　口服后 2 h 血药浓度达高峰，$t_{1/2}$ 约为 10 h，连续给药无蓄积性。在体内代谢后仍保持一定的药理活性，其代谢产物部分经肾排泄，部分随粪便排出。

【药理作用及临床应用】　本品与拉贝洛尔相比，α 受体阻断作用强于 β 受体阻断作用，其作用比大致为 1:8。临床观察表明，本品可降低心肌收缩力，减慢心率，减少心肌耗氧量，减少心排出量。适宜的 α 受体阻断作用，在不使末梢血管阻力升高的情况下，呈现 β 受体阻断作用而降压。可用于高血压、心绞痛及室上性心动过速的治疗，对高血压合并冠心病者疗效佳，可提高生存率。本品亦可用于原发性震颤的治疗，一般从每天 10 mg 开始，最多不超过 30 mg。长期应用要定期监测心、肝、肾功能。如有心动过缓或低血压应减量或停药。

【不良反应及注意事项】　本品少见的不良反应有乏力、胸痛、头晕、稀便及肝脏转氨酶水平升高等。罕见的不良反应可见心悸、心动过缓、心衰加重、周围循环障碍、消化不良、

笔记

皮疹及荨麻疹等。孕妇及哺乳期妇女禁用。

卡维地洛

卡维地洛是一种同时具有 α_1、β_1 和 β_2 受体阻断作用的新型药物，无内源性拟交感神经活性，高浓度时有钙拮抗作用，还具有抗氧化、抑制心肌细胞凋亡、抑制心肌重塑等多种作用。它是左旋体和右旋体的混合物，前者具有 α_1 和 β_1 受体阻断作用，后者只具有 α_1 受体阻断作用，整体 α_1 和 β_1 受体阻断作用的比为 1∶10，因此阻断 α 受体引起的不良反应明显减少。卡维地洛是邻位取代的苯氧乙胺衍生物，其抗氧化作用的结构基础在于其侧链上的咪唑基团，能消除体内产生的过量的自由基，抑制氧自由基诱导的脂质过氧化，保护细胞免受损伤。

1995 年，卡维地洛被美国 FDA 批准用于治疗原发性高血压，1997 年被批准用于治疗充血性心力衰竭，它是此类药物中第一个被正式批准用于治疗心衰的 β 受体阻断药。本药用于治疗充血性心力衰竭可以明显改善症状，提高射血分数，防止和逆转心力衰竭进展过程中出现的心肌重塑，提高生活质量，降低心衰患者的住院率和病死率。

卡维地洛用于治疗轻、中度高血压的疗效与其他 β 受体阻断药、硝苯地平等类似。用药量应从小剂量开始（首次 3.125~6.25 mg，2 次/日），根据病情需要每 2 周增量一次，最大剂量可用到每次 50 mg，每日 2 次。

相关链接

β 受体阻断药普萘洛尔的发现

一个药理学家一生当中能发现一种重要的药物已属不易，可是詹姆斯·布莱克（Black James，1924—2010），凭着他的执着，先后合成了两个"重磅炸弹"级的药物——普萘洛尔和西咪替丁。1988 年，布莱克收获了沉甸甸的诺贝尔奖章。

1948 年，美国乔治亚州医学院的雷蒙德 P. 阿尔奎斯特（Raymond P. Allquist）提出了一种假说，他认为在体内存在两种肾上腺素受体，并将其命名为 α 受体和 β 受体。但这个理论太新颖了，以至于提出后十年，都没有引起人们足够的重视。任职于英国帝国化学工业集团（ICI 集团）的布莱克却对此深信不疑。第二次世界大战刚刚结束，格拉斯哥大学的年轻讲师布莱克就受聘成为 ICI 的首批药物研究员之一。ICI 是英国首屈一指的化学公司，其早期专攻领域为染料和炸药，后转为化肥和石化产品。1952 年开始，布莱克着手寻找 β 受体阻断药。为此，他花了整整十年试图弄清：肾上腺素与去甲肾上腺素是如何与受体结合的？结合之后又是怎样进行化学信息传递的？在漫长的研究过程中，他提出了"内在拟交感活性"这一概念，即某些 β 肾上腺素受体阻断药与 β 受体结合后，除了能够阻断受体外，还对 β 受体有部分激动作用。直到 1962 年，布莱克和他的同事们才成功地合成了第一个 β 受体阻断药——丙萘洛尔，但是很遗憾，丙萘洛尔会使小鼠产生胸腺瘤，不能用于临床。布莱克并不气馁，终于又合成了普萘洛尔，就是我们今天熟知的心得安。心得安不但比丙萘洛尔有效，而且避免了小鼠的致癌现象，如今已广泛应用于高血压、心绞痛、心肌梗死、心律失常、充血性心力衰竭及甲亢等疾病的治疗中。而今，非选择性 β 受体阻断药除了普萘洛尔之外，还有噻吗洛尔（噻吗心安）、吲哚洛尔（心得静）等，另外，药理学家们又陆续研制出选择性更高的阿替洛尔和美托洛尔等。

制剂及用法

甲磺酸酚妥拉明（phentolamine methanesulfonate）　注射剂，肌内或静脉注射，每次 5 mg。

盐酸妥拉唑啉（tolazoline hydrochloride）　口服，每次 25 mg，3 次/日。肌内注射，每次

笔记

25 mg。

盐酸酚苄明（phenoxybenzamine hydrochloride）　注射剂，片剂。口服，每次 10～20 mg，2 次/日。抗休克，0.5～1 mg/kg，加入 200～500 mL 5% 葡萄糖注射液中静脉滴注，不得少于 2 h 滴完。

盐酸坦洛新（tamsulosin hydrochloride）　口服，推荐剂量为成人 0.2 mg/d，饭后一次服用；可根据年龄和症状酌情增减剂量。

盐酸普萘洛尔（propranolol hydrochloride）　抗心绞痛及抗高血压，口服，每次 10 mg，3 次/日，每 4～5 天增加 10 mg，直至每天 80～100 mg 或至症状明显减轻或消失。抗心律失常，口服，每次 10～20 mg，3 次/日。静脉滴注，每次 2.5～5 mg，以 100 mL 5% 葡萄糖注射液稀释静滴，按需要调整滴速。

噻吗洛尔（timolol）　滴眼剂，0.25%，2 次/日。

阿替洛尔（atenolol）　口服，每次 100 mg，1 次/日。

美托洛尔（metoprolol）　口服，每次 50～100 mg，2 次/日。急需时缓慢静脉注射，每次 5 mg。

盐酸艾司洛尔（esmolol hydrochloride）　成人静脉注射负荷量为 0.5 mg/(kg·min)，维持量最大可加至 0.3 mg/(kg·min)，治疗高血压的用量通常较治疗心律失常用量大。

拉贝洛尔（labetalol）　口服，每次 100 mg，2～3 次/日。静脉注射，每次 100～200 mg。

阿罗洛尔（arotinolol）　口服，每次 10 mg，2 次/日。

卡维地洛（carvedilol）　口服，每次 10～20 mg，2 次/日。

复习思考题

1. 肾上腺素受体阻断药分哪几类？简述每种代表药物的主要作用和用途。
2. 什么是肾上腺素作用翻转？哪些药物具有此项作用？有何临床意义？
3. 试述普萘洛尔的药理作用、作用机制、临床应用及不良反应。

（江苏大学医学院　李永金　陈月芳）

笔记

第十一章

中枢神经系统药理学概论

学习目标

1. 掌握：乙酰胆碱、多巴胺、神经肽等中枢神经递质及其受体。
2. 熟悉：γ-氨基丁酸、谷氨酸、去甲肾上腺素、5-羟色胺、组胺等中枢神经递质及其受体。
3. 了解：中枢神经系统的细胞学基础。

人体生命活动过程中的生理功能主要依赖神经和内分泌（体液）两大系统进行调节，而中枢神经系统（central nervous system，CNS）起主导和协调作用，以维持内环境的稳定和对外环境变化做出即时反应。CNS 的结构和功能远较外周神经系统复杂，含有大量神经元，神经元间有多种形式的突触联系，由多种神经递质传递信息，通过激活相应的受体与离子通道和逐级放大的细胞内信号转导途径偶联，从而介导繁杂的功能调节。目前临床使用的药物大多能影响 CNS 的功能，产生相应的中枢作用，其中有些被用于临床治疗，有些则成为导致不良反应的基础，甚至产生生理和（或）精神依赖性而成为严重的社会问题。作用于 CNS 的药物主要通过影响中枢突触传递的不同环节（如递质、受体、受体后的信号转导等）改变人体的生理功能。

第一节　中枢神经系统的细胞学基础

一、神经元

神经元（neuron）是 CNS 的基本结构和功能单位，人脑内的神经元总数为 $10^{10} \sim 10^{12}$ 个。神经元最主要的功能是传递信息，包括生物电信息和化学信息。突触是神经元间或神经元与效应器间实现信息传递的部位。典型的神经元由树突、胞体和轴索三部分组成。胞体内含有特别大的细胞核和各种合成细胞生命活动物质所需要的细胞器，如粗面内质网、高尔基体、线粒体、溶酶体等，这些细胞器的功能与其他组织细胞的细胞器相同。神经元胞质中尚含有内涵物，包括一些致密小体和色素颗粒如脂褐素等，内涵物出现于成年期，随年龄增长而增加。神经元的细胞骨架与其他细胞一样，由丝状结构组成，包括微管、微丝和神经细丝，由这些成分组成的框架，支持延长的神经元突起包括树突和轴突调节神经元的形状，也参与神经元内物质的运输如轴浆快相运输等。在病理状态如患慢性铝中毒脑病、阿尔茨海默病时，受累神经元微管出现异常磷酸化，这与神经纤维缠结的形成有关。

二、神经胶质细胞

神经胶质细胞（neuroglial cell）是脑内主要的细胞类型，在人脑其数量占90%左右，是神经元数量的10倍之多，按形态可分为星形胶质细胞、少突胶质细胞、小胶质细胞和室管膜细胞，星形胶质细胞是神经胶质细胞的主要组分。脑内神经元间的空隙几乎全由胶质细胞所填充，包围在脑毛细血管周围的细胞以及室管膜细胞都是胶质细胞。髓鞘由Schwann细胞包围裹叠而成，也是一种少突胶质细胞。因此，CNS几乎不存在细胞间隙。

传统认为胶质细胞的主要功能是支持、营养和绝缘，维持神经组织内环境的稳定，在CNS发育过程中具有引导神经元走向的作用。突触周围的胶质细胞通过摄取递质而参与递质的灭活过程（如星形胶质细胞对谷氨酸的再摄取），防止递质弥散。目前对胶质细胞的认识已远远超越支持和营养作用的被动角色，证实胶质细胞的功能状态对于神经元的存活至关重要，决定着几乎所有脑疾病的发生、发展和转归，脑病理学在很大程度上就是胶质细胞病理学。近年来已确定星形胶质细胞能够释放谷氨酸、ATP和D-丝氨酸等胶质细胞递质（gliotransmitters），通过胶质传递对脑环境和功能稳态的维持、突触信息的传递与整合、突触可塑性等发挥调控作用。无疑，神经胶质细胞研究的成果势必改写一个多世纪以来以神经元为中心的神经药理学基础，神经胶质细胞已经成为重大脑疾病（如帕金森病、阿尔茨海默病、脑卒中、精神分裂症、药物成瘾等）临床治疗突破和研发理想治疗药物的重要靶标。

三、神经环路

神经元参与神经调节往往是通过不同神经元组成的各种神经环路（neuronal circuit）进行的，通过这些神经环路对大量的繁杂信息进行处理和整合。神经环路中能进行信息传递作用的部位是突触。一个神经元的树突或胞体能够接受许多轴突末梢的突触联系，这些轴突可以来自一个神经元，也可以来自多个神经元，这种多信息影响同一个神经元的调节方式称为聚合。一个神经元也可以同时与多个神经元建立突触联系，使信息放大，这种方式称为辐散。CNS中各种不同的神经环路均包含多次的辐散与聚合形式，使信息处理出现扩散或聚合、时空模式的叠加，构成复杂的神经网络，使信息加工、整合更为精细，调节活动更加准确、协调、和谐。神经元的树突、轴突与其他神经元各部分均可建立突触联系，构成具有各种特殊功能的微环路。

CNS存在大量具有短轴突、胞体较小的中间神经元，人脑中间神经元数目占神经元总数的99%，这些中间神经元参与脑内各核团间或核团内局部神经环路的组成。中间神经元在CNS的作用显得越来越重要，CNS活动的复杂性主要是由神经环路的多样性决定的。同样的传入信息可经不同途径传递到脑内各级中枢，也可通过不同的途径传至效应器。许多中间神经元又与各种长投射系统的神经元建立联系，组成复杂、多形式的局部神经环路，对信息进行深加工并不断对传递的信息进行调制。不同水平的神经环路的基本处理形式也许很相似，但在对某一具体行为进行调节时，不同等级或水平上信息处理的相对重要性及各环路之间的相互作用则有相应的变化，使神经调节更加复杂。

四、突触与信息传递

神经元的主要功能是传递信息，神经元之间或神经元与效应细胞之间的信息传递主要通过突触进行。突触由突触前组分、突触后组分和突触间隙等基本结构构成。根据突触传递

（synaptic transmission）的方式及结构特点，突触分为电突触、化学突触和混合性突触。在哺乳动物脑内，除少部分脑区存在一些电突触外，几乎所有的突触都是化学突触，它是 CNS 中最重要的信息传递结构。CNS 中神经元间的联系大多是依靠化学突触完成的。神经元之间也存在电偶联，这种偶联在神经元同步去极化中发挥一定作用，但是这种电偶联并不是药物作用的重要位点。

神经递质把信息从突触前神经元传递到突触后神经元。突触前神经元兴奋时，峰电位沿细胞膜传播到突触前膜，引起膜去极化，开启电压依赖性钙通道，胞外钙内流，胞内游离钙浓度增加。钙与钙调素结合，激活了钙调素依赖性蛋白激酶，使蛋白激酶 B（PKB）磷酸化，导致一些底物蛋白磷酸化。突触前膜内含有神经递质的囊泡，静息时通过突触蛋白 I（synapsin I）固定在神经元末梢的骨架——微管或长丝上，囊泡膜上的突触蛋白 I 被 PKB 磷酸化后，囊泡从固定点脱落。通过一些突触蛋白的作用，突触囊泡到达突触前膜活动区。神经冲动传递到突触前膜通常只能使锚定在突触前膜的囊泡与突触前膜融合并释放到突触间隙，经胞裂外排，以量子形式释放。神经递质经弥散而作用于突触后膜上的受体，触发突触后一系列生化或膜电位变化，产生突触后效应，完成突触间的信息传递。

一方面释放的神经递质需要迅速消除而终止其作用，以保证突触的传递效率；另一方面又需回收突触囊泡蛋白，通过神经末梢膜的内吞合成新的囊泡，形成囊泡的再循环，以利于新一轮递质的合成、贮存和释放。突触间隙递质的消除主要是通过突触前膜及神经胶质细胞的摄取或酶解作用完成，突触前膜摄取是最常见的递质回收机制。

突触传递的过程主要包括神经递质的合成和贮存、突触前膜去极化和胞外钙内流触发递质的释放、递质与突触后受体结合引起突触后生物学效应、释放后的递质消除及囊泡的再循环。神经递质的释放受到突触前膜受体的反馈调控，改变进入末梢的钙离子量及其对钙离子的敏感性等均能调节递质的释放。

以往认为突触传递是单向的，信息只从突触前传递到突触后。目前已证实脑内存在交互突触，信息既可从突触前传递到突触后，也可从突触后传递到突触前。此外，腺苷、三磷酸腺苷（ATP）、一氧化氮（NO）、花生四烯酸、血小板活化因子等均可作为逆行信使分子，应答突触前传递的信息而逆行弥散至突触前神经元，调节突触前神经元活动和递质的合成与释放。

第二节 中枢神经递质及其受体

近年不断发现有神经活性物质随突触前膜去极化从末梢释放，其中既包括经典的小分子神经递质如 ACh、NA、DA 等，也包括日益增多的神经肽类物质如 P 物质、阿片肽类等，这些活性物质被分为神经递质（neurotransmitter）、神经调质（neuromodulator）和神经激素（neurohormone）。神经递质是指神经末梢释放，作用于突触后膜受体，导致离子通道开放并形成兴奋性突触后电位或抑制性突触后电位的化学物质，其特点是传递信息快、作用强、选择性高。神经调质也是由神经元释放，但其本身不具递质活性，大多与 G 蛋白偶联的受体结合后诱发缓慢的突触前或突触后电位，并不直接引起突触后生物学效应，却能调制神经递质在突触前的释放及突触后细胞的兴奋性，调制突触后细胞对递质的反应。神经调质的作用开始慢而持久，但范围较广。目前备受重视的 NO、花生四烯酸等也是重要的神经调质，可由神经组织或非神经组织生成。神经激素也是神经末梢释放的化学物质，主要是神经肽类。神经激素释放后进入血液循环到达远隔的靶器官发挥作用，例如下丘脑释放一系列调节激素，这些激素进入垂体门脉系统，在垂体前叶发挥其调节分泌的作用。氨基酸类是递质，乙酰胆碱和单胺类既可是递质又可是调质，主要视作用于何处的受体而定。而肽类少数是递质，多数是调质或神经激素。多种神经递质及调质的存在及两者共存于同一神经末梢，使神经传递和调节的形式更加精细和多样化。

另外，一些由非神经元细胞释放的神经营养因子主要通过作用于与酪氨酸蛋白激酶偶联的受体而调节基因表达，控制神经元的生长和表型特征；一些细胞因子、化学因子、生长因子、类固醇激素等主要通过影响基因转录而调控脑内一些长时程的变化，如突触可塑性和重构等。

一、乙酰胆碱

乙酰胆碱（acetylcholine，ACh）是第一个被发现的脑内神经递质。由于至今仍缺乏高灵敏度的检测脑内 ACh 的方法，因而人们对脑内 ACh 的认识远落后于单胺类递质。

（一）中枢乙酰胆碱能通路

脑内 ACh 的合成、贮存、释放、与受体相互作用及其灭活等突触传递过程与外周胆碱能神经元相同。脑内的胆碱能神经元在分布上存在两种类型：① 局部分布的中间神经元，参与局部神经回路的组成。在纹状体、隔核、伏隔核、嗅结节等神经核团中均存在较多的胆碱能中间神经元，尤以纹状体最多。② 胆碱能投射神经元，这些神经元在脑内分布较集中，分别组成胆碱能基底前脑复合体和胆碱能脑桥-中脑-被盖复合体。阿尔茨海默病的病理改变中，基底前脑复合体胆碱能神经元明显丢失是突出的病理特征之一。

（二）脑内乙酰胆碱受体

绝大多数脑内胆碱能受体是 M 受体，N 受体仅占不到 10%。脑内的 M 或 N 受体的药理特性与外周相似。M 受体属 G 蛋白偶联受体，由单一肽链组成，含有 7 个跨膜区段。目前已经发现 5 种不同亚型的 M 受体（M_1~M_5），其中 M_1、M_3 和 M_5 受体通过 G 蛋白和磷脂酶 C 与膜磷脂酰肌醇水解偶联，IP_3 和 DG 是它们的第二信使分子，M_2 和 M_4 亚型受体亦通过 G 蛋白，抑制腺苷酸环化酶而降低胞内 cAMP，或作用于离子通道，在不同组织细胞，M_2 和 M_4 受体与 G 蛋白可偶联不同的第二信使系统，引起生物学效应。阿托品、东莨菪碱等目前常用的 M 受体阻断药与上述亚型受体均有相似的亲和力。M 受体在脑内分布广泛，密度较高的脑区包括大脑皮质、海马、纹状体、伏隔核、隔核、缰核、脚间核、上丘、下丘和顶盖前区等。脑内以 M 受体为主，占全身 M 受体总数的 50%~80%。

有关脑内 N 受体的药理特性和功能目前所知甚少。采用基因克隆与重组等分子生物学技术，对脑内 N 受体的研究才有了较大的进展。中枢 N 受体是配体门控离子通道受体大家族中的一员。受体被激动后可开放受体离子通道，增加 Na^+、K^+ 和 Ca^{2+} 的通透性，引起膜去极化，产生突触后兴奋效应。

（三）中枢乙酰胆碱的功能

中枢 ACh 主要涉及觉醒、学习、记忆和运动调节。脑干的上行激动系统包含胆碱能纤维，该系统的激活对于维持觉醒状态发挥重要作用。学习、记忆功能障碍是老年性痴呆的突出症状，病理研究显示梅奈特（Meynert）基底核胆碱能神经元明显减少，神经元丢失的程度与学习记忆障碍的程度密切相关。目前临床使用的治疗阿尔茨海默病的药物大多是中枢拟胆碱药。

纹状体是人类调节锥体外系运动的最高级中枢。ACh 与多巴胺两系统功能间的平衡失调会导致严重的神经系统疾病。如多巴胺系统功能低下使 ACh 系统功能相对亢进，可出现帕金森病的症状；相反，则出现亨廷顿（Huntington）舞蹈症的症状。治疗前者可使用 M 受体阻断药，后者可使用 M 受体激动药。

二、γ-氨基丁酸

γ-氨基丁酸（γ-aminobutyric acid，GABA）是脑内最重要的抑制性神经递质，广泛但非均匀地分布在哺乳动物脑内，脑内约 30% 的突触以 GABA 为神经递质，外周组织仅含微量。脑内 GABA 是通过谷氨酸经谷氨酸脱羧酶脱羧而成。GABA 能神经元兴奋时，GABA 被神经末梢释放到突触间隙后，终止递质的作用主要依赖突触前膜和胶质细胞摄取 GABA。脑内广泛存在 GABA 能神经元，主要分布在大脑皮质、海马和小脑。目前仅发现两条长轴突投射的 GABA能通路：一条是小脑-前庭外侧核通路，从小脑浦肯野细胞投射到小脑深部核团及脑干的前庭核；另一条是从纹状体投射到中脑黑质。黑质是脑内 GABA 浓度最高的脑区。

GABA 受体被分为 $GABA_A$、$GABA_B$ 和 $GABA_C$ 三型。脑内 GABA 受体主要是 $GABA_A$ 受体，$GABA_B$ 受体较少，$GABA_C$ 受体目前仅在视网膜上被发现。$GABA_A$ 受体与烟碱受体相同，是化学门控离子通道受体家族的成员，是镇静催眠药和一些抗癫痫药的作用靶点；$GABA_B$ 受体是 G 蛋白偶联受体家族的成员。

（一）$GABA_A$ 受体

$GABA_A$ 受体是镇静催眠药的作用靶点。$GABA_A$ 受体由 5 种不同的亚基组成（α、β、γ、δ 和 ρ），每个亚基都是一条多肽链，含有 4 个跨膜区，5 个亚基围绕组成中空的氯离子通道。在 β 亚基上有 GABA 的结合点，在其他部位也存在一些调节 GABA 受体氯离子通道的位点，这些调节点包括：苯二氮䓬类（BZ）、巴比妥类、印防己毒素等离子通道阻滞药、类固醇和兴奋剂的结合点。上述药物与相应的位点结合可引起 $GABA_A$ 受体构象改变，影响与 GABA 的亲和力和氯离子通道的氯电导变化。其中以 BZ 调节点最引人注目。BZ 位点在 α 亚基上，BZ 位点的激动剂如地西泮和氯硝西泮、反相激动剂如 β-咔啉（β-carboline）和拮抗剂氟马西尼（flumazenil）等均可与 α 亚基结合，氟马西尼可拮抗 BZ 激动剂和反相激动剂的作用。BZ 激动剂与 α 亚基结合后可增强受体与 GABA 的亲和力，增加氯通道的开放频率，增强 GABA 能神经元的传递作用，产生抗焦虑、镇静催眠、抗惊厥等作用。反相激动剂与 BZ 结合位点结合则产生拮抗 GABA 的作用，可诱发焦虑、惊厥。苯巴比妥类及印防己毒素主要作用于氯离子通道，分别延长开启或阻滞离子通道。

（二）$GABA_B$ 受体和 $GABA_C$ 受体

$GABA_B$ 受体激活后，通过 G 蛋白及第二信使系统如 cAMP 或 IP_3 介导 K^+ 通道开放或 Ca^{2+} 通道关闭，但不影响氯离子的通透性。在突触后，K^+ 通道开放可诱导迟缓的抑制性突触后电位（IPSP），而不是 $GABA_A$ 受体诱导的快速 IPSP。$GABA_B$ 受体主要分布在突触前末梢，通过关闭 Ca^{2+} 通道而负反馈调节神经递质的释放。因此，无论是突触前还是突触后的 $GABA_B$ 受体均介导抑制性效应。

$GABA_C$ 受体主要分布在视网膜，受体本身也是氯离子通道，激活可引起 Cl^- 内流，产生快速的 IPSP。苯二氮䓬类和巴比妥类对 $GABA_C$ 受体无变构调节作用，印防己毒素却可阻滞 $GABA_C$ 受体的 Cl^- 通道。

GABA 通过激活不同 GABA 亚型受体而产生突触前或突触后抑制效应。BZ 和巴比妥类药物通过增强中枢 GABA 能系统传递功能，产生镇静、抗焦虑、抗惊厥等作用。新近的研究发现，GABA 在癫痫、阿尔茨海默病、帕金森病和亨廷顿病的发病机制中也具有重要作用。此外，GABA 还参与疼痛、神经内分泌和摄食行为的调节。

三、兴奋性氨基酸

谷氨酸（glutamate，Glu）是 CNS 内主要的兴奋性递质，脑内 50% 以上的突触是以 Glu 为

笔记

递质的兴奋性突触，大脑皮质投射到纹状体、丘脑、黑质、红核、楔束核、脊髓的纤维，内嗅皮质至海马下脚及海马投射到隔核、斜角带核、伏隔核、新纹状体等核团的投射纤维都是 Glu 能纤维。除 Glu 外，天冬氨酸也发挥相似的作用。Glu 是哺乳动物脑内含量最高的氨基酸，是体内物质代谢的中间产物，也是合成 GABA 的前体物质。目前尚无法区别作为中间代谢产物的 Glu 与作为神经递质的 Glu。一般认为谷氨酰胺酶水解谷氨酰胺生成的 Glu 是合成 Glu 递质的途径。作为递质的 Glu 可贮存在突触囊泡内，也存在于末梢的胞质中。

谷氨酸或天冬氨酸被释放后，与不同的兴奋性氨基酸受体结合，诱发突触后神经元兴奋，产生 EPSP。Glu 受体可因它们对不同激动剂的选择性分为 3 类：对 N-甲基-D-天冬氨酸（NMDA）能选择性激活的受体称为 NMDA 受体；对 α-氨基-3-羟基-5-甲基-4-异噁唑丙酸（AMPA）有较高敏感性的受体称为 AMPA 受体；对海人藻酸（kainic acid，KA）敏感的受体称为 KA 受体。这 3 类受体均属配体门控离子通道受体。20 世纪 80 年代中期发现另一类与 G 蛋白偶联的 Glu 受体，被激活后影响磷脂酰肌醇代谢或腺苷酸环化酶的活性，导致突触后第二信使如 IP、DG、cAMP 浓度变化，故称为亲代谢型谷氨酸受体。

（一）NMDA 受体

NMDA 受体在脑内广泛分布，但在海马及大脑皮质分布最密集。NMDA 受体已经成为多种神经精神疾病治疗药物研制的重要靶标。NMDA 受体激动时，其偶联的阳离子通道开放，除 Na^+、K^+ 通过外，还允许 Ca^{2+} 通过，高钙电导是 NMDA 受体的特点之一，也是 NMDA 受体与 Glu 兴奋性神经毒性、长时程突触加强（LTP）、学习记忆行为密切相关的原因。

（二）非 NMDA 受体

非 NMDA 受体包括 AMPA 受体及 KA 受体，也是化学门控离子通道受体。受体兴奋时离子通道开启，仅允许 Na^+、K^+ 单价阳离子进出，胞外 Na^+ 内流引起突触后膜去极化，诱发快速的 EPSP，参与兴奋性突触的传递。非 NMDA 受体与 NMDA 受体在突触传递及 Glu 的兴奋性神经毒性作用中有协同作用。AMPA 受体在脑内的分布与 NMDA 受体几乎平行，提示这两种受体在突触传递过程中具有协同关系。

（三）亲代谢型谷氨酸受体

亲代谢型谷氨酸受体（metabotropic glutamate receptors，mGluRs）通过 G 蛋白与不同的第二信使系统偶联，改变第二信使的胞内浓度，触发较缓慢的生物学效应。目前已克隆出 8 种不同亚型的 mGluRs（$mGluR_1 \sim mGluR_8$）。根据一级结构的相似性、偶联的信号转导途径及药理学特性的差异，将 8 种 mGluRs 亚型分成 3 组：第 1 组包括 $mGluR_1$ 和 $mGluR_5$，通过 G 蛋白激活磷脂酶 C，促进磷脂酰肌醇（PI）水解，使 IP_3 及 DG 升高，导致 K^+ 通道关闭，使膜去极化，产生兴奋效应，与分布在同一神经元上的 NMDA 受体和非 NMDA 受体有协同作用；第 2 组包括 $mGluR_2$ 和 $mGluR_3$，受体激活后通过 Gi 蛋白偶联腺苷酸环化酶（AC），使胞内 cAMP 浓度降低而介导生物学效应；第 3 组包括 $mGluR_4$、$mGluR_6$、$mGluR_7$ 和 $mGluR_8$，这组受体也通过 Gi 蛋白与 AC 相偶联。第 2 组和第 3 组 mGluRs 可分布在 Glu 能神经末梢上，作为自身受体，对神经递质释放产生负反馈调节作用。mGluRs 自身受体的作用可拮抗 Glu 的兴奋性神经毒性，产生保护神经元的作用。在海马 CA3 区，LTP 的形成依赖 mGluRs 功能的表达。

兴奋性氨基酸通过上述受体的介导，不但参与快速的兴奋性突触传导，而且在学习、记忆、神经元的可塑性、神经系统发育及一些疾病（如缺血性脑病、低血糖脑损伤、癫痫、脑外伤和老年性中枢退行性疾病等）的发病机制中发挥重要作用。

四、去甲肾上腺素

脑内去甲肾上腺素（noradrenaline，NA）能突触传递的基本过程包括递质合成、贮存、释放、与受体相互作用和递质的灭活，与外周神经系统相似。对脑内儿茶酚胺类递质和 5-HT 递质摄取转运体的研究日益受到重视，临床上一些药物如抗抑郁药的主要作用机制就是抑制这些再摄取转运系统，间接增强了 NA 能、5-HT 能和 DA 能的传递功能。苯丙胺、可卡因的药理作用也与抑制上述转运系统相关。

脑内 NA 能神经元胞体的分布相对集中在脑桥及延髓，但 NA 能神经元胞体密集在蓝斑核，从蓝斑核向前脑方向发出 3 束投射纤维，分别是中央被盖束、中央灰质背纵束和腹侧被盖-内侧前脑束。3 束纤维主要同侧上行支配大脑皮质各区、边缘系统，包括扣带回、杏仁核、海马、下丘脑和中脑被盖等核团，丘脑和上、下丘，以及蓝斑核，另发出投射纤维到小脑，终止于小脑皮质和中央核群。蓝斑核下行 NA 能纤维投射到延髓及脊髓。除蓝斑核外，在脑桥延髓外侧大脑脚被盖网状结构中较松散地聚集着一些 NA 能神经元核团，它们发出的投射纤维混合在蓝斑核的上述投射束投射到不同脑区。基底前脑和隔区的 NA 能纤维主要来源于这些非蓝斑核 NA 能神经元。

五、多巴胺

多巴胺（dopamine，DA）是脑内最重要的一种神经递质。DA 神经元在 CNS 的分布相对集中，投射通路清晰，支配范围局限，在大脑的运动控制、情感思维和神经分泌方面发挥重要的生理作用，与帕金森病、精神分裂症、药物依赖与成瘾的发生发展密切相关。

（一）中枢 DA 神经系统及其生理功能

哺乳动物脑内 DA 神经元主要从中脑和下丘脑投射到其支配区域，调节其生理功能。脑内 DA 能神经纤维主要投射至纹状体、广泛的边缘系统和新皮质。人类中枢主要存在 4 条 DA 通路：① 黑质-纹状体通路：其胞体位于黑质致密区（A_9），主要支配纹状体，该通路所含有的 DA 含量占全脑的 70% 以上，是锥体外系运动功能的高级中枢，各种原因使该通路的 DA 功能减弱均可导致帕金森病。反之，该通路的功能亢进时，则出现多动症。② 中脑-边缘通路：其胞体位于顶盖腹侧区（A_{10}），主要支配伏隔核和嗅结节。③ 中脑-皮质通路：其胞体主要位于顶盖腹侧区，支配大脑皮质的一些区域，如前额叶、扣带回、内嗅脑和梨状回的皮质。中脑-边缘通路和中脑-皮质通路主要调控人类的精神活动，前者主要调控情绪反应，后者主要参与认知、思想、感觉和推理能力的调控。目前认为 I 型精神分裂症主要与这两个 DA 通路功能亢进相关。④结节-漏斗通路：其胞体主要位于弓状核和室周核，DA 神经末梢终止在漏斗核和正中隆起，主要调控垂体激素的分泌，如抑制催乳素的分泌、促进促肾上腺皮质激素和生长激素的分泌等。

（二）DA 受体及其亚型

20 世纪 80 年代，根据应用选择性配基的研究结果及其与信号转导途径的偶联关系，将 DA 受体确定为 D_1 和 D_2 两种亚型，至今仍被许多教材沿用。后来应用重组 DNA 克隆技术确定脑内存在 5 种 DA 亚型受体（D_1、D_2、D_3、D_4 和 D_5 受体），其中 D_1 和 D_5 亚型受体在药理学特征上符合上述 D_1 亚型受体，而 D_2、D_3、D_4 受体则与上述 D_2 亚型受体相符合，因此分别被称为 D_1 样受体（D_1-like receptors）和 D_2 样受体（D_2-like receptors）。黑质-纹状体通路主要存在 D_1 样受体（D_1 和 D_5 亚型受体）和 D_2 样受体（D_2 和 D_3 亚型受体），其中 D_3 亚型受体主要为突触前 DA 受体，即 DA 自身受体，主要参与 DA 神经元自身功能（放电、递质的合成和释放）的负反馈调控；中脑-边缘通路和中脑-皮质通路主要存在 D_2 样受体（D_2、D_3 和 D_4 亚型受体）。D_4 亚型受体特异性存在于这两个 DA 通路。D_4 亚型受体与精神分裂症的发生发展密切相关，目前仅发现氯氮平对其具有高亲和力。结节-漏斗通路主要存在 D_2 样受体中的 D_2 亚型受体，是研究 D_2 亚型受体的理想生物材料。

笔记

（三）DA 受体与神经精神疾病

各种病理因素导致黑质-纹状体通路的 DA 功能减弱均可导致帕金森病，目前临床使用的抗帕金森病药主要是据此学说研发的，机制在于补充 DA 的绝对不足。精神分裂症（尤其是 I 型）则是由中脑-边缘通路和中脑-皮质通路的 D_2 样受体功能亢进所致。因此，目前临床治疗精神分裂症的药物大多是 DA 受体拮抗药。

（四）DA 转运体

释放到突触间隙的 DA 的灭活主要依赖于突触前膜的 DA 转运体的再摄取。已经阐明 DA 转运体与许多神经精神疾病的发生发展相关，如可卡因成瘾的主要机制在于对 DA 转运体的抑制，DA 转运体功能的减退是帕金森病早期的重要病理机制之一。因此，DA 转运体是研发神经精神疾病治疗药物的重要靶标。

六、5-羟色胺

5-羟色胺（5-hydroxytryptamine，5-HT）能神经元与 NA 能神经元的分布相似，主要集中在脑桥、延髓中线旁的中缝核群，共组成 9 个 5-HT 能神经核团（$B_1 \sim B_9$），以中脑核群含量最高，而黑质、红核、丘脑及丘脑下部、杏仁核、壳核、尾核和海马中含量较低。脑内 5-HT 神经元主要在末梢合成 5-HT，色氨酸在色氨酸羟化酶的催化下生成 5-羟色氨酸，再经脱羧酶的作用成为 5-HT。5-HT 的贮存、释放和灭活均与 NA、DA 等儿茶酚胺递质相似。突触前膜 5-HT 摄取转运体与 NA、DA、GABA 和甘氨酸的转运体属同一家族。5-HT 转运体是抗抑郁药的主要作用靶标，目前临床使用的抗抑郁药的主要治疗机制就是抑制 5-HT、DA 和 NA 的再摄取。

脑内 5-HT 具有广泛的功能，参与心血管活动、觉醒-睡眠周期、痛觉、精神情感活动和下丘脑-垂体的神经内分泌活动的调节。脑内存在众多的 5-HT 受体亚型，与不同的信号转导系统偶联，受体亚型分布也存在不同的模式，使单一的一种物质（5-HT）能同时在不同的脑区产生不同的效应，体现了大脑对信息处理的多样性和灵活性。

已克隆出 14 种不同亚型的 5-HT 受体，根据受体偶联的信号转导系统及其氨基酸顺序的同源性，把 5-HT 受体分成 7 组亚型（5-HT$_{1-7}$），每组亚型受体又存在不同的亚型。

（一）5-HT$_1$ 受体

5-HT$_1$ 受体可分为 5 个亚型（5-HT$_{1A}$、5-HT$_{1B}$、5-HT$_{1D}$、5-HT$_{1E}$、5-HT$_{1F}$）。5-HT$_1$ 受体尽管亚型不同，但均通过 Gi/Go 蛋白抑制 AC 而使 cAMP 浓度降低，引起生物学效应。5-HT$_{1A}$ 受体主要分布在边缘系统和 5-HT 神经元。5-HT$_{1B}$ 和 5-HT$_{1D}$ 受体主要分布在基底神经节和黑质，可作为突触前自身受体，负反馈调节递质释放。

（二）5-HT$_2$ 受体

5-HT$_2$ 受体均通过 Gq 蛋白激活磷脂酶 C，促进磷脂酰肌醇代谢。因与不同阻断药的亲和力存在差异，5-HT$_2$ 受体可分为 5-HT$_{2A}$、5-HT$_{2B}$、5-HT$_{2C}$ 三种亚型。5-HT$_{2A}$ 受体主要分布在大脑皮质，5-HT$_{2C}$ 的分子结构和药理特性均与 5-HT$_{2A}$ 相似，分布在边缘系统、基底节和黑质等脑区及脑脉络丛。激活 5-HT$_{2A}$ 受体可兴奋面神经核的运动神经元和脊髓运动神经元，5-HT$_{2B}$ 的分布与作用迄今还不明确。

（三）5-HT$_3$ 受体

5-HT$_3$ 受体是 5-HT 受体中唯一的配体门控离子通道受体。5-HT$_3$ 受体集中在延髓极后区和孤束核，在大脑皮质、海马和内侧缰核也有分布，激活 5-HT$_3$ 受体可引起快速的 EPSP，易出现受体脱敏，但易恢复。5-HT$_3$ 受体通道可通过 Na^+ 和 K^+ 的跨膜转运而引起膜去极化。中枢 5-HT$_3$ 受体与痛觉传递、焦虑、认知、药物依赖等有关。5-HT$_3$ 受体阻断药具有很强的镇吐作用，可用于肿瘤化疗的辅助治疗。

（四）$5-HT_4 \sim 5-HT_7$ 受体

除 $5-HT_5$ 受体外，其他受体均与 Gs 蛋白/AC 偶联，增加胞内 cAMP。$5-HT_4$ 受体主要分布于海马、嗅结节、四叠体、伏隔核、黑质、苍白球和大脑皮质，可能参与情感、精神、觉醒、视觉和学习记忆等活动；$5-HT_5$ 受体已克隆出两种受体基因，即 $5-HT_{5A}$ 和 $5-HT_{5B}$，前者分布在大脑皮质、海马、缰核、嗅结节等脑区，后者仅局限于缰核和海马 CA1 区，功能及信号转导系统尚不明确；$5-HT_6$ 主要分布于纹状体、嗅结节、大脑皮质和海马等脑区；$5-HT_7$ 受体主要位于丘脑和海马 CA3 区，功能尚不明确。

七、组胺

含组胺（histamine）的神经元主要位于下丘脑结节乳头核和中脑的网状结构，发出上、下行纤维。上行纤维经内侧前脑束弥散投射到端脑，下行纤维可投射到低位脑干及脊髓。脑内组胺的生理作用目前还不明确，可能参与饮水、摄食、体温调节、觉醒和激素分泌的调节。临床上影响脑内组胺作用的药物用途有限，其中枢作用往往是药物副作用的基础。

组胺受体被分为 H_1、H_2 和 H_3 受体。H_1 和 H_2 受体是 G 蛋白偶联受体，前者通过 Gq 蛋白偶联磷脂酶 C 促进磷脂酰肌醇代谢，增加 IP_3 和 DG，后者与 Gs 蛋白结合偶联 AC，升高 cAMP。H_3 受体的信号转导途径目前尚不明确。

H_1 受体可能与觉醒有关。随着受体选择性 H_2 阻断药西咪替丁治疗溃疡病的应用，目前已推出系列 H_2 受体阻断药，能进入中枢的选择性 H_2 受体阻断药只有佐兰替丁（zolantidine）。H_3 受体被认为是位于突触前膜的受体，激活 H_3 受体可减少组胺及其他单胺递质和神经肽的释放与递质的合成。

八、神经肽

20 世纪 50 年代中期，从下丘脑分离纯化出的加压素和催产素，是最早确定的神经肽（neuropeptides）。随后相继在脑内发现多种神经肽，但至今许多神经肽的确切功能仍不明确。目前所知作为激素发挥作用的神经肽仅占少部分，大多数神经肽参与突触信息传递，发挥神经递质或调质的作用。本节仅着重述及与突触传递有关的共同特性。

（一）神经肽的代谢

具有合成、释放神经肽功能的神经元称为肽能神经元。神经肽与经典神经递质的合成、贮存、释放、与受体相互作用及灭活方式都不同。神经肽是多肽，与其他蛋白、多肽合成一样，受基因 DNA 模板控制，经转录成 mRNA 后在核糖体翻译。往往先合成神经肽的前体，后被输入粗面内质网，经一系列酶的修饰加工成为神经肽原，神经肽原再转化为有活性的神经肽。储存神经肽的囊泡明显比储存经典小分子神经递质的囊泡大，常常在这些致密大囊泡中同时储存经典递质及神经肽。

作为神经递质的多肽如初级痛觉传入纤维中的 P 物质，可释放到突触间隙，与突触后受体作用完成递质功能。目前所知，多数神经肽常与经典递质共存，在突触传递过程中扮演神经调质的角色。装有神经肽的大囊泡往往从突触外区释放，以非突触传递形式弥散到附近细胞，即以旁分泌的形式起作用，影响范围比神经递质大，反应潜伏期较长。神经肽还可作为神经激素从神经元释放出来后，作用于远处细胞发挥激素作用，如神经垂体释放的加压素、催产素等。

神经肽起效慢，降解也较慢，作用时间相对较长。但有些神经肽，如血管紧张素 I（十

笔记

肽）经酶解后成为活性更强的血管紧张素Ⅱ（八肽），发挥生理作用。

（二）神经肽受体

各种神经肽都有各自的受体及不同的受体亚型，几乎所有的神经肽受体都是 G 蛋白偶联受体家族成员。阿片受体 μ、δ、κ 受体通过 Gi/Go 蛋白与腺苷酸环化酶或钙通道、钾通道偶联，引起 cAMP 浓度降低或膜对 Ca^{2+}、K^+ 的通透性改变。

总而言之，经典小分子神经递质较易合成，更新快，释放后迅速灭活及重新利用，效应潜伏期及持续时间较短，适于完成快速而精确的神经活动。相反，神经肽合成复杂，更新慢，释放量较少，失活也较缓慢，效应潜伏期与作用时间较长，效应较弥散，影响范围广，适于调节缓慢而持久的神经活动。经典递质与神经肽的作用相辅相成，使信息加工更精细，调节活动更精确、协调、和谐。

第三节　中枢神经系统的药理学特点

尽管 CNS 功能非常复杂，但就其功能水平而言，不外乎兴奋和抑制，因此，将作用于 CNS 的药物分为中枢兴奋药和中枢抑制药两大类。从整体水平来看，中枢神经兴奋时，其兴奋性自弱到强表现为欣快、失眠、不安、幻觉、妄想、躁狂、惊厥等；中枢神经抑制则表现为镇静、抑郁、睡眠、昏迷等。进化程度高的脑组织对药物的敏感性高，大脑皮质的抑制功能又比兴奋功能敏感，易受药物影响。延髓的生命中枢则较稳定，只有在极度抑制状态时才出现血压下降、呼吸停止。药物可对中枢某种特殊功能产生选择性作用，如镇痛、抗精神病、解热等。

绝大多数中枢药物的作用方式是影响突触化学传递的某一环节，引起相应的功能变化，例如，影响递质的合成、储存、释放和灭活过程，激动或拮抗受体等。若使抑制性递质释放增多或激动抑制性受体，则可引起抑制效应，反之，则引起兴奋；若使兴奋性递质释放增多或激动兴奋性受体，则引起兴奋效应，反之，则导致抑制。因此，研究药物对递质和受体的影响是阐明中枢药物作用复杂性的关键环节，而对细胞内信使和离子通道及其基因调控的研究可进一步阐释药物作用的机制。

尚有少数药物只一般地影响神经细胞的能量代谢或膜稳定性。药物的效应除随剂量的增加而增强外，还表现为作用范围的扩大。这类药物无竞争性拮抗药或特效解毒药，此类药物亦称非特异性作用药物，例如全身麻醉药等。

作用于 CNS 的药物的作用方式与作用于传出神经的药物相似，也可按其对递质和受体的作用进行分类（表 11-1）。表 11-1 基本概括了本教材涉及的所有作用于 CNS 的药物及其主要药理作用、作用靶点和机制。

表 11-1　作用于中枢神经系统的药物按作用机制分类

作用靶点	作用机制	代表性药物	主要药理作用或应用
ACh 受体	激动 M_1 受体	毛果芸香碱	觉醒
	阻断 M_1 受体	哌仑西平、东莨菪碱	中枢抑制，抗帕金森病
	激动 M_2 受体	6β-乙酰氧基去甲托烷	中枢抑制
	阻断 M_2 受体	阿托品	中枢兴奋
	激动 N 受体	烟碱	惊厥
	抑制胆碱酯酶	毒扁豆碱、他克林	催醒，抗阿尔茨海默病

续表

作用靶点	作用机制	代表性药物	主要药理作用或应用
NA 受体	促进 NA 释放	麻黄碱、苯丙胺	中枢兴奋
	抑制 NA 释放	锂盐	抗躁狂
	抑制 NA 摄取	可卡因、丙米嗪	欣快，抗抑郁
	抑制 NA 灭活	单胺氧化酶抑制剂	抗抑郁
	耗竭 NA 贮存	利血平	安定，抗抑郁
	激动 α 受体	去甲肾上腺素	兴奋
	激动 α_2 受体	可乐定	降血压，镇静
	阻断 α_2 受体	育亨宾	升血压，兴奋
	阻断 β 受体	普萘洛尔	降血压，改善噩梦、幻觉
DA 受体	激动 DA 受体	阿扑吗啡	催吐
	阻断 DA 受体	氯丙嗪、氯氮平、舒必利	安定，抗精神病，镇吐
	合成 DA	左旋多巴	抗帕金森病
5-HT 受体	激动 5-HT 受体	麦角酸二乙胺	改善精神紊乱、幻觉、欣快
	阻断 5-HT 受体	二甲麦角新碱	中枢抑制
GABA 受体	激动 GABA 受体	蝇蕈醇	改善精神紊乱，抑制兴奋、阵挛抽搐，抗焦虑
	阻断 CABA 受体	荷包牡丹碱	抗镇静，催眠，抗惊厥
	增强 GABA 作用	苯二氮䓬类	
Gly 受体	阻断 Gly 受体	士的宁	兴奋，改善强直惊厥
H 受体	阻断 H_1 受体	苯海拉明	抑制，抗晕动，抗过敏
	阻断 H_2 受体	西咪替丁	改善精神紊乱
阿片受体	激动阿片受体	阿片类（吗啡、哌替啶）	镇痛，镇静，缓解呼吸抑制
	阻断阿片受体	纳洛酮	解救吗啡中毒
细胞膜	稳定	乙醚等	全身麻醉

▣ 相关链接

中国科学家在吗啡镇痛机理研究中的贡献

中枢镇痛药吗啡在 1803 年从阿片中被分离，并在 1925 年经化学合成确定其结构，成为临床上普遍应用的强镇痛药。但是到 20 世纪 50 年代，注射吗啡后产生镇痛作用的确切机制仍不明确。中国科学院上海药物研究所邹冈教授等老一辈药理学家在这方面作出了杰出的贡献。1959 年上海药物研究所药理研究室胥彬教授和周金熙发现在小白鼠脑内注射微量（皮下注射量的 1/100）吗啡后产生明显的镇痛作用，说明吗啡直接作用于脑中枢。但是，这项研究并未确定吗啡究竟作用于脑内什么部位。当时正在药理研究室读研究生的邹冈选择了这个题目作为自己的研究课题，他和技术人员吴时祥改用大动物家兔进行脑内微量注射吗啡的研究。他们发现，将微量（20 μg）吗啡注入家兔的侧脑室，可以产生明显而持久的镇痛作用，静脉注射时则需要 500~1000 倍药量（10~20 mg）才能产生相当的效应。根据药液在侧脑室中的扩散范围，邹冈推测吗啡作用于侧脑室周围的脑结构，因此设法缩小药液分布的范围，将微量

（10 μg）吗啡注射到侧脑室周围结构以及皮质下和痛觉可能有关的结构，最终发现注入第三脑室周围灰质以后镇痛作用最明显。根据这些实验结果，邹冈提出了第三脑室周围灰质是吗啡产生镇痛作用的部位的观点。1962 年，邹冈和他的导师张昌绍教授（时任上海第一医学院药理教研室主任）联名在《生理学报》上发表了相关研究论文。接着，他又发现在家兔第三脑室周围灰质注射微量（10 μg）吗啡的专一性拮抗剂烯丙吗啡，能够对抗随后静脉注射吗啡产生的镇痛作用，进一步证实了第三脑室周围灰质是吗啡在脑内产生镇痛作用的部位。1964 年这两项研究合并成一篇论文，在《中国科学》用英文发表，受到国外学者的高度重视，曾被反复引述，成为吗啡和痛觉研究领域中的一篇经典文献，并被担任过德国药理学副会长的Hertz 等国际著名药理学家誉为研究吗啡作用原理的"里程碑"。国外研究者在他们工作的基础上发现了脑内的阿片受体，进而发现脑内存在的阿片受体内源性配体——脑啡肽和内啡肽，从而使有关痛和镇痛的神经生物学理论发生了革命性的变化。1999 年邹冈逝世后，美国科学家 Mackie 等在国际著名期刊《神经科学动态》上发表悼念邹冈的文章中指出："邹冈的研究工作在 20 世纪 70 年代初推动了重要的内源性镇痛物质脑啡肽和内啡肽的发现，这些发现证明机体具有自己的镇痛回路，它们可以被调节或者用药物激活以达到治疗目的，从而改变了科学家有关痛和镇痛的观念。"

复习思考题

1. 简述神经递质与神经调质的异同。
2. 简述脑内多巴胺通路及其功能。

（江苏大学医学院　李永金　陈月芳）

笔记

第十二章

全身麻醉药

学习目标

1. 掌握：最小肺泡浓度、血/气分布系数、脑/血分布系数的概念。
2. 了解：全麻药的作用机制；复合麻醉的方法。

全身麻醉药（general anesthetics）简称全麻药，是一类能抑制中枢神经系统功能，可逆性引起意识、感觉和反射消失，使骨骼肌松弛的药物，主要用于外科手术麻醉。根据给药方式的不同，全麻药分为吸入麻醉药（inhalation anesthetics）和静脉麻醉药（intravenous anesthetics）。

第一节　吸入麻醉药

吸入麻醉药是一类脂溶性较大的挥发性液体或气体，前者有乙醚、氟烷、异氟烷、恩氟烷等，后者有氧化亚氮，给药后由呼吸道经肺泡吸收，可通过调节吸入气体中的全麻药浓度（分压）来控制并维持手术所需的麻醉深度。

【作用机制】　全麻药的作用机制有各种学说，目前尚无定论。"脂质学说"是各种学说的基础，其依据是化学结构各异的全麻药均具有较高的脂溶性，且脂溶性越高，麻醉作用越强，据此认为脂溶性较高的局麻药容易融入神经细胞膜的脂质层，引起胞膜物理和化学性质的改变，并使膜上的功能蛋白质，如受体、离子通道等发生变构，还可能与细胞内的类脂质结合，干扰神经细胞的除极和递质的释放，由此广泛抑制神经冲动的传递，导致全身麻醉。随着研究手段的改进，全身麻醉的作用机制从最初的"脂质学说"进一步发展到现在的"蛋白质学说"，即认为全麻药的作用机制可能与其和中枢神经系统中的多种功能蛋白质，主要是配体门控离子通道结合有关，通过抑制兴奋性突触和增强抑制性突触的传递功能而发挥作用。比如，GABA 是中枢抑制性神经递质，其 $GABA_A$ 受体在神经细胞膜上组成 Cl^- 通道，绝大多数的全麻药都可以与 $GABA_A$ 受体上的一些特殊位点结合，提高 $GABA_A$ 受体对 GABA 的敏感性，增加 Cl^- 通道开放，使细胞膜超极化，导致中枢神经系统的广泛抑制，从而产生全身麻醉效应。全身麻醉药的镇痛作用也与多种功能蛋白质有关，如 $GABA_A$ 受体、NMDA 受体、甘氨酸受体、阿片受体和神经元烟碱受体。

【吸入麻醉分期】　吸入麻醉时，给药剂量与麻醉深度有明显的量效关系并有相应特征性表现，为了掌控临床麻醉的深度和避免过度麻醉的危险，常以麻醉分期最明显的乙醚麻醉为代表，将麻醉深度分为四期：

第一期即镇痛期：指从麻醉给药开始，至意识消失为止，患者出现镇痛及健忘的麻醉状态，对疼痛无反应，此期主要是网状结构上行激动系统和大脑皮质受抑制。

第二期即兴奋期：指从意识和感觉消失开始，到第三期即外科麻醉期为止，此期大脑皮

笔记

层功能抑制加深，使皮质下中枢失去大脑皮质的控制与调节，患者表现为兴奋躁动、呼吸不规则、血压不稳等。

镇痛期与兴奋期又合称为麻醉诱导期。

第三期即外科麻醉期：指从兴奋转为安静、恢复规则平稳的血压和呼吸开始，到延髓麻醉状态出现为止。此期麻醉进一步加深，大脑、间脑、中脑、脑桥依次被抑制，脊髓机能由下向上逐渐抑制，但延髓中枢机能仍保持。根据麻醉深度，此期还可分为四级。手术在二三级进行。在临近麻醉期的第四级时，患者开始出现呼吸的明显抑制、发绀、血压下降，表明麻醉深度涉及延髓生命中枢，应立即停药或减量，否则将会出现危及生命的延髓抑制。

第四期即延髓麻痹期：指从呼吸停止，血压剧降开始，直至呼吸肌完全麻痹、循环完全衰竭。延髓麻痹期表明延脑已经麻痹，麻醉深度已危及生命，必须立即停药，进行人工呼吸、心脏按压，争分夺秒全力进行复苏。

上述分期是早期单用乙醚麻醉的典型四期的表现。现在临床常用诱导麻醉（多药复合麻醉），目的是避开可产生麻醉意外的麻醉第一、二期，快速进入外科麻醉期。手术完毕、停药后，患者将沿着与麻醉相反的顺序逐渐恢复，但通常没有第二期兴奋期的表现。为此在实践应用时要仔细观察、综合分析，才能正确判断。

【体内过程】　吸入麻醉药的吸收及其作用的深浅快慢，首先决定于它们在肺泡气体中的浓度。在一个大气压下，能使50%患者痛觉消失的肺泡气体中麻醉药的浓度称为最低肺泡有效浓度（minimal alveolar concentration，MAC）。各药都有其恒定的MAC数值，它反映各药的麻醉作用效价强度，MAC数值越低，药物的麻醉作用越强。

肺泡中药物进入血液的速度还与肺通气量、吸入气中药物浓度、肺血流量及血/气分布系数等有关。血/气分布系数是指血中药物浓度与吸入气中药物浓度达平衡时的比值。血/气分布系数大的药物，在血液中溶解度大，溶解量多，在肺泡气、血液和脑组织内的药物分压可缓慢上升，麻醉诱导时间长，比如乙醚。血/气分布系数小的药物，在血液中溶解度小，溶解量少，在肺泡气、血液和脑组织内的药物分压可快速升高，麻醉诱导时间较短，比如异氟烷。

麻醉药物吸收后随即分布转运到各个器官，其分布药量和速率依赖于该器官的血液供应量。在休息状态时脑组织的血液供应量是肌肉和脂肪组织的十数倍，因此脂溶性很高的麻醉药进入类脂质含量丰富的脑组织更快。当脑组织中药物浓度和血中达到平衡时，此时的药物浓度比值即脑/血分布系数，脑/血分布系数越大，进入脑组织的药量越多，麻醉效应越强且持久。

吸入麻醉药主要经肺以原形排出，肺通气量大及脑/血和血/气分布系数低的药物较易排出。常用吸入麻醉药的特性见表12-1。

表 12-1　吸入麻醉药的特性比较

	氧化亚氮	乙醚	氟烷	恩氟烷	异氟烷
血/气分布系数	0.47	12.1	2.3	1.8	1.4
脑/血分布系数	1.06	1.14	2.3~3.5	1.45	4.0
MAC/%	100	1.92	0.75	1.68	1.15
诱导用吸入气浓度/%	80	10~30	1~4	2.0~2.5	1.5~3.0
维持用吸入气浓度/%	50~70	4~5	0.5~2.0	1.5~2.0	1.0~1.5
诱导期	快	很慢	快	快	快
骨骼肌松弛	很差	很好	差	好	好

【常用药物】

麻醉乙醚

麻醉乙醚（anesthetic ether）是无色澄明易挥发的液体，有特异臭味，易氧化生成过氧化物及乙醛，使毒性增强。麻醉浓度的乙醚对呼吸功能和血压几无影响，对心、肝、肾的毒性也小。乙醚还兼有箭毒样作用，故肌肉松弛作用较强。但乙醚的麻醉诱导期和苏醒期较长，易发生麻醉意外。其特异臭味可刺激气管黏液分泌，易引起吸入性肺炎。加上易燃、易爆等安全隐患，手术室现已少用，但因其使用简便，在野战、救灾等情况下仍有一定价值。

氟　烷

氟烷（halothane）为无色透明液体，沸点 50.2 ℃，临床浓度无燃爆隐患，但化学性质不稳定，遇光、热易被降解。氟烷的 MAC 仅为 0.75%，血/气分布系数也较小，麻醉作用快且强，诱导期短，患者苏醒快，但肌肉松弛和镇痛作用较弱，还可使脑血管扩张，颅内压升高，并增加心肌对儿茶酚胺的敏感性，诱发心律失常等。本品可致子宫平滑肌松弛而诱发产后出血，因此禁用于难产或剖宫产患者。反复应用偶致肝炎或肝坏死，现已经被更安全的药物如七氟烷等替代。

恩氟烷及异氟烷

恩氟烷（enflurane）及异氟烷（isoflurane）为同分异构体，和氟烷比较，两者 MAC 稍大，麻醉诱导更为平稳、迅速和舒适，患者苏醒更快，肌肉松弛良好，临床剂量下不具有明显的心血管和肝脏不良反应，恶心、呕吐等消化系统不良反应也较其他吸入麻醉药少，因此是目前较为常用的吸入麻醉药。

氧化亚氮

氧化亚氮（nitrous oxide）又名笑气，为无色、味甜、无刺激性的液态气体，化学性质稳定，不燃不爆。在体内不代谢，绝大多数经肺以原形呼出。血/气分布系数较小，诱导期短而患者苏醒快，用于麻醉时，患者感觉舒适愉快，镇痛作用强，对呼吸和肝、肾功能无不良影响，但对心略有抑制作用。氧化亚氮的 MAC 值超过 100%，麻醉效能很低，须与其他麻醉药配伍方可达到令人满意的麻醉效果。主要用于诱导麻醉或与其他全身麻醉药配伍使用。

第二节　静脉麻醉药

静脉麻醉药（intravenous anesthetics）是通过静脉注射或滴注给药的全麻药。与吸入麻醉药相比，其优点是无诱导期，患者迅速进入麻醉状态，对呼吸道无刺激性，麻醉方法简便易行。其主要缺点是不如吸入麻醉药易于掌握麻醉深度，若单独应用一般只适用于小手术及某些外科处理，常用于诱导麻醉。

硫喷妥钠

硫喷妥钠（thiopental sodium）属于超短效巴比妥类药物，是最常用的诱导麻醉药。其脂溶性高，静脉注射后几秒钟可进入脑组织，麻醉作用迅速，无兴奋期，但具有典型的重分布现象，几分钟后即可从脑组织转运到肌肉和脂肪等组织，因而作用维持时间短。硫喷妥钠的镇痛效应差，肌肉松弛不完全，临床主要用于诱导麻醉、基础麻醉，以及脓肿的切开引流、骨折和脱臼的闭合复位等短时小手术的麻醉。硫喷妥钠对呼吸中枢有明显抑制作用，新生儿、婴幼儿禁用。其易诱发喉头和支气管痉挛，支气管哮喘者禁用。

氯胺酮

氯胺酮（ketamine）是中枢兴奋性氨基酸递质 NMDA 受体的特异性阻断药，能阻断痛觉冲

笔记

动向丘脑和新皮质传导，同时又能兴奋脑干及边缘系统，引起意识模糊、短暂性记忆缺失及较好的镇痛效应。此药达镇痛镇静效果时，患者意识并未完全消失，常有梦幻，肌张力增加，血压上升，此状态又称分离麻醉（dissociative anesthesia）。氯胺酮对体表镇痛作用明显，内脏镇痛作用差，但诱导迅速，用于短时的体表小手术，如烧伤清创、切痂、植皮等。此药临床剂量对呼吸影响较小，但抑制心肌，大剂量给药可致呼吸骤停。因其有致幻性和成瘾性，问世不久即被作为毒品滥用，被称为 K 粉，在我国属于严格管控的第一类精神药品。

丙泊酚

丙泊酚（propofol）是最常用的短效静脉麻醉药，不溶于水，注射液呈乳状，有良好的镇静、催眠效应，起效快，作用时间短，患者苏醒迅速，对呼吸道无刺激，无蓄积作用，但是镇痛作用微弱。此药能抑制咽喉反射，有利于气管插管；能减少脑耗氧量及脑血流量，降低颅内压和眼压。可用作门诊短小手术的辅助药物，也可作为全麻诱导、维持及镇静催眠辅助用药。主要不良反应为对心血管和呼吸系统的抑制，注射过快可出现呼吸和心搏骤停、血压下降等。

依托咪酯

依托咪酯（etomidate）为强效、超短效、非巴比妥类催眠药，静脉注射后患者几秒内意识丧失，睡眠时间持续 5 min，无明显镇痛作用，故用于诱导麻醉时常需加用镇痛药、肌松药或吸入麻醉药。此药对心脏功能影响小，尤其适用于老年患者及冠心病、瓣膜病和其他心脏功能差的患者。大剂量快速静脉注射本品可有呼吸抑制。应用本品后可出现肌阵挛，恢复期恶心、呕吐发生率高达 50%，并可抑制肾上腺皮质激素合成。

第三节 复合麻醉

目前各种全麻药单独应用的效果均不理想，临床上常采用联合用药的复合麻醉方式。复合麻醉是指同时或先后应用两种或两种以上的麻醉药物或其他辅助药物，以满足手术和术后镇痛的需求，同时减少麻醉药的用量而减少不良反应，参见表 12-2。

表 12-2　复合麻醉药

用药目的	常用药物
镇静、解除精神紧张	巴比妥类、苯二氮䓬类
短暂性记忆缺失	苯二氮䓬类、氯胺酮、东莨菪碱
基础麻醉	巴比妥类、水合氯醛
诱导麻醉	硫喷妥钠、氧化亚氮
镇痛	阿片类
骨骼肌松弛	琥珀胆碱、筒箭毒碱类
抑制迷走神经反射	阿托品类
降温	氯丙嗪
控制性降压	硝普钠、钙通道阻滞药

1）麻醉前给药（premedication）　指患者进入手术室前应用的药物。手术前夜常用镇静催眠药，如苯巴比妥或地西泮，使患者消除紧张和焦虑情绪。手术前服用地西泮可使患者对术中的短暂性记忆缺失，消除恐惧。手术前注射镇痛药物可在较浅麻醉分期获得令人满意的

笔记

镇痛效果，注射 M 受体阻断药可防止发生唾液及支气管分泌物所致的吸入性肺炎，并防止发生反射性心律失常。

2）基础麻醉（basal anesthesia）　指对于过度紧张或不合作者（如小儿）进入手术室前给予的较大剂量的催眠药，如巴比妥类等，使患者达深睡状态，在此基础上进行麻醉，可使药量减少，麻醉平稳。常用于小儿麻醉。

3）诱导麻醉（induction of anesthesia）　指应用诱导期短的硫喷妥钠或氧化亚氮，使患者迅速进入外科麻醉期，避免诱导期的不良反应，然后改用其他药物维持麻醉。

4）麻醉肌松（skeletal muscular relaxation）　指麻醉时合用 N 受体阻断药如阿曲库铵、琥珀胆碱或筒箭毒碱等，以满足手术时肌肉松弛的要求。

5）低温麻醉（hypothermia anesthesia）　指合用氯丙嗪使体温在物理降温时降至较低水平（28~30 ℃），降低心、脑等生命器官的耗氧量，提高组织在缺氧及阻断血流情况下的耐受能力。用于脑手术和心血管手术。

6）控制性降压（controlled hypotension）　为减少手术失血、改善手术视野的条件、缩短手术时间，加用短时作用的血管扩张药硝普钠或钙拮抗剂可使血压适度下降，并抬高手术部位以减少出血，无组织器官缺血缺氧损伤。常用于止血难度大的颅脑手术。

7）神经安定镇痛术（neurolept analgesia）　常用氟哌利多及芬太尼按 50∶1 制成的合剂作静脉注射，使患者意识模糊、自动动作停止、痛觉消失，适用于外科小手术，如同时加用氧化亚氮及肌松药可达令人满意的外科麻醉效果，称为神经安定麻醉。

🔗 相关链接

历史上的麻醉药物

我国很早以前就有关于麻醉药物的传说和记载，《列子·汤问》中"鲁公扈、赵齐婴二人有疾，同请扁鹊求治……扁鹊遂饮二人毒酒，迷死三日，剖胸探心，易而置之；投以神药，既悟如初，二人辞归"是关于古代中医麻醉最早的记载，《后汉书·华佗列传》中记录了华佗"令先以酒服"的麻沸散，唐代孙思邈和王焘分别在《备急千金要方》和《外台秘要》中留下了大麻、蟾酥、白僵蚕作镇痛或麻醉的记录，撰于南宋时期的《履巉岩本草》记有曼陀罗花外用镇痛。20 世纪 50 年代末开始，我国针灸麻醉研究者通过大量实践，探索了针灸在短小手术或辅助麻醉中的应用。这都是我国传统医学对麻醉做出的尝试和探索。

18 世纪末，现代医学中的麻醉学在基础科学发展的助推下开始实现突破，英国年轻的化学家汉弗莱·戴维（Humphry Davy）发现了笑气在缓解疼痛方面的作用；威廉·汤姆斯·格林·莫顿（William T. G. Morton）在化学家查尔斯·杰克逊（Charles Jackson）的帮助下第一次公开演示了乙醚的麻醉作用；克劳福德·威廉森·朗（Crawford W. Long）医生也在自己的乡村诊所开展了乙醚麻醉的临床实践，他们的实践在麻醉学历史上具有里程碑意义，也开启了外科学突飞猛进的新时代。

➕ 制剂及用法

麻醉乙醚（anesthetic ether）　含 3% 乙醚的密封棕色小瓶制剂，100 mL/瓶，150 mL/瓶，250 mL/瓶。用量按手术需要及麻醉方式而定。

氟烷（halothane）　20 mL/瓶，用量按需而定。

异氟烷（isoflurane）　100 mL/瓶，用量按需而定。

恩氟烷（enflurane）　20 mL/瓶，250 mL/瓶，用量按需而定。

七氟烷（sevoflurane）　10 mL/瓶，250 mL/瓶，用量按需而定。

笔记

氧化亚氮（nitrous oxide） 钢瓶装，液化气体，用量按需而定。

硫喷妥钠（thiopental sodium） 粉针剂，0.5 g/瓶，用时配成 2.5% 或 5% 溶液缓慢静注，一次极量 1 g，静滴一天极量 2 g。

神经安定镇痛合剂（innovar） 2 mL/瓶，5 mL/瓶。每毫升含氟哌利多 2.5 mg、芬太尼 0.05 mg。剂量 0.1 mL/kg 静注或肌注。

盐酸氯胺酮（ketamine hydrochloride） 10 mg/mL，50 mg/mL。静脉诱导麻醉，1~2 mg/kg，维持用量每次 0.5 mg/kg。

丙泊酚（propofol） 注射剂，10 mg/mL。诱导麻醉，40 mg/10 s。维持麻醉，静脉滴注，速率通常在 4~12 mg/(kg·h) 范围内。

复习思考题

1. 简述以下概念：MAC、血/气分布系数、脑/血分布系数、神经安定镇痛术。

2. 什么是复合麻醉？

（江苏大学医学院 许 潇）

第十三章

局部麻醉药

1. 掌握：局麻药的作用机制；普鲁卡因、利多卡因、丁卡因的临床应用；影响局麻药局麻作用的因素。

2. 熟悉：局部麻醉的方法。

3. 了解：局部麻醉药的不良反应。

局部麻醉药（local anesthetics）简称局麻药，是一类能在用药局部可逆性阻断神经冲动的发生和传导的药物。在意识清醒状态下，可使局部组织痛觉暂时丧失，以便顺利进行手术。局麻药可分为酯类（普鲁卡因、丁卡因等）和酰胺类（利多卡因、布比卡因）两大类。

第一节　局部麻醉药的药理作用及其机制

一、局麻作用

局麻药可提高神经冲动所需的阈电位，抑制动作电位去极化上升的速度，减慢传导速度，延长不应期，直至完全丧失产生动作电位的能力，任何刺激不再能引起去极化，故称非去极化型阻断。局麻药麻醉作用的顺序是：痛觉、冷觉、温觉、触觉和压觉。神经冲动传导的恢复则是按与之相反的顺序进行。不同类型的神经纤维对局麻药的敏感性不同，敏感性与神经纤维的直径（粗细）成反比。对无髓鞘的交感、副交感神经节后纤维，低浓度的局麻药即可显效；对有髓鞘的感觉和运动神经纤维，较高浓度的局麻药才能产生作用。

神经冲动的形成和传导依赖于神经细胞膜的去极化，而膜的去极化则与钠通道开放及 Na^+ 内流有关。局麻药通过抑制 Na^+ 内流，阻止神经细胞膜电位的产生和神经冲动的传导而产生局麻作用。局麻药阻滞 Na^+ 内流的作用，具有使用依赖性（use dependence），即开放的通道数目越多，受其阻滞就越大。因此，局麻药的作用与神经的状态有关，处于兴奋状态的神经较静息的神经对局麻药更敏感。局麻药阻断钠通道的机理尚未完全明确，目前认为局麻药必须穿透神经细胞膜，可能在其内侧与钠通道上受体结合，阻滞钠通道的闸门，从而阻滞 Na^+ 内流（图 13-1）。

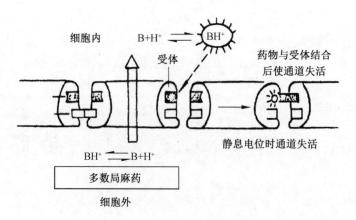

图 13-1　局麻药作用原理

二、吸收作用

局麻药从给药部位吸收入血或直接进入血液循环引起全身作用，实际上是毒副作用。局麻药的吸收作用主要影响中枢神经系统和心血管系统。

1）中枢神经系统　局麻药对中枢神经系统既有抑制作用，也有兴奋作用，一般低浓度抑制，表现为镇静、思睡、痛阈提高。高浓度则因中枢抑制性神经元对局麻药敏感而被抑制，由于中枢神经系统的兴奋、抑制的不平衡而表现为兴奋。局麻药中毒时，患者多数表现为兴奋，精神紧张、不安、震颤，甚至惊厥，中枢过度兴奋可转为抑制，因呼吸衰竭而死亡。局麻药本身并不足以引起呼吸功能的显著改变，故必须及时控制惊厥，患者即能恢复。静脉注射地西泮可防治惊厥。

2）心血管系统　局麻药能稳定心肌细胞膜电位，呈现抑制性作用，降低心肌兴奋性，减慢传导，减弱心肌收缩力，最后使房室传导阻滞，直至心脏停搏。几乎所有局麻药均有不同程度地扩张外周血管的作用，这可促使局麻药经血管吸收，作用时间缩短，并易引起吸收后的不良反应，临床上常合用微量缩血管药来预防。

第二节　局部麻醉方法及其不良反应

一、局部麻醉方法

1）表面麻醉（topical anesthesia）　将黏膜穿透力强的局麻药喷或滴于黏膜表面，使黏膜下神经末梢麻醉。常用于眼、鼻、口腔、咽喉、食道及泌尿生殖道黏膜麻醉，也可用于烧伤的表面麻醉。常选用丁卡因。

2）浸润麻醉（infiltration anesthesia）　将局麻药注入皮下或手术野附近组织，使局部神经末梢麻醉。常用于浅表小手术。优点是麻醉效果好，对机体的正常功能无影响。缺点是用量较大，麻醉区域较小。可选用利多卡因、普鲁卡因。

3）传导麻醉（conduction anesthesia）　将局麻药注射到外周神经干附近，阻断神经冲动传导，使该神经所支配的区域内的组织麻醉。常用于四肢、面部、口腔等手术。用量较小，麻醉区域较大。可选用利多卡因、普鲁卡因和布比卡因。

4）蛛网膜下腔麻醉（subarachnoidal anesthesia）　又称脊髓麻醉（spinal anesthesia）或腰

笔记

麻，指将局麻药注入腰椎蛛网膜下腔，使该部位的神经根麻醉。首先被阻断的是交感神经纤维，其次是感觉神经纤维，最后是运动神经纤维。常用于下腹部和下肢手术。常用药物为利多卡因、丁卡因和普鲁卡因。药物在脊髓管内的扩散受患者的体位、姿势、药量、注射力量和溶液比重的影响。普鲁卡因溶液通常比脑脊液的比重高。为了控制药物扩散，通常将其配成高比重或低比重溶液。可用放出的脑脊液溶解或在局麻药液中加 10% 葡萄糖溶液，其比重高于脑脊液，用蒸馏水配制溶液的比重可低于脑脊液。患者取坐位或头高位时，高比重溶液可扩散到硬脊膜腔的最低部位，相反，低比重溶液有扩散入颅腔的危险。

脊髓麻醉的主要危险是呼吸麻痹和血压下降，后者主要是失去神经支配的静脉和小静脉显著扩张所致，因此维持足够的静脉血回流心脏至关重要。可取轻度头低位（10°~15°）或事先应用麻黄碱预防。

5）硬膜外麻醉（epidural anesthesia） 将局麻药注入硬膜外腔，使通过硬膜外腔穿出椎间孔的神经根麻醉，可使躯干某一节段麻醉，从颈部至下肢的手术都可采用此麻醉方法，该法特别适用于腹部手术。硬膜外腔不与颅腔相通，药液不扩散到脑组织，无腰麻时头痛或脑膜刺激现象。但硬膜外麻醉用药量较腰麻大 5~10 倍。如误入蛛网膜下腔，可引起严重的毒性反应。

硬膜外麻醉和腰麻均可使胸腰段交感神经节纤维麻醉，使外周血管扩张、心脏抑制、血压下降，可注射麻黄碱防治。各种局麻方法见图 13-2。

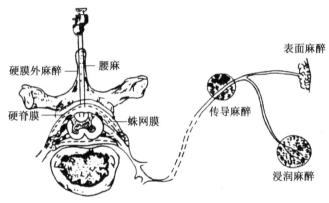

图 13-2 局麻方法示意图

二、影响局麻药作用的因素

1）体液 pH 值 局麻药在体有两种形式，即不带电荷的游离碱基（B）与带电荷的阳离子（BH^+）。游离碱基脂溶性高，容易通过细胞膜进入神经细胞，发挥局麻作用。但是，游离碱基的百分比，即游离碱基和阳离子的比值取决于药物的解离常数（pKa）和体液的 pH 值。体液 pH 值偏高时，游离碱基增多，麻醉作用增强；体液 pH 值偏低时，游离碱基减少，麻醉作用减弱。

2）药物的浓度 局麻药按一级动力学消除，其 $t_{1/2}$ 与原始血药浓度无关，增加药物浓度并不能按数学比例延长局麻维持时间，反而会加快吸收，引起中毒。因此不能用增加浓度的方法来延长局麻维持时间，将等浓度药物分次注入更为有效。

3）血管收缩药 局麻药液中加入微量肾上腺素（1/200000~1/100000）可收缩用药局部的血管，减慢药物的吸收，既能延长局麻维持时间，又可避免吸收中毒的发生。但在手指、足趾等末梢部位用药时，则禁用肾上腺素，以免出现缺血性损伤和坏死。

4）神经纤维的粗细 粗神经纤维对局麻药的敏感性较细神经纤维为低，所以传导麻醉所需要的浓度较高，约为浸润麻醉的 2~3 倍。

三、不良反应

1）毒性反应　主要表现为中枢神经系统和心血管系统的毒性，发生的原因是误用了超剂量局麻药或将过量局麻药直接注入血管内，以致血药浓度骤然超限。为预防中毒反应，应掌握药物浓度和一次允许的最大剂量，并采用分次小剂量注射的方法，当遇到用量已达极量而局麻效果不理想时，应间隔一定时间后再次给药，而用量减至常用量的一半。

2）过敏反应　较为少见，表现为荨麻疹、皮炎、支气管痉挛、血压下降、心动过速和心律失常等。多见于酯类局麻药。过敏反应的防治：① 询问变态反应史和家族史，麻醉前做过敏反应试验，若采用皮内注射则观察皮丘和皮疹，若采用滴鼻法则看表面黏膜，若采用喷雾或涂敷法则观察全身反应，但以上试验阳性并不说明一定发生过敏反应，阴性也不说明一定不会发生过敏反应，故目前仍无可以信赖的预测方法；② 用药时先小剂量给予，初始给药时，务必待患者无特殊的主诉和异常反应时才能给足量；③ 一旦发生变态反应，应立即停药、吸氧、补液和适当应用肾上腺皮质激素、肾上腺素及抗组胺药等。

第三节　常用局麻药

常用局麻药在化学结构上由三部分组成，即一个亲脂性芳香基团、中间链和一个亲水性胺基。亲脂性基团与亲水性胺基中间以酯键或酰胺键连接，因此，局麻药可分为酯类和酰胺类。常用局麻药的作用比较见表13-1。

表13-1　常用局麻药比较表

药名	pKa	相对作用强度（比值）	相对毒性强度（比值）	作用维持时间/h	一次极量/mg	穿透力
酯类						
普鲁卡因	8.9	1	1	1	1000	弱
丁卡因	8.2	10	10~12	2~3	100	强
酰胺类						
利多卡因	7.9	2	2	1~2	500	强
布比卡因	8.2	10~18	6.5	5~10	200	弱

普鲁卡因

普鲁卡因（procaine）又称奴佛卡因（novocaine），亲脂性弱，对黏膜穿透力差，一般不用于表面麻醉。临床可作浸润、传导、硬膜外麻醉及腰麻等，也可作局部封闭。一般在注射后1~3 min内出现作用，维持45~60 min。溶液中加少量肾上腺素，可使其作用延长到1~2 h，且能降低吸收中毒的可能性。普鲁卡因在体内主要由血浆假性胆碱酯酶水解，转变为对氨基苯甲酸（PABA）和二乙氨基乙醇，前者能对抗磺胺类药物的抗菌作用，故应避免本药与磺胺类药物同时应用。临床偶见普鲁卡因过敏反应；皮肤过敏试验的临床意义难以肯定，有假阳性反应阴性者，仍有可能发生过敏反应。对普鲁卡因过敏者可改用酰胺类局麻药。

丁卡因

丁卡因（tetracaine）又名地卡因（dicaine），局麻作用比普鲁卡因强约10倍，吸收后毒性也相应增强。其黏膜穿透力强，作用迅速，1~3 min显效，持续2~3 h，临床常用于表面麻醉，适用于耳鼻喉科、眼科。也用于传导麻醉、腰麻和硬膜外麻醉。因毒性大，一般不用于浸润麻醉。

利多卡因

利多卡因（lidocaine）又名赛罗卡因（xylocaine），是目前应用最多的麻醉药，属酰胺类。在相同浓度下与普鲁卡因相比，利多卡因具有起效快、强而持久、穿透力强、安全范围较大的特点，同时无扩张血管及对组织的刺激性，可用于多种形式的局部麻醉，有"全能局麻药"之称。主要经肝药酶代谢，持续时间一般在 1.5 h 左右，肝病患者利多卡因的 $t_{1/2}$ 可延至 6 h，因此肝病患者应避免大量应用。用于浸润麻醉时，因吸收面积大，毒性反应发生概率较大，故临床上不如普鲁卡因应用普遍。对普鲁卡因过敏者可改用此药。此外，利多卡因可产生快速耐受性，反复应用 4~5 次后，药效降低，用于表面麻醉时尤为明显。

布比卡因

布比卡因（bupivacaine）又名麻卡因（marcaine），属酰胺类局麻药，具有强效、长效的特点，局麻作用比利多卡因强 3~4 倍，持续时间也长，但黏膜穿透力弱，不适用于表面麻醉，可用于浸润麻醉、传导麻醉、硬膜外麻醉和腰麻。布比卡因毒性较强，尤以心脏毒性症状出现较早，易引起严重室性心律失常，循环虚脱与惊厥往往同时发生。

罗哌卡因

罗哌卡因（ropivacaine）的化学结构与布比卡因类似，其阻断痛觉的作用较强而对运动的作用较弱，作用时间短，患者能够尽早离床活动并缩短住院时间，对心肌的毒性比布比卡因小，有明显的收缩血管作用，使用时无须加入肾上腺素。适用于硬膜外、臂丛阻滞和局部浸润麻醉。它对子宫和胎盘血流几乎无影响，故适用于产科手术麻醉。

利多卡因与布比卡因广泛应用于临床。作为新型长效局麻药，临床与基础研究资料均证实罗哌卡因和左布比卡因在临床应用上具有安全性和有效性。左布比卡因和罗哌卡因具有毒性低、时效长、有良好耐受性等特性，成为目前麻醉用药的重要选择，也是布比卡因较为理想的替代药物。

依替卡因

依替卡因（etidocaine）为长效局麻药。起效快，麻醉作用为利多卡因的 2~3 倍，对感觉和运动神经阻滞都较好，因此主要用于需要肌松的手术麻醉，而在分娩镇痛或术后镇痛方面应用有限。局部和全身的毒性均较大。

甲哌卡因

甲哌卡因（mepivacaine）又名卡波卡因（carbocaine），麻醉作用、毒性与利多卡因相似，但维持时间较长（2 h 以上），有微弱的直接收缩血管作用。主要在肝脏代谢，以与葡萄糖醛酸结合的形式由肾脏排出，仅有 1%~6% 以原形出现于尿液。与利多卡因相比，其血中浓度要高 50%，母体内浓度高势必通过胎盘向胎儿转移，故不适用于产科手术。用于局部浸润、神经阻滞、硬膜外阻滞和蛛网膜下腔阻滞麻醉。

丙胺卡因

丙胺卡因（prilocaine）起效较快，约 10 min。时效与利多卡因相似，为 2.5~3 h。代谢快，降解产物 α-甲苯胺可使低铁血红蛋白氧化成高铁血红蛋白，临床表现为青紫、血氧饱和度下降以及血红蛋白尿等。该药可透过胎盘。主要用于浸润麻醉、神经阻滞麻醉、硬膜外阻滞麻醉等，也可用于静脉内局麻。

笔记

相关链接

局麻药物发展史

局麻药是怎么发明的？灵感来自一种神奇的植物——古柯树。16 世纪，南美洲秘鲁的土著人发现，咀嚼古柯树叶子会使舌头麻木并产生幻觉，将咀嚼过的叶子敷在伤口上可以减轻疼痛，因此秘鲁人经常将这种叶子用作止痛剂。安第斯及印加的印第安人将古柯叶视为太阳神赐予的礼物。后来，古柯叶传到了欧洲。1860 年，阿尔伯特·尼曼（Albert Niemann）首先从古柯叶中提取出了一种白色的生物碱，品尝之后发现它可以使人口舌麻木，而且几乎没有味觉了。这种生物碱被命名为"可卡因"。1884 年，维也纳眼科专家卡尔·柯勒（Carl Koller，1857—1944）首先将可卡因用于临床，作为眼外科的表面麻醉药物，并在当年的海德堡眼科大会上发表了自己的成果。因此，柯勒是当之无愧的局麻药第一发明人。继眼球表面麻醉之后，可卡因已被成功地用于阻滞外周神经。美国外科医生威廉·霍尔斯特德（William Halsted，1852—1922）于 1884 年使可卡因渗入皮肤和皮下组织。他将臂丛神经逐层切开，在其周围涂抹少量可卡因，获得了令人满意的上肢麻醉效果，这被认为是神经丛阻滞麻醉的首例。随着可卡因的应用越来越广泛，研究人员逐渐将目光转向脊髓，这是人体神经最密集的地方。"第一个吃螃蟹的人"是神经学家詹姆斯·伦纳德·康宁（James Leonard Corning）。1885 年，他首次尝试在一只狗的两个相邻棘突之间注射可卡因，成功麻醉了狗的后肢，而不影响它的前肢。动物实验的成功进一步推动了腰麻的发展。1898 年，德国著名外科医生奥古斯特·比尔（August Bier）将可卡因注入一名接受足部手术的患者的蛛网膜下腔，成功完成了历史上第一例临床脊髓麻醉。至此，局麻药物在外科手术中的应用方法已基本形成，从而揭开了现代麻醉中局麻药物应用的新篇章。可是，古柯树的资源毕竟有限，而且，古柯碱（可卡因）具有成瘾性，对中枢神经系统及心血管系统的毒性也大，呼吸中枢一旦麻痹，可导致机体死亡。因此，寻找起效快、毒性小的可卡因替代品显得尤为重要。1905 年，德国化学家阿尔费雷德·艾因霍恩（Alfred Einhorn）和他的同事，历经十几年的努力，终于合成了优秀的局部麻醉药普鲁卡因。此后近半个世纪，普鲁卡因一直是局麻药的原形药。普鲁卡因的应用掀起了一阵仿造的浪潮，大约有 100 多种局麻药被合成出来，包括 1932 年合成的丁卡因；1948 年推广到临床的利多卡因，目前，它的应用最为广泛；还有 1963 年问世的布比卡因，它的麻醉效力强，作用时间更长。

制剂及用法

盐酸普鲁卡因（procaine hydrochloride）　注射剂，25 mg/10 mL，50 mg/10 mL，100 mg/10 mL，40 mg/2 mL。150 mg/瓶（粉针），浸润麻醉用 0.5%~1%溶液；传导麻醉、硬膜外麻醉用 0.5%~2%溶液，一次用量不超过 1000 mg。腰麻可用 2%~5%溶液，一次用量不宜超过 200 mg。

盐酸利多卡因（lidocaine hydrochloride）　注射剂，200 mg/10 mL，400 mg/20 mL。表面麻醉用 2%~4%溶液；浸润麻醉用 0.25%~0.5%溶液；传导麻醉和硬膜外麻醉用 1%~2%溶液，一次极量 500 mg。腰麻时不应超过 5%，剂量不应超过 100 mg。

盐酸丁卡因（tetracaine hydrochloride）　注射剂，50 mg/5 mL。眼科用 0.5%~1%溶液；耳鼻喉科用 1%~2%溶液；腰麻用 0.3%~0.5%溶液，可用其混合液（1%丁卡因 1 mL 与 10%葡萄糖注射液 1 mL 及 3%~5%盐酸麻黄碱 1 mL 混合），作用时间较长。硬膜外麻醉用 0.2%~0.3%溶液（0.33%丁卡因与等量的 2%利多卡因混合液）。

盐酸布比卡因（bupivacaine hydrochloride）　注射剂，12.5 mg/5 mL，25 mg/5 mL，

37.5 mg/5 mL。浸润麻醉用0.25%溶液；传导麻醉用0.25%~0.5%溶液；硬膜外麻醉用0.5%~0.75%溶液。一次极量200 mg。

盐酸罗哌卡因（ropivacaine hydrochloride）　注射剂，常用0.5%~1%溶液。浸润麻醉用0.5%溶液，总量100~200 mg。

依替卡因（etidocaine）　0.5%~1.0%溶液适用于浸润和神经阻滞麻醉，1.0%~1.5%则适用于硬膜外阻滞麻醉，成人一次用量150~300 mg。

复习思考题

1. 局麻药的作用机制是什么？
2. 影响局麻作用的因素有哪些？

（江苏大学医学院　李永金　陈月芳）

笔记

第十四章

镇静催眠药

🔷 **学习目标**

1. 掌握：苯二氮䓬类药物的药理作用、作用机制、临床应用和主要不良反应。
2. 熟悉：巴比妥类镇静催眠药的作用特点和临床应用。
3. 了解：部分新型镇静催眠药的作用特点及应用。

镇静催眠药（sedative-hypnotics）是一类抑制中枢神经系统功能、起镇静催眠作用的药物。小剂量此类药物引起安静或嗜睡的镇静作用，较大剂量引起类似生理性睡眠的催眠作用。传统的镇静催眠药为巴比妥类（barbiturates），其在更大剂量下可深度抑制中枢，引起麻醉，严重者出现昏迷、呼吸循环衰竭而死亡。苯二氮䓬类有镇静催眠作用，还有抗焦虑、抗惊厥和抗癫痫作用，由于安全范围大，几乎无麻醉或致死作用，不良反应较少，已基本上取代了传统的用于镇静催眠的药物如巴比妥类和水合氯醛（chloralhydrate），为目前最常用的药物。研究表明，催眠药提高抑郁症发生率，故当有抑郁症危险时，应避免服用催眠药，选择镇静性抗抑郁药。

常用的镇静催眠药可分为三类：苯二氮䓬类、巴比妥类及非苯二氮䓬类。

第一节 苯二氮䓬类镇静催眠药

苯二氮䓬类（benzodiazepines，BZ）药物的基本化学结构为1,4-苯并二氮䓬，目前在临床应用的有20多种药物，其抗焦虑、镇静催眠、抗惊厥、肌肉松弛作用各有侧重。苯二氮䓬类根据各个药物（及其活性代谢物）的消除半衰期的长短可分为三类：长效类如地西泮（diazepam）；中效类如劳拉西泮（lorazepam）；短效类如三唑仑（triazolam）等（表14-1）。

表14-1　常用苯二氮䓬类药物作用时间及分类

作用时间	药物	达峰浓度时间/h	$t_{1/2}$/h	代谢物 $t_{1/2}$/h
短效类 （3~8 h）	三唑仑（triazolam）	1	2~3	有活性（7）
	奥沙西泮（oxazepam）	2~4	10~20	无活性
中效类 （10~20 h）	阿普唑仑（alprazolam）	1~2	12~15	无活性
	艾司唑仑（estazolam）	2	10~24	无活性
	劳拉西泮（lorazepam）	2	10~20	无活性
	替马西泮（temazepam）	2~3	10~40	无活性
	氯硝西泮（clonazepam）	1	24~48	弱活性

续表

作用时间	药物	达峰浓度时间/h	$t_{1/2}$/h	代谢物 $t_{1/2}$/h
长效类 （24~72 h）	地西泮（diazepam）	1~2	20~80	有活性（80）
	氟西泮（flurazepam）	1~2	40~100	有活性（80）
	氯氮草（chlordiazepoxide）	2~4	15~40	有活性（80）
	夸西泮（quazepam）	2	30~100	有活性（73）

【体内过程】　苯二氮草类口服后吸收迅速而完全，经 0.5~1.5 h 达峰浓度。肌内注射，吸收缓慢而不规则。临床上亟须发挥疗效时应静脉注射给药。地西泮脂溶性高，易透过血-脑屏障和胎盘屏障。与血浆蛋白结合率高达 95% 以上。地西泮在肝脏代谢，主要活性代谢物为去甲西泮（desmethyldiazepam），还有奥沙西泮（oxazepam）和替马西泮（temazepam），最后形成葡萄糖醛酸结合物随尿排出。

【药理作用及临床应用】

1）抗焦虑作用　焦虑是多种精神失常的常见症状，患者多有恐惧、紧张、忧虑、失眠并伴有心悸、出汗、震颤等症状。苯二氮草类抗焦虑作用是通过对边缘系统中的 BZ 受体的作用而实现的，选择性较高，小剂量即可明显改善上述症状，对各种原因引起的焦虑均有显著疗效。主要用于焦虑症，常选用地西泮、阿普唑仑、三唑仑、艾司唑仑等。

2）镇静催眠作用　随着使用剂量的增大，可出现镇静和催眠作用，明显缩短入睡时间，延长睡眠持续时间，减少觉醒次数。但即使加大剂量也不引起麻醉。作为催眠药与巴比妥类相比有以下优点：① 明显缩短或取消非快速眼动睡眠第 4 相，因此可减少发生于此期的夜惊或夜游症，但对快速眼动睡眠（REMS）影响较小，停药后出现反跳性 REMS 延长较巴比妥类轻，可引起近似生理性睡眠；② 治疗指数高，对呼吸影响小，安全范围大；③ 对肝药酶几乎无诱导作用，不影响其他药物的代谢；④ 依赖性、戒断症状较轻。基于这些优点，以地西泮为代表的本类药物已几乎取代了巴比妥类，成为临床上最常用的一类镇静催眠药。

3）抗惊厥、抗癫痫作用　苯二氮草类有抗惊厥作用，临床上可用于辅助治疗破伤风、子痫、小儿高热惊厥及药物中毒性惊厥。地西泮静脉注射是目前治疗癫痫持续状态的首选药物。

4）中枢性肌肉松弛作用　苯二氮草类有较强的肌肉松弛作用，可缓解动物的去大脑僵直，也可缓解人类大脑损伤所致的肌肉僵直。

5）其他　较大剂量可致暂时性记忆缺失。一般剂量对正常人呼吸功能无影响，较大剂量可轻度抑制肺泡换气功能，有时可致呼吸性酸中毒，对慢性阻塞性肺部疾病患者，上述作用可加剧。对心血管系统，小剂量作用轻微，较大剂量可降低血压、减慢心率。常用作心脏电击复律及各种内窥镜检查前药物。

【作用机制】　目前认为，苯二氮草类的中枢作用主要与药物加强中枢抑制性神经递质 γ-氨基丁酸（GABA）的功能有关，还可能和药物作用于不同部位的 $GABA_A$ 受体密切相关。$GABA_A$ 是一个大分子复合体，为神经元膜上的配体-门控性 Cl^- 通道。在 Cl^- 通道周围含有 5 个结合位点（binding sites），包括 γ-氨基丁酸（GABA）、苯二氮草类、巴比妥类、印防己毒素（picrotoxin）和乙醇（ethanol）等。GABA 作用于 $GABA_A$ 受体，使细胞膜对 Cl^- 通透性增加，Cl^- 大量进入细胞膜内引起膜超极化，使神经元兴奋性降低。苯二氮草类与 $GABA_A$ 受体复合物上的 BZ 受点结合，可以诱导受体发生构象变化，促进 GABA 与 $GABA_A$ 受体结合，增加 Cl^- 通道开放的频率而增加 Cl^- 内流，产生中枢抑制效应。巴比妥类药物结合于 $GABA_A$ 受体的巴比妥类受点，通过增加 GABA 与 $GABA_A$ 受体的亲和力并延长 Cl^- 通道开放时间而增加 Cl^- 内流，增强 GABA 的抑制作用。

【不良反应】　苯二氮草类毒性较小，安全范围大，很少因用量过大而引起死亡。最常见

笔记

的不良反应是嗜睡、头晕、乏力和记忆力下降。大剂量时偶见共济失调。静脉注射速度过快可引起呼吸和循环功能抑制，严重者可致呼吸及心搏停止。与其他中枢抑制药、乙醇合用时，中枢抑制作用增强，加重嗜睡、昏睡、呼吸抑制、昏迷症状，严重者可致死。长期应用仍可产生耐受性，需增加剂量。久服可产生依赖性和成瘾性，停用可出现反跳现象和戒断症状，表现为失眠、焦虑、兴奋、心动过速、呕吐、出汗及震颤，甚至惊厥。

第二节　巴比妥类镇静催眠药

巴比妥类（barbiturates）是巴比妥酸的衍生物。巴比妥酸本身并无中枢抑制作用，用不同的基团取代 C_5 上的两个氢原子后，可获得一系列中枢抑制药。这些药产生中枢抑制强弱不等的镇静催眠作用。取代基长而有分支（如异戊巴比妥）或双键（如司可巴比妥），则作用强而短；若其中一个氢原子被苯基取代（如苯巴比妥），则具有较强的抗惊厥、抗癫痫作用；若 C_2 的 O 被 S 取代（如硫喷妥钠），则脂溶性增强，作用迅速，但作用维持时间缩短（表 14-2）。

表 14-2　巴比妥类药物作用与用途比较

类型	药物	显效时间/h	作用维持时间/h	主要用途
长效类	苯巴比妥	0.5~1	6~8	抗惊厥
	巴比妥	0.5~1	6~8	镇静催眠
中效类	戊巴比妥	0.25~0.5	3~6	抗惊厥
	异戊巴比妥	0.25~0.5	3~6	镇静催眠
短效类	司可巴比妥	0.25	2~3	抗惊厥、镇静催眠
超短效类	硫喷妥钠	静脉注射，立即	0.25	静脉麻醉

【药理作用及临床应用】　巴比妥类对中枢神经系统有普遍性抑制作用。随着剂量的增加，其中枢抑制作用由弱变强，相应表现为镇静、催眠、抗惊厥及抗癫痫、麻醉等作用。大剂量对心血管系统也有抑制作用。10 倍催眠量可引起呼吸中枢麻痹而致死。由于安全性差，易发生依赖性，其应用已日渐减少，目前在临床上主要用于抗惊厥、抗癫痫和麻醉。

1）镇静催眠　小剂量巴比妥类药物可起到镇静作用，可缓解焦虑、烦躁不安。中等剂量可催眠，即缩短入睡时间，减少觉醒次数和延长睡眠时间。巴比妥类药物品种不同，起效时间和持续时间不同。巴比妥类药物可改变正常睡眠模式，缩短 REMS 睡眠，引起非生理性睡眠。久用停药后，可"反跳性"地显著延长 REMS 睡眠时相，伴有多梦，引起睡眠障碍。因此，巴比妥类药物越来越少用于镇静催眠。

巴比妥类药物在非麻醉剂量时主要抑制多突触反应，减弱易化，增强抑制，与其激活 GABA 受体有关。在没有 GABA 时，巴比妥类能模拟 GABA 的作用，增加 Cl^- 的通透性，使细胞膜超极化。与 BZ 药物增加 Cl^- 通道的开放频率不同，巴比妥类主要延长 Cl^- 通道的开放时间。此外，巴比妥类还可减弱或阻断谷氨酸作用于相应的受体后去极化导致的兴奋性反应，引起中枢抑制作用。

2）抗惊厥　苯巴比妥有较强的抗惊厥作用及抗癫痫作用。临床用于癫痫大发作和癫痫持续状态的治疗。也应用于治疗小儿高热、破伤风、子痫、脑膜炎、脑炎及中枢兴奋药引起的惊厥。

3）麻醉　硫喷妥钠可用作静脉麻醉。

【不良反应】　催眠剂量的巴比妥类可致眩晕、困倦，精细运动不协调。偶可引起剥脱性皮炎等严重过敏反应。中等剂量可轻度抑制呼吸中枢，严重肺功能不全和颅脑损伤所致呼吸抑制者禁用。其肝药酶诱导作用可加速其他药物的代谢，影响药效。

长期连续服用巴比妥类药物可使患者产生对该药的精神依赖性和躯体依赖性，迫使患者继续用药，终至成瘾。成瘾后停药，出现戒断症状，表现为激动、失眠、焦虑，甚至惊厥。

第三节　非苯二氮䓬类镇静催眠药

水合氯醛（chloralhydrate）是三氯乙醛的水合物，口服吸收迅速，在肝中代谢为作用更强的三氯乙醇。口服15 min起效，催眠作用维持6~8 h。不缩短REMS睡眠，无宿醉后遗效应。可用于治疗顽固性失眠或对其他催眠药效果不佳的患者。大剂量有抗惊厥作用，可用于治疗小儿高热、子痫以及破伤风等引起的惊厥。安全范围较小，使用时应注意。口服因其具有强烈的胃黏膜刺激性，易引起恶心、呕吐及上腹部不适等，不宜用于胃炎及溃疡患者。大剂量能抑制心肌收缩，缩短心肌不应期，过量对心、肝、肾实质性脏器有损害，故对严重心、肝、肾疾病患者禁用。一般以10%溶液口服。直肠给药，以减少刺激性。久用可产生耐受性和成瘾性，戒断症状较严重，应防止滥用。

甲丙氨酯（meprobamate，眠尔通）、格鲁米特（glutethimide）和甲喹酮（methaqualone）也都有镇静催眠作用，但久服都可成瘾。

丁螺环酮（buspirone）是一种新的非苯二氮䓬类药物，抗焦虑作用与地西泮相似，但无镇静、肌肉松弛和抗惊厥作用。许多资料表明，中枢神经系统中的5-HT是引起焦虑的重要递质。丁螺环酮为5-HT$_{1A}$受体的部分激动剂，激动突触前5-HT$_{1A}$受体，反馈抑制5-HT释放，从而发挥抗焦虑作用。它对GABA$_A$受体并无作用。其抗焦虑作用在服药后1~2周才能显效，4周达到最大效应。口服吸收好，首关效应明显，在肝中代谢$t_{1/2}$为2~4 h。临床适用于缓解焦虑性激动、内心不安和紧张等急慢性焦虑状态。不良反应有头晕、头痛及胃肠功能紊乱等，无明显的生理依赖性和成瘾性。

佐匹克隆（zopiclone）又称唑吡酮，是第三代镇静催眠药的代表，具有镇静、抗焦虑、抗惊厥和肌肉松弛作用。长期的临床试验及应用显示该药具有疗效确切、不良反应较少的特点。佐匹克隆与其他镇静催眠药相比的优点为：作用迅速并且有效时间达6 h，使患者入睡快且能保持充足的睡眠深度，有比苯二氮䓬类药物更轻的后遗效应和宿醉现象。长期使用无明显的耐药和停药反跳现象。最新药物右旋佐匹克隆为佐匹克隆的右旋异构体，其药效是母体的2倍，但毒性低于母体。

扎来普隆（zaleplon）属于新型非苯二氮䓬类药物，具有镇静催眠、抗焦虑、抗惊厥和肌肉松弛作用，通过选择性激动GABA$_A$受体复合物的ω_1和ω_2位点而产生中枢抑制作用。本品具有良好的耐受性，并且长期使用几乎无依赖性。适用于成人入睡困难的短期治疗，能够有效缩短入睡时间。服用超过4 h，次晨的后遗作用小。副作用类似其他镇静催眠药。成瘾性比较：苯二氮䓬类>佐匹克隆>扎来普隆。

📝 相关链接

苯二氮䓬受体拮抗剂

氟马西尼（flumazenil，安易醒）是苯二氮䓬结合位点的拮抗剂，竞争性拮抗苯二氮䓬类衍生物与GABA$_A$受体上特异性结合位点。动物实验发现，无论是大剂量口服，还是腹腔注射、静脉注射或脑室内微量注射，氟马西尼均能竞争性拮抗苯二氮䓬受体激动剂（如diazepam、estazolam等）和反向激动剂（如β-卡波林衍生物）的中枢效应。

笔记

氟马西尼的主要用途是苯二氮䓬类过量的治疗，其能有效催醒患者和改善苯二氮䓬类中毒所致的呼吸和循环抑制。也可用作苯二氮䓬类过量的诊断，如对怀疑苯二氮䓬类中毒的患者使用氟马西尼累积剂量达 5 mg 而不起反应者，则该患者的抑制状态并非由苯二氮䓬类所引起。本药还可用于改善酒精性肝硬化患者的记忆缺失等症状。苯二氮䓬类药物过量中毒可用氟马西尼进行鉴别诊断和抢救，但氟马西尼对巴比妥类和其他中枢抑制药引起的中毒无效。

🏥 制剂及用法

地西泮（diazepam，安定）　抗焦虑、镇静：每次 2.5~5 mg，3 次/日。注射剂，10 mg/2 mL。治疗癫痫持续状态：每次 5~20 mg，缓慢静脉注射，再发作时可反复应用。心脏电复律：每 2~3 min 静脉注射 5 mg，至出现嗜睡、语言含糊或入睡。常用量：10~25 mg。

氯氮䓬（chlordiazepoxide，利眠宁）　抗焦虑、镇静：每次 5~10 mg，3 次/日。催眠：10~20 mg，睡前服。

氟西泮（flurazepam，氟安定）　催眠：每次 15~30 mg，睡前服。

奥沙西泮（oxazepam，去甲羟安定）　每次 15~30 mg，3 次/日。

三唑仑（triazolam）　催眠：每次 0.25~0.5 mg，睡前服。

苯巴比妥（phenobarbital，鲁米那，luminal）　镇静：每次 15~30 mg。催眠：每次 60~100 mg，睡前服。抗癫痫：大发作从小剂量开始，每次 15~30 mg，3 次/日，最大剂量每次 60 mg，3 次/日。

苯巴比妥钠（phenobarbital sodium）　抗惊厥：每次 0.1~0.2 g，肌内注射。治疗癫痫持续状态：每次 0.1~0.2 g，缓慢静脉注射。

异戊巴比妥（amobarbital）　催眠：每次 0.1~0.2 g，睡前服。

司可巴比妥（secobarbital，seconal）　催眠：每次 0.1~0.2 g，睡前服。麻醉前给药：每次 0.2~0.3 g。

硫喷妥钠（thiopental sodium）　临用前配成 1.25%~2.5%溶液，缓慢静脉注射，至患者入睡为止。极量：每次 1 g。

水合氯醛（chloralhydrate）　10%溶液。催眠：每次 5~10 mL，睡前服。抗惊厥：每次 10~20 mL。

甲丙氨酯（meprobamate，眠尔通，安宁）　镇静、抗焦虑：每次 0.2~0.4 g，3 次/日。催眠：每次 0.4~0.8 g，睡前服。

甲喹酮（methaqualone）　催眠：每次 0.1~0.2 g，睡前服。

格鲁米特（glutethimide）　催眠：每次 0.25~0.5 g，睡前服。

丁螺环酮（buspirone）　抗焦虑：每次 5~10 mg，3 次/日。

佐匹克隆（zopiclone，唑吡酮）　催眠：成年人，每次 7.5 mg，睡前服；老年人，开始每次 3.75 mg，睡前服。

扎来普隆（zaleplon）　催眠：成年人，10 mg/次，睡前服；老年人，开始每次 5 mg，睡前服。连续服用不超过 10 天。

📖 复习思考题

1. 为什么说巴比妥类药物有被苯二氮䓬类药物取代的趋势？
2. 巴比妥类药物和苯二氮䓬类药物的作用机制有什么不同？
3. 简述巴比妥类药物中毒的抢救。

笔记

（江苏大学医学院　李永金　陈月芳）

第十五章

抗癫痫药和抗惊厥药

⊕ **学习目标**

1. 掌握：苯妥英钠、苯巴比妥和卡马西平的抗癫痫作用机制和临床应用。
2. 熟悉：苯二氮䓬类、乙琥胺和丙戊酸钠的临床应用；抗癫痫药物的使用原则。
3. 了解：各类抗癫痫药的不良反应。

第一节　抗癫痫药

癫痫（epilepsy）是一类多种病因引起的脑组织局部病灶神经元异常高频率放电，并向周围扩散导致的大脑功能短暂失调综合征，表现为突然发作、短暂运动感觉功能或精神异常。癫痫的发病率很高，患者不仅身心受到伤害，学习、工作甚至日常生活都受到严重影响。由于异常放电神经元所在部位（病灶）和扩散范围不同，脑电图特征不同，癫痫的临床表现为不同的运动、感觉、意识和自主神经功能紊乱的症状。根据癫痫发作的临床表现，可以将其分为局限性发作和全身性发作（表 15-1）。

表 15-1　癫痫的主要发作类型和临床特征及治疗药物

发作类型	临床特征	治疗药物
局限性发作		
1. 单纯性局限性发作	局部肢体运动或感觉异常，持续 20~60 s	卡马西平、苯妥英钠、苯巴比妥、抗痫灵、丙戊酸钠
2. 复合性局限性发作	无意识地运动如摇头、嘴唇抽动等，持续 30 s~2 min	卡马西平、苯妥英钠、扑米酮、丙戊酸钠、拉英酸钠
全身性发作		
1. 失神性发作（小发作）	突然短暂的意识丧失，动作中断，无抽搐，脑电图呈高幅同步化棘波，每天可反复发作数十次以上，多见于儿童	乙琥胺、氯硝西泮、丙戊酸钠、拉莫三嗪
2. 肌阵挛性发作	部分肌肉群发生短暂休克样抽动，脑电图表现为短暂的爆发性多棘波	糖皮质激素（首选）、丙戊酸钠、氯硝西泮
3. 强直-阵挛性发作（大发作）	意识突然丧失，出现全身强直-阵挛性抽搐，继而维持较长时间的中枢全面抑制状态，持续数分钟，最后出现疲劳性昏睡。脑电图呈现高幅棘慢波或棘波	卡马西平、苯巴比妥、苯妥英钠、扑米酮、丙戊酸钠
4. 癫痫持续状态	大发作持续状态，反复抽搐，持续昏迷，如不及时解救可危及生命	地西泮、劳拉西泮、苯妥英钠、苯巴比妥

癫痫的发病机制目前仍不明确，病因往往与遗传因素有关，脑部感染、脑肿瘤、脑损伤也可导致癫痫发作。癫痫的形成往往起源于脑组织局部兴奋性递质谷氨酸和抑制性递质 γ-氨

笔记

基丁酸（GABA）的失衡，造成神经元复极化不完全，膜电位处于较高水平，形成一种不稳定的状态，易于发生动作电位的突然发放。谷氨酸受体激活可导致 Na^+ 和 Ca^{2+} 内流造成神经元去极化，而 $GABA_A$ 受体激活导致 Cl^- 内流造成超极化。目前认为，$GABA_A$ 受体的功能减弱是癫痫的发病机制之一，即所谓 "GABA假说"。$GABA_A$ 受体阻断药能诱导癫痫发生，而 $GABA_A$ 受体激动药具有抗惊厥作用，也为该学说提供了支持性证据。但该假说不能完全阐明癫痫的具体发病机制。

目前，癫痫的治疗仍然以对症药物治疗为主，目的在于减少或防止发作，尚无法有效地预防和治愈此疾病的办法，癫痫患者往往需要终身服药。大多数抗癫痫药存在不良反应，长期使用令患者难以接受，造成治疗的间断和病情的反复。常用抗癫痫药的主要作用是抑制病灶区神经元异常放电或者遏制异常放电向正常组织扩散，控制癫痫发作。其作用机制多与增强 GABA 的作用或干扰 Na^+、K^+、Ca^{2+} 等离子通道，发挥膜稳定作用有关。

苯妥英钠

苯妥英钠（sodium phenytoin），别名大仑丁（dilantin），为二苯乙内酰脲的钠盐，于1938年开始使用，是常用的非镇静催眠性抗癫痫药。

【体内过程】　苯妥英钠为一种弱酸，其钠盐制品呈强碱性（pH 10.4），刺激性大，不宜肌内注射。口服吸收慢而不规则，连续服药每日 0.3~0.6 g，须经 6~10 日才达到有效血浆浓度（10~20 μg/mL）。在血液中有 85%~90% 与血浆蛋白结合，主要经肝药酶代谢成无活性的对羟基苯基衍生物，再和葡萄糖醛酸结合经肾排出，以原形随尿排出者不足 5%。消除速率与血浆浓度密切相关：10 μg/mL 以下时，按一级动力学消除，血浆 $t_{1/2}$ 为 6~24 h；高于此浓度时，按零级动力学消除，血浆 $t_{1/2}$ 可延长至 60 h，易引起蓄积中毒。用药后血浆药物浓度个体差异较大，应注意剂量个体化，宜在药物监控下给药。血药浓度为 10 μg/mL 时可控制癫痫发作，为 20 μg/mL 时则出现轻度毒性反应。

【药理作用】　苯妥英钠抗癫痫的作用机制较为复杂，不能抑制癫痫病灶异常放电，但可阻止其向正常脑组织扩散，可能与本药可抑制突出传递的强直后增强（post-tetanic potentiation，PTP）有关。PTP 指反复高频电刺激突触前神经纤维，引起突触传递的易化，再以单个刺激作用于突触神经元，使突触后神经纤维的反应较未经强直刺激前更强。治疗浓度的苯妥英钠可选择性抑制 PTP 形成，阻抑癫痫病灶异常放电的扩散。

本药也具有膜稳定作用，可降低细胞膜对 Na^+ 和 Ca^{2+} 的通透性，抑制 Na^+ 和 Ca^{2+} 内流，降低细胞膜的兴奋性。该作用与其抗癫痫作用有关，也是其治疗三叉神经痛等中枢疼痛综合征和抗心律失常的药理作用基础。苯妥英钠产生膜稳定作用的机制有以下3个方面：

1）阻断电压依赖性钠离子通道　本药可阻断钠依赖性动作电位的形成，也是其具有抗癫痫作用的主要机制。

2）阻断电压依赖性钙离子通道　能选择性阻断 L（long-lasting）型和 N（neuronal）型 Ca^{2+} 通道，但对哺乳动物丘脑神经元 T（transient）型 Ca^{2+} 通道无阻断作用，可能是因为其对失神性发作无效。

3）对钙调素激酶系统的影响　可通过抑制钙调素激酶活性，影响突触传递；通过抑制突触前膜上蛋白质的磷酸化过程，使 Ca^{2+} 依赖性释放过程减弱，减少兴奋性神经递质的释放；抑制突触后膜上蛋白质的磷酸化，减弱神经递质与受体结合后引起的去极化反应，同时阻断 Ca^{2+} 通道，共同产生稳定细胞膜作用。

【临床应用】

1）抗癫痫　是治疗癫痫大发作的首选药，对局限性发作和精神运动性发作亦有效。但对小发作无效，有时甚至使病情恶化，亦可用静脉注射控制癫痫持续状态。起效慢，常先用苯巴比妥等起效较快的药物控制发作，在改用本药前，应逐步撤除前用的药物，不宜长期合用。

笔记

2）治疗中枢性疼痛综合征　治疗三叉神经痛、舌咽神经痛和坐骨神经痛等中枢性疼痛。

3）抗心律失常　主要用于治疗室心律失常，特别是对强心苷中毒所致室性心律失常有效。

【不良反应】

1）局部刺激　苯妥英钠碱性较强，对胃肠道有刺激性，口服易引起食欲减退、恶心、呕吐、腹痛等症状，宜饭后服用。静脉注射可发生静脉炎。长期应用还能使齿龈增生，多见于儿童及青少年，发生率约为20%，与部分药物随唾液排出刺激胶原组织增生有关，经常按摩齿龈可减轻症状。一般停药3~6个月后可自行消退。

2）神经系统反应　可见眩晕、精神紧张、头痛。药量过大引起急性中毒，可致共济失调、眼球震颤、复视等。严重者可出现精神错乱、昏睡甚至昏迷。

3）造血系统反应　长期应用可导致叶酸缺乏，发生巨幼红细胞贫血，可能与本药抑制叶酸吸收和代谢有关，用甲酰四氢叶酸钙治疗有效。

4）变态反应　偶可引起皮疹、粒细胞缺乏、血小板减少、再生障碍性贫血和肝脏损害，应定期做血常规和肝功能检查。

5）其他　偶见男性乳房增大、女性多毛症、淋巴结肿大等。妊娠早期用药偶致畸胎，故孕妇慎用。久服骤停可使癫痫发作加剧，甚至诱发癫痫持续状态。

【药物相互作用】　本药能诱导肝药酶，可加速皮质类固醇和维生素D等的代谢而降低药效，卡马西平可通过肝药酶诱导作用加速本药的代谢而降低药效。一些药物，如苯二氮䓬类、磺胺类及口服抗凝血药可与本药竞争血浆蛋白结合部位，使本药游离型血药浓度增加。

卡马西平

卡马西平（carbamazepine）又称酰胺咪嗪，最初用于治疗三叉神经痛，是一种安全、有效、广谱的抗癫痫药。

【体内过程】　口服后吸收缓慢而不规则，2~6 h血浆浓度达高峰。有效血浆药物浓度为4~10 μg/mL。血浆蛋白结合率约为80%。经肝代谢为有活性的环氧化物，疗效与母药相似。用药初期血浆半衰期平均为35 h，连续用药3~4周后，由于其诱导肝药酶，自身代谢加速，半衰期可缩短50%。

【药理作用】　类似于苯妥英钠，治疗浓度可阻滞Na^+通道，抑制癫痫病灶及其周围神经元放电，同时增强GABA能神经元的突触传递功能。

【临床应用】　本药系广谱抗惊厥药，是治疗单纯性局限性发作和大发作的首选药物之一，也可治疗复合性局限性发作和小发作。也可用于治疗三叉神经痛，对三叉神经和舌咽神经等外周神经痛的疗效优于苯妥英钠。临床上还可用于锂盐无效的躁狂症患者，其不良反应比锂盐小而疗效好。对尿崩症亦有效果，通过促进抗利尿激素的分泌发挥作用。

【不良反应】　常见不良反应有眩晕、复视、共济失调、恶心、呕吐、手指震颤、水钠潴留。无须中断治疗，一周左右逐渐消退。偶见严重的不良反应有再生障碍性贫血、粒细胞减少、血小板减少和肝损害。

【药物相互作用】　可诱导肝药酶，增大其他药物的代谢速率，如苯妥英钠、乙琥胺、丙戊酸钠和氯硝西泮等。

苯巴比妥

苯巴比妥（phenobarbital，鲁米那，luminal）是1921年即用于抗癫痫的第一个有机化合物，至今仍以疗效好、毒性小和价格低而广泛用于临床。

【药理作用】　既能抑制癫痫病灶异常放电，又能抑制异常放电的扩散。其抗癫痫作用机制可能与以下作用有关：① 作用于突触后膜上的GABA受体，使Cl^-通道开放时间延长，导致神经细胞膜超极化，降低其兴奋性；② 作用于突触前膜，降低突触前膜对Ca^{2+}的通透性，

减少 Ca^{2+} 依赖性的神经递质（NA、ACh 和谷氨酸等）释放。在较高浓度时也能阻断 Na^+ 和 Ca^{2+}（L 型和 N 型）通道。

【临床应用】 主要用于防治癫痫大发作及癫痫持续状态，对单纯性局限发作及精神运动性发作亦有效，对小发作和婴儿痉挛疗效差。大剂量对中枢有较明显的抑制作用，故不作为首选药。

【不良反应】 常见的不良反应为嗜睡、精神萎靡，长期使用可出现抑郁、淡漠、反应迟钝等。本品影响儿童智力发育，引起记忆力下降，注意力、学习能力也下降。偶可致巨幼红细胞贫血、血小板减少，长期应用可产生耐受性。本药为肝药酶诱导剂，与其他药物联合应用时应注意调整剂量。

扑米酮

扑米酮（primidone）又称去氧苯巴比妥或扑痫酮，化学结构类似苯巴比妥。其活性代谢产物为苯巴比妥和苯乙基丙二酰胺。扑米酮原药及两种代谢产物均有抗癫痫活性。作用机制与苯巴比妥相似，即可增强 GABA 受体活性，抑制谷氨酸的兴奋性，作用于钠、钙通道。与苯妥英钠和卡马西平合用有协同作用，与苯巴比妥合用无意义。本品与苯巴比妥相比无特殊优点，且价格较贵，仅用于应用其他药物无效的患者。

常见不良反应有中枢神经系统症状，如镇静、嗜睡、眩晕、复视、共济失调等；偶见呼吸困难、荨麻疹、眼睑肿胀或胸部紧迫感；血液系统毒性反应有白细胞减少、血小板减少、贫血等。用药期间应注意检查血常规，严重肝、肾功能不全者禁用。

丙戊酸钠

丙戊酸钠（sodium valproate）是一种广谱抗癫痫药。本药不抑制癫痫病灶放电，但能阻止病灶异常放电的扩散。丙戊酸钠的抗癫痫作用与 GABA 有关，它是脑内 GABA 转氨酶抑制剂，能减慢 GABA 的分解代谢；同时增强谷氨酸脱羧酶活性，使 GABA 生成增多，使脑内 GABA 含量增加，并能增强突触后膜对于 GABA 的反应性，从而增强 GABA 能神经突触后抑制作用。此外，本品抑制 Na^+ 通道，减弱 T 型 Ca^{2+} 电流，抑制起源于丘脑的 3 Hz 异常放电。

丙戊酸钠对各种类型的癫痫发作均有一定疗效。对大发作的疗效不如苯妥英钠和苯巴比妥，但是当这两药无效时，丙戊酸钠仍有效。对小发作疗效好，疗效优于乙琥胺，但因其有肝毒性，故不作为首选药物。在小发作合并大发作时可作为首选药使用，对其他药物不能控制的顽固性癫痫也有效。

丙戊酸钠的不良反应较轻，约 15% 的患者有恶心、呕吐、食欲减退等胃肠道反应。偶见嗜睡、共济失调、精神不集中、不安和震颤等中枢神经系统方面的反应。严重毒性为肝功能损害，有 25%~40% 的患者服药数日后出现肝功能异常，尤其是在用药的前几个月常见，故在用药期间应定期检查肝功能。孕妇慎用。

乙琥胺

乙琥胺（ethosuximide）口服易吸收，仅对癫痫小发作有效，其疗效虽不及氯硝西泮，但副作用及耐受性较少产生，故为防治小发作的首选药。对其他类型癫痫无效。目前认为丘脑在小发作时出现的 3 Hz 异常放电中起重要作用，而乙琥胺在治疗浓度时可抑制丘脑神经元低阈值 Ca^{2+} 电流，从而抑制 3 Hz 异常放电的发生。常见不良反应有恶心、呕吐、胃部不适，其次是眩晕、嗜睡、视力模糊等中枢神经系统不良反应。偶见嗜酸性粒细胞增多症和粒细胞减少症、再生障碍性贫血等，服药期间应定期检查血常规和肝功能。

苯二氮䓬类

苯二氮䓬类（benzodiazepines）具有抗惊厥及抗癫痫作用，临床常用于治疗癫痫的药物有地西泮、硝西泮和氯硝西泮。地西泮是治疗癫痫持续状态的首选药，静脉注射显效快，且较

笔记

其他药物安全。硝西泮主要用于治疗癫痫小发作，特别是肌阵挛性发作及婴儿痉挛等。氯硝西泮对各型癫痫均有效，对癫痫小发作、肌阵挛性发作、婴儿痉挛也有良效，静脉注射也可以治疗癫痫持续状态。本类药物抗惊厥作用机制可能与其特异性地与苯二氮䓬受体结合，增强脑内 GABA 抑制功能有关。主要不良反应是中枢抑制作用，甚至发生共济失调。久用可产生耐受性，如突然停药可加剧癫痫发作，甚至诱发癫痫持续状态。

奥卡西平

奥卡西平（oxcarbazepine）是卡马西平的 10-酮基衍生物，1999 年开始用于临床，药效与卡马西平相似或稍强，对大脑皮质运动有高度选择性抑制作用。口服吸收较好，吸收后在体内还原成具有药理活性的代谢产物 10,11-二氢-10-羟基卡马西平，与食物同服增加其生物利用度。奥卡西平及其代谢产物可阻滞电压依赖性 Na^+ 通道，从而阻止病灶放电的扩布；此外，亦作用于 K^+、Ca^{2+} 通道而发挥作用。奥卡西平在临床上主要用于对卡马西平有过敏反应者，可作为卡马西平的替代药物应用于临床。对于复杂性部分发作、全身强直-阵挛性发作疗效较好。对糖尿病性神经病、偏头痛、带状疱疹后神经痛和中枢性疼痛也有效。不良反应较卡马西平轻，诱导肝药酶程度轻，毒性低，常见的为头晕、疲劳、眩晕、头痛、复视、眼球震颤，过量后可出现共济失调，严重的有血管性水肿、Stevens-Johnson 综合征及多器官过敏反应等。

氟桂利嗪

氟桂利嗪（flunarizine）为双氟化哌啶衍化物，是强效钙通道阻断剂，多年来在欧美各国用于治疗偏头痛和眩晕症，近年发现它具有较强的抗惊厥作用，其抗惊厥谱广，对各型癫痫均有效，尤其对局限性发作、大发作疗效好。其抗惊厥作用机制除与其阻断 Ca^{2+} 通道有关外，主要机制近似苯妥英钠，也能选择性阻断电压依赖性 Na^+ 通道。

本品口服易吸收，2~4 h 血药浓度可达高峰，99% 与血浆蛋白结合，而后重新分布到各组织中去，$t_{1/2}$ 为 19~22 日，只有少量随尿和粪便以原形排出。本品是一种安全有效的抗癫痫药，毒性低，严重不良反应少见，常见不良反应为困倦，其次为镇静和体重增加。

拉莫三嗪

拉莫三嗪（lamotrigine）是苯基三嗪类化合物，作用特点类似于苯妥英钠和卡马西平。拉莫三嗪可以抑制电压敏感性 Na^+ 通道，通过减少 Na^+ 内流增加神经元的稳定性。

拉莫三嗪口服吸收完全，生物利用度接近 100%。服药后血药浓度达峰时间平均约为 2.5 h，血浆蛋白结合率为 55%，平均 $t_{1/2}$ 为 12.6 h。主要经肝脏代谢，经肾脏排泄，随尿排出的原形药少于 10%。本品可作为成人局限性发作的辅助治疗药物，多与其他抗癫痫药合用治疗一些难治性癫痫。单独使用可治疗全身性发作，对失神发作也有效。

本品副作用少，常见不良反应是中枢神经系统反应及胃肠道反应，包括恶心、头痛、视物模糊、眩晕、共济失调等。偶见皮疹，反应不严重时可不撤药。罕见血管神经性水肿。妊娠早期妇女不宜使用。

托吡酯

托吡酯（topiramate）是含有磺胺基的单糖衍生物，于 1995 年上市。主要用于治疗局限性发作和大发作，也可作为辅助药物治疗难治性癫痫。此外，还可用于治疗面肌痉挛症、周围神经痛、脑性瘫痪等。托吡酯抗癫痫的作用机制可能涉及多方面：① 可阻断电压依赖性 Na^+ 通道，缩短病性放电的持续时间；② 促进 GABA 与 GABA 受体结合，增加 Cl^- 通道开放频率；③ 拮抗 AMPA 亚型谷氨酸受体，抑制兴奋性氨基酸的激动作用；④ 阻断 L 型电压依赖性 Ca^{2+} 通道。口服吸收迅速、完全，生物利用度为 80%，吸收速度不受食物影响，血浆蛋白结合率仅 13%~17%，80% 以原形从肾脏排泄。

托吡酯可引起焦虑、头昏、头痛、嗜睡、感觉异常、共济失调、精神障碍等中枢神经系统不良反应，不宜与苯妥英钠、卡马西平、苯巴比妥等联用。

第二节　抗癫痫药的用药原则及注意事项

癫痫是一种慢性疾病，虽然神经外科治疗可使一些患者康复，但主要治疗手段仍然是长期使用抗癫痫药，防止发作，甚至是终身用药。抗癫痫药的用药原则及用药期间的注意事项包括以下几点：

① 根据发作类型合理选用抗癫痫药（表15-1）。

② 单药治疗，小剂量开始，如合并用药则不超过3种。治疗单纯型癫痫最好选用一种有效药物，一般从小剂量开始，逐渐增加剂量，达到理想效果后进行维持治疗。单药治疗的优点是无药物间相互作用、不良反应少、费用低、依从性好，单药治疗可使约65%的发作得到控制。若单用一种药难以奏效或治疗混合型癫痫患者，常需合并用药。联合用药一般不宜超过3种药物，要警惕药物间相互作用可能引起的不良反应。

③ 更换药物时，采取逐渐过渡换药的方式。治疗中不可随便更换药物。需更换药物时，应采取逐渐过渡换药的方式，即在原药基础上加用新药，待其发挥疗效后，再逐渐撤去原药，否则可致癫痫发作或癫痫持续状态。

④ 治疗过程中不宜突然停药。即使症状得到完全控制也不可随意停药，至少应维持治疗2~3年后方可在数个月甚至1~2年内逐渐停药，防止反跳，有些病例需终身用药。

⑤ 长期用药应警惕毒副作用，应定期检查血常规、肝功能等。

⑥ 孕妇服用抗癫痫药引起畸胎及死胎概率较高，应慎用。

第三节　抗惊厥药

惊厥是各种原因引起的中枢神经系统过度兴奋的一种症状，表现为全身骨骼肌不自主地强烈收缩，多见于小儿高热、子痫、破伤风、癫痫大发作及某些中枢兴奋药中毒等。常用的抗惊厥药包括巴比妥类、地西泮、水合氯醛，也可注射硫酸镁抗惊厥。

硫酸镁

由于给药途径不同，硫酸镁（magnesium sulfate）可产生完全不同的药理作用。口服硫酸镁很少吸收，有泻下及利胆作用；外用热敷硫酸镁有消炎消肿作用。注射给药可引起中枢抑制和骨骼肌松弛。

【药理作用】　在体内，Mg^{2+}主要存在于细胞内，细胞外液中Mg^{2+}占5%，血液中Mg^{2+}为20~35 mg/L，低于此浓度时，神经及肌肉组织的兴奋性增强。运动神经末梢ACh的释放过程也需要Ca^{2+}参与。Mg^{2+}和Ca^{2+}化学性质相似，有相互竞争作用，Mg^{2+}可干扰ACh的释放，使运动神经末梢ACh释放减少，阻滞神经肌肉接头传递，产生箭毒样的肌肉松弛作用。当Mg^{2+}过量中毒时，也可用Ca^{2+}来解救。

【临床应用】　注射给药可引起中枢抑制及骨骼肌松弛、血压下降，主要用于缓解子痫、破伤风等引起的惊厥，也常用于高血压危象的救治。

【不良反应】　血镁过高可引起呼吸抑制、血压骤降、心搏骤停而致死。肌腱反射消失是呼吸抑制的先兆，在连续用药期间应经常检查腱反射。中毒时应立即进行人工呼吸，并缓慢静脉注射氯化钙或葡萄糖酸钙溶液紧急抢救。

笔记

🔗 相关链接

抗癫痫药的其他临床用途

抗癫痫药物除了可用于治疗癫痫外，还有其他临床用途，包括治疗神经痛、双向情感障碍和偏头痛。

① 神经痛：指在没有外界刺激情况下机体感到的疼痛，常见有三叉神经痛、坐骨神经痛和疱疹后神经痛等。抗癫痫药是治疗神经痛的主要药物，其他药物如非甾体抗炎药和麻醉类镇痛药不适合长期使用。卡马西平为治疗三叉神经痛的首选药物，90%的患者服用1~3天后即可取得良好的镇痛效果。

② 双向情感障碍：主要表现为情绪高涨或低落，或两者交替出现。常用的治疗药物有碳酸锂、丙戊酸钠和卡马西平等。碳酸锂是最早使用的治疗药物，但易引起中毒；丙戊酸钠、卡马西平、拉莫三嗪等抗癫痫药更为安全。

③ 偏头痛：丙戊酸钠和托吡酯都是预防偏头痛发作的药物，通过作用于离子通道，制止异常脑电波的扩布。其中托吡酯对周期性偏头痛有良好疗效，可减少疼痛发作，并减轻患者对非甾体镇痛药的依赖。

🧰 制剂及用法

苯妥英钠（sodium phenytoin）　片剂，成人常用量为每日250~300 mg，开始时100 mg，每日2次，1~3周内增加至250~300 mg，分3次口服，极量为一次300 mg，由于个体差异大，用药需个体化；小儿常用量为开始每日5 mg/kg，分2~3次服用，按需调整，以每日不超过250 mg为度；维持量为4~8 mg/kg或按体表面积250 mg/m²，分2~3次服用，如有条件可进行血药浓度监测。注射剂，用于癫痫持续状态，若患者未用过苯妥英钠，可用0.25~0.5 g，加5%葡萄糖20~40 mL，在6~10 min内缓慢静脉注射。

卡马西平（carbamazepine，酰胺咪嗪）　片剂，开始剂量为100 mg，2次/日，以后逐渐增至600~900 mg/d，分次服用；6岁以下小儿每日5 mg/kg，即从100 mg/d开始，6~12岁从200 mg/d开始，分2次服用，直到出现疗效为止，注意个体化。用于抗癫痫时，剂量可偏大。用于三叉神经痛等时，剂量一般宜少。最高量每日不超过1.2 g。

苯巴比妥（phenobarbital，鲁米那，luminal）　片剂，成人每日1~3 mg/kg，即90~300 mg/d，分2~3次服用，也可在睡前1次服用；老年患者减量；婴儿每日3~5 mg/kg。

扑米酮（primidone）　开始0.06 g，3次/日；渐增至0.25 g，3次/日。每日总量不超过1.5 g。

乙琥胺（ethosuximide）　儿童，15~35 mg/(kg·d)；成人，0.6~1.8 g/d，分3次服。至控制症状令人满意而副作用最小的量为维持剂量。

丙戊酸钠（sodium valproate）　儿童，20~40 mg/(kg·d)，分3~4次服用；成人，初始剂量为每次0.2 g，3次/日，每日0.6 g，每隔3天增加0.2 g，直至控制发作，就餐时或餐后服用。

氯硝西泮（clonazepam，氯硝安定）　起始：儿童每日0.01~0.03 mg/kg；成人不超过1.5 mg/d，分3次服。以后儿童每3天加0.25~0.5 mg/d；成人每3天加0.5~1 mg/d。最大耐受量：儿童每日0.2 mg/kg；成人20 mg/d。

硝西泮（nitrazepam，硝基安定）　用于婴儿痉挛和不典型小发作，每日0.5~1.0 mg/kg。

地西泮（diazepam，安定）　用于癫痫持续状态，静脉注射5~10 mg，间隔10~15 min一次，最大量可至30 mg，注射速度以不超过5 mg/min为宜。必要时在2~4 h内重复上述方案。

笔记

亦可静脉滴入，至发作停止。

奥卡西平（oxcarbazepine） 片剂，150 mg，200 mg。开始剂量为 300 mg/d，以后可逐渐增量至 900~3000 mg/d，分 3 次服用，以达到令人满意的疗效。

拉莫三嗪（lamotrigine） 片剂，25 mg，100 mg，150 mg，200 mg。单独使用，初始剂量为 25 mg，1 次/日。2 周后可增至 50 mg，1 次/日，2 周后可酌情增加剂量，最大增加量为 50~100 mg，此后，每隔 1~2 周可增加剂量一次，直至达到最佳疗效，一般须经 6~8 周。通常有效维持量为 100~200 mg/d，一次或分两次服用。

托吡酯（topiramate） 起始：每晚口服 50 mg，服用一周后可增加剂量 50~100 mg，分 2 次服用，根据临床情况，也可每日服用 1 次。

硫酸镁（magnesium sulfate） 1.25~2.5 g/次，肌内注射或静脉滴注。静脉滴注时以 5% 葡萄糖注射液将硫酸镁稀释成 1% 溶液进行滴注，直至惊厥停止。使用时宜备有氯化钙或葡萄糖酸钙注射液，以备过量时静脉注射对抗。

复习思考题

1. 对各种类型癫痫发作应分别选用哪些药物治疗？

2. 苯妥英钠的药理作用及临床应用如何？

3. 对惊厥患者可选用哪些药物治疗？硫酸镁注射给药过量中毒时，可用何药解救？

（江苏大学医学院　李永金　陈月芳）

第十六章

治疗中枢神经系统退行性疾病的药物

学习目标

1. 掌握：帕金森病的药物治疗策略，代表药物的作用机制、药理作用、临床应用和不良反应。

2. 熟悉：阿尔茨海默病的药物治疗主要策略，代表药物的药理作用、临床应用和不良反应。

中枢神经系统退行性疾病是指一组由慢性进行性中枢神经组织退行性变性而导致的疾病的总称，主要包括帕金森病（Parkinson disease，PD）、阿尔茨海默病（Alzheimer disease，AD）、亨廷顿病（Huntington disease，HD）和肌萎缩侧索硬化（amyotrophic lateral sclerosis，ALS）等。流行病学调查结果显示，随着社会发展，人口老龄化问题日益突出，常发于中老年人的帕金森病和阿尔茨海默病已成为仅次于心血管疾病和癌症的衰老相关疾病，严重影响人们的寿命和生活质量。

虽然本组疾病的病因及病变的部位各不相同，但神经细胞发生退行性病理学改变是其共同的特征，然而，导致其病变的确切病因和发病机制尚不明确，因此治疗有一定困难。

在众多假说中，神经兴奋性毒性（excitotoxicity）、神经细胞凋亡（apoptosis）和氧化应激（oxidative stress）等假说目前暂被广泛接受。神经兴奋性毒性假说认为病变源于某些因素引发中枢兴奋性递质谷氨酸的大量释放，这些谷氨酸激动 AMPA 受体、NMDA 受体和代谢型谷氨酸受体以及通过膜去极化激活电压依赖性钙通道，使 Ca^{2+} 大量内流，导致胞内钙超载，进而激活一系列胞内机制，最终导致神经元选择性损伤（selective vulnerability）。神经细胞凋亡假说认为，某种特殊的生长因子缺乏导致基因转录改变和某种特殊"细胞凋亡蛋白"被激活，其最后死亡过程可能与蛋白酶 caspase 家族激活有关。氧化应激是指细胞内线粒体氧化磷酸化过程中所产生的氧自由基过多或体内氧自由基清除功能减弱所导致的一种失衡状态，过多的氧自由基将会攻击某些关键酶、生物膜类脂和 DNA，最终导致细胞死亡。

因为对此类疾病的病因机制的探索仍在初级阶段，所以除帕金森病患者通过合理用药可延长其寿命和提高生活质量外，其余疾病的治疗效果还难以令人满意。随着分子生物学、神经科学及行为科学等各学科的快速发展，有关本组疾病的发病原因、发病机制及相应的药物和其他治疗手段也许会在未来出现新的突破。

第一节　抗帕金森病药

一、帕金森病发病机制

帕金森病（Parkinson disease，PD）又称震颤麻痹（paralysis agitans），因英国医生詹姆斯·

帕金森（James Parkinson）于 1817 年首次报道并系统描述而得名，是一种常发于中老年的运动障碍疾病，主要表现为进行性锥体外系功能障碍，典型症状为静止性震颤（resting tremor）、肌肉强直（muscular rigidity）、运动迟缓（bradykinesia）和共济失调。PD 的主要病理改变为黑质多巴胺（dopamine，DA）能神经元变性坏死，环境因素、遗传因素、神经系统老化以及多因素的交互作用都被认为是促进 PD 病变的因素，但真正引起其变性的机制尚未完全明确。

1960 年，奥地利医生奥勒哈·霍尔尼凯维茨（Oleh Hornykiewicz）首先发现原发性 PD 患者的黑质和纹状体内多巴胺含量极度减少。其后研究又发现 PD 患者黑质多巴胺能神经元几乎完全丢失，导致其投射到纹状体的神经纤维末梢退行性变性。以此为基础提出的发病机制假说即"多巴胺学说"。该学说认为，帕金森病是因纹状体内多巴胺减少或缺乏所致，其原发性因素是黑质内多巴胺能神经元退行性病变。一方面，黑质中多巴胺能神经元发出上行纤维到达纹状体，其末梢与尾-壳核神经元形成突触，以 DA 为递质，对脊髓前角运动神经元起抑制作用；另一方面，尾核中的胆碱能神经元与尾-壳核神经元形成突触，以乙酰胆碱（acetylcholine，ACh）为递质，对脊髓前角运动神经元起兴奋作用。正常时这两条通路功能处于平衡状态，共同调节运动功能。PD 患者因黑质病变，DA 合成减少，使纹状体 DA 含量减少，造成黑质-纹状体通路多巴胺能神经功能减弱，胆碱能神经功能相对占优势，因而出现肌张力增高症状。该学说得到许多事实支持：死于帕金森病的患者纹状体中 DA 含量仅为正常人的 5%～10%；提高脑内 DA 含量或应用 DA 受体激动药可显著缓解震颤麻痹等症状；耗竭黑质-纹状体内 DA、用神经毒素 MPTP 选择性地破坏黑质 DA 能神经元或长期使用 DA 受体拮抗药可导致震颤麻痹；胆碱受体阻断药可缓解帕金森病的某些症状。

关于黑质多巴胺能神经元发生退行性病变的机制，比较受肯定的是"氧化应激"学说：一般情况下，DA 通过单胺氧化酶（MAO）催化氧化脱氨代谢，所产生的过氧化氢（H_2O_2）能被抗氧化系统清除掉。但在氧化应激时，DA 的氧化代谢是多途径的，产生大量的 H_2O_2 和超氧阴离子（O_2^-），在黑质部位 Fe^{2+} 催化下，进一步生成毒性更大的羟自由基（·OH），而此时黑质线粒体呼吸链的复合物 I（complex I）活性下降，抗氧化物（特别是谷胱甘肽）消失，无法清除自由基，因此，自由基通过氧化神经膜类脂、破坏 DA 能神经元膜功能或直接破坏细胞 DNA，最终导致神经元变性。以下事实支持了这一学说：PD 患者的黑质中发现"两多两少"，即 Fe（尤其是 Fe^{2+}）增加，O_2^- 和·OH 增加；抗氧化物谷胱甘肽几乎消失，complex I 功能严重不足。

目前，已知的脑内 DA 受体可分为 D_1～D_5 5 个亚型，均为 G 蛋白偶联受体，分子结构由 7 个跨膜结构域组成。其中 D_1、D_5 胞内 C 端片段较长，被称为 D_1 样受体，总体上起兴奋性作用；D_2、D_3、D_4 的第 3 个胞内片段较长，被称为 D_2 样受体，总体上起抑制性作用（表 16-1）。

表 16-1　中枢神经系统多巴胺受体分类及特性

分类	亚型	分布	效应
D_1 样受体	D_1	纹状体、新皮质	cAMP↑，PIP_2 水解↑，[Ca^{2+}]↑，PKC 激活
	D_5	海马、下丘脑	
D_2 样受体	D_2	纹状体、黑质致密部、垂体	cAMP↓，钾电流↑，钙电流↓
	D_3	嗅结节、伏隔核、下丘脑	
	D_4	额皮质、髓质、中脑	

结合我国的国情和临床研究结果，对帕金森病的治疗原则是提倡重视早期诊断，尽早开展以药物治疗为首选，以手术治疗为补充，以运动治疗和心理治疗为辅助的综合治疗，以期改善患者运动症状，延缓疾病进展。坚持"剂量滴定"以避免产生药物副作用，力求"尽可

能以小剂量达到令人满意的临床效果"的用药原则，避免或降低运动并发症尤其是异动症的发生率。

目前，经典的抗帕金森病药主要包括拟多巴胺类药和抗胆碱药。前者通过直接补充 DA 前体物或抑制 DA 降解而产生作用；后者通过拮抗相对过强的胆碱能神经功能而缓解症状。两药合用可增强疗效，其总体目标是恢复多巴胺能和胆碱能神经系统功能的平衡状态。

"氧化应激"学说为 PD 的治疗带来新的思路，即从治疗症候群方向转向预防 DA 能神经元自身中毒的问题。如现已证明司来吉兰除选择性地抑制 MAO-B 外，其更重要的作用是作为一种有效的自由基清除剂（free radical scavenger）。此外，DA 受体及其亚型选择性激动药也已成为治疗 PD 的亮点。其他治疗手段如脑深部电刺激（deep brain stimulation，DBS）疗法已经成为治疗中晚期帕金森病的有效疗法。一些新的治疗手段如多功能干细胞移植、基因干预治疗等正在探索之中。其中，国际上部分研究团队已经计划开展临床试验，将诱导性多功能干细胞移植技术应用到帕金森病的治疗中。

二、拟多巴胺类药

多巴胺不易通过血-脑屏障，不能直接口服用于治疗 PD。临床常用其前体药、增效药及其复方制剂补充脑内多巴胺的不足，或使用 DA 受体激动剂。

（一）多巴胺前体药

左旋多巴

左旋多巴（levodopa，L-DOPA）是由酪氨酸形成儿茶酚胺的中间产物，即 DA 的前体，现已人工合成。

【体内过程】 口服吸收快，失效快，维持时间短。药物经小肠芳香族氨基酸转运体吸收，$0.5\sim2$ h 达峰浓度，血浆 $t_{1/2}$ 为 $1\sim3$ h，因可与氨基酸竞争同一转运体，吸收受食物影响较大，胃排空延缓、胃酸 pH 偏低或高蛋白饮食等均可降低其生物利用度。L-DOPA 口服后极大部分在肠黏膜、肝和其他外周组织被 L-芳香族氨基酸脱羧酶（amino acid decarboxylase，AADC）脱羧成为多巴胺，仅 1% 左右能进入中枢神经系统发挥疗效。L-DOPA 在外周脱羧形成多巴胺后，易引起不良反应，主要有恶心、呕吐。因此，左旋多巴一般不单独使用，多与AADC 抑制药等形成复方制剂，这样可使其入脑比例增加 $3\sim4$ 倍，并减少外周不良反应。作为脱羧产物的多巴胺，一部分通过突触前的摄取机制返回多巴胺能神经末梢，另一部分被单胺氧化酶（MAO）或儿茶酚氧位甲基转移酶（COMT）代谢，经肾排泄。

【药理作用及作用机制】 PD 患者的黑质多巴胺能神经元出现退行性病变，酪氨酸羟化酶（tyrosine hydroxylase）也随之减少，使脑内的酪氨酸向 L-DOPA 的转化率大幅降低。L-DOPA 作为多巴胺的前体物质，通过血-脑屏障后，可被神经元利用，补充其多巴胺的不足而发挥治疗作用。但 L-DOPA 究竟是被残存神经元利用而增加多巴胺的合成和释放，还是在细胞外被转化成多巴胺后直接"溢流"（flooding）到突触间隙而激活突触后膜受体，这一问题尚未得到解决。一方面，动物实验显示，即使没有 DA 能神经末梢存在，L-DOPA 仍有作用；另一方面，临床上 L-DOPA 的疗效随病情发展而降低又提示其作用可能依赖于残存的神经元。

【临床应用】 L-DOPA 复方制剂是治疗 PD 最基本也最有效的药物，可用于治疗各种类型的 PD 患者，不论年龄、性别和病程长短，对强直、少动、震颤均有良好疗效，可延长患者寿命，提高其生活质量；但对吩噻嗪类等以拮抗 DA 受体为作用机制的抗精神病药所引起的帕金森综合征无效。其作用特点为：① 疗效与黑质-纹状体病损程度相关，对轻症或较年轻患者疗效好，对重症或年老体弱者疗效较差；② 对肌肉僵直和运动困难者疗效好，对肌肉震颤者疗效差；③ 起效慢，用药 $2\sim3$ 周出现体征改善，用药 $1\sim6$ 个月后疗效最强。

笔记

用药早期，L-DOPA 可使 80% 的 PD 患者症状明显改善，其中 20% 的患者可恢复到正常运动状态。服用后先改善肌肉强直和运动迟缓，后改善肌肉震颤；其他运动功能如姿态、步态、联合动作、面部表情、言语、书写、吞咽、呼吸均可改善。也可使情绪好转，对周围事物反应增加，但对痴呆症状效果不明显。随着用药时间的延长，本品的疗效逐渐下降，3~5 年后疗效已不显著。其原因可能与病程的进展、受体下调以及其他代偿机制有关。长期用药还会使有些患者对 L-DOPA 的缓冲能力（buffering capacity）丧失，出现"开-关现象"（on-off response），即一种反差极大的疗效波动现象，患者处于"开"状态时看似症状几乎完全缓解，而处于"关"状态时突然出现严重的 PD 症状，并在两种状态中反复波动，亦可能出现药效减退（wearing-off）或称剂末现象（end of dose deterioration），即每次用药的有效时间缩短，症状随血药浓度波动而改变。将 L-DOPA 复方制剂与 COMT 抑制药恩他卡朋（entacapone）合用，可进一步增强疗效，并改善症状波动现象。

【不良反应】　　不良反应分为早期反应和长期反应两大类。

1. 早期反应

1）胃肠道反应　　治疗早期约 80% 的患者出现厌食、恶心、呕吐，数周后能耐受，应用 AADC 抑制药后症状可明显减轻。此乃 L-DOPA 在外周和中枢脱羧成 DA，分别直接刺激胃肠道和兴奋延髓催吐化学感受区 D_2 受体之故，D_2 受体阻断药多潘立酮（domperidone）是消除恶心、呕吐的有效药。左旋多巴还可引起腹胀、腹痛和腹泻等，饭后服药或剂量递增速度减慢，可减轻上述症状。偶见溃疡出血或穿孔。

2）心血管反应　　治疗初期 30% 的患者出现直立性低血压，其原因可能是外周形成的 DA 一方面作用于交感神经末梢，反馈性抑制交感神经末梢释放去甲肾上腺素，另一方面作用于血管壁的 DA 受体，舒张血管。还有些患者出现心律不齐症状，主要是由于新生的多巴胺作用于心脏 β 受体，可用 β 受体阻断药治疗。

2. 长期反应

1）运动过度症（hyperkinesia）　　是异常动作舞蹈症的总称，也称为运动障碍或异动症，是由于服用大量 L-DOPA 后，多巴胺受体过度兴奋，出现手足、躯体和舌的不自主运动和肌张力障碍样动作，可累及头面部、四肢和躯干，常出现于中晚期患者。可通过调整剂量，改换剂型或加用 DR 激动剂和 COMT 抑制剂等增效剂的方式处理。

2）症状波动　　长期用药后，患者可能出现疗效减退或"开-关现象"。症状波动的发生与 PD 的发展导致多巴胺的储存能力下降有关，此时患者更依赖于 L-DOPA 转运入脑的速率以满足多巴胺的生成。为减轻症状波动，可使用 L-DOPA/AADC 抑制药缓释剂或多巴胺受体激动药，或加用 MAO 抑制药如司来吉兰等，也可调整用药方法，即改用静脉滴注、增加服药次数而不增加或减少药物剂量等。

3）精神症状　　出现精神错乱的病例占 10%~15%，患者有逼真的梦幻、幻想、幻视等，也有抑郁症等精神症状，可能与 DA 作用于皮质下边缘系统有关，只能用非经典安定药如氯氮平（clozapine）治疗，它不引起或加重 PD 患者锥体外系运动功能失调，或迟发性运动失调。

【药物相互作用】　　维生素 B_6 是多巴脱羧酶的辅基，能加速 L-DOPA 在外周组织转化成 DA，可增强 L-DOPA 外周副作用，降低疗效；抗精神病药物，如吩噻嗪类和丁酰苯类均能阻滞黑质-纹状体多巴胺通路功能，利血平耗竭黑质-纹状体中的多巴胺，它们均能引起锥体外系运动失调，出现药源性 PD，对抗 L-DOPA 的疗效；抗抑郁药能引起直立性低血压，增加 L-DOPA 的副作用。以上药物不能与 L-DOPA 合用。

（二）左旋多巴的增效药

1. 氨基酸脱羧酶（AADC）抑制药

卡比多巴

卡比多巴（carbidopa），又称 α-甲基多巴肼、洛得新。卡比多巴不能通过血-脑屏障，与

笔记

L-DOPA 合用时，仅能抑制外周 AADC。此时，由于 L-DOPA 在外周的脱羧作用被抑制，进入中枢神经系统的 L-DOPA 增加，使用量可减少 75%，而使不良反应明显减少，症状波动减轻，作用不受维生素 B_6 的干扰。本品与 L-DOPA 组成的复方制剂称为心宁美（sinemet），混合比例为 1:4 或 1:10，现有心宁美控释剂（sinemet CR）。

苄丝肼

苄丝肼（benserazide），又称羟苄丝肼、色拉肼。与 L-DOPA 组成的复方制剂美多巴（medopar），比例为 1:4，其作用特性与心宁美相同。

2. MAO-B 抑制药

人体内单胺氧化酶（MAO）分为 A、B 两型，MAO-A 主要分布于肠道，其功能是对食物、肠道内和血液循环中的单胺进行氧化脱氨代谢；MAO-B 主要分布于黑质-纹状体，其功能是降解 DA。

司来吉兰

司来吉兰（selegiline）又称丙炔苯丙胺（deprenyl）。低剂量（<10 mg/d）可选择性抑制中枢神经系统 MAO-B，能迅速通过血-脑屏障，降低脑内 DA 降解代谢水平，使多巴胺浓度增加，药效时间延长。本品与 L-DOPA 合用后，能增强疗效，减少 L-DOPA 用量，减少外周不良反应，并能消除长期单独使用 L-DOPA 出现的"开-关现象"。临床长期试验表明，两者合用更有利于缓解症状，延长患者寿命。

近来发现，司来吉兰作为神经保护剂能优先抑制黑质-纹状体的超氧阴离子（O_2^-）和羟自由基（·OH）形成，延缓神经元变性和 PD 发展。临床上将司来吉兰与抗氧化剂维生素 E 联合应用治疗 PD，称 DATATOP 方案（deprenyl and tocopherol antioxidative therapy of Parkinsonism），但确切效果尚不明确，有待大范围临床观察。

本品低剂量对外周 MAO-A 无作用，肠道和血液中 DA 和酪胺代谢不受影响，不会产生 MAO 非选择性抑制剂所引起的高血压危象，但大剂量（>10 mg/d）亦可抑制 MAO-A，应避免使用。司来吉兰代谢产物为苯丙胺和甲基苯丙胺，可引起焦虑、失眠、幻觉等精神症状。慎与哌替啶、三环类抗抑郁药或其他 MAO 抑制药合用。

3. COMT 抑制药

L-DOPA 有两条代谢途径：由 AADC 脱羧转化为多巴胺，经 COMT 代谢转化成 3-O-甲基多巴（3-O-MD），后者又可与 L-DOPA 竞争转运载体而影响 L-DOPA 的吸收和进入脑组织。因此，抑制 COMT 就显得尤为重要：既可减少 L-DOPA 的降解，又可降低 3-O-MD 对其转运入脑的竞争性抑制作用，提高 L-DOPA 的生物利用度和在纹状体中的浓度。近来发现 3 种 COMT 抑制药：硝替卡朋、托卡朋、恩他卡朋，它们的抑制作用强、毒性低。

硝替卡朋

硝替卡朋（nitecapone）增加纹状体中 L-DOPA 和多巴胺。因其不易通过血-脑屏障，当与卡比多巴合用时，它只抑制外周的 COMT，而不影响脑内 COMT，从而提高纹状体中 L-DOPA 的生物利用度。

托卡朋和恩他卡朋

托卡朋（tolcapone）和恩他卡朋（entacapone）为新型 COMT 抑制药，能延长 L-DOPA 半衰期，稳定血浆浓度，使更多的 L-DOPA 进入脑组织，安全而有效地延长症状波动患者"开"的时间。其中，托卡朋是唯一能同时抑制外周和中枢 COMT 的药物，比恩他卡朋生物利用度高、半衰期长，COMT 抑制作用也更强，而恩他卡朋仅抑制外周 COMT。两者均可明显改善病情稳定的 PD 患者日常生活能力和运动功能，尤适用于伴有症状波动的患者。托卡朋的主要不良反应为肝损害，甚至出现暴发性肝衰竭，因此仅适用于应用其他抗 PD 药物无效时，且应用时需严密监测肝功能。

（三）多巴胺受体激动药

溴隐亭

溴隐亭（bromocriptine）又称溴麦角隐亭、溴麦亭，为 D_2 类受体（含 D_2、D_3、D_4 受体）强激动剂，对 D_1 类受体（含 D_1、D_5 受体）具有部分拮抗作用；对外周多巴胺受体、α 受体也有较弱的激动作用。小剂量溴隐亭首先激动结节-漏斗通路 D_2 受体，抑制催乳素和生长激素分泌，用于治疗乳溢-闭经综合征和肢端肥大症；增大剂量可激动黑质-纹状体多巴胺通路的 D_2 受体，与 L-DOPA 合用治疗 PD 取得较好疗效，能减少症状波动现象。

不良反应较多，常见食欲减退、恶心、呕吐、便秘等消化系统症状，对消化性溃疡患者可诱发出血。用药初期，常见直立性低血压。长期用药可出现无痛性手指血管痉挛，减少药量可缓解；也可诱发心律失常，一旦出现应立即停药。运动障碍方面的不良反应类似于左旋多巴。精神系统症状比左旋多巴更常见且严重，如幻觉、错觉和思维混乱等，停药后可消失。其他不良反应包括头痛、鼻塞、腹膜和胸膜纤维化、红斑性肢痛症。

利舒脲

利舒脲（lisuride）为 D_2 类受体激动剂、D_1 类受体弱拮抗剂，激动作用比溴隐亭强 1000 倍，用于治疗 PD 的优点有改善运动障碍、减少严重的"开-关现象"和 L-DOPA 引起的运动过度症（即异常动作舞蹈症）。

罗匹尼罗和普拉克索

罗匹尼罗（ropinirole）和普拉克索（pramipexole）均为非麦角生物碱类新型 DA 受体激动药，能选择性地激动 D_2 类受体（特别是 D_2、D_3 受体），而对 D_1 类受体几乎没有作用。相对溴隐亭而言，本类药物的患者耐受性好，用药剂量可很快增加，一周以内即可达治疗浓度，虽也可引起恶心和乏力，但胃肠道反应较小。

本类药物的出现给多巴胺受体激动药的临床应用带来了新的方向。由于患者对其耐受性较好，临床上常将其作为 PD 的早期治疗药物，而不是仅仅作为 L-DOPA 的辅助药物。其主要原因是：① 由于其作用时间相对较长，较 L-DOPA 更不易引起"开-关现象"和运动障碍；② 有观点认为 L-DOPA 会促进氧化应激，因而会加快多巴胺能神经元的丢失。最近的大样本对照试验表明，本类药物作为早期治疗用药较 L-DOPA 更少引起症状波动，如果该结论被进一步证实，将极大地提高本类药物在 PD 治疗中的地位。但罗匹尼罗和普拉克索仍具有拟多巴胺类药共有的不良反应，如恶心、直立性低血压和运动障碍等，作为辅助用药可引起幻觉和精神错乱。已证实服用罗匹尼罗和普拉克索的患者在驾车时会出现突发性睡眠（sudden sleep attack），酿成交通事故，故服药期间禁止从事驾驶和高警觉性工作。

阿扑吗啡

阿扑吗啡（apomorphine）又称去水吗啡，为多巴胺受体激动药，可用于治疗 PD，改善严重的"开-关现象"，但长期用药会引起 Q-T 间期延长、肾功能损害和精神症状。仅用于其他药物如多巴胺受体激动药或 COMT 抑制药对"开-关现象"无效时。

（四）促多巴胺释放药

金刚烷胺

金刚烷胺（amantadine）又称金刚烷，可能通过多种方式增强多巴胺的功能，如促进 L-DOPA 进入脑循环，增加多巴胺合成、释放，减少多巴胺再摄取，较弱的抗胆碱作用等，表现出多巴胺受体激动药的作用。近年来，其作用机制被认为与拮抗 NMDA 受体有关。其抗帕金森病的特点为：用药后显效快，作用持续时间短，应用数天即可获得最大疗效，但连用 6~8

周后疗效逐渐减弱，对 PD 的肌肉强直、震颤和运动障碍的缓解作用较强，优于抗胆碱药物，但不及 L-DOPA。长期用药时常见下肢皮肤出现网状青斑，可能与儿茶酚胺释放引起外周血管收缩有关。此外，可引起精神不安、失眠和运动失调等。偶致惊厥，癫痫患者禁用。

三、抗胆碱药

M 受体阻断药对早期 PD 患者有较好的治疗效果，对晚期严重 PD 患者的疗效差，可与 L-DOPA 合用。阿托品、东莨菪碱是最早用于治疗 PD 的 M 胆碱受体阻断药，但因其外周抗胆碱作用引起的副作用大，因此现主要使用合成的中枢性 M 胆碱受体阻断药。

苯海索

苯海索（benzhexol，安坦）口服易吸收，通过拮抗胆碱受体而减弱黑质-纹状体通路中 ACh 的作用，抗震颤效果好，也能改善运动障碍和肌肉强直；外周抗胆碱作用为阿托品的 1/10~1/3，对于少数不能接受 L-DOPA 或多巴胺受体激动药的 PD 患者，可用本药治疗。副作用与阿托品相同，但症状较轻。禁用于青光眼和前列腺肥大患者。对 PD 疗效有限，副作用较多，现已少用。

本类药物可阻断中枢 M 受体，抑制黑质-纹状体通路中 ACh 的作用，对帕金森病的震颤和僵直有疗效，但对动作迟缓无效。其疗效不如左旋多巴，临床上主要用于早期轻症患者、不能耐受左旋多巴或禁用左旋多巴的患者、抗精神病药所致的帕金森综合征患者。此外，有报道认为本类药物可能加重帕金森病患者伴有的痴呆症状，因此，伴有明显痴呆症状的帕金森病患者应慎用本类药物。

苯扎托品

苯扎托品（benzatropine，苄托品），作用近似阿托品，具有抗胆碱作用，同时还有抗组胺、局部麻醉和大脑皮质抑制作用。临床应用及不良反应同苯海索。

第二节 治疗阿尔茨海默病的药物

一、阿尔茨海默病发病机制

老年性痴呆可分为原发性痴呆、血管性痴呆（vascular dementia）和两者的混合型，前者又称阿尔茨海默病（Alzheimer disease，AD），是一种与年龄高度相关的、以进行性认知障碍和记忆力损害为主的中枢神经系统退行性疾病，表现为记忆力、判断力、抽象思维等一般智力的丧失，但视力、运动能力等不受影响。痴呆是一类综合征，患者除了存在上述认知障碍外，还表现出精神行为的改变。AD 患者占老年性痴呆患者总数的 70% 左右，其发病率在 65 岁人群为 5%，在 95 岁人群则高达 90% 以上，我国 65 岁以上老人的患病率为 4% 左右。该病总病程为 3~20 年，确诊后平均存活时间为 10 年左右。本病要经历两种死亡，首先是精神死亡，然后是肉体死亡，给患者本人、家庭和社会带来相当沉重的负担。随着人类寿命的延长和社会老龄化问题的日益突出，AD 患者的数量及其占老年性痴呆患者的比例将持续增高。

AD 与老化有关，但与正常老化又有本质区别，其发病机制目前尚未完全明确，学术界提出的假说有十余种，但目前研究较多、比较被认可的主要有胆碱能学说、神经兴奋性毒性假说、β-淀粉样蛋白毒性学说和 tau 蛋白过度磷酸化学说等。在 AD 患者的大脑中发现胆碱能神

笔记

经元明显减少，胆碱能活性和乙酰胆碱含量降低，这些被认为与 AD 的认知症状有关。该胆碱能神经的活性下降与大脑中 5-羟色胺能 6 型（5-HT$_6$）受体和组胺 3 型（H$_3$）受体的功能减低有关。AD 的病理机制还与谷氨酸的兴奋性毒性所致的 NMDA 受体过度激活有关。此外，AD 患者最具特征的两大病理学变化为 β-淀粉样蛋白（Aβ）沉积形成的老年斑（SP）和细胞内异常磷酸化的 tau 蛋白聚集形成的神经纤维缠结（NFTs）。最近的研究表明，淀粉样蛋白沉积与淀粉样前体蛋白（amyloid precursor protein，APP）的变异及其转化过程发生改变有关。APP 由位于第 21 号染色体上的 APP 基因编码，可经 β-分泌酶（β-secretase）和 γ-分泌酶（γ-secretase）依次水解生成 Aβ，敲除 β-分泌酶的编码基因 BACE1（β-site APP cleaving enzyme 1）可使 Aβ 缺失。近年来也有人提出细胞内可溶性的 Aβ 可能是 AD 发病的早期诱因，但对 Aβ 沉积为何导致神经元退行性变则不清楚，有证据提示其是通过炎症反应、氧化应激或诱导 tau 蛋白过度磷酸化实现的。tau 蛋白是一种神经元微管结合蛋白，具有调节和维持微管稳定性的作用。正常状态下，人体内 tau 蛋白的磷酸化/去磷酸化水平保持平衡，从而促进微管蛋白聚集成微管并增强其稳定性。在 AD 患者脑中，tau 蛋白过度磷酸化，失去与微管结合的能力，聚集形成的 NFT 沉积于脑中则导致神经元变性，引起神经元细胞凋亡。此外，氧化应激和神经炎症等假说亦受到重视。上述关于 AD 发病机制的研究进展将为 AD 的药物治疗提供新的靶点。

尽管有关 AD 的研究进展很快，但迄今尚无十分有效的治疗方法。现有的药物治疗基于以下理由：AD 主要表现为认知和记忆障碍，而认知和记忆障碍的主要解剖学基础为海马组织结构的萎缩，功能基础主要为胆碱能神经兴奋传递障碍和中枢神经系统内胆碱能神经元数目减少等。目前采用的两种比较有特异性的治疗策略分别是增强中枢胆碱能神经功能和拮抗谷氨酸能神经的功能，其中胆碱酯酶（AChE）抑制药和 NMDA 受体拮抗药效果相对得到肯定，能有效地缓解认知功能下降的症状，但不能从根本上消除病因。其他如 β-或 γ-分泌酶抑制剂、抑制 tau 蛋白过度磷酸化制剂、小胶质细胞激活抑制剂、AD 疫苗、5-HT$_6$ 和 H$_3$ 受体拮抗剂等也正在研究开发中。

此外，改善 AD 认知功能的药物均有一定改善精神症状的作用。如果经非药物治疗和改善认知的药物治疗后患者仍有较严重的精神症状，可根据症状分别给予抗精神病药、抗抑郁药和苯二氮䓬类药物进行治疗。

二、胆碱酯酶抑制药

本类药物中的他克林（tacrine）是美国 FDA 批准的第一个治疗 AD 的药物，为第一代可逆性中枢 AChE 抑制药，因有严重不良反应，特别是肝毒性，现已撤市。

多奈哌齐

多奈哌齐（donepezil）为第二代可逆性中枢 AChE 抑制药。

【体内过程】 多奈哌齐口服后吸收良好，进食和服药时间对药物吸收无影响，生物利用度为 100%，达峰时间 3~4 h，半衰期长，$t_{1/2}$ 约为 70 h，故可每天服用 1 次。药物主要由肝药酶代谢，代谢产物中 6-O-脱甲基衍生物的体外抗 AChE 活性与母体药物相同，主要经肾脏排泄，少量以原药形式随尿排出。与他克林相比，外周不良反应很少，患者耐受性较好。

【药理作用】 通过抑制 AChE 来增加中枢 ACh 的含量，对丁酰胆碱酯酶无作用。与第一代他克林相比，多奈哌齐对中枢 AChE 有更高的选择性和专属性，半衰期较长，能改善轻至中度 AD 患者的认知能力和其他临床症状。

【临床应用】 用于改善患者的认知功能，延缓病情发展。用于轻至中度 AD 患者。具有剂量小、毒性低和价格相对较低等优点。

【不良反应】　肝毒性及外周抗胆碱副作用较同类药物他克林轻。不良反应有：① 全身反应，较常见的有流感样胸痛、牙痛等；② 心血管系统反应，如高血压、血管扩张、低血压、心房颤动等；③ 大便失禁、胃肠道出血、腹部胀痛等；④ 神经系统反应，如谵妄、震颤、眩晕、易怒、感觉异常等；⑤ 其他，如脱水、尿失禁、呼吸困难、视物模糊等。

【药物相互作用】　当蛋白结合浓度小于 300 ng/mL 时，与洋地黄、华法林联用会影响后两者的蛋白结合率和疗效。治疗剂量时并不影响其他药物的代谢。

利斯的明

利斯的明（rivastigmine，卡巴拉汀）属于第二代 AChE 抑制药，能选择性地抑制大鼠大脑皮质和海马中的 AChE 活性，而对纹状体、脑桥以及心脏的 AChE 活性抑制力很小。本品可改善 AD 患者胆碱能神经介导的认知功能障碍，提高认知能力，如记忆力、注意力和方位感，尚可减慢淀粉样前体蛋白（APP）的形成。利斯的明口服迅速吸收，约 1 h 达到 C_{max}，血浆蛋白结合率约为 40%，易透过血-脑屏障。临床试验表明，本品具有安全、耐受性好、不良反应轻等优点，且无外周活性，尤其适用于伴有心脏、肝脏以及肾脏等疾病的 AD 患者，是极有前途的 AD 治疗药。主要不良反应有恶心、呕吐、乏力、眩晕、精神错乱、嗜睡、腹痛和腹泻等，继续服用一段时间或减量一般可消失。国内临床试验资料显示，其除消化道不良反应发生率略高于多奈哌齐外，其他不良反应与多奈哌齐相似。禁用于严重肝、肾损害患者及哺乳期妇女。病态窦房结综合征、房室传导阻滞、消化性溃疡、哮喘、癫痫、肝或肾功能中度受损患者慎用。

加兰他敏

加兰他敏（galantamine）属于第二代 AChE 抑制药，对神经元中的 AChE 有高度选择性，抑制神经元中 AChE 的能力比抑制血液中丁酰胆碱酯酶的能力强 50 倍，是 AChE 竞争性抑制药。在胆碱能高度不足的区域（如突触后区域）活性最大。用于治疗轻、中度 AD，临床有效率为 50%~60%，疗效与他克林相当，但无肝毒性。用药后 6~8 周治疗效果开始明显。本品可能成为治疗 AD 的首选药。主要不良反应表现为治疗早期（2~3 周）患者可有恶心、呕吐及腹泻等胃肠道反应，稍后即消失。

石杉碱甲

石杉碱甲（huperzine A，哈伯因）是我国学者于 1982 年从石杉科植物千层塔（Huperzia serrata）中分离得到的一种新生物碱。

【体内过程】　口服吸收迅速、完全，生物利用度为 96.9%，易通过血-脑屏障。原形药物及代谢产物经肾排出。

【药理作用】　为强效、可逆性胆碱酯酶抑制药，有很强的拟胆碱活性，能易化神经肌肉接头递质传递。对改善衰老性记忆障碍及老年痴呆患者的记忆功能有良好作用；在改善认知功能方面，与高压氧治疗相比效果显著。

【临床应用】　用于老年性记忆功能减退及 AD 患者，改善其记忆和认知能力。

【不良反应】　常见不良反应有恶心、头晕、多汗、腹痛、视物模糊等，一般可自行消失，严重者可用阿托品拮抗。有严重心动过缓、低血压及心绞痛、哮喘、肠梗阻的患者慎用。

三、NMDA 受体非竞争性拮抗药

美金刚

美金刚（memantine，美金刚胺）是使用依赖性的 NMDA 受体非竞争性拮抗药，可与 NMDA 受体上的环苯己哌啶（phencyclidine）结合位点结合。当谷氨酸以病理量释放时，美金刚可降低谷氨酸的神经毒性作用，当谷氨酸释放过少时，美金刚可改善记忆过程所需谷氨酸的传递。临床研究表明，该药能显著改善轻度至中度血管性痴呆患者的认知能力，而且对较严重的患者效果更好；对中度至重度的老年性痴呆患者，还可显著改善其动作能力、认知障碍和社会行为。美金刚是第一个用于治疗晚期 AD 的 NMDA 受体非竞争性拮抗药，同时使用 AChE 抑制药效果更好。

不良反应及注意事项：① 服后有轻微眩晕、不安、头重、口干等。饮酒可能加重不良反应。② 肝功能不良、意识紊乱患者及孕妇、哺乳期妇女禁用。③ 肾功能不良时减量。

🔗 相关链接

阿尔茨海默病的过去与未来

Auguste D，女性，51 岁。1901 年 11 月 25 日就诊，表现为进行性加重的遗忘症状。读书时会无缘无故地跳过一些句子，或一个字母、一个字母地拼读每一个词，完全没有抑扬顿挫。她讲话时，常使用杂乱无章的词句。在书写测试中，反复写同一个音节，而完全忽略其他音节。有时找不到回家的路。病情严重时，出现人格改变、异常行为、幻听等行为精神症状，影响社会功能。1906 年 4 月，患者因病去世。

患者年龄较轻，且病情进展迅速，提示这是一个不同寻常的疾病。随后的尸体解剖结果显示：脑皮质 1/4~1/3 的神经元丢失，老年斑形成，残留神经元内纤维缠结形成。1906 年在德国图宾根（Tuebingen）召开的精神病学会议上阿勒斯·阿尔茨海默（Alois Alzheimer）医生报告了这个奇怪的病例，并于 1907 年将该病例整理发表。1910 年，德国精神病学家埃米尔·克雷佩林（Emil Kraepelin）在《精神病学》教材中将 Alzheimer 医生发现的这种疾病命名为"阿尔茨海默病（Alzheimer disease，AD）"。我们所说的老年性痴呆实际上就是 65 岁以上人群发病的阿尔茨海默病。

基于 AD 发病机制的各种假说，目前治疗 AD 的策略主要包括如下 5 种：增强乙酰胆碱能神经的活性、抑制谷氨酸的兴奋性毒性、促进 Aβ 的清除、减少 tau 蛋白过度磷酸化和神经炎症反应。本章第二节中的药物分别采用前两种治疗策略发挥作用。

但是，开发 AD 治疗新药物的成功率非常低。尽管自 2003 年以来，进入Ⅱ期临床试验的化合物多达 200 多个，能够获批成为新药用于 AD 治疗的药物却凤毛麟角。多数进入Ⅱ期临床试验的化合物都因为在Ⅱ期临床试验中缺乏疗效或有严重的不良反应而被中止了临床试验。这让人们重新审视围绕这一疾病的现有药物干预靶点是否准确这一问题，并致力于寻找 AD 的客观诊断指标和生物标记物。尽管如此，目前全球正在开展的 AD 治疗药物的临床试验仍多达上千个。除药物外，许多营养制品和植物也有望改善 AD 的症状。

🧰 制剂及用法

左旋多巴（levodopa）　口服，0.1~0.25 g/次，2~4 次/日。每隔 2~4 天递增 0.25~0.75 g，通常有效量为 2~5 g/d。最大日用量不超过 8 g。如与卡比多巴合用，左旋多巴 600 mg/d，最多不超过 2 g/d。治疗肝昏迷：先 0.3~0.4 g/d，加入 500 mL 5 ％葡萄糖溶液中静滴，清醒后减量至 0.2 g/d。

金刚烷胺（amantadine）　治疗帕金森病：0.1 g/次，早晚各服一次；治疗阿尔茨海默病：每日 5 mg，每周递增 5 mg 剂量，每日最大剂量 20 mg。

盐酸苯海索（trihexyphenidyl hydrochloride）　开始 1~2 mg/次，3 次/日；以后递增，每日不超过 20 mg。

卡马特灵（kemadrin）　开始 2.5~5 mg/次，3 次/日，以后可递增至 15~30 mg/d。

笔记

多奈哌齐（donepezil）　起始剂量 2.5~5 mg/d，1 次/日，4~8 周增至 10 mg/d。

盐酸司来吉兰（selegiline hydrochloride）　开始每日清晨口服 5 mg。需要时增加至 2 次/日，上午及中午各 5 mg。

普拉克索（pramipexole）　4.5 mg/d，分 3 次服。起始剂量每次 0.375 mg，3 次/日，逐渐加量，7 周内达推荐剂量。

石杉碱甲（huperzine A）　每次 0.15~0.25 mg，3 次/日，剂量超过 0.25 mg 时记忆反而减退。

美金刚（memantine）　每日最大剂量 20 mg，为减少副作用的发生，治疗第一周的剂量为每日 5 mg，第 2 周每日 10 mg，第 3 周每日 15 mg，第 4 周开始以后每日 20 mg。

复习思考题

1. 帕金森病的治疗原则是什么？哪些药物能增强黑质-纹状体 DA 能神经功能？原理分别是什么？

2. 治疗阿尔茨海默病的常用药物有哪些？其机制是什么？

（江苏大学医学院　许　潇）

笔记

第十七章

抗精神失常药

学习目标

1. 掌握：氯丙嗪的药理作用、作用机制、临床应用、主要不良反应及防治；抗抑郁药的分类；丙米嗪的药理作用、作用机制、临床应用及不良反应。

2. 熟悉：氟哌啶醇、氟哌利多、舒必利、氯氮平的临床应用和不良反应；碳酸锂的药理作用、作用机制和不良反应；三环类抗抑郁药和 5-HT 再摄取抑制药的抗抑郁作用、作用机制与临床应用。

3. 了解：其他抗精神分裂症药的作用特点；其他抗抑郁药的作用特点。

精神失常是由多种病理因素引起的以精神活动障碍为特征的一大类疾病，包括精神分裂症、躁狂症、抑郁症和焦虑症。治疗这些疾病的药物统称为抗精神失常药（agents against psychiatric disorders）。根据其临床用途分为抗精神分裂症药（antischizophrenic drugs）、抗躁狂药（antimanic drugs）、抗抑郁药（antidepressants）和抗焦虑药（anxiolytics）。除药物治疗外，精神疾病的治疗应采取综合措施，包括心理治疗、工作调整、环境改善等，其中药物治疗占重要地位。

第一节　抗精神分裂症药

精神分裂症是以思维、情感、行为不协调，精神活动与现实脱离为主要特征的一类常见的精神疾病。根据临床症状，将其分为两型，即 I 型和 II 型。前者以幻觉、妄想、思维紊乱等阳性症状为主；后者则以情感淡漠、意志缺失、主动性缺乏等阴性症状为主。抗精神分裂症药又称神经安定药（neuroleptic drug），主要用于治疗精神分裂症，对其他精神病的躁狂症状也有效。

【作用机制】

1. 阻断中脑-边缘系统和中脑-皮质系统多巴胺受体

精神分裂症的发病机制有许多学说，其中脑内多巴胺（dopamine，DA）系统功能亢进的学说得到了广泛的认可和接受，该学说以下述事实为基础：① 精神分裂症患者应用 L-Dopa 或促进 DA 释放的药物如苯丙胺可使病情恶化；② 精神分裂症患者 DA-β 羟化酶活性较正常人低，故减少 DA 转化为 NA，实际增加 DA 含量；③ 减少 DA 的合成和储存，能改善病情；④ I 型精神分裂症患者死亡后，其壳核和伏隔核 DA 受体（尤其是 D_2 样受体）数目显著增加，DA 代谢产物也增加；⑤ 目前临床使用的各种高效价抗精神分裂症药大多是强效 DA 受体拮抗剂，对 I 型精神分裂症均有较好的疗效。

人类中枢神经系统主要存在 4 条 DA 通路：① 中脑-边缘系统，主要调控情绪反应。② 中脑-皮质系统，主要参与认知、思维、感觉、理解和推理能力的调控。吩噻嗪类等抗精神分裂症药主要通过阻断中脑-边缘系统和中脑-皮质系统的 D_2 样受体发挥疗效。③ 黑质-纹状体系统，是锥体外系运动功能的高级中枢。需要指出的是，目前临床使用的大多数抗精神分裂症药并不是选择性 D_2 样受体拮抗剂，因此，在发挥疗效的同时，这些药物非特异性阻断黑质-纹状体通路的 DA 受体而引起不同程度的锥体外系副作用。④ 结节-漏斗系统，主要调控垂体激素的分泌。抗精神分裂症药阻断结节-漏斗系统的 D_2 亚型受体，可引起内分泌系统功能紊乱，使下丘脑分泌的多种激素如催乳素释放抑制因子、卵泡刺激素释放因子、黄体生成素释放因子和 ACTH 等受到抑制，GH 分泌减少。

多巴胺受体是脑内 DA 通路的重要组成部分。所有已知的 DA 受体均为 G 蛋白偶联受体，即有 7 个跨膜结构域。根据其结构和功能特性，这些受体被分为两大类：D_1 样受体（包括 D_1 和 D_5 亚型，激活导致 cAMP 的增加）和 D_2 样受体（包括 D_2、D_3、D_4 亚型，激活抑制 cAMP 的生成）。5 种不同的多巴胺受体蛋白在脑内有不同的分布。黑质-纹状体系统存在 D_1 样受体（D_1 和 D_5 亚型）和 D_2 样受体（D_2 和 D_3 亚型）；中脑-边缘系统和中脑-皮质系统主要存在 D_2 样受体（D_2、D_3 和 D_4 亚型），其中 D_4 亚型受体特异性存在于这两条 DA 通路；结节-漏斗系统主要存在 D_2 样受体中的 D_2 亚型。其中 D_2 和 D_3 亚型还以自身受体（autoreceptor）的形式存在于突触前膜，突触前膜的自身受体激活之后，减少 DA 的合成与释放，减少多巴胺能神经元的放电，起到稳定神经传递的作用。

2. 阻断 5-HT 受体

目前临床常用的非经典抗精神分裂症药如氯氮平（clozepine）和利培酮（risperidone）的抗精神分裂症作用主要是通过阻断 5-HT 受体实现的。其中，氯氮平是选择性 D_4 受体拮抗剂，对其他 DA 受体亚型几乎无亲和力，对 M 胆碱受体和 α 肾上腺素受体也有较高的亲和力；氯氮平和利培酮通过拮抗 $α_2$ 肾上腺素受体而改善精神分裂症的阴性症状。利培酮拮抗 5-HT_2 受体的作用显著强于其拮抗 D_2 受体的作用。因此，长期使用氯氮平和利培酮几乎无锥体外系反应发生。

【药物分类】　目前用于临床的抗精神分裂症药物主要分为典型抗精神分裂症药（typical antipsychotics）和非典型抗精神分裂症药（atypical antipsychotics）。

典型抗精神分裂症药，也称为第一代抗精神病药。这些药物化学结构各异，但主要作用机制基本相同，都主要作用于中枢多巴胺 D_2 样受体，其治疗效应与 D_2 样受体的亲和力呈正相关。典型抗精神分裂症药根据化学结构分为 4 类：① 吩噻嗪类（phenothiazines），氯丙嗪、奋乃静、氟奋乃静、三氟拉嗪、硫利达嗪等；② 硫杂蒽类（thioxanthenes），氯普噻吨、氟哌噻吨等；③ 丁酰苯类（butyrophenones），氟哌啶醇、氟哌利多、匹莫齐特等；④ 其他抗精神分裂症药，五氟利多、舒必利等。

非典型抗精神分裂症药，也称为第二代抗精神病药，包括氯氮平、利培酮、齐拉西酮、阿立哌唑等。与典型抗精神分裂症药不同的是，非典型抗精神分裂症药的药理学特点呈现多样性，它们的化学结构与氯氮平或较为相似（如奥氮平、喹硫平和佐替平），或截然不同（如利培酮、齐拉西酮和舍吲哚），但大多具备了"非典型"的关键特点，即 5-HT_{2A} 和 D_2 受体阻断之比呈现高比率的特性（氨磺必利和阿立哌唑除外）以及更明显的影响边缘叶和额叶皮质区神经化学活动，而对纹状体影响甚弱。

典型抗精神分裂症药对阳性症状为主的 I 型精神分裂症有效，但同时多有较严重的锥体外系不良反应。非典型抗精神分裂症药不仅对阳性症状有效，对阴性症状为主的 II 型精神分裂症也有效，还能改善患者的认知功能、情感症状等，具有耐受性好、依从性好、引起急性锥体外系症状的危险性较小、催乳素水平升高的程度较轻、镇静作用较弱等优点，因此，非典型抗精神分裂症药被推荐为首发精神分裂症患者的"一线治疗药"，代表药包括氯氮平、奥氮平、喹硫平、利培酮、齐拉西酮、阿立哌唑等。但是，非典型抗精神分裂症药可能引起体

笔记

重增加、糖脂代谢障碍等其他不良反应，新上市的阿立哌唑和齐拉西酮较少引起体重增加。

一、典型抗精神分裂症药

（一）吩噻嗪类

氯丙嗪

氯丙嗪（chlorpromazine）是第一个问世的吩噻嗪类抗精神分裂症药，由于其疗效确切，至今仍是临床常用药物之一。

【体内过程】 氯丙嗪口服或注射均易被吸收，口服后 2~4 h 血药浓度达峰值，出现镇静作用。服药后 1~3 周出现抗精神病作用。食物、胆碱受体阻断药可显著延缓其吸收。肌注吸收迅速，但刺激性强，应深部注射。吸收后约 90% 与血浆蛋白结合，可分布到全身各组织，以肺、肝、脑、脾和肾中较多。脑内浓度可达血浆浓度的 10 倍，其中以下丘脑、基底神经节、丘脑和海马等部位浓度最高。氯丙嗪主要在肝经 P450 系统代谢为多种产物，主要经肾排泄，亦可通过乳汁分泌。由于其脂溶性高，易蓄积于脂肪组织，因此停药后数周乃至半年，尿中仍可检出其代谢产物。不同个体口服相同剂量氯丙嗪后，血药浓度可相差 10 倍以上，所以给药剂量应个体化。由于老年患者对氯丙嗪的代谢与消除速率减慢，故应适当减量。

【药理作用及作用机制】 氯丙嗪为 DA 受体阻断药。对 α 肾上腺素受体、M 胆碱受体也有阻断作用，因此其药理作用广泛。

1. 中枢神经系统

1）抗精神分裂症作用 正常人一次口服 100 mg 氯丙嗪后，可出现安静、活动减少、情感淡漠、对周围事物不感兴趣、注意力降低，但理智正常。在安静环境下易入睡，但易被唤醒，醒后神志清楚。与巴比妥类催眠药不同，氯丙嗪加大剂量也不引起麻醉。精神分裂症患者服药后，在不过分抑制的情况下，可迅速控制兴奋躁动，大剂量连续用药可减少或消除幻觉、妄想、躁动及精神运动性兴奋，恢复理智，达到生活自理水平，产生良好的抗精神病作用。对抑郁症无效，甚至可使之加剧。

氯丙嗪等吩噻嗪类药物的抗精神病作用主要是由阻断中脑-边缘系统和中脑-皮质系统的 D_2 样受体所致。此外，氯丙嗪对中枢胆碱受体、肾上腺素受体、组胺受体和 5-HT 受体也有一定的阻断作用，从而产生较强的抗精神病作用。

由于氯丙嗪对中脑-边缘系统和中脑-皮质系统这两个通路的 D_2 样受体和黑质-纹状体通路的 D_2 样受体的亲和力几乎无差异，因此，在长期应用氯丙嗪的患者中，锥体外系反应的发生率较高。而阻断网状结构上行激动系统的 α 受体则与镇静安定作用有关。长期连续用药后，氯丙嗪的镇静作用可出现耐受性，而其抗精神病作用不出现耐受性。

2）镇吐作用 氯丙嗪有较强的镇吐作用。小剂量时即可对抗 DA 受体激动剂阿扑吗啡引起的呕吐反应，这是由于氯丙嗪阻断了延髓第四脑室底部催吐化学感受区的 D_2 样受体；大剂量时又可直接抑制呕吐中枢，但不能对抗前庭刺激引起的呕吐。对顽固性呃逆也有效，其机制可能是氯丙嗪抑制位于延髓与催吐化学感受区旁呃逆的中枢调节部位。

3）对体温调节的作用 氯丙嗪可抑制体温调节中枢，使体温调节失灵，机体体温可随环境温度变化而变化，在低温环境下体温下降至正常以下；在炎热天气，氯丙嗪使体温升高，这是其干扰了机体正常散热的结果。这与解热镇痛药不同，后者只降低发热体温而不降低正常体温。临床上用物理降温（冰袋、冰浴）配合氯丙嗪可出现镇静、嗜睡、体温降低至正常以下、基础代谢率降低、器官功能活动减少、耗氧量降低而使机体呈"人工冬眠"状态，可用于低温麻醉。

4）加强中枢抑制药的作用 氯丙嗪可加强全身麻醉药、镇静催眠药、镇痛药及乙醇等的作用，故上述药物与氯丙嗪联合应用时，应适当降低剂量。

2. 自主神经系统

氯丙嗪阻断 α 受体，可翻转肾上腺素的升压效应，同时还能抑制血管运动中枢，引起血管扩张、血压下降，故肾上腺素不适合用于氯丙嗪引起的低血压。但反复应用后，其降压作用可产生耐受性而逐渐减弱，且有较多副作用，故不作为抗高血压药应用。氯丙嗪阻断 M 胆碱受体作用较弱，可引起口干、便秘、视力模糊等不良反应。

3. 内分泌系统

氯丙嗪阻断结节-漏斗系统的 D_2 受体，减少下丘脑催乳素抑制因子的释放，使催乳素分泌增加，引起乳房肿大及泌乳；抑制促性腺激素释放因子的释放，减少卵泡刺激素和黄体生成素的释放，引起排卵延迟；抑制 ACTH 的释放，使糖皮质激素分泌减少；抑制垂体生长激素的分泌，可试用于巨人症的治疗。

【临床应用】

1）精神分裂症　氯丙嗪能够显著缓解阳性症状，如进攻、亢进、幻觉、妄想等，但对抑郁、木僵等阴性症状疗效差。急性期药物起效较快，临床主要用于 I 型精神分裂症（以精神运动性兴奋和幻觉妄想为主）的治疗，尤其对急性患者效果显著，但不能根治，需长期用药，甚至终身治疗；对慢性精神分裂症患者疗效较差。对 II 型精神分裂症患者无效甚至加重病情。氯丙嗪对其他精神病伴有的兴奋、躁动、紧张、幻觉和妄想等症状也有显著疗效。对各种器质性精神病（如脑动脉硬化性精神病、感染中毒性精神病）和症状性精神病的兴奋、幻觉和妄想症状也有效，但剂量要小，控制症状后应立即停药。

2）呕吐和顽固性呃逆　临床主要用于强心苷、吗啡、四环素等多种药物和疾病如尿毒症、恶性肿瘤、放射病等引起的呕吐。对顽固性呃逆也具有显著疗效；对晕动症引起的呕吐无效。

3）低温麻醉与人工冬眠　氯丙嗪配合物理降温（冰袋、冰浴）可用于低温麻醉，减少组织耗氧量，有利于某些手术。氯丙嗪与哌替啶、异丙嗪合用，可使患者深睡、降低体温、基础代谢率及组织耗氧量，增强患者耐缺氧的能力，并使自主神经传导阻滞及中枢神经系统反应性降低，此种状态称为"人工冬眠"，有利于机体度过危险的缺氧缺能期，为进行其他有效的对因治疗争取时间，可用于严重感染性休克、创伤性休克、高热及甲状腺危象等病症的辅助治疗。

【不良反应】　氯丙嗪的安全范围虽然较大，但其药理作用广泛，临床用药时间长，所以不良反应较多。

1）一般不良反应　中枢抑制症状（嗜睡、淡漠、无力等）；M 受体阻断症状（视力模糊、口干、便秘、无汗和眼内压升高等）；α 受体阻断症状（鼻塞、血压下降、体位性低血压及反射性心悸等）。青光眼患者禁用。本药局部刺激性较强，宜深部肌内注射。静脉注射可致血栓性静脉炎，应用生理盐水或葡萄糖溶液稀释后缓慢静注。为防止体位性低血压，注射氯丙嗪后应卧床休息 1~2 h，然后缓慢起立。

2）锥体外系反应　长期大量服用氯丙嗪可出现 3 种锥体外系反应：① 药源性帕金森综合征，多见于中老年人，表现为肌张力增高、面容呆板、动作迟缓、肌肉震颤和流涎等。一般用药数周至数月发生。② 静坐不能，青、中年人多见，表现为坐立不安、反复徘徊。③ 急性肌张力障碍，多见于青少年，出现在用药后 1~5 日，由舌、面、颈及背部肌肉痉挛引起强迫性张口、伸舌、斜颈、呼吸运动障碍及吞咽困难。上述反应是阻断黑质-纹状体通路的 D_2 样受体，使纹状体中的 DA 功能减弱、胆碱功能占优势的结果。减少药量或停药后，症状可减轻或自行消除，也可用中枢抗胆碱药缓解症状。

此外，还可见迟发性运动障碍，或称为迟发性多动症，仅见于长期用药的部分患者，表现为不自主、有节律的刻板运动，出现口-舌-颊三联症，如吸吮、舔舌、咀嚼及广泛性舞蹈

笔记

样手足徐动症等。如早期发现后及时停药可以恢复，但也有少数病例在停药后仍不恢复，其机制可能与氯丙嗪长期阻断突触后 DA 受体，使 DA 受体敏感性增加或反馈性促进突触前膜 DA 释放增加有关。此反应一旦发生，很难治疗，抗胆碱药反而使症状加重。早期诊断、早期停药、换用其他抗精神分裂症药可使某些患者反应减轻。迟发性运动障碍尤易侵袭那些器质性脑病患者，因此，老年患者应尽量避免使用此类药物。

3）药源性精神异常　氯丙嗪本身可以引起精神异常，如意识障碍、萎靡、淡漠、兴奋、躁动、消极、抑郁、幻觉、妄想等，一旦发生应立即停药。

4）惊厥与癫痫　少数患者在用药过程中出现局部或全身抽搐，有惊厥或癫痫史者更易发生，应禁用，必要时加用抗癫痫药。

5）过敏反应　常见症状有皮疹、接触性皮炎、光敏性皮炎。少数患者出现肝损害、黄疸，也可出现粒细胞减少症、溶血性贫血和再生障碍性贫血等。

6）内分泌紊乱　部分患者可见乳腺增大、泌乳、月经停止、阳痿。轻度抑制儿童生长。啮齿类动物服用本品可能诱发乳腺癌。乳腺增生症和乳腺癌患者禁用。

7）心血管系统反应　阻断 α 受体可致体位性低血压，可用去甲肾上腺素、间羟胺等药物治疗。也可致心动过速、心动过缓、心电图改变（ST-T 改变和 Q-T 间期延长）等。

8）急性中毒　一次吞服大量（1~2 g）氯丙嗪可致急性中毒，患者出现昏睡、血压下降、心肌损害、心动过速、心电图异常（P-R 间期或 Q-T 间期延长，T 波低平或倒置），应立即对症处理，但禁用肾上腺素，以防血压进一步降低。

【药物相互作用及禁忌证】　氯丙嗪能增强其他中枢神经抑制药如酒精、麻醉药、镇痛药、镇静催眠药、抗组胺药等的药理作用，联合用药时应调整剂量。与吗啡、哌替啶合用时可能引起低血压和呼吸抑制。此类药物能抑制 DA 受体激动药左旋多巴、溴隐亭等的药理作用，合用时可使其抗帕金森病作用减弱。氯丙嗪的去甲基代谢产物拮抗胍乙啶的降压作用，可能是阻止后者被摄入神经末梢。与抗心律失常药胺碘酮、普鲁卡因胺等合用，与匹莫齐特、阿托西汀等合用，均可致心律失常发生。肝药酶诱导剂如苯妥英钠、卡马西平等可加速氯丙嗪代谢，合用时应适当调整剂量。

氯丙嗪能降低惊厥阈，诱发癫痫，有癫痫及惊厥史者禁用。氯丙嗪能升高眼压，青光眼患者禁用。乳腺增生症及乳腺癌患者禁用。昏迷患者（特别是应用中枢抑制药后）禁用。伴有心血管疾病的老年患者慎用。本药易致冠心病患者猝死，应慎用。严重肝功能损害者禁用。

其他吩噻嗪类药物

吩噻嗪类药物还有奋乃静（perphenazine）、氟奋乃静（fluphenazine）、三氟拉嗪（trifluperazine）和硫利达嗪（thioridazine）。与氯丙嗪相比，奋乃静、氟奋乃静和三氟拉嗪的抗精神病作用增强，锥体外系不良反应也增强，但镇静作用和心血管作用减弱，故较为常用。硫利达嗪的抗精神病作用不及氯丙嗪，但其锥体外系不良反应显著减轻。由于硫利达嗪可致 Q-T 间期延长，易致精神分裂症患者心律失常和猝死，因而其临床应用受到非常严格的限制，仅用于其他治疗方案无效或不可行时。

（二）硫杂蒽类

硫杂蒽类也称为噻吨类，是在氯丙嗪的基础上进行结构改造，将吩噻嗪环上第 10 位氮原子换成碳原子，所以此类药物的基本药理作用与吩噻嗪类极为相似。

氯普噻吨

氯普噻吨（chlorprothixene），也称泰尔登（tardan），又名氯丙硫蒽，是该类药的代表。药理作用及作用机制与氯丙嗪相似，抗精神分裂症、抗幻觉和妄想作用比氯丙嗪弱，但镇静作用较强。抗肾上腺素和抗胆碱作用较弱，镇吐作用强。化学结构与三环类抗抑郁药相似，有

笔记

一定的抗焦虑和抗抑郁作用，临床上适用于治疗伴有焦虑或焦虑性抑郁的精神分裂症、焦虑性神经官能症、更年期抑郁症。不良反应与氯丙嗪相似而较轻，锥体外系反应也较少。偶见皮疹、接触性皮炎及迟发性运动障碍。罕见不良反应有粒细胞减少症、黄疸及乳腺肿大等。

氟哌噻吨

氟哌噻吨（flupentixol）也称三氟噻吨，抗精神分裂症作用与氯丙嗪相似，但具有特殊的激动效应，故禁用于躁狂症患者。氟哌噻吨也用于治疗抑郁症或伴焦虑的抑郁症。血浆蛋白结合率>95%，血浆 $t_{1/2}$ 为 35 h，V_d 为 14 L/kg。

治疗精神分裂症：口服其盐酸盐，每次 3~9 mg，2 次/日，最大剂量 18 mg/d。长效制剂氟哌噻吨癸酸酯，可深部肌内注射，第一次 20 mg，隔 2~4 周根据患者的反应给予 20~40 mg。

该药低剂量具有一定的抗抑郁、焦虑的效果，口服 0.5~3 mg 可用于治疗焦虑症和轻度抑郁症，每天最后一次用药不得迟于午后 4 时，用药一周无效应停药。

氟哌噻吨镇静作用弱，但锥体外系反应常见。偶有猝死报道。

（三）丁酰苯类

本类药物的化学结构与吩噻嗪类完全不同，但其药理作用和临床应用与吩噻嗪类相似，是强效抗精神分裂症、抗焦虑药。

氟哌啶醇

氟哌啶醇（haloperidol，氟哌丁苯，氟哌醇）是第一个合成的丁酰苯类药物，也是这类药物的代表药，属高效价抗精神分裂症药。其能选择性阻断 D_2 样受体，药理作用及作用机制与氯丙嗪相似。口服吸收快，2~6 h 血药浓度达峰值，血浆 $t_{1/2}$ 为 21 h，作用可持续 3 日，在肝内代谢，单剂口服后约 40% 随尿排出，胆汁也可排泄少量。

氟哌啶醇抗精神分裂症作用和镇吐作用较氯丙嗪强，而镇静作用较弱，降温作用不明显，其锥体外系反应发生率高、程度严重。对 α 受体和 M 受体阻断作用小，治疗剂量下对心血管系统的副作用较少。临床主要用于治疗各种急、慢性精神分裂症及躁狂症，对氯丙嗪无效的患者仍有效。也可用于治疗呕吐及顽固性呃逆等。

因有致畸报道，孕妇忌用，哺乳期妇女不宜服用；大剂量或长期应用也会引起心律失常，心功能不全者禁用；基底神经节病变者禁用。

氟哌利多

氟哌利多（droperidol）也称氟哌啶，在体内代谢快，作用维持时间短（6 h 左右），而知觉的改变可能会持续约 12 h，作用与氟哌啶醇相似。临床上主要用于增强镇痛药的作用，如与芬太尼配合使用，可使患者处于一种特殊的麻醉状态：痛觉消失、精神恍惚、对环境淡漠，被称神经安全镇痛术（neuroleptanalgesia），适用于小型手术如烧伤清创、内镜检查、造影等，其特点是集镇痛、安定、镇吐、抗休克作用于一体。也用于麻醉前给药、镇吐、控制精神患者的攻击行为。

氟哌利多吸收快，肌内注射后起效时间几乎与静脉注射相同。静注后 5~8 min 起效，10~20 min 血药浓度达到峰值，作用持续 3~6 h。氟哌利多主要在肝脏代谢，代谢产物大部分随尿排出，少部分随粪便排出。药代动力学呈二室开放模型。分布容积为 2 L/kg，分布半衰期为 14.3 min，清除半衰期为 103~134 min。因为其作用时间比芬太尼长，故第二次重复给药一般只给芬太尼，避免氟哌利多蓄积。

匹莫齐特

匹莫齐特（pimozide）为氟哌利多的双氟苯衍生物，临床上用于治疗精神分裂症、躁狂症和秽语综合征。此药有较好的抗幻觉、妄想作用，并使慢性退缩被动的患者活跃起来。与氯丙嗪相比，其镇静、降压、抗胆碱等副作用较弱，而锥体外系反应较强。匹莫齐特易引起室

笔记

性心律失常和心电图异常（如 Q-T 间期延长、T 波改变），故伴有心脏病的患者禁用。

（四）其他抗精神分裂症药

五氟利多

五氟利多（penfluridol）属二苯基丁基哌啶类（diphenylbutylpiperidines），为长效口服抗精神分裂症药，易吸收，每周用药一次即可维持疗效。其长效的原因可能与药物储存于脂肪组织，从而缓慢释放入血有关。抗精神分裂症作用强而持久，亦可镇吐，但镇静作用较弱。对精神分裂症的疗效与氟哌啶醇相似。适用于急、慢性精神分裂症患者，尤其适用于慢性精神分裂症患者，对阳性和阴性症状均有效，能控制幻觉、妄想、退缩、淡漠等症状。临床应用有效剂量时，少见镇静作用。主要为锥体外系不良反应。一次服药过多或耐受性差者，可在服药次日出现急性肌张力障碍，如斜颈、动眼危象或扭转痉挛。出现较重锥体外系反应时，常产生焦虑反应与睡眠障碍。偶见过敏性皮疹、心电图异常、粒细胞减少症及恶性综合征。

基底神经节病变、帕金森病、帕金森综合征、骨髓抑制、对本品过敏者禁用。本品不适用于年老、体弱或并发躯体疾病者。肝、肾功能不全者慎用。不宜与其他抗精神病药合用，以免增加锥体外系反应发生的风险。应定期检查肝功能与白细胞计数。用药期间不宜驾驶车辆、操作机械或高空作业。

舒必利

舒必利（sulpiride，硫苯酰胺）属苯甲酰胺类，选择性阻断中脑-边缘系统的 D_2 受体，对纹状体 D_2 受体的亲和力较低，因此其锥体外系不良反应较少。对紧张型精神分裂症疗效好、奏效快，有药物电休克之称。本品还有一定的抗抑郁作用，对精神分裂症的阴性症状如情绪低落、忧郁、孤僻、退缩等也有效，也可用于顽固性恶心呕吐的治疗；对长期用其他药物治疗无效的难治病例也有效。

二、非典型抗精神分裂症药

氯氮平

氯氮平（clozapine）属于二苯二氮䓬类，是第一个用于临床的非典型抗精神分裂症药，其抗精神病作用较强而迅速，特异性阻断中脑-边缘系统和中脑-皮质系统的 D_4 受体，而对黑质-纹状体系统的 DA 受体亚型几乎无亲和力。氯氮平还选择性阻断 $5-HT_{2A}$ 受体，协调 5-HT 和 DA 系统的平衡和相互作用。临床用于治疗急、慢性精神分裂症，而且对其他药物无效的病例，包括慢性精神分裂症的退缩等阴性症状仍有较好疗效；也可用于治疗长期给予氯丙嗪等传统抗精神病药物引起的迟发性运动障碍。此外，氯氮平还具有抗胆碱作用、抗组胺作用、抗 α 受体作用，几乎无锥体外系反应及内分泌紊乱等不良反应。不良反应有流涎、便秘、发热、粒细胞减少，严重者可致粒细胞缺乏（女性多于男性），可能由免疫反应引起，因此，用药前及用药期间须做白细胞计数检查。癫痫及严重心血管疾病患者慎用。剂量增加过快易致体位性低血压。亦有引起染色体畸变的报道。

利培酮

利培酮（risperidone）属于苯丙异噁唑类，是新一代非典型抗精神分裂症药物，低剂量时可阻断中枢的 $5-HT_{2A}$ 受体，大剂量时又可阻断多巴胺 D_2 受体，对其他受体作用弱。本品全面解除精神分裂症患者的阳性和阴性症状的作用优于氟哌啶醇，适用于首发急性和慢性精神分裂症患者的治疗。不同于其他药物的是，该药对精神分裂症患者的认知功能障碍和继发性抑郁也有治疗作用。由于利培酮有效剂量小、见效快，锥体外系反应轻，因此治疗依从性优于其他抗精神病药，自 20 世纪 90 年代应用于临床以来，很快在全球推广应用，已成为治疗精神分裂症的一线药物。

齐拉西酮

齐拉西酮（ziprasidone）是继氯氮平、利培酮、奥氮平和喹硫平之后，全球上市的第5个非典型抗精神分裂症药。对D_2、D_3、$5-HT_{2A}$、$5-HT_{2C}$、$5-HT_{1A}$、$5-HT_{1D}$、α肾上腺素受体具有较高的亲和力，对组胺H_1受体具有中等亲和力，对M受体无亲和力。本品也是目前唯一对NA、5-HT再摄取都有抑制作用的非典型抗精神分裂症药。齐拉西酮对急性或慢性、初发或复发精神分裂症均有很好的疗效；对精神分裂症阳性症状（视听幻觉、妄想）、阴性症状（动机缺乏和逃避社会）有效。常见不良反应有头痛、嗜睡、异常活动、恶心、便秘、消化不良和心血管系统反应。

阿立哌唑

阿立哌唑（aripiprazole）是一种新型的非典型抗精神分裂症药，对DA能神经系统具有双向调节作用，是DA递质的稳定剂。与D_2、D_3、$5-HT_{1A}$和$5-HT_{2A}$受体均有较高亲和力。通过对D_2和$5-HT_{1A}$受体的部分激动及对$5-HT_{2A}$受体的拮抗作用产生抗精神分裂作用。本品口服后T_{max}为3~5 h，$t_{1/2}$为48~68 h。临床用于治疗各类型的精神分裂症，对阳性和阴性症状均有明显疗效，也能改善伴发的情感症状，降低精神分裂症的复发率。

第二节 抗躁狂药

躁狂抑郁症是一种情感障碍性精神疾病，有单相型（即躁狂或抑郁两者之一反复发作）和双相型（躁狂和抑郁交替发作）。一般认为脑内5-HT减少是躁狂症和抑郁症的共同的病理生化基础。在此基础上，NA功能亢进则为躁狂症，表现为情绪高涨、联想敏捷、活动增多；NA功能降低则为抑郁症，表现为情绪低落、言语减少、行动迟缓。尽管躁狂症和抑郁症的生物胺理论过于简单化，但仍然是抗躁狂药，尤其是抗抑郁药的作用靶点和分类依据。

目前临床用于治疗躁狂症的药物包括：典型抗躁狂药碳酸锂、某些抗精神分裂症药（如氯丙嗪、氟哌啶醇、氯氮平、利培酮、匹莫齐特等）、抗癫痫药（如卡马西平、丙戊酸钠）、钙通道阻滞药（如维拉帕米）等，其中，碳酸锂是治疗躁狂症的基本药物。

碳酸锂

【体内过程】 碳酸锂（lithium carbonate）口服吸收快而完全，2~4 h血药浓度达峰值。锂离子先分布于细胞外液，然后逐渐蓄积于细胞内。不与血浆蛋白结合，$t_{1/2}$为18~36 h。锂虽吸收快，但通过血-脑屏障进入脑组织和神经细胞需一定时间，故显效慢。主要经肾排泄，约80%由肾小球滤过的锂在近曲小管与钠竞争重吸收，所以增加钠摄入可促进锂的排泄。钠盐摄入不足或肾小球滤出减少可导致锂在体内潴留，引起中毒。碳酸锂治疗需进行血药浓度监测以指导用药。老年人锂盐排泄慢，应注意调整剂量。

【药理作用及作用机制】 治疗剂量的碳酸锂对正常人精神活动无明显影响，但可显著改善躁狂症或躁狂抑郁症患者失眠、多动等症状，使行为、言语恢复正常，亦可改善精神分裂症的情感障碍。锂盐发挥药理作用的是锂离子，其情绪安定的确切机制目前仍未明确，可能与以下4个方面有关：① 在治疗浓度抑制去极化和Ca^{2+}依赖的NA和DA从神经末梢释放，但不影响或促进5-HT的释放；② 促进突触间隙儿茶酚胺再摄取，并增加其灭活，使突触间隙NA和DA浓度降低；③ 抑制腺苷酸环化酶和磷脂酶C所介导的反应；④ 影响Na^+、Ca^{2+}、Mg^{2+}的分布，影响葡萄糖的代谢。

【临床应用】 锂盐对躁狂症患者有显著疗效，特别是对急性躁狂和轻度躁狂疗效显著，

笔记

有效率达80%。对精神分裂症的兴奋躁动也有效，可与抗精神分裂症药合用提高疗效，减少抗精神分裂症药剂量。碳酸锂主要治疗躁狂症，但对抑郁症也有一定疗效，故有情绪稳定药（mood-stablizer）之称。碳酸锂也可用于治疗躁狂抑郁症，该症的特点是躁狂和抑郁双相循环发生。长期重复使用碳酸锂不仅可以减少躁狂复发，对预防抑郁复发也有效，但对抑郁的作用不如躁狂显著。此外，碳酸锂还可治疗强迫症、周期性精神病、经前期紧张症等。

【不良反应及禁忌证】 锂盐不良反应较多，安全范围较窄，最适浓度为 $0.8 \sim 1.5$ mmol/L，超过 2 mmol/L 即出现中毒症状。用药早期症状有头昏、恶心、呕吐、腹泻、疲乏、肌肉无力、震颤、口干、多尿等，常在继续治疗 $1 \sim 2$ 周后逐渐减轻或消失。此外可引起甲状腺肿大、黏液性水肿、体重增加等。锂在体内蓄积中毒时，可出现脑病综合征，如意识模糊、谵妄、反射亢进、眼震颤、惊厥发作，乃至昏迷、休克、肾衰竭等，一旦出现这些症状，应立即停药，采取措施，促进锂的排泄。静脉注射生理盐水可促进锂的排泄。为防止严重不良反应，最好每日做血药浓度监测。当血锂高达 1.6 mmol/L 时应立即减量或停药。严重心血管疾病、肾病、脑损伤、脱水、低钠血症及使用利尿药者禁用。

第三节 抗抑郁药

抗抑郁药（antidepressant drugs）是主要用于治疗情绪低落、抑郁、消极的一类药物。各种抗抑郁药均可使70%左右抑郁患者的病情显著改善，长期治疗可使反复发作的抑郁复发频率降低。抗抑郁药对焦虑性障碍、惊恐发作、强迫性障碍及恐惧症也有效。丙米嗪和选择性5-HT再摄取抑制剂对遗尿症、贪食症等也有效。

临床目前使用的抗抑郁药大多以单胺学说为抑郁症发病机制，并在此基础上建立动物模型研发获得，其机制包括以下几种：① 非选择性抑制去甲肾上腺素（NA）、5-羟色胺（5-HT）再摄取，如丙米嗪；② 选择性抑制 NA 再摄取，如地昔帕明；③ 选择性抑制 5-HT 再摄取，如氟西汀；④ 抑制单胺氧化酶，如吗氯贝胺；⑤阻断突触前 α_2 肾上腺素受体而增加 NA 的释放，如米氮平。通过这些机制最终使突触间隙中 NA、5-HT 含量增加，改善抑郁症状。所以抗抑郁药在药理作用、临床应用和不良反应等方面具有许多相似之处。就不良反应而论，因增加 5-HT 和阻断 α 受体而影响睡眠和血压，因阻断 M 受体引起口干、便秘、视物模糊，NA增加和 M 受体的阻断可致心律失常，中枢和外周自主神经功能的失衡也会诱发惊厥、性功能障碍和摄食、体重的改变等。药物分类包括三环类抗抑郁药、NA 再摄取抑制药、5-HT 再摄取抑制药及其他抗抑郁药。

一、三环类抗抑郁药

本类药物结构中都有 2 个苯环和 1 个杂环，故统称为三环类抗抑郁药（tricyclic antidepressants，TCAs），在结构上与吩噻嗪类有一定相关性。常用药物有丙米嗪、阿米替林、多塞平等。

在作用机制上，三环类抗抑郁药属于非选择性单胺摄取抑制剂，主要抑制 NA 和 5-HT 的再摄取，从而增加突触间隙这两种递质的浓度。TCAs 以及文拉法辛（venlafaxine）具有阻断上述神经递质再摄取的作用，使突触间隙的 5-HT 和 NA 增加而发挥抗抑郁作用。大多数 TCAs 具有抗胆碱作用，引起口干、便秘、排尿困难等副作用。此外，TCAs 还阻断 α_1 肾上腺素受体和 H_1（组胺）受体而引起过度镇静。

丙米嗪

【**体内过程**】 丙米嗪（imipramine），又称米帕明，口服吸收良好，但个体差异大，生物利用度为29%~77%，蛋白结合率为76%~95%。口服后2~8 h血药浓度达高峰，$t_{1/2}$为10~20 h。在体内广泛分布于各组织，以脑、肝、肾及心肌分布较多。主要在肝脏代谢，活性代谢产物为去甲丙米嗪。自肾脏排泄，可分泌入乳汁，老年患者对本品的代谢与排泄能力下降，敏感性增强，应减少用量。

【**药理作用**】 本品为最先应用的三环类抗抑郁药，具有较强的抗抑郁作用，但兴奋作用不明显，镇静作用弱。

1）对中枢神经系统的作用 正常人服用丙米嗪后出现以镇静为主的症状，但抑郁症患者服药后却有精神振奋、情绪提高、焦虑缓解、食欲增进、睡眠改善等表现，但疗效缓慢，连续用药2~3周后才显效。作用机制主要为丙米嗪可以抑制特定脑区神经组织突触前膜对NA的再摄取，对5-HT的再摄取也有抑制作用，提高突触间隙NA、5-HT浓度，促进和改善突触传递功能而发挥抗抑郁作用。

2）对自主神经系统的作用 治疗量丙米嗪有显著的M受体阻断作用，引起口干、便秘、尿潴留和视力模糊等不良反应。

3）对心血管系统的作用 治疗量丙米嗪可阻断α受体，降低血压，引起心律失常，其中心动过速较常见。心电图可见T波倒置或低平。这些作用可能与其抑制心肌中NA的再摄取，从而引起心肌中NA浓度增高有关。此外，丙米嗪对心肌还有奎尼丁样直接抑制作用，心血管疾病患者慎用。

【**临床应用**】

1）抑郁症 用于治疗各种原因引起的抑郁症，对内源性抑郁症、更年期抑郁症效果较好。对反应性抑郁症次之，但对精神分裂症伴发的抑郁状态疗效较差。此外，抗抑郁药也可用于强迫症的治疗。

2）遗尿症 对于儿童遗尿可试用丙米嗪治疗，剂量依年龄而定，睡前口服，疗程以3个月为限。

3）焦虑和恐惧症 对伴有焦虑的抑郁症患者疗效显著，对恐惧症也有效。

【**不良反应**】 常见的不良反应有口干、扩瞳、心动过速、视物模糊、便秘、尿潴留、眼内压升高等阿托品样作用，还可出现多汗、无力、头晕、失眠、精神紊乱、皮疹、震颤、心肌损害。大剂量可引起癫痫样发作。偶见粒细胞减少及黄疸等。长期应用应定期检查血常规和肝功能。

因抗抑郁药易致尿潴留和眼内压升高，故前列腺肥大、青光眼患者禁用。此外心脏病，肝、肾功能不全患者和孕妇禁用。

【**药物相互作用**】 三环类与血浆蛋白的结合能被苯妥英钠、保泰松、阿司匹林、东莨菪碱和吩噻嗪类竞争而减少。如与单胺氧化酶抑制剂（MAOI）合用，可引起血压明显升高、高热和惊厥。这是由三环类抗抑郁药抑制NA再摄取，MAOI减少NA灭活，使NA浓度增高所致。三环类抗抑郁药还能增强中枢抑制药的作用，如与抗精神分裂症药、抗帕金森病药合用时，其抗胆碱作用可增强。此外，抗抑郁药还能对抗胍乙啶及可乐定的降压作用。

阿米替林

阿米替林（amitriptyline）又名依拉维，是临床上常用的三环类抗抑郁药，其药理学特性及临床应用与丙米嗪极为相似，与后者相比，阿米替林对5-HT再摄取的抑制作用明显强于对NA再摄取的抑制；镇静作用和抗胆碱作用也较强。鉴于阿米替林有较强的镇静催眠作用，主张每天口服1次，从25 mg开始逐渐增加剂量，甚至用到150 mg，睡前口服。本药口服后可稳定地从胃肠道吸收，但剂量过大可延缓吸收。在肝脏生成活性代谢物去甲替林，最终代谢物以游离型或结合型随尿排出。在体内与蛋白质广泛结合，$t_{1/2}$ 为 9～36 h。

阿米替林的不良反应与丙米嗪相似，但比丙米嗪严重，偶有加重糖尿病症状的报道。禁忌证与丙米嗪相同。

氯米帕明

氯米帕明（clomipramine）又名氯丙米嗪，药理作用和应用类似于丙米嗪，但对 5-HT 再摄取有较强的抑制作用，而其体内活性代谢物去甲氯米帕明则对 NA 再摄取有相对强的抑制作用。临床上用于抑郁症、强迫症、恐惧症和发作性睡眠引起的肌肉松弛。不良反应及注意事项与丙米嗪相同。

多塞平

多塞平（doxepin）又名多虑平，作用与丙米嗪类似，抗抑郁作用比后者弱，抗焦虑作用强，镇静作用和对血压的影响也比丙米嗪强，但对心脏影响较小。

对伴有焦虑症状的抑郁疗效最佳，焦虑、紧张、情绪低落、行动迟缓等症状数日后即可缓解，显效需 2～3 周。也可用于治疗消化性溃疡。

不良反应和注意事项与丙米嗪类似。慎用于儿童和孕妇，老年患者应适当减量。

二、NA 再摄取抑制药

NA 再摄取抑制药（noradrenaline reuptake inhibitors，NRIs）可选择性抑制 NA 的再摄取，主要用于以脑内 NA 缺乏为主的抑郁症，尤其适用于尿检 MH-PG（NA 的代谢物）显著减少的患者。这类药物的特点是奏效快，而镇静作用、抗胆碱作用和降压作用均比 TCAs 弱。常用的药物有地昔帕明、马普替林、去甲替林、瑞波西汀等。

地昔帕明

地昔帕明（desipramine）又名去甲丙米嗪。

【体内过程】　口服吸收快速，2～6 h 达血药浓度峰值，血浆蛋白结合率为 90%，在肝脏代谢生成具有活性的去甲丙米嗪，主要随尿排出，少量经胆汁排泄，其中原形占 5%。

【药理作用及作用机制】　地昔帕明在去甲肾上腺能神经末梢是一种强 NA 摄取抑制剂，其效率为抑制 5-HT 摄取的 100 倍以上。对 DA 的摄取亦有一定的抑制作用。对 H₁ 受体有强拮抗作用。对 α 受体和 M 受体拮抗作用较弱。

对轻、中度抑郁症疗效好。有轻度镇静作用，缩短 REM 睡眠，但延长了深睡眠。血压和心率轻度增加，有时也会出现直立性低血压，可能是由抑制 NA 再摄取、阻断 α 受体作用所致。

【临床应用】　治疗抑郁症：开始口服剂量每次 25 mg，3 次/日，逐渐增加到每次 50 mg，3～4 次/日，需要时最大可用到 300 mg/d。老年人应适当减量。

【不良反应】　与丙米嗪相比，不良反应较少，但对心脏的影响与丙米嗪相似。过量则导致血压降低、心律失常、震颤、惊厥、口干、便秘等。

【药物相互作用】　本药不能与拟交感胺类药物合用，因为会明显增强后者的作用；同样，与 MAOI 合用也要慎重；与胍乙啶及作用于肾上腺素能神经末梢的降压药合用会明显降低降压效果，因为药物经胺泵摄取进入末梢的作用被抑制了。

马普替林

马普替林（maprotiline）为选择性 NA 再摄取抑制剂，对 5-HT 再摄取几乎无影响。

【体内过程】　马普替林口服后吸收缓慢但能完全吸收，9～16 h 达血药浓度峰值，广泛分布于全身组织，肺、肾、心脏、脑和肾上腺的药物浓度均高于血液，血浆蛋白结合率约为90%。

【药理作用及作用机制】　　抗胆碱作用与丙米嗪类似，远比阿米替林弱。其镇静作用和对血压的影响与丙米嗪类似。与其他三环类抗抑郁药一样，用药2~3周后才充分发挥疗效。对睡眠的影响与丙米嗪不同，本药延长REM睡眠时间。对心脏的影响也与三环类抗抑郁药一样，延长Q-T间期，加快心率。

【临床应用】　　治疗抑郁症与丙米嗪相似。

【不良反应】　　治疗剂量可见口干、便秘、眩晕、头痛、心悸等。也有用药后出现皮炎和皮疹的报道。能增强拟交感胺类药物作用，减弱降压药物反应等。

去甲替林

去甲替林（nortriptyline）的药理作用与阿米替林相似。

【体内过程】　　口服后完全从胃肠道吸收，血浆蛋白结合率为90%~95%，V_d为14~40 L/kg，62%以代谢物形式随尿排出，肾衰竭患者也可安全使用本药，血浆$t_{1/2}$为18~60 h。

【药理作用及作用机制】　　本药抑制NA摄取远强于抑制5-HT的摄取。与母药阿米替林相比，其镇静、抗胆碱、降低血压作用及对心脏的影响和诱发惊厥作用均较弱。本药有助于抑郁症患者入睡，但缩短REM睡眠时间。其因阻断α_1受体可致直立性低血压，因抗胆碱作用可致心率加快。

去甲替林治疗内源性抑郁症效果优于反应性抑郁症，比其他三环类抗抑郁药显效快。

【不良反应】　　其镇静作用、抗胆碱作用、降低血压作用、对心脏的影响等虽均比丙米嗪弱，但仍要注意过量引起的心律失常，尤其是心肌梗死的恢复期、传导阻滞或原有心律失常的患者，用药不慎会加重病情。本药可致双相抑郁症患者躁狂症发作，应注意。本药像三环类抗抑郁药一样，可降低惊厥发作阈，癫痫患者应慎用。

瑞波西汀

瑞波西汀（reboxetine）为选择性去甲肾上腺素再摄取抑制药，提高中枢内NA的活性，从而改善患者的情绪。对5-HT亦有较弱的抑制作用，对M受体无明显的亲和力。口服瑞波西汀易于吸收，2 h可达血药浓度峰值。血浆蛋白结合率约为97%。本品通过脱甲基化、羟基化和氧化作用进行代谢，继而与葡萄糖醛酸和硫酸结合，经肾脏排泄。血浆$t_{1/2}$为13 h。临床主要用于成人抑郁症。常见不良反应为失眠、口干、便秘、头晕、心率加快等。服用本药可能出现自残或自杀想法，尤其是18岁以下患者。禁忌证：妊娠、分娩、哺乳期妇女；有惊厥史者；严重心血管疾病患者。

文拉法辛和度洛西汀

文拉法辛（venlafaxine）和度洛西汀（duloxetine）为5-HT和NA再摄取抑制药（serotonin and noradrenaline reuptake inhibitors，SNRIs）。文拉法辛为前药，其活性代谢产物能有效地拮抗5-HT和NA的再摄取，对DA的再摄取也有一定的作用，从而发挥抗抑郁作用。文拉法辛可用于治疗各种抑郁症和广泛性焦虑症。度洛西汀主要用于重症抑郁或伴有糖尿病周围神经炎的抑郁症患者。不良反应与三环类抗抑郁药相似。

三、5-HT再摄取抑制药

虽然三环类抗抑郁药疗效确切，但仍有20%~30%的患者用此类药物无效，副作用较多，患者对药物的耐受性差，过量易引起中毒甚至死亡。从20世纪70年代起开始研制的选择性5-HT再摄取抑制药（selective serotonin reuptake inhibitors，SSRIs）与TCAs的结构不同，前者

笔记

对 5-HT 再摄取的抑制作用选择性更强，对其他递质和受体作用甚微，因此既保留了 TCAs 相似的疗效，也克服了 TCAs 的诸多不良反应。这类药物包括临床常用的氟西汀、帕罗西汀、舍曲林等，很少引起镇静作用，也不损害精神运动功能。对心血管和自主神经系统功能影响很小。这类药物还具有抗抑郁和抗焦虑双重作用，其抗抑郁效果需要 2~3 周才显现出来。

SSRIs 应用非常广泛，主要用于脑内 5-HT 减少所致的抑郁症，也可用于病因不明但其他药物疗效不佳或不能耐受其他药物的抑郁症患者。其他临床应用包括焦虑症、惊恐障碍、恶劣心境、恐怖症、疑病症、强迫症、进食障碍以及应激障碍和边缘性人格障碍等的治疗。

氟西汀

氟西汀（fluoxetine）又名百忧解，是强效选择性 5-HT 再摄取抑制药，能延长和增加 5-HT 的作用，从而产生抗抑郁作用。氟西汀对肾上腺素受体、组胺受体、GABA 受体、M 受体、5-HT 受体几乎无亲和力，故无抗胆碱作用和心脏毒性。适用于治疗伴有焦虑的各种抑郁症，且对抑郁症的疗效与三环类抗抑郁药相当。此外，该药对强迫症、贪食症、社交恐惧症和神经性厌食症亦有疗效。本药口服吸收良好，6~8 h 血药浓度达高峰，血浆蛋白结合率为 80%~95%，给予单个剂量时血浆 $t_{1/2}$ 为 2~3 日，在肝脏经 P450-2D6 代谢生成去甲基活性代谢物去甲氟西汀，其活性与母体相同，但其 $t_{1/2}$ 为 7~9 日。应用本药时偶有恶心呕吐、头痛头晕、乏力失眠、厌食、体重下降、震颤、惊厥、性欲降低等不良反应。本药不应与单胺氧化酶抑制剂（MAOI）合用，应在 MAOI 停药 14 日后使用。心血管疾病、糖尿病患者应慎用。

帕罗西汀

帕罗西汀（paroxetine）又名赛乐特，为强效 5-HT 再摄取抑制药，常用剂量下对其他递质无明显影响，通过阻断 5-HT 的再摄取而增加神经突触间隙 5-HT 的浓度，从而产生抗抑郁作用。其抗抑郁疗效与三环类抗抑郁药相当，而体重增加、对心脏的影响及镇静、抗胆碱等副作用较三环类抗抑郁药轻。适于治疗伴有焦虑症的抑郁症患者。口服吸收良好，血浆蛋白结合率为 95%，$t_{1/2}$ 为 24 h，主要经肝脏代谢，最后由肾排出。常见不良反应为口干、便秘、视物模糊、震颤、头痛、恶心等。禁与 MAOI 联用，避免显著升高脑内 5-HT 水平而致"血清素综合征"。

舍曲林

舍曲林（sertraline）是选择性抑制 5-HT 再摄取的抗抑郁药，可用于各类抑郁症的治疗或预防发作，并对强迫症、经前焦虑症有效。几乎无抗胆碱作用。不良反应比三环类抗抑郁药少，偶见口干、恶心、腹泻、男性射精延迟、震颤、出汗等，不宜与 MAOI 合用。严重肝功能不良者禁用。有癫痫病史者慎用。

四、其他抗抑郁药

曲唑酮

曲唑酮（trazodone）是一种非典型的四环类抗抑郁药，其抗抑郁的作用机制目前尚未完全明确，可能与选择性地阻断突触后 $5-HT_{2A}$ 受体和抑制 5-HT 的再摄取有关。曲唑酮不影响 NA 的再摄取，亦不抑制 MAO 活性，但可阻断组胺 H_1 受体和肾上腺素 α_2 受体，产生明显的镇静和催眠作用。抗抑郁的疗效与三环类抗抑郁药和 MAOI 类似，但其抗胆碱和心血管系统反应的发生率低。口服吸收快而完全，1~2 h 血药浓度达高峰，血浆蛋白结合率为 85%~95%。在肝脏代谢，其中间代谢物氯苯哌嗪仍具有较强活性，主要随尿排出。不良反应少，偶见嗜睡、疲乏、头晕、恶心、呕吐、口干、便秘、体重减轻、直立性低血压、心悸等，过量中毒会出现惊厥、呼吸停止等。肝肾功能不全、癫痫或缺血性心脏病患者慎用或禁用。

米安舍林

米安舍林（mianserin）为一种四环类抗抑郁药。对突触前 α_2 肾上腺素受体有阻断作用。其治疗抑郁症的机制是通过抑制负反馈而使突触前 NA 释放增多。疗效与丙米嗪相似，还具有抗焦虑作用，但抗胆碱和心血管作用小，很少引起低血压。适用于老年和伴有心脏病的抑郁症患者。也可用于治疗原发性焦虑症或伴有抑郁症的焦虑症。

米氮平

米氮平（mirtazapine）通过阻断突触前 α_2 肾上腺素受体而增加 NA 的释放，间接提高 5-HT 的更新率而发挥抗抑郁作用，抗抑郁效果与阿米替林相当，其抗胆碱样不良反应及 5-HT 样不良反应（恶心、头痛、性功能障碍等）较轻。主要不良反应为食欲增加及嗜睡。

吗氯贝胺

吗氯贝胺（moclobemide）属于单胺氧化酶抑制药（monoamine oxidase inhibitors，MAOIs），通过可逆性抑制脑内 A 型单胺氧化酶，抑制突触前膜内囊泡内或突触间隙中儿茶酚胺降解，从而提高脑内去甲肾上腺素、多巴胺和 5-HT 的水平，起到抗抑郁作用，具有作用快、停药后单胺氧化酶活性恢复快的特点。常见不良反应有头痛、头晕、出汗、心悸、失眠、直立性低血压和体重增加等。MAOIs 禁止与其他抗抑郁药合用，以免引起"血清素综合征"。

📝 相关链接

抗精神分裂症药物治疗原则

2015 年出版的《中国精神分裂症防治指南（第二版）》中强调，精神分裂症需要全程的长期治疗。抗精神病药物的维持治疗对预防疾病复发非常重要，是决定疾病预后和社会功能损害程度的关键因素，一定要保持急性期治疗获得的临床治愈疗效，避免疾病复发与症状的波动。

1. 一旦确定精神分裂症的诊断，应尽早开始抗精神病药物治疗。根据临床症候群的表现，可选择一种非典型药物如利培酮、奥氮平、喹硫平、齐拉西酮或阿立哌唑等；也可选择典型药物如氯丙嗪、奋乃静、氟哌啶醇或舒必利等。

2. 急性发作病例，包括复发和病情恶化的患者，根据既往用药情况继续使用原有效药物，剂量低于有效治疗剂量者，可增加至治疗剂量继续观察；已达治疗剂量仍无效者，酌情加量或考虑换用另一种化学结构的非典型药物或典型药物。疗效不佳者也可以考虑使用氯氮平，但应该严格定期检查血液白细胞与中性粒细胞数量。

3. 以单一用药为原则。治疗个体化，因人而异。从小剂量起始，逐渐加至有效剂量。药物滴定速度视药物不良反应及患者症状改善而定。维持治疗期，剂量可酌情减少，足疗程治疗。

4. 定期评价疗效，指导治疗方案。定期评定药物不良反应，并对症处理。

5. 注意药物不良反应，因为药物不良反应既影响医生选药，也影响患者用药。药物不良反应可引起或加重精神症状，影响患者的生活质量。

💊 制剂及用法

盐酸氯丙嗪（chlorpromazine hydrochloride） 口服，每次 12.5~50 mg，3 次/日。肌内注射，每次 25~50 mg。治疗精神分裂症：宜从小剂量开始，轻症 300 mg/d，重症 600~800 mg/d，好转后逐渐减用维持量（50~100 mg/d）。拒服药者每次用 50~100 mg，加于 20 mL 25% 葡萄糖注射液内，缓慢静脉注射。

笔记

奋乃静（perphenazine）　每次 2~4 mg，3 次/日。每次 5~10 mg，肌内注射。治疗精神分裂症：轻症，20~30 mg/d；重症，40~60 mg/d，分 2 次肌内注射。

盐酸三氟拉嗪（trifluperazine hydrochloride）　10~30 mg/d，分 3 次服。

盐酸氟奋乃静（fluphenazine hydrochloride）　2~20 mg/d。

氟奋乃静癸酸酯（fluphenazine decanoate）　每 2 周 25 mg，肌内注射。

哌泊噻嗪（pipotiazine）　注射剂，深部肌注，1 周后根据情况再注射 50~100 mg。一般每 4 周 1 次，每次 100 mg，8~16 周为一个疗程。

氟普噻吨（chlorprothixene）　轻症 150 mg/d，重症 300~600 mg/d，口服。

氟哌啶醇（haloperidol）　口服，每次 2~10 mg，3 次/日。肌内注射，每次 5 mg。

氟哌利多（droperidol）　治疗精神分裂症：10~30 mg/d，分 1~2 次，肌内注射。神经安定镇痛术：每次 5 mg，加入芬太尼 0.1 mg，在 2~3 min 内缓慢静脉注入，5~6 min 内如未达一级浅麻状态，可追加半量至一倍量。麻醉前给药：手术前半小时内肌内注射 2.5~5 mg。

齐拉西酮（ziprasidone）　口服 20 mg/d，每天 2 次，与食物同服。继而根据需要和效应，最大剂量可调至 80 mg，每天 2 次。

盐酸丙米嗪（imipramine hydrochloride）　每次 25~75 mg，3 次/日。年老体弱者每天自 12.5 mg 开始，逐渐增量。

阿米替林（amitriptyline）　75~150 mg/d，分 3 次口服。

氯米帕明（clomipramine）　治疗抑郁症：开始口服剂量 50~100 mg/d，逐渐增加到 200 mg/d，最大用量为 250 mg/d，分次服用，也有人主张睡前一次性口服。

马普替林（maprotiline）　开始 25~75 mg/d，分次服，至少 2 周，然后根据病情每天增加 25 mg，有效治疗量一般为 150 mg/d。

氟西汀（fluoxetine）　开始 20 mg/d，早餐后服。有效治疗量 20~40 mg，1 次/日。

瑞波西汀（reboxetine）　8 mg/d，分 2 次服，如有必要，3~4 周后可加量至每天 10 mg，最大日剂量不可超过 12 mg。

文拉法辛（venlafaxine）　开始 75 mg/d，分 2~3 次服，以后根据病情可迅速增至 225~375 mg/d。

碳酸锂（lithium carbonate）　由小剂量开始，0.5 g/d，递增至 0.9~1.8 g/d，分 3~4 次口服。

丁螺环酮（buspirone）　口服，每次 5~10 mg，3 次/日。

复习思考题

1. 氯丙嗪抗精神分裂症的作用机制是什么？
2. 氯丙嗪对体温调节的影响有何特点？
3. 氯丙嗪的药理作用和临床应用有哪些？
4. 简述氯丙嗪产生锥体外系反应的原因及其防治措施。

（江苏大学医学院　张　芸）

第十八章

镇痛药

⊕ 学习目标

1. 掌握：阿片类镇痛药的镇痛作用机制；吗啡、哌替啶、喷他佐辛的药理作用、临床应用和不良反应。

2. 熟悉：不同阿片受体激动药、部分激动药的药理作用和临床应用；阿片受体拮抗药纳洛酮的药理作用和临床应用。

3. 了解：疼痛的产生以及滥用镇痛药的后果；阿片受体以及内源性阿片肽的发现过程和效应。

第一节 概 述

疼痛是一种组织损伤或潜在损伤所引起的不愉快的感觉和情感体验，常伴有不愉快的情绪、心血管和呼吸方面的变化，它既是机体的一种保护性机制，提醒机体避开或处理伤害，又是临床许多疾病的常见症状。剧烈疼痛不仅给患者带来痛苦和紧张不安等情绪反应，还可引起机体生理功能紊乱，甚至诱发休克，所以控制疼痛是临床用药的主要目的之一。

根据痛觉冲动的发生部位，疼痛可分为躯体痛、内脏痛和神经痛三种类型。躯体痛是由身体表面和深层组织的痛觉感受器受到各类伤害性刺激所致，又可分为急性痛（亦称锐痛）和慢性痛（亦称钝痛）两种。前者为尖锐而定位清楚的刺痛，伤害性刺激达到阈值后立即发生，刺激撤除后很快消失；后者为强烈而定位模糊的"烧灼痛"，发生缓慢，持续时间较长。内脏痛是由内脏器官、体腔壁浆膜及盆腔器官组织的痛觉感受器受到炎症、压力、摩擦或牵拉等刺激所致。神经痛是由神经系统损伤或受到肿瘤压迫或浸润所致。

疼痛的调控是一个非常复杂的过程。一般认为，谷氨酸和神经肽类是伤害性感觉传入神经末梢释放的主要递质，两者同时释放，对突触后神经元产生不同的生理作用。谷氨酸被释放后仅局限于该突触间隙内，作用于突触后膜的 NMDA 受体和 AMPA 受体而将痛觉信号传递给下一级神经元。因其作用发生和消除均很快，故称快递质。P 物质（SP）等神经肽被释放后则扩散到一定范围且同时持续影响多个神经元的兴奋性而使疼痛信号扩散，因其作用缓慢而持久，故称慢递质。但谷氨酸和神经肽类可协同调节突触后神经元放电特性，这可能与神经肽类增强和延长谷氨酸的作用有关。目前有关疼痛调控机制的主导学说是 Wall 和 Melzack 于 1965 年提出的"闸门学说"。该学说认为脊髓胶质区感觉神经元同时接受外周感觉神经末梢的感觉信号和中枢下行抑制系统的调节信号，形成痛觉控制的"闸门"，当感觉信号强度超过闸门阈值，即产生痛觉。近年亦提出痛觉过敏（hyperalgesia）和痛觉超敏（allodynia）的发生机制与外周伤害性感受器增敏和中枢突触传递长时程增强（long-term potentiation）现象有关，后者是一种近年发现的突触传递效能的可塑性改变现象，即突触传递在某种因素的作用下，同样强度的突触前刺激可以引起更大的突触后信号，且可长时间维持。

笔 记

机体存在一些内源性止痛机制，内阿片肽系统是其中最重要的下行止痛系统，主要由内源性阿片肽和阿片受体共同组成。

阿片（opium）为罂粟科植物罂粟未成熟蒴果浆汁的干燥物，其药理功效早在公元前3世纪即有文献记载，在公元16世纪已被广泛地用于镇痛、止咳、止泻和镇静催眠。现已知阿片含有20余种生物碱，其中仅有吗啡、可待因和罂粟碱（papaverine）具有临床药用价值。阿片类药物（opiates）是源自阿片的天然药物及其半合成衍生物的总称。机体内能与阿片类药物结合的受体称为阿片受体（opioid receptor）。

本章介绍的镇痛药是指通过激动中枢神经系统特定部位的阿片受体，从而产生镇痛作用，并同时缓解疼痛引起的不愉快情绪的药物。因其镇痛作用与激动阿片受体有关，且易产生药物依赖性（dependence）或成瘾性，易导致药物滥用（drug abuse）及戒断综合征（withdrawal syndrome），故称阿片类镇痛药（opioid analgesics）、麻醉性镇痛药（narcotic analgesics）或成瘾性镇痛药（addictive analgesics）。本类药中的绝大多数被归入管制药品之列，其生产、运输、销售和使用必须严格遵守"国际禁毒公约"和我国的有关法规如《中华人民共和国药品管理法》和《麻醉药品和精神药品管理条例》等。非麻醉性镇痛药的镇痛作用则与阿片受体无关，如解热镇痛抗炎药。

由于疼痛是很多疾病的重要表现，疼痛发生的部位、疼痛的性质、疼痛发作时患者的体征和表现是疾病诊断的重要依据，故在诊断未明确之前应慎用镇痛药，以免掩盖病情，贻误诊断和治疗。此外，因其反复应用易成瘾，故即使有用药指征，亦应尽量减少用药次数和剂量。

第二节　阿片受体及内源性阿片肽

1962年，我国学者邹刚、张昌绍等证明吗啡镇痛作用部位在中枢第三脑室周围灰质。1973年，Snyder及其同事首先找到了阿片类药物能被特异性受体识别的直接证据，其后的药理学实验结果提示，阿片受体类型不止一种，这一推论在1992年通过受体分子克隆技术得到证实。现有结果表明，机体内主要由 μ（包括 μ_1、μ_2）受体（MOR）、δ（包括 δ_1、δ_2）受体（DOR）、κ（包括 κ_1、κ_2、κ_3）受体（KOR）3类阿片受体介导阿片类药物的药理效应，其相应的编码基因为 Oprm1、Oprd1 和 Oprk1。1976年，Martin等提出 σ 受体也是阿片受体的一种亚型，后来发现 σ 受体产生的药理作用不能被阿片受体拮抗药纳洛酮所拮抗，因而将其从阿片受体中去除。阿片受体中，μ 受体是介导吗啡镇痛效应的主要受体，也有镇静、呼吸抑制、缩瞳、欣快及依赖性等效应；κ 受体主要介导脊髓镇痛效应，也能引起镇静作用；δ 受体介导的镇痛效应不明显，但能引起抗焦虑和抗抑郁作用，成瘾性较低。

氨基酸序列分析表明，μ、δ 和 κ 受体均有7个跨膜区，分别由372、380和400个氨基酸残基组成，3种阿片受体氨基酸序列同源性高达60%，属于G蛋白偶联受体。阿片受体C末端至半胱氨酸残基区域高度保守，通过与百日咳毒素（pertussis toxin）敏感型G蛋白偶联而抑制腺苷酸环化酶活性，激活配体门控 K^+ 通道和抑制电压门控 Ca^{2+} 通道，从而减少神经递质释放和阻断痛觉传递。

阿片受体主要存在于下丘脑、中脑导水管周围灰质、蓝斑核和脊髓背角区，强烈提示机体内存在内源性的阿片样物质。1975年，Hughes 和 Kosterlitz 成功地从脑内分离出2种五肽，即甲硫氨酸脑啡肽（Met-enkephalin）和亮氨酸脑啡肽（Leu-enkephalin），并证明它们能与吗啡类药物竞争受体且具有吗啡样药理作用，这一杰出的工作对阿片类镇痛药作用机制的研究具有划时代的意义。其后又陆续发现 β-内啡肽（β-endorphin）、强啡肽A和B（dynorphin A、

笔记

B）以及内吗啡肽Ⅰ和Ⅱ（endomorphin Ⅰ、Ⅱ）等与阿片类药物作用相似的肽，统称为内源性阿片肽（endogenous opioid peptides）。到目前为止，内源性阿片肽共有 12 种，分属于脑啡肽、内啡肽、强啡肽、孤啡肽和内吗啡肽五大家族。阿片肽在体内分布广泛，除中枢神经系统外，也分布于自主神经节、肾上腺、消化道等组织和器官。在脑内，阿片肽的分布与阿片受体分布近似，广泛分布于纹状体、杏仁核、下丘脑、中脑导水管周围灰质、低位脑干、脊髓胶质区等许多核区。虽然阿片肽由不同前体经蛋白酶切降解而成，但多数在 N 端有相同氨基酸序列（Tyr-Gly-Gly-Phe）。阿片肽起着神经递质或神经调质（调节神经递质释放）或神经激素的作用，往往与其他神经递质共存，对痛觉、神经内分泌、心血管活动和免疫反应起重要调节作用。阿片肽与阿片受体特异性结合产生吗啡样作用，其效应可被阿片受体拮抗药纳洛酮所阻断。此外，自 20 世纪 80 年代开始，已人工合成许多阿片肽类物质，其中有些能特异性地激动某种受体，如 DAMGO 激动 μ 受体，DPDPE 激动 δ 受体，U-50488 和 U-69593 激动 κ 受体。相应的拮抗药分别为 CTOP、naltrindole、binaltorphimine，这些工具药的出现为阿片受体的研究提供了有力的手段。根据阿片类药物对不同亚型阿片受体亲和力及内在活性的不同，将药物分为阿片受体激动药、部分激动药和拮抗药（表 18-1）。

表 18-1　阿片肽及药物对阿片受体亚型的影响

阿片肽或药物	阿片受体亚型		
	μ	δ	κ
阿片肽类			
β-内啡肽	+++	+++	+
亮氨酸脑啡肽	++	+++	
甲硫氨酸脑啡肽	++	+++	
强啡肽	++	+	+++
内吗啡肽	+++		
激动药			
吗啡	+++	+	++
可待因	+	+	+
哌替啶	++	+	+
美沙酮	+++		
芬太尼	+++	+	
二氢埃托啡	+++	+	
部分激动药			
喷他佐辛	P	+	++
布托啡诺	−		+++
丁丙诺啡	P	−	−−
纳布啡	−−		++
拮抗药			
纳洛酮	−−−	−	−−
纳曲酮	−−−	−	−−−

注："+"指激动药，效价强度为+<++<+++；"−"指拮抗药，效价强度为−<−−<−−−；"P"指部分激动药；空白指无明确作用。

　　1994 年，Bunzow 和 Mollereau 研究团队同时克隆出阿片受体样受体（opioid receptor-like receptor，ORL-R），因该受体与当时已知的阿片受体激动药的亲和力极低，也不能结合非选择性阿片受体拮抗剂纳洛酮，故又称为孤儿阿片受体（orphan opioid receptor）。1995 年，Meunier

笔 记

领导的研究团队分别从大鼠和猪脑组织中发现了该受体的内源性配体（一种十七肽），其第一个氨基酸是苯丙氨酸 F，末个氨基酸是谷氨酰胺 Q，化学结构与强啡肽高度相似，能选择性激活孤儿阿片受体，因此称为孤啡肽（orphanin FQ，OFQ）或痛敏肽（nociceptin）。所以，ORL-R 又称痛敏肽/孤啡肽受体（nociceptin/orphanin FQ receptor，N/OFQ-R，NOPr）。痛敏肽/孤啡肽受体广泛分布于中枢神经系统如下丘脑、中脑导水管周围灰质、蓝斑核和脊髓背角等部位，特别是在中枢下行痛觉控制环路有高表达，从而参与痛觉的感受和调控过程。但其效应似乎与机体疼痛的状态有关，如内源性镇痛环路可以被痛敏肽/孤啡肽阻断，而痛觉过敏也可被痛敏肽/孤啡肽阻断。此外，孤啡肽受体也参与阿片类药物耐受和药物依赖性的形成，也与机体应激反应、摄食行为和学习记忆过程有关。

根据药理作用机制，阿片类镇痛药可分为 3 类：① 吗啡及其相关阿片受体激动药；② 阿片受体部分激动药和激动-拮抗药；③ 其他镇痛药。

第三节　吗啡及其相关阿片受体激动药

阿片受体激动药包括阿片生物碱类镇痛药（吗啡、可待因）及人工合成镇痛药（哌替啶、美沙酮、芬太尼等）。该类药物通过激动阿片受体产生作用，其效应的差别取决于对不同阿片受体的敏感性和相对刺激强度。

吗　啡

【构效关系】　吗啡（morphine）化学结构的基本骨架是以 A、B、C、D 环构成的氢化菲核（图 18-1）。其中环 A 和环 C 以氧桥连接，破坏氧桥以及 17 位无侧链形成阿扑吗啡（apomorphine），成为多巴胺激动药，失去镇痛作用而产生很强的催吐作用。环 B 与环 D 相稠合。环 A 上的酚羟基和环 C 上的醇羟基具有重要的药理作用。当环 A 的 3 位酚羟基上的氢原子被甲基取代得到可待因，被乙基取代得乙基吗啡（狄奥宁），其镇痛作用减弱；当环 A 和环 C 上的羟基均被甲氧基取代，成为蒂巴因（thebaine），无镇痛作用，但经结构修饰可产生具有强大镇痛作用的药物如埃托啡（etorphine）；醇羟基上的氢也被取代得二乙酰吗啡（海洛因），镇痛作用和成瘾性增强；叔胺氮上的甲基被烯丙基取代得到烯丙吗啡和纳洛酮，成为吗啡受体的部分激动药和拮抗药。3 位和 6 位羟基被取代可改变药动学特性，如可待因生物利用度高于吗啡，海洛因易通过血-脑屏障（表 18-2）。

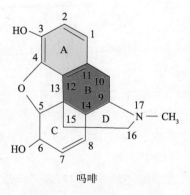

吗啡

图 18-1　吗啡的基本结构

表18-2 吗啡及其衍生物的化学结构

药物	取代部位和基团				效应特点
	3	6	14	17	
吗啡	—OH	—OH	—H	—CH₃	激动药
可待因	—OCH₃	—OH	—H	—CH₃	激动药
海洛因	—OCOCH₃	—OCOCH₃	—H	—CH₃	激动药
烯丙吗啡	—OH	—OH	—H	—CH₂CH=CH₂	部分激动药
纳洛酮	—OH	=O	—OH（C₇—C₈为单键）	—CH₂CH=CH₂	拮抗药

【体内过程】 吗啡口服后易从胃肠道吸收，但首过消除显著，生物利用度仅为25%。皮下注射吸收快，30 min后可吸收60%，硬膜外或椎管内注射可快速渗入脊髓发挥作用。本品吸收后约1/3与血浆蛋白结合，游离型吗啡迅速分布于全身各组织器官，尤以肺、肝、肾和脾等血流丰富的组织中浓度最高。该药在组织滞留时间短，一次用药24 h后组织药物浓度几乎检测不到。本品脂溶性较低，仅有少量通过血-脑屏障，故脑内浓度较低，但足以发挥中枢性药理作用。吗啡60%~70%与肝脏葡萄糖醛酸结合，10%转为可待因，其余为游离型。葡萄糖醛酸代谢物为吗啡-6-葡萄糖醛酸（morphine-6-glucuronide，M6G）和吗啡-3-葡萄糖醛酸（morphine-3-glucuronide，M3G），M6G的生物活性比吗啡强。代谢物及原形药物主要经肾排泄，少量经胆汁排泄和乳汁排泄，也可通过胎盘进入胎儿体内。吗啡血浆$t_{1/2}$为2~3 h，而吗啡-6-葡萄糖醛酸血浆$t_{1/2}$稍长于吗啡。肾功能减退者和老年患者吗啡-6-葡萄糖醛酸排泄缓慢，易致蓄积效应。

【药理作用】 吗啡是阿片受体激动剂，其镇痛、镇静、抑制呼吸和镇咳等作用均与激动阿片受体有关。

1. 中枢神经系统

1）镇痛和镇静 吗啡具有强大的镇痛作用，对绝大多数急性痛和慢性痛的镇痛效果良好，对持续性慢性钝痛作用大于间断性锐痛，对神经性疼痛的效果较差。成人皮下注射5~10 mg能明显减轻或消除疼痛。椎管内注射可产生节段性镇痛，不影响意识和其他感觉。一次给药，镇痛作用可持续4~6 h。吗啡的镇痛作用主要与其激动脊髓胶质区、丘脑内侧、脑室及导水管周围灰质的阿片受体有关。

2）镇静、致欣快作用 吗啡在镇痛剂量下还有明显的镇静作用，有利于消除患者的紧张、恐惧、焦虑不安等情绪，提高患者对疼痛的耐受性。给药后患者常出现嗜睡、精神朦胧、意识模糊等，在安静环境易诱导入睡，但易被唤醒。有些患者随着疼痛的缓解及情绪的好转还可出现欣快感，表现为满足感和飘然欲仙等，且正处于疼痛折磨的患者表现得十分明显，而已适应慢性疼痛的患者则不显著或烦躁不安。镇静和欣快感也是吗啡镇痛效果良好的重要因素，但欣快感是引起吗啡成瘾造成强迫用药的重要原因。吗啡改变情绪的作用机制尚未明确，可能与激活边缘系统和蓝斑核的阿片受体，中脑-边缘叶的中脑腹侧背盖区-伏隔核多巴胺能神经通路及阿片受体/肽系统的相互作用有关。

3）抑制呼吸 治疗量吗啡即可抑制呼吸，使呼吸频率减慢、潮气量降低、每分通气量减少，其中呼吸频率减慢尤为突出，并随剂量增加而作用增强，急性中毒时呼吸频率可减慢至3~4次/min。呼吸抑制是吗啡急性中毒致死的主要原因。呼吸抑制发生的快慢及程度与给药途径密切相关，静脉注射吗啡5~10 min或肌内注射30~90 min时呼吸抑制最为明显。与麻醉药、镇静催眠药及酒精等合用，加重其呼吸抑制，但与全麻药和其他中枢抑制药不同，吗啡抑制呼吸的同时，不伴有对延髓心血管中枢的抑制。该作用与其降低脑干呼吸中枢对血液CO_2

张力的敏感性，以及抑制脑桥呼吸调节中枢有关。

4）镇咳 直接抑制延髓咳嗽中枢，使咳嗽反射减轻或消失，产生强大的镇咳作用。该作用与其镇痛和呼吸抑制作用无关，可能与激动延髓孤束核阿片受体有关，具体机制尚不明确。尽管吗啡镇咳作用强大，对多种原因引起的咳嗽均有效，但由于成瘾性强，临床上常用可待因代替。

5）缩瞳 兴奋动眼神经缩瞳核，引起瞳孔括约肌收缩，使瞳孔缩小。吗啡中毒时瞳孔极度缩小，针尖样瞳孔为诊断吗啡中毒的重要依据之一。吗啡缩瞳作用不产生耐受性，治疗量尚可降低正常人和青光眼患者的眼压。

6）其他中枢作用 吗啡作用于下丘脑体温调节中枢，改变体温调定点，使体温略有降低，但长期大剂量应用，体温反而升高；兴奋延髓催吐化学感受区，引起恶心和呕吐；促进垂体后叶释放抗利尿激素；抑制下丘脑释放促性腺激素释放激素（GnRH）和促肾上腺皮质激素释放激素（CRH），从而降低血浆黄体生成素（LH）、卵泡刺激素（FSH）和促肾上腺皮质激素（ACTH）的浓度。

2. 平滑肌

1）胃肠道平滑肌 胃肠道有高密度阿片受体分布，吗啡兴奋胃肠道平滑肌和括约肌，提高胃窦张力，减慢胃排空速度；增加小肠及结肠张力，减弱推进性蠕动，延缓肠内容物通过；同时由于提高回盲瓣及肛门括约肌的张力、减少消化液分泌，延缓食物消化以及由于中枢抑制使便意迟钝，因而可引起便秘。便秘反应无耐受性。

2）胆道平滑肌 治疗量吗啡可使胆道平滑肌痉挛，奥狄括约肌收缩，使胆囊内压力升高，引起上腹不适甚至胆绞痛，阿托品可部分缓解。还可引起胆汁和胰液反流，造成血淀粉酶和脂肪酶水平升高。

3）其他平滑肌 吗啡降低子宫张力、收缩频率和收缩幅度，影响分娩，延长产程，故不宜用于分娩止痛。吗啡提高膀胱括约肌张力，引起排尿困难、尿潴留；对输尿管也有收缩作用。治疗量吗啡对支气管平滑肌兴奋作用不明显，但大剂量可引起支气管平滑肌收缩，诱发或加重哮喘，可能与其促进柱状细胞释放组胺有关。

3. 心血管系统

吗啡对心率及节律均无明显影响，但可扩张阻力血管和容量血管，使血压下降，可引起体位性低血压。其降压作用除了降低中枢交感神经张力外，还与吗啡促进组胺释放有关。此外，吗啡类药物能模拟缺血性预适应（ischemic preconditioning，IPC）对心肌缺血性损伤的保护作用，减小梗死病灶，减少心肌细胞死亡，其机制可能与吗啡类药物作用于 δ_1 受体而激活线粒体 K_{ATP} 通道有关。吗啡对脑循环影响很小，但由于呼吸抑制，体内 CO_2 蓄积，可引起脑血管扩张和阻力降低，导致脑血流量增加和颅内压升高。

4. 免疫系统

吗啡对免疫系统有抑制作用，包括抑制淋巴细胞增殖，减少细胞因子的分泌，减弱自然杀伤细胞的细胞毒作用，这主要与激动 μ 受体有关。也可抑制人类免疫缺陷病毒（human immunodeficiency virus，HIV）蛋白诱导的免疫反应，因此吗啡吸食者易感染 HIV 病毒及发生其他感染性疾病。

【作用机制】 阿片受体和阿片肽共同组成机体的抗痛系统，调控痛觉，维持正常痛阈，发挥生理性止痛作用。痛觉向中枢传导过程中，感觉神经末梢兴奋并释放 P 物质等兴奋性递质，后者作用于接受神经元的相应受体，通过脊髓丘脑束将痛觉冲动传入中枢。内源性镇痛物质如脑啡肽由特定神经元释放后可激动脊髓感觉神经突触前、后膜上的阿片受体，通过 G 蛋白偶联机制，抑制腺苷酸环化酶，关闭突触前膜电压敏感钙离子通道，减少 P 物质等神经递质释放，开放突触后膜钾离子通道，使突触后膜超极化而抑制痛觉冲动传导，产生镇痛作用。同时，内源性阿片肽还可通过增强中枢下行抑制系统对脊髓背角感觉神经元的抑制作用而产生镇痛作用。吗啡等外源性阿片类镇痛药作为阿片受体激动药，通过激活上述抗痛系统，模拟内源性阿片肽对痛觉的调制功能而产生镇痛作用。阿片类药物的镇痛作用主要由 μ 受体介导，但是位于灰质后角的 κ 受体也参与。例如，布托啡诺和纳布啡的镇痛效应主要是激动 κ 受体后产生的。脑啡肽与外周的 δ 受体能更有选择性地发生相互作用。

【临床应用】

1）疼痛 吗啡对多种原因引起的疼痛均有效，但反复应用易致依赖性。所以除晚期癌性剧痛可长期应用外，一般只限于短期用于其他镇痛药无效的急性锐痛，如严重创伤、烧伤、手术等引起的剧痛。对急性心肌梗死引起的剧烈疼痛，不仅可以止痛，而且可减轻患者的焦虑情绪和心脏负担。对胆绞痛和肾绞痛等内脏绞痛需加用 M 胆碱受体阻断药，如阿托品等。对神经压迫性疼痛疗效较差。

吗啡镇痛效果与个体对药物的敏感性以及疼痛程度有关，应根据不同患者对药物的反应性来调整用量。晚期癌症患者常伴有严重的持续性疼痛，应常规给予止痛药物。有研究表明，定量定时给予镇痛药，维持一定的血药浓度而产生的镇痛作用往往优于疼痛发作时给药，因此有吗啡的缓释剂上市。此外，诊断未明前慎用吗啡，以免掩盖病情而延误诊断。

2）心源性哮喘 系急性左心衰竭引起肺水肿，导致肺泡换气功能障碍，CO_2 潴留刺激呼吸中枢，引起呼吸加快所致。除吸氧及应用强心苷、氨茶碱、呋塞米等药物外，静脉注射小剂量吗啡可产生良好的效果，可迅速缓解患者的气促和窒息感，促进肺水肿液的吸收。其机制是吗啡降低呼吸中枢对 CO_2 的敏感性，减弱反射性的呼吸兴奋，使急促浅表的呼吸得以缓解。同时，吗啡扩张外周血管，降低外周阻力，减轻心脏前、后负荷。吗啡的镇静作用有利于消除患者的紧张、恐惧、焦虑不安情绪。但休克、昏迷及严重肺功能不全或痰液过多者禁用。对其他原因引起的肺水肿，如尿毒症所致肺水肿，也可应用吗啡。

3）腹泻 适用于非细菌性急、慢性消耗性腹泻，可选用阿片酊或复方樟脑酊。对细菌感染性腹泻，应同时服用抗菌药。

【不良反应】

1）一般不良反应 治疗量吗啡可引起眩晕、头痛、恶心、呕吐、便秘、嗜睡、呼吸抑制、尿少、排尿困难（老年多见）、胆道压力升高甚至胆绞痛。还可引起颅内压升高和体位性低血压。偶见烦躁不安等情绪改变。

2）耐受性和依赖性 治疗量吗啡连续反复应用后，除了缩瞳和便秘外，其他大部分效应都会逐渐减弱，形成耐受性，表现为吗啡使用剂量逐渐增大和用药间隔时间缩短。其原因可能与血-脑屏障中 P 糖蛋白表达增加，使吗啡难以通过血-脑屏障，以及孤啡肽生成增多拮抗阿片类药物作用有关。吗啡按常规剂量连用 2~3 周即可产生耐受性。剂量越大，给药间隔越短，耐受发生越快越强，且与其他阿片类药物有交叉耐受性。连续多次应用，患者还会有病态性嗜好而产生依赖性，包括精神依赖性和躯体依赖性。成瘾性即躯体依赖性，停药后出现戒断症状，表现为烦躁不安、失眠、疼痛、流涕、流泪、出汗、震颤、呕吐、腹泻、发热、瞳孔散大、焦虑、虚脱和意识丧失。吗啡和海洛因停用后 6~10 h 开始出现戒断症状，停用后 36~48 h 最严重。成瘾者都有强迫性觅药行为，常不择手段去获取药品，不仅严重损害用药者的健康，还可造成严重的社会问题，故阿片类镇痛药应按照国家颁布的麻醉药品管理条例严格管理，限制使用。

蓝斑核是阿片类成瘾的重要的调控部位，发生戒断反应时放电频率增高。蓝斑核内注射阿片受体阻断剂可诱发戒断症状，而毁损蓝斑核可减轻戒断症状。蓝斑核由去甲肾上腺素能神经元组成，阿片受体分布密集。吗啡与蓝斑核 μ 受体结合后，通过激活钾通道和抑制钙通道，抑制蓝斑核去甲肾上腺素能神经元。吗啡戒断时受抑制的蓝斑核突然活跃，放电增强，

笔记

伴随去甲肾上腺素释放增加，导致戒断反应发生。α_2 受体激动药可乐定可抑制蓝斑核放电，故可缓解吗啡的戒断症状，但不能消除成瘾者对吗啡的渴求心理。

3）急性中毒　吗啡过量可引起急性中毒，主要表现为昏迷、呼吸深度抑制（可至 2～4 次/min），瞳孔极度缩小呈针尖样，血压降低甚至休克。呼吸肌麻痹是致死主要原因。抢救措施主要是人工呼吸、吸氧、补液，并使用吗啡拮抗药（纳洛酮等）拮抗吗啡呼吸抑制。

【禁忌证】　鉴于吗啡的呼吸抑制、血管扩张和延长产程的作用，且能通过胎盘屏障或经乳汁分泌，抑制新生儿和婴儿呼吸，故禁用于分娩止痛和哺乳期妇女止痛。因抑制呼吸、抑制咳嗽反射以及促组胺释放可致支气管收缩，禁用于支气管哮喘及肺心病患者。此外，甲状腺功能减退、肾上腺皮质功能不全、前列腺肥大、排尿困难、肝功能严重减退和颅脑损伤所致颅内压升高的患者以及新生儿和婴儿禁用。

可待因

可待因（codeine）又名甲基吗啡，口服易吸收，生物利用度为 60%，血浆 $t_{1/2}$ 为 2～4 h，过量时可延长至 6 h。大部分在肝脏代谢，约 10% 脱甲基为吗啡。代谢产物及少量原形（10%）经肾排泄。

可待因与阿片受体亲和力低，药理作用与吗啡相似，但作用较吗啡弱，其镇痛作用为吗啡的 1/12～1/10、镇咳作用为吗啡的 1/4。本品无明显镇静作用，对呼吸中枢抑制也较轻。临床用于中等程度的疼痛和剧烈干咳。无明显便秘、尿潴留及体位性低血压等副作用，欣快感和成瘾性也低于吗啡，但仍属于限制性应用的精神药品。

哌替啶

哌替啶（pethidine），又名杜冷丁（dolantin）、唛啶（meperidine），为苯基哌啶衍生物，于 1937 年人工合成阿托品类似物时发现其具有吗啡样作用，是目前临床最常用的人工合成镇痛药。

【体内过程】　口服易吸收，生物利用度为 40%～60%，皮下或肌内注射吸收更迅速，起效更快，故临床常用注射给药。血浆蛋白结合率为 60%，可通过胎盘屏障进入胎儿体内。血浆 $t_{1/2}$ 为 3 h。主要经肝转化为哌替啶酸及去甲哌替啶。去甲哌替啶 $t_{1/2}$ 为 15～20 h，有中枢兴奋作用，因此反复大量使用哌替啶可引起肌肉震颤、抽搐甚至惊厥。代谢产物再与葡萄糖醛酸形成结合物经肾排泄，仅少量以原形排出，也可随乳汁排出。尿液酸度大时，随尿排出的原形药和去甲基衍生物明显增多。

【药理作用】

1）中枢神经系统　作用与吗啡相似。皮下或肌内注射后 10 min 可产生镇静镇痛作用，但作用持续时间比吗啡短，仅 2～4 h。镇痛强度约为吗啡的 1/10。部分患者用药后产生欣快感，成瘾性发生较慢，戒断症状持续时间较短。哌替啶亦使呼吸中枢对 CO_2 的敏感性降低而抑制呼吸，但较吗啡弱。可兴奋延脑催吐化学感受区及增加前庭器官的敏感性，故易产生眩晕、恶心和呕吐。无明显中枢性镇咳作用。

2）平滑肌　虽可中度提高胃肠道平滑肌及括约肌张力，减少推进性蠕动，但作用短暂，所以不引起便秘，亦无止泻作用。可引起胆道括约肌痉挛，提高胆道内压力，但比吗啡弱。治疗量对支气管平滑肌无影响，大剂量可引起支气管平滑肌收缩。对妊娠末期子宫，并不对抗催产素的作用，故不延缓产程。

3）心血管系统　促组胺释放，抑制血管运动中枢，引起血管扩张。扩血管作用与吗啡相似，治疗量可致体位性低血压，平卧后迅速消失。本品有轻微的阿托品样作用，可使心率增加。呼吸抑制使体内 CO_2 蓄积，扩张脑血管，升高颅内压。

【临床应用】

1）镇痛　哌替啶对多种疼痛均有效，如手术、创伤、晚期癌症等引起的疼痛。镇痛作用虽弱于吗啡，但成瘾性较吗啡弱，产生也较慢，故常作为吗啡的代用品用于缓解各种剧痛。因其能提高平滑肌的兴奋性，故对胆绞痛和肾绞痛等内脏绞痛患者需加用阿托品。新生儿对哌替啶的呼吸抑制作用非常敏感，故产妇于临产前 2~4 h 内禁用，以免抑制出生后新生儿的呼吸。

2）心源性哮喘和肺水肿　哌替啶可替代吗啡作为心源性哮喘的辅助治疗药物，且效果良好。其机制与吗啡相同：扩张外周血管，降低外周阻力，减轻心脏负荷，有利于肺水肿的消除；降低呼吸中枢对 CO_2 的敏感性，减弱过度的反射性呼吸兴奋作用，使急促或表浅的呼吸得以缓解。

3）麻醉前给药及人工冬眠　哌替啶的镇静作用可消除或缓解患者对手术的紧张、恐惧情绪，减少麻醉药用量并缩短诱导期。本品与氯丙嗪、异丙嗪组成冬眠合剂，用于人工冬眠疗法。

【不良反应】　治疗量哌替啶可引起眩晕、出汗、口干、恶心、呕吐、心悸、体位性低血压等。反复使用也易产生耐受性和成瘾性。过量可抑制呼吸。偶可引起震颤、肌肉痉挛甚至惊厥。有轻微的阿托品样作用，给药后可致心率加快，故室上性心动过速患者不宜使用。其他禁忌证同吗啡。

【药物相互作用】　本品与单胺氧化酶抑制药合用可因干扰去甲哌替啶的代谢而使之蓄积，引起谵妄、高热、多汗、惊厥、严重呼吸抑制、昏迷，甚至死亡。氯丙嗪、异丙嗪和二环类抗抑郁药加重哌替啶的呼吸抑制作用。本品加强双香豆素等的抗凝作用，后者应按凝血酶原时间调整用量。纳洛酮、尼可刹米、烯丙吗啡可降低本品的镇痛作用。与氨茶碱、肝素钠、磺胺嘧啶、呋塞米、头孢哌酮等药物配伍，易产生混浊或沉淀。

美沙酮

美沙酮（methadone）为 μ 受体激动药，其镇痛作用强度与吗啡相当，但作用持续时间明显长于吗啡，左旋体的作用强度为右旋体的 8~50 倍，临床常用其消旋体。口服生物利用度为 92%，血浆蛋白结合率为 89%，$t_{1/2}$ 为 15~40 h。主要经肝脏代谢并从肾脏排泄，酸化尿液可增加其排泄。反复使用有一定蓄积性。单次给药的镇静作用较弱，多次给药可产生显著的镇静作用。临床适用于创伤、手术后及晚期癌症等引起的剧痛。缩瞳、便秘、升高胆道内压力和抑制呼吸等作用亦较吗啡轻。由于其耐受性和依赖性发生较慢，停药后的戒断症状也较轻，且易于治疗，使用美沙酮期间，注射吗啡不再产生欣快感，停用吗啡也不再出现明显的戒断症状。因此，美沙酮是常用的吗啡和海洛因等成瘾者脱毒治疗时的替代药物。

不良反应有恶心、呕吐、便秘、头晕、口干和抑郁等。长期用药易致多汗、淋巴细胞增多、血浆白蛋白和糖蛋白以及催乳素含量升高。皮下注射有局部刺激作用，可致疼痛和硬结。禁用于分娩止痛，以免影响产程和抑制胎儿呼吸。用于阿片成瘾者的替代治疗时，肺水肿是过量中毒的主要死因。

芬太尼及其同系物

芬太尼（fentanyl）的化学结构与哌替啶相似，主要激动 μ 受体，属短效、强效镇痛药，作用与吗啡相似，镇痛效力为吗啡的 80~100 倍。起效快，静脉注射后 1 min 起效，5 min 达高峰，维持约 10 min；肌内注射 15 min 起效，维持 1~2 h。血浆蛋白结合率为 84%，经肝脏代谢而失活，$t_{1/2}$ 为 3~4 h。临床主要用于各种原因引起的剧痛。与氟哌利多合用可产生"神经安定镇痛"效果，以完成某些小手术或医疗检查，如烧伤换药、内窥镜检查等。与全身麻醉药或局部麻醉药合用，可减少麻醉药用量。

笔记

不良反应如恶心、呕吐及胆道括约肌痉挛等弱于吗啡。大剂量可产生明显肌肉僵直（与抑制纹状体多巴胺能神经功能有关，可用纳洛酮拮抗）。静脉注射过快可致呼吸抑制，反复用药也能产生依赖性。不宜与单胺氧化酶抑制剂合用，禁用于支气管哮喘、重症肌无力、颅脑肿瘤或颅脑外伤引起昏迷的患者以及 2 岁以下婴幼儿。由于可发生危及生命的通气不足，芬太尼经皮贴剂需谨慎使用，并禁用于锐痛和术后疼痛或其他镇痛药能缓解的疼痛。与哌替啶不同，芬太尼可引起缩瞳。

舒芬太尼（sufentanil）和阿芬太尼（alfentanil）均为芬太尼的类似物，主要作用于 μ 受体，对 δ 和 κ 受体作用较弱。舒芬太尼的镇痛作用强于芬太尼，是吗啡的 1000 倍，阿芬太尼的镇痛作用弱于芬太尼，是吗啡的 40~50 倍。两药起效快，作用时间短，尤以阿芬太尼突出，故称为超短效镇痛药。两药血浆蛋白结合率为 90%，阿芬太尼血浆 $t_{1/2}$ 为 1~2 h，舒芬太尼血浆 $t_{1/2}$ 为 2~3 h。两药均在肝脏代谢失活后经肾排泄，约 1% 以原形随尿排出。对心血管系统影响小，常用于心血管手术麻醉。阿芬太尼由于其药动学特点，很少蓄积，短时间手术可采用分次静脉注射，长时间手术可采用持续静脉滴注。

瑞芬太尼（remifentanil）为新型芬太尼衍生物、μ 受体激动药，镇痛作用为吗啡的 100~200 倍。注射后起效快，被体内的酯酶快速水解，作用时间短，为短效镇痛药。瑞芬太尼与芬太尼的镇痛作用相似，重复和持续输注无体内蓄积，主要用于全麻诱导及静脉全身麻醉，也可用于术后镇痛和分娩镇痛。

二氢埃托啡

二氢埃托啡（dihydroetorphine）为我国研制的强效镇痛药，主要激动 μ 受体，对 δ、κ 受体也有弱激动作用。本品是迄今临床应用中镇痛效应最强的药物，镇痛强度为吗啡的 6000~10000 倍。起效快，维持时间短，用于各种急性重度疼痛（如重度创伤性疼痛和哌替啶、吗啡等无效的顽固性疼痛与晚期癌症疼痛）的镇痛。因其依赖性强，目前临床已很少使用。

第四节　阿片受体部分激动药和激动-拮抗药

阿片受体部分激动药在小剂量或单独使用时，可激动某型阿片受体，呈现镇痛等作用；当剂量加大或与激动药合用时，又可拮抗该受体，如丁丙诺啡。阿片受体激动-拮抗药主要对 μ 受体起拮抗作用而对 κ 受体起激动作用，因此被称为阿片受体混合型激动-拮抗药（mixed agonists/antagonists），如喷他佐辛、纳布啡、布托啡诺。本类药物主要用于镇痛，但其镇痛作用具有"天花板"效应，当剂量超过一定水平后只会使此类药物的不良反应增加。实际上，药物镇痛程度相当时，同等强度的副作用也会发生。某些受体激动-拮抗药，如喷他佐辛和烯丙吗啡，会引起严重的精神病样作用，且用纳洛酮无法对抗。这些药物也可促使对阿片类药物耐受的患者发生戒断症状，其临床应用进一步受限。

喷他佐辛

喷他佐辛（pentazocine），又名镇痛新，是苯并吗啡烷类衍生物。口服、皮下和肌内注射均吸收良好，口服首过消除明显，仅 20% 的药物进入体循环，血药浓度与其镇痛作用强度、持续时间一致。肌内注射 15~60 min、口服后 1~3 h 镇痛作用最明显。血浆蛋白结合率为 60%，血浆 $t_{1/2}$ 为 4~5 h，可通过胎盘屏障，但较哌替啶少。主要经肝脏代谢，代谢速率个体差异较大，是其镇痛效果个体差异大的主要原因。60%~70% 以代谢物形式和少量以原形经肾排泄。

喷他佐辛为阿片受体的部分激动剂，可激动 κ 受体和拮抗 μ 受体。镇痛作用约为吗啡的

1/3，并能减弱吗啡的镇痛作用，对吗啡依赖者可促进吗啡产生戒断症状。呼吸抑制作用为吗啡的 1/2，其镇痛和抑制呼吸程度并不随剂量增加而成比例增大。对胃肠道平滑肌的作用与吗啡相似，但较少引起恶心、呕吐，对胆道括约肌的兴奋作用较弱，没有缩瞳作用。此药不产生欣快感，剂量较大时反而激动 δ 受体，产生焦虑、不安等症状。对心血管系统的影响与吗啡不同，大剂量可加快心率和升高血压，这与其升高血中儿茶酚胺浓度有关。冠心病患者静脉注射本药能提高平均主动脉压、左室舒张末压，增加心脏做功。因可阻断 μ 受体，故成瘾性低，在药政管理上已被列入非麻醉品。适用于各种慢性疼痛，对剧痛的止痛效果不及吗啡。口服用药可减少不良反应的发生。由于本品仍有产生依赖性的倾向，不能作为理想的吗啡替代品。

常见不良反应有镇静、嗜睡、眩晕、出汗、轻微头痛，恶心、呕吐少见。剂量增大可引起烦躁、幻觉、噩梦、血压升高、心率加快、思维障碍和发音困难等。局部反复注射，可使局部组织产生无菌性脓肿、溃疡和形成瘢痕，应常更换注射部位。经常或反复使用，可产生吗啡样生理依赖性，但戒断症状比吗啡轻，此时应逐渐减量至停药，与吗啡合用可加重其戒断症状。因能增加心脏负荷，故不适用于心肌梗死时的疼痛。

丁丙诺啡

丁丙诺啡（buprenorphine）是蒂巴因的半合成衍生物，μ 受体的部分激动剂，κ 和 δ 受体的阻断剂。镇痛作用较吗啡强，但起效慢，持续时间长。临床用于癌症、手术后、烧伤后和心肌梗死后疼痛等。由于本品作用时间长、躯体依赖性低、戒断症状较轻，是阿片类药物成瘾者脱毒治疗的重要替代药物，用于戒毒，效果与美沙酮相似。不良反应常见头晕、嗜睡、恶心、呕吐等。

布托啡诺

布托啡诺（butorphanol）是一种混合型阿片受体激动-拮抗药，主要激动 κ 受体，对 μ 受体有弱的竞争性拮抗作用。其可以在未引起显著致幻效应剂量下，产生高效镇痛效果，镇痛效力和呼吸抑制作用为吗啡的 3.5~7 倍，作用持续时间与吗啡相似，成瘾性发生率较低。临床用于缓解中、重度疼痛，如术后、外伤和癌症疼痛以及肾或胆绞痛等，对急性疼痛的止痛效果好于慢性疼痛。也可作麻醉前用药。不良反应常见镇静、乏力、出汗，个别可见嗜睡、头痛、眩晕、飘浮感、精神错乱等。久用产生依赖性。

本品口服可吸收，但首过消除明显，生物利用度低于 17%。肌内注射吸收迅速而完全，10 min 起效，30~60 min 血药浓度达高峰，持续时间为 4~6 h，$t_{1/2}$ 为 4~5 h。血浆蛋白结合率为 80%，主要经肝脏代谢，大部分代谢产物及少量原形药（5%）随尿排出。

纳布啡

纳布啡（nalbuphine）对 μ 受体的拮抗作用比布托啡诺强，对 κ 受体的激动作用比布托啡诺弱。镇痛作用稍弱于吗啡，呼吸抑制作用较轻，依赖性低，戒断症状轻。不增加心脏负荷，可用于心肌梗死和心绞痛患者的止痛。纳洛酮可拮抗本品的镇痛及呼吸抑制作用。临床应用同布托啡诺。

第五节　其他镇痛药

曲马多

曲马多（tramadol）为合成的可待因类似物，具有较弱的 μ 受体激动作用，与 μ 受体的亲和力为吗啡的 1/6000，并能抑制去甲肾上腺素和 5-羟色胺再摄取。镇痛效力与喷他佐辛相当，镇咳效力为可待因的 1/2。其作用机制尚未完全阐明。本药的代谢物 O-去甲基曲马多对阿片 μ 受体的亲和力比原形药高 4 倍，但其镇痛效应并不被纳洛酮完全拮抗，提示尚有其他机制参与其镇痛作用。本品口服吸收良好，生物利用度为 68%，1 h 后出现镇痛效果，2~3 h 出现最大镇痛效应。作用持续 4~6 h，血浆 $t_{1/2}$ 为 6 h，代谢物 $t_{1/2}$ 为 7.5 h。主要经肝脏代谢、肾脏排泄。适用于外科和产科手术及晚期肿瘤疼痛等中度及重度急慢性疼痛。治疗量不抑制呼吸，对心血管功能无明显影响，亦不产生便秘。不良反应有多汗、头晕、恶心、呕吐、口干、疲劳等。可引起癫痫。静脉注射过快可有颜面潮红、一过性心动过速。长期应用也可成瘾。抗癫痫药卡马西平可降低曲马多的血药浓度，减弱其镇痛作用。安定类药物可增强其镇痛作用，合用时应调整剂量。不能与单胺氧化酶抑制药合用。

布桂嗪

布桂嗪（bucinnazine），又名强痛定（fortanodyn，AP-273），镇痛效力约为吗啡的 1/3。口服 10~30 min 后或皮下注射 10 min 后起效，持续 3~6 h。呼吸抑制和胃肠道作用较轻。临床多用于偏头痛、三叉神经痛、炎症性及外伤性疼痛、关节痛、月经痛及晚期癌症疼痛等。偶有恶心、头晕、困倦等不良反应，停药后症状即消失。有一定的成瘾性。

延胡索乙素及罗通定

延胡索乙素（tetrahydropalmatine）为我国学者从罂粟科植物延胡索的块茎中提取分离得到的生物碱，即消旋四氢巴马丁，有效部分为左旋体，即罗通定（rotundine），现已人工合成，右旋体无效。罗通定口服吸收良好。镇痛作用较哌替啶弱，较解热镇痛药强，对慢性持续性钝痛效果较好。其机制可能与阻断脑内多巴胺受体以及促进脑啡肽和内啡肽释放有关。主要用于胃肠及肝胆系统等内科疾病引起的钝痛以及头痛、月经痛等，也可用于分娩痛，对产程及胎儿无不良影响。罗通定还有安定、镇静和催眠作用，可用于失眠，作用持续 5~6 h。安全性较大，久用不成瘾。偶见眩晕、乏力、恶心和锥体外系症状。大剂量对呼吸中枢有一定抑制作用。

第六节　阿片受体拮抗药

纳洛酮

纳洛酮（naloxone）的化学结构与吗啡相似，对 μ、δ 和 κ 受体有竞争性拮抗作用，作用强度依次为 μ>κ>δ 受体。与阿片受体的亲和力比吗啡强，能阻止吗啡和阿片类物质与阿片受体结合，但其本身无明显药理效应。正常人注射 12 mg 后，不产生任何症状，注射 24 mg 后仅有轻微困倦表现；但吗啡中毒患者仅需注射小剂量（0.4~0.8 mg）即能迅速翻转吗啡的作用，1~2 min 使呼吸抑制现象消失，增加呼吸频率。吗啡依赖者应用纳洛酮后迅速出现戒断症状。纳洛酮口服生物利用度低于 2%，一般注射给药，血浆 $t_{1/2}$ 为 40~55 min；在血清峰浓度水平，纳洛酮的脑/血清药物浓度比是吗啡的 15 倍，其在肝脏与葡萄糖醛酸结合而失活。与巴比妥类药物合用或长期饮酒诱导肝药酶，可缩短其血浆 $t_{1/2}$。临床主要作为阿片类镇痛药中毒的解救药，可迅速缓解呼吸抑制及其他中枢抑制症状，使昏迷患者复苏。

近年来，纳洛酮还适用于乙醇中毒、中重度 CO 中毒、缺血性脑血管疾病、心力衰竭等疾病的治疗，虽然这些疾病的病因各不相同，但在发病过程中都有脑组织或血浆 β-内啡肽释放增加表现。用纳洛酮治疗后，能明显改善脑缺氧，抑制大脑白质脱髓鞘和小脑浦氏细胞变性；改善缺血区的供氧状态，提高脑灌注压，减轻脑水肿，降低迟发性脑病发生率；逆转心力衰竭时 β-内啡肽对心肌收缩力和呼吸的抑制，增加心肌收缩力和肾脏血流量，减轻心脏前、后负荷，调节肾血流量，进一步缓解心力衰竭症状。

纳曲酮

纳曲酮（naltrexone）与纳洛酮相似，但对 κ 受体的拮抗作用强于纳洛酮，具有更高的口服生物利用度（30%）和更长的作用时间。临床应用同纳洛酮。

📎 相关链接

癌症疼痛阶梯疗法

癌症的三阶梯止痛法，是一种根据患者的疼痛程度不同而分别使用不同等级止痛药物的止痛方法。作为一种最常用且极为有效的止痛方法，为世界卫生组织（WHO）大力推荐，已被广泛地应用于治疗各类慢性疼痛。

癌痛三阶梯给药的具体方案是：第一阶梯，轻度疼痛，给予非阿片类（如非甾体抗炎药）加减辅助止痛药。注意：非甾体止痛药存在最大有效剂量（天花板效应）的问题。常用药物包括对乙酰氨基酚、阿司匹林、双氯芬酸、布洛芬、芬必得（布洛芬缓释胶囊）、吲哚美辛等。第二阶梯，中度疼痛，给予弱阿片类加减非甾体抗炎药和辅助止痛药。弱阿片类药物也存在天花板效应。常用药物有可待因、氨酚待因、强痛定、曲马多等。第三阶梯，重度疼痛，给予强阿片类加减非甾体抗炎药和辅助止痛药。强阿片类药物无天花板效应，但可产生耐受，需适当增加剂量以克服耐受现象。以往认为用吗啡止痛会成瘾，所以不愿给患者用吗啡。现在证明，使用吗啡的癌痛患者极少产生成瘾性。此阶梯常用药物有吗啡即释片、吗啡缓释片、芬太尼等。但是，杜冷丁这一以往常用的止痛药，其因代谢产物毒性大等未被推荐用于控制慢性疼痛。

另外，一些辅助药物的使用增加了止痛的疗效，减少了止痛药的剂量，起到了良好的止痛效果。这些药物包括类固醇皮质激素地塞米松和强的松，可以减轻周围神经性水肿和压迫引起的疼痛；抗抑郁药阿米替林、多虑平、曲唑酮、氟西汀，用于镇痛、镇静、改善心情；抗惊厥药卡马西平、苯妥英钠，可治疗撕裂性及烧灼样痛和放化疗后疼痛；羟嗪类抗组胺药，用于镇痛、镇静、镇吐。此外，还要注意药物之间的相互作用以及药物止痛与其他方法相结合的综合治疗等问题。

🧰 制剂及用法

盐酸吗啡（morphine hydrochloride） 口服，5~10 mg/次；皮下注射，10 mg/次。极量：口服，30 mg/次，100 mg/d；皮下注射，20 mg/次，60 mg/d。

磷酸可待因（codeine phosphate） 口服，15~30 mg/次，3 次/日。极量：口服，100 mg/次，250 mg/d。

阿片酊（tincture opium） 含吗啡约1%、乙醇3%。口服，0.3~1 mL/次，3 次/日。极量：口服，2 mL/次，6 mL/d。

复方樟脑酊（compound camphor tincture） 每100 mL 含阿片酊5 mL。常用量：2~5 mL/次（相当于吗啡1~2.5 mg），3 次/日，口服。用于治疗腹泻、腹痛及镇咳。

盐酸哌替啶（pethidine hydrochloride） 50~100 mg/次，肌内注射。极量：肌注，150 mg/次，600 mg/d。

盐酸美沙酮（methadone hydrochloride） 口服，5~10 mg/次，2~3 次/日。肌内注射，5~10 mg/次。

枸橼酸芬太尼（fentanyl citrate） 0.05~0.1 mg/次，皮下或肌内注射。

盐酸喷他佐辛（pentazocine hydrochloride） 50 mg/次，口服。

笔记

乳酸喷他佐辛（pentazocine lactate）　30 mg/次，皮下注射或肌内注射。

盐酸丁丙诺啡（buprenorphine hydrochloride）　0.4~0.8 mg/次，舌下含服，每隔6~8 h一次。0.15~0.4 mg/次，肌内注射或缓慢静脉注射。

盐酸纳布啡（nalbuphine hydrochloride）　10 mg/次，肌内注射或静脉注射，3~6 h后可重复用药。极量：20 mg/次，160 mg/d。

盐酸曲马多（tramadol hydrochloride）　口服，50 mg/次，3 次/日。缓慢静滴，50~200 mg/d。

布桂嗪（强痛定，fortanodyn）　口服，60 mg/次，3~4 次/日。皮下注射，50 mg/次。

盐酸罗通定（rotundine hydrochloride）　口服，60~100 mg/次，3 次/日。

硫酸罗通定（rotundine sulfate）　肌内注射，60 mg/次。

纳洛酮（naloxone）　肌内注射或静脉注射，0.4~0.8 mg/次。

📖 复习思考题

1. 吗啡镇痛作用的特点是什么？试述其机理。
2. 吗啡能否用于分娩镇痛？
3. 吗啡急性中毒症状有哪些表现？如何抢救？
4. 哌替啶（杜冷丁）的作用和应用有哪些特点？

（江苏大学医学院　张　芸）

笔记

第十九章

解热镇痛抗炎药

学习目标

1. 掌握：解热镇痛抗炎药的共同作用机制和常见不良反应；阿司匹林的药理作用、临床应用及不良反应。

2. 熟悉：对乙酰氨基酚、吲哚美辛、双氯芬酸、布洛芬、美洛昔康的临床应用和不良反应；塞来昔布、尼美舒利的作用机制、临床应用及不良反应。

3. 了解：其他类别解热镇痛抗炎药的作用特点、临床应用及不良反应；抗痛风药的药理作用与应用。

第一节 概 述

解热镇痛抗炎药（antipyretic-analgesic and anti-inflammatory drugs）是一类具有解热、镇痛，多数还有抗炎、抗风湿作用的药物。由于其化学结构与糖皮质激素的甾体结构不同，抗炎作用特点也不同，故称为非甾体抗炎药（non-steroidal anti-inflammatory drugs，NSAIDs）。常用的解热镇痛抗炎药按化学结构可分为水杨酸类、苯胺类、吲哚类、芳基乙酸类、芳基丙酸类、烯醇酸类、吡唑酮类、烷酮类、异丁芬酸类等。按对环氧合酶的选择性，可分为非选择性环氧合酶抑制药和选择性环氧合酶-2抑制药。尽管本类药物种类多，但都具有解热镇痛抗炎和抗风湿等共同的药理作用，仅作用强度各异，作用机制都与抑制体内环氧合酶（cyclooxy-genase，COX）活性，从而减少局部组织前列腺素（prostaglandin，PG）的生物合成有关。

一、药理作用及作用机制

PG是一族含有一个五碳环和两条侧链的二十碳不饱和脂肪酸，广泛存在于人和哺乳动物的各种重要组织和体液中，多种细胞都可合成PG。细胞膜的磷脂中以脂化方式结合有花生四烯酸（arachidonic acid，AA），在磷脂酶 A_2 的作用下，AA可从磷脂中释放出来。游离的AA转化途径有两条：一是经细胞微粒体内PG合成酶（环氧合酶，COX）的催化生成各种PG，如 PGE_2、$PGF_{2\alpha}$、PGI_2 及血栓素 A_2（TXA_2）等。它们参与多种生理和病理过程的调节，如炎症、发热、疼痛、凝血、胃酸分泌，以及血管、支气管和子宫平滑肌的舒缩；二是经细胞质中的脂氧合酶（lipoxygenase，LOX）的催化生成白三烯类（leukotrienes，LTs），参与过敏反应、诱发炎症、增强白细胞和巨噬细胞的趋化以及支气管、胃肠平滑肌收缩等活动。AA这两条代谢途径的产物有相互调节和制约作用（图19-1）。

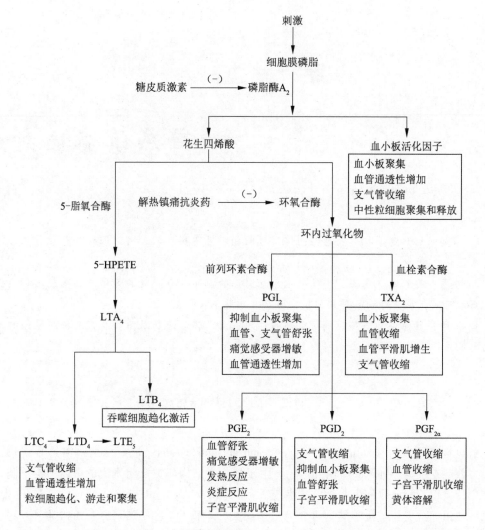

5-HPETE—5-氢过氧化二十碳四烯酸；PGI$_2$—前列环素；PG—前列腺素；TXA$_2$—血栓素 A$_2$；LT—白三烯。

图 19-1　花生四烯酸的代谢途径及其主要代谢物的活性

NSAIDs 共同的药理作用：

1）解热作用　正常体温的恒定有赖于下丘脑体温调节中枢使产热和散热两个过程保持动态平衡。病理条件下，病原微生物、非微生物抗原、炎症灶渗出物、致热性类固醇等，刺激血液单核细胞和组织巨噬细胞，产生与释放内热原（可能为白介素-1β、白介素-6、干扰素、肿瘤坏死因子等），但内热原并非直接作用于体温调节中枢，而是促使下丘脑视前区附近合成 PGE$_2$，通过 cAMP 触发下丘脑的体温调节中枢，导致体温调定点上移，增加产热，使体温升高。NSAIDs 仅对内热原引起的发热有解热作用，而对脑室内直接注射微量 PG 引起的发热无效，说明其解热作用机制是抑制下丘脑 COX，阻断 PGE$_2$ 合成，使体温调节中枢的体温调定点恢复正常而发挥解热作用。因此，NSAIDs 只能降低发热者的体温，对正常体温无影响。研究显示，PG 并非唯一的发热介质，NSAIDs 可能存在其他未被发现的解热降温作用机制。

发热是某些疾病的一个共同病理现象，是机体的一种防御反应。而且热型也是医师诊断疾病的重要依据，所以对一般的发热无须急于用药。但体温过高且持久发热，可消耗体力和精力，引起头痛、全身不适、失眠，甚至谵妄、昏迷，小儿高热易致惊厥，严重者可危及生命，因此应及时应用解热药，但必须同时对因治疗。

2）镇痛作用　NSAIDs 仅有中等程度镇痛作用，只适用于轻、中度的慢性钝痛，如头痛、

笔记

牙痛、神经痛、肌肉痛、关节痛和痛经等。但对严重创伤性剧痛及内脏平滑肌绞痛无效。一般不产生欣快感和依赖性，亦不抑制呼吸，故临床应用广泛。

组织炎症或损伤时，局部可产生和释放某些致痛物质，如缓激肽、PG、5-羟色胺和组胺等。缓激肽作用于痛觉感受器引起疼痛，PG 除其本身有致痛作用外，还能提高痛觉感受器对缓激肽等致痛物质的敏感性。因此，在炎症过程中，PG 的释放对炎性疼痛起到了放大作用。本类药物镇痛作用部位主要在外周，通过抑制外周病变部位的 COX，使 PG 合成减少而减轻疼痛。部分 NSAIDs 能通过中枢神经系统而发挥镇痛作用，主要作用于脊髓，可能与其阻碍中枢神经系统 PG 的合成或干扰伤害感受系统的介质和调质的产生与释放有关。由于解热镇痛抗炎药只能抑制 PG 的合成，因此只能缓解致痛物质引起的持续性钝痛（多为炎性疼痛），对直接刺激感觉神经末梢引起的锐痛无效。

3）抗炎作用　除苯胺类外，大多数 NSAIDs 都有抗炎作用，对控制风湿性及类风湿性关节炎的症状有肯定的疗效，但只是对症治疗，不能根治，也不能防止疾病的发展及并发症的发生。PG 和缓激肽不仅是致痛物质，也是很强的致炎物质。极微量 PGE_2 皮内注射或静脉注射，均能引起炎症反应。炎症组织中也含有大量的 PG，而且 PG 与缓激肽等物质还有协同作用。NSAIDs 的抗炎作用主要与其抑制炎症部位 COX 的活性、抑制 PG 的生成有关。此外，尚有其他作用机制参与，如研究发现，NSAIDs 可通过抑制转录因子 NF-κB 及 AP-1 产生抗炎作用。中性粒细胞和巨噬细胞生成的氧自由基可引起组织损伤，NSAIDs 不仅可以抑制 COX 的活性，还可清除过量的氧自由基而抑制组织损伤。

综上所述，NSAIDs 解热、镇痛和抗炎的作用机制在于抑制合成前列腺素所必需的环氧合酶（COX），减少 PG 合成。COX 至少有两种同工酶：COX-1 和 COX-2。近来在人大脑皮质和心脏组织中发现一种新的同工酶 COX-3。COX-1 为结构型，主要存在于血管、胃、肾等组织中，具有多种生理功能，如参与胃黏膜血流、胃黏液分泌的调节，保护胃肠功能；参与血管舒缩、血小板聚集及肾功能等的调节。COX-2 为诱导型，由各种损伤性化学、物理和生物因子诱导产生，进而增加 PG 合成。当下丘脑 PGE_2 增加时，体温调定点升高，产热增加、散热减少，使体温上升。PGE_1、PGE_2 和 $PGF_{2\alpha}$ 有轻度而持久的致痛作用，也使痛觉感受器增敏。传统的 NSAIDs 既抑制 COX-1，也抑制 COX-2。对 COX-2 的抑制为其治疗作用的基础，而对 COX-1 的抑制成为其多数不良反应的基础。因此，近年合成的选择性 COX-2 抑制药已用于临床，但其临床疗效及不良反应还有待进一步观察。国外临床试验表明，长期使用选择性 COX-2 抑制药有可能增加心血管疾病的发生率。近年研究发现，COX-2 在正常的肾脏和脑组织中也有表达，COX-2 在分娩、骨骼肌细胞的生长等生理过程中发挥重要作用，对维持胃、肾脏的生理功能也具有一定的作用。此外，COX-1 在炎症反应中的作用也尚未完全排除。因此，最新观点认为，COX-1 与 COX-2 在功能上有重叠和互补性，共同发挥对机体的保护作用，难以对二者从生理和病理角度进行简单的划分。选择性 COX-2 抑制药是否较非选择性抑制药具有更优越的疗效与安全性还有待进一步观察。

二、常见不良反应

NSAIDs 抑制 COX 可产生抗炎镇痛作用，但不能消除炎症产生的根本原因。同时由于前列腺素具有抑制胃酸分泌、保护胃黏膜、调节肾血流量、增加肾小球滤过率、抑制血小板聚集及促进钠排泄、降低血压等作用，因此使用 NSAIDs 会产生胃肠道不良反应（胃肠黏膜糜烂、溃疡、出血、穿孔或胃肠道梗阻），引起肾脏损害（急性肾功能不全、间质性肾炎及肾坏死等），还可引起血液系统、中枢神经系统、皮肤和肝脏等处的副作用，其中以胃肠道不良反应最为常见。当 NSAIDs 被用于治疗关节炎时，由于往往需要长期大量给药，因此不良反应的发

笔记

生率很高。新型选择性 COX-2 抑制药则有较小的胃肠毒性。

1）胃肠道反应　胃肠功能紊乱是最常见的应用 NSAIDs 的不良反应，其原因主要是 COX-1 被阻断，而经 COX-1 生成的 PG 对于抑制胃酸分泌、保护胃黏膜有重要的作用。胃肠道反应一般包括上腹不适、恶心、呕吐、出血和溃疡等。在非选择性 NSAIDs 的长期服用者中，约 1/5 的患者有胃肠损害，尽管有些患者没有症状，但是仍然有大出血的可能。口服前列腺类似物如米索前列醇可以减轻这类药物对胃肠的损害。

2）皮肤反应　系应用 NSAIDs 的第二大常见不良反应，以舒林酸、萘普生、甲氯芬酸和吡罗昔康为多见。皮肤损害包括皮疹、荨麻疹、瘙痒、剥脱性皮炎、光敏等皮肤反应，有时尚可发生一些非常罕见的、严重甚至致命的不良反应。

3）肾损害　对健康个体使用治疗剂量的 NSAIDs 一般很少引起肾功能损伤，但对一些易感人群会引起急性肾损害，停药可恢复。其原因主要是 NSAIDs 抑制了对维持肾脏血流量方面有重要作用的因子（如 PGE_2 和 PGI_2 等）的生成。长期服用 NSAIDs 可引起"镇痛药性肾病"，导致慢性肾炎和肾乳头坏死。在某些病理情况或合并其他肾脏危险因素时，如充血性心力衰竭、肝硬化、高血压、糖尿病等已有肾功能下降、合用利尿药等情况时，更易发生肾损害。流行病学统计显示，非那西丁可以迅速代谢为对乙酰氨基酚，而长期大剂量服用对乙酰氨基酚可增加肾病的发生概率，而小剂量的日常服用未见肾脏损害。

4）肝损伤　NSAIDs 所致肝功能障碍，轻者为转氨酶升高，重者表现为肝细胞变性坏死。但肝损伤发生率较低，不可逆性肝损伤罕见，老龄、肾功能损害、长期大剂量应用者可增加肝损害发生率。

5）心血管系统不良反应　在比较临床使用选择性 COX-2 抑制药与非选择性 COX 抑制药的不良反应时发现，前者的胃肠道不良反应明显减少，但其对某些患者仍具有潜在的心血管系统改变的危险。NSAIDs 长期大量应用可能引起心血管系统不良反应，包括心律不齐、血压升高、心悸等。由于 NSAIDs 的前列腺素抑制作用以及抗利尿和收缩血管作用，其对血压有很大的影响。NSAIDs 对 β 受体阻断药影响较大，可通过下调基础血浆肾素的活性使 β 受体阻断药不能发挥作用。此外，由于使用 NSAIDs 的人群中老年人居多，这些人大多患有心血管疾病，而这些有病变的心血管脏器对血压调节非常敏感，舒张压升高 5~6 mmHg 则可使心肌梗死和脑血管意外的发生率显著上升，因而可出现严重的心血管事件。鉴于所有的 NSAIDs 均有潜在的心血管风险，FDA 已要求药品生产厂家在其说明书中加黑框警示。

6）血液系统反应　NSAIDs 几乎都可以抑制血小板聚集，延长出血时间，但只有阿司匹林能引起不可逆性反应。再生障碍性贫血、粒细胞缺乏症和其他血液病均有少数报道。吲哚美辛、保泰松、双氯芬酸发生再生障碍性贫血的危险性较大。NSAIDs 致血液系统不良反应的机制尚未阐明，可能由变态反应所致。

7）其他不良反应　所有 NSAIDs 都有中枢神经系统不良反应，如头晕、头痛、嗜睡、精神错乱等。其他不良反应有耳鸣、耳聋、视物模糊、味觉异常、心动过速和高血压等，长期服用 NSAIDs 可发生角膜沉积和视网膜病变。表 19-1 列举了临床常用的 NSAIDs 的特点。

为了降低 NSAIDs 不良反应的发生率，临床采取多种措施，众多剂型相继出现，寻找安全而有效的 NSAIDs 引起人们的广泛关注。NO 作为一种信使物质，发挥着与 PG 相似的调节黏膜完整性和黏膜血流量的作用。由阿司匹林衍生得到的 NO-Aspirin 具有良好的抗炎和抗血栓作用，且对胃肠道的损害较原药明显减小，因此 NO-NSAIDs 将可能成为治疗风湿性、类风湿性关节炎等疾病的理想药物。除此之外，选择性 COX-2 抑制药、COX/5-LOX 双重抑制剂、特异性 5-LOX 抑制剂也将是未来抗炎药物研发的重点方向。

表 19-1　临床常用的 NSAIDs 比较

分类		主要特点
非选择性 COX 抑制药		
水杨酸类	阿司匹林	解热、镇痛、抗炎等；有胃肠道反应及出血倾向
苯胺类	对乙酰氨基酚	解热、镇痛，但不抗炎；过量有肝毒性，NAC 为解毒剂
吲哚类	吲哚美辛	强效抗炎镇痛，不良反应发生率高
芳基乙酸类	双氯芬酸	强效抗炎镇痛，转氨酶升高的概率大于其他 NSAIDs
芳基丙酸类	布洛芬	一线药，不良反应发生率低
烯醇酸类	吡罗昔康	胃肠系统不良反应发生率约为 20%，耳鸣、皮疹等
	美洛昔康	与其他非选择性 COX 抑制药比较，胃肠系统反应轻
烷酮类	萘丁美酮	前体药，经肝脏激活，不良反应相对较少
异丁芬酸类	舒林酸	前体药，体内转化为磺基代谢物，不良反应呈中等程度
选择性 COX-2 抑制药		
二芳基吡唑类	塞来昔布	胃肠系统毒性显著降低，长期应用注意心血管系统不良反应
磺酰苯胺类	尼美舒利	胃肠系统毒性低，但可致急性肝炎、重症肝炎

第二节　非选择性环氧合酶抑制药

传统的 NSAIDs 均是非选择性环氧合酶抑制药，主要有阿司匹林、对乙酰氨基酚、吲哚美辛、双氯芬酸、布洛芬、吡罗昔康、美洛昔康、萘丁美酮及舒林酸等。

一、水杨酸类

水杨酸类（salicylates）是最早应用的 NSAIDs，包括阿司匹林、水杨酸钠（sodium salicylate）、水杨酸镁（magnesium salicylate）、双水杨酯（salsalate）、二氟尼柳（diflunisal）等，其中阿司匹林最为常用。水杨酸类药物的主要活性取决于其水杨酸基团，羟基与羧基的邻位结构对其活性非常关键，改变水杨酸分子的羟基与羧基可改变其作用强度和毒性。

阿司匹林

阿司匹林（aspirin）又称乙酰水杨酸（acetylsalicylic acid），是水杨酸酚羟基乙酰化的产物。阿司匹林的不良反应明显小于水杨酸，在临床广泛应用于解热、镇痛和风湿性关节炎等的治疗，已有 120 多年的历史。自 1975 年又发现其有抗血栓作用以来，仍不断发现其新的药理作用和临床用途。

【体内过程】　阿司匹林口服后，小部分在胃吸收，大部分在小肠吸收，在吸收过程中和吸收后，可被胃黏膜、血浆、红细胞及肝中的酯酶迅速水解成水杨酸。因此血浆中阿司匹林的浓度低，$t_{1/2}$ 短（约 15 min）。主要以水杨酸盐的形式迅速分布到全身组织，包括关节腔及脑脊液，并可通过胎盘。水杨酸盐与血浆蛋白结合率高达 80%~90%，白蛋白与阿司匹林的结合点基本处于饱和状态，增加剂量易迅速增加游离药物浓度，并与其他药物竞争蛋白结合位点，发生药物相互作用。

大部分水杨酸在肝内氧化代谢，其代谢产物与甘氨酸或葡萄糖醛酸结合后随尿排出。尿

笔记

液 pH 的变化对水杨酸盐的排泄量影响很大,碱性尿可排出 85%,而酸性尿仅为 5%。口服小剂量阿司匹林(1 g 以下)时,水解产生的水杨酸量较少,按一级动力学消除,水杨酸血浆 $t_{1/2}$ 为 2~3 h,但当阿司匹林剂量达 1 g 以上时,水杨酸生成量增多,其代谢从一级动力学消除转变为零级动力学消除,水杨酸血浆 $t_{1/2}$ 延长为 15~30 h,如剂量再增大,血中游离水杨酸浓度将急剧上升,可出现中毒症状。

【药理作用及临床应用】　阿司匹林及其代谢物水杨酸对 COX-1 和 COX-2 的抑制作用基本相当,具有相似的解热、镇痛、抗炎作用。

1)解热镇痛　具有较强的解热镇痛作用,适用于感冒发热、头痛、牙痛、肌肉痛、关节痛、痛经、神经痛和癌症患者的轻、中度疼痛等。本品仅能缓解症状,不能消除引起发热和疼痛的病因,故需要同时针对病因进行治疗。

2)抗炎抗风湿　抗炎抗风湿作用也较强。适用于风湿热、急性风湿性关节炎及类风湿性关节炎等,可使急性风湿热患者于 24~48 h 内退热,关节红肿、疼痛缓解,血沉减慢,全身症状改善。由于控制急性风湿热的疗效迅速而确定,故也可用于鉴别诊断。但阿司匹林用于抗风湿痛时的剂量较大,需用至最大耐受剂量(成人一般为每日 3~5 g,分 4 次于饭后服用)。

3)影响血小板的功能　低浓度阿司匹林能使 PG 合成酶(COX)活性中心的丝氨酸乙酰化失活,不可逆地抑制血小板环氧合酶,减少血小板中血栓素 A_2(TXA_2)的生成,进而影响血小板的聚集及抗血栓形成,达到抗凝作用。高浓度阿司匹林能直接抑制血管壁中 PG 合成酶,减少了前列环素(prostacyclin,PGI_2)合成。PGI_2 是 TXA_2 的生理对抗剂,它的合成减少可能促进血栓形成。血小板中 PG 合成酶对阿司匹林的敏感性远较血管中的 PG 合成酶为高,因此,临床上采用小剂量(50~100 mg)阿司匹林治疗缺血性心脏病、脑缺血疾病、房颤、人工心脏瓣膜修复、动静脉瘘或其他手术后形成的血栓。

4)其他　儿科用于皮肤黏膜淋巴结综合征(川崎病)的治疗。近年来发现,长期并规律性服用小剂量阿司匹林可降低结肠癌发病风险,阿司匹林可预防阿尔茨海默病的发生并与用药量有关。此外,还可用于驱除胆道蛔虫。

【不良反应】　小剂量或短期应用不良反应较少,长期大量应用治疗风湿病则不良反应发生率较高。

1)消化道反应　最为常见。口服可直接刺激胃黏膜,引起上腹不适、恶心、呕吐。

血药浓度高则刺激延髓催吐化学感受区(CTZ),也可致恶心及呕吐。较大剂量口服(抗风湿治疗)可引起胃溃疡及无痛性胃出血,原有溃疡病者症状加重。餐后服药或同服止酸药可减轻胃肠道反应。阿司匹林引起的胃肠道反应与直接刺激局部胃黏膜细胞和抑制胃壁组织 COX-1 生成前列腺素如 PGE_2 有关,胃壁前列腺素对胃黏膜细胞有保护作用。合用 PGE_1 衍生物米索前列醇(misoprostol)可降低溃疡的发生率。

2)凝血障碍　阿司匹林能不可逆地抑制环氧合酶,对血小板合成血栓素 A_2(TXA_2)有强大而持久的抑制作用,合成 TXA_2 能力恢复则需等到新生血小板补充,需 7~8 天。但血管内皮有合成环氧合酶的能力,对前列环素的合成抑制作用弱而短暂,结果血液中 TXA_2/PGI_2 比值下降,血小板凝集受到抑制,使血液不易凝固,出血时间延长。大剂量阿司匹林可抑制凝血酶原的形成,引起凝血障碍,加重出血倾向,使用维生素 K 可以预防。严重肝病、有出血倾向的疾病如血友病患者、产妇和孕妇禁用。长期应用本品者手术前 1 周应停用。

3)变态反应　少数患者可出现荨麻疹、血管神经性水肿甚至过敏性休克。某些哮喘患者服用阿司匹林或其他 NSAIDs 后可诱发哮喘,称为"阿司匹林哮喘",它不是以抗原-抗体反应为基础的变态反应,而是由于药物抑制了 COX,PG 合成受阻,导致 AA 通过 LOX 途径生成的白三烯增多,引起支气管痉挛,诱发哮喘。肾上腺素对"阿司匹林哮喘"无明显疗效,可用抗组胺药和糖皮质激素治疗。哮喘、鼻息肉及慢性荨麻疹患者禁用阿司匹林。

4）水杨酸反应　阿司匹林剂量过大（5 g/d）或敏感者可引起头痛、眩晕、恶心、呕吐、耳鸣、视力及听力减退等中毒症状，称为水杨酸反应，是水杨酸类中毒的表现。严重者可出现谵妄、高热、大量出汗、脱水、过度呼吸、酸碱平衡失调，甚至精神错乱。应立即停药，静脉滴入碳酸氢钠溶液以碱化尿液，加速水杨酸盐随尿液排出。

5）瑞氏综合征（Reye syndrome）　病毒感染伴发热的儿童或青少年服用阿司匹林后偶致急性肝脂肪变性-脑病综合征（瑞氏综合征），以肝衰竭合并脑病为突出表现，虽少见，但预后恶劣。病毒感染（如流感、水痘、麻疹、流行性腮腺炎等）患儿不宜用阿司匹林，可用对乙酰氨基酚代替。

6）对肾脏的影响　阿司匹林对正常肾功能并无明显影响。但在少数人，特别是老年人及伴有心、肝、肾功能损害的患者，即便用药前肾功能正常，也可引起水肿、多尿等肾小管功能受损的症状。其发病原因可能是存在隐性肾损害或肾小球灌注不足，阿司匹林抑制 PG，取消了前列腺素的代偿机制而出现水肿等症状。偶见间质性肾炎、肾病综合征，甚至肾衰竭，其机制未明。

【药物相互作用】

阿司匹林可通过竞争性地与白蛋白结合，提高游离血药浓度而引起药物相互作用。当与口服抗凝血药双香豆素合用时易引起出血；与肾上腺皮质激素合用时，不但能竞争性地与白蛋白结合，又有药效学协同作用，更易诱发溃疡及出血；与磺酰脲类口服降血糖药合用可引起低血糖反应；当与丙戊酸、呋塞米、青霉素、甲氨蝶呤等药物合用时，由于竞争肾小管主动分泌的载体而增加各自的游离血药浓度。

双水杨酯

本品属非乙酰化水杨酸。口服后不溶于胃酸，但溶于小肠液中，并在肠道中分解出 2 分子水杨酸而起治疗作用。本品抗炎镇痛作用类似阿司匹林，但不具有抑制血小板聚集的作用。可用于缓解各类疼痛，包括头痛、牙痛及神经痛等中等程度的疼痛，对各类急、慢性关节炎和软组织风湿具有一定的疗效。对胃肠道刺激较阿司匹林小，与其他非甾体抗炎药发生交叉过敏反应较阿司匹林轻。

二、苯胺类

对乙酰氨基酚

【体内过程】　对乙酰氨基酚（acetaminophen），又名扑热息痛（paracetamol），是非那西丁（phenacetin）的体内代谢产物。化学结构为苯胺类。

【体内过程】　口服易吸收，血浆药物浓度达峰时间为 0.5~1 h，可分布到全身组织。在常用临床剂量下，绝大部分药物在肝脏与葡萄糖醛酸或硫酸结合为无活性代谢物，随尿排出，$t_{1/2}$ 为 2~4 h。较高剂量下，上述催化结合反应的代谢酶饱和后，药物经肝微粒体混合功能氧化酶代谢为对乙酰苯醌亚胺（N-acetyl-p-benzoquinoneimine）。对乙酰苯醌亚胺是有毒的代谢中间体，可与谷胱甘肽结合而解毒。但长期或大剂量服用后，体内谷胱甘肽被耗竭，此毒性中间体可以共价键形式与肝、肾中重要的酶和蛋白分子不可逆结合，引起肝细胞、肾小管细胞坏死。

【药理作用及临床应用】　对乙酰氨基酚的解热镇痛作用与阿司匹林相似，几乎不具有抗炎、抗风湿作用。通常认为在中枢神经系统，对乙酰氨基酚抑制前列腺素合成，产生解热镇痛作用，在外周组织对环氧合酶没有明显的作用，因而其无明显抗炎作用。对血小板及凝血时间无明显影响。临床用于感冒发热、关节痛、头痛、神经痛和肌肉痛等。因无明显胃肠刺

笔记

激，适用于阿司匹林过敏、消化性溃疡、阿司匹林诱发哮喘等不宜使用阿司匹林的头痛发热患者。由于不良反应相对较少，不诱发溃疡和瑞氏综合征，儿童因发热、头痛需使用 NSAIDs 时，应首选对乙酰氨基酚，成人也普遍应用。本药不能单独用于抗炎或抗风湿治疗。

【不良反应】　治疗量且疗程较短时，不良反应较少，可引起恶心、呕吐。偶见皮肤黏膜变态反应。过量（成人 10~15 g）可致急性中毒性肝坏死。严重者可致昏迷甚至死亡。极少数患者长期使用可致肾毒性，如肾乳头坏死和慢性间质性肾炎等。长期反复应用可致药物依赖性产生。3 岁以下儿童及新生儿肝肾功能发育不全者应慎用。

三、吲哚类

吲哚美辛

吲哚美辛（indomethacin，消炎痛），为人工合成的吲哚衍生物。

【体内过程】　口服吸收迅速而完全，3 h 血药浓度达峰值，血浆蛋白结合率高达 90% 左右。主要经肝脏代谢，代谢物随尿、胆汁和粪便排泄，10%~20% 以原形随尿排出。血浆 $t_{1/2}$ 通常为 2~3 h。

【药理作用及临床应用】　吲哚美辛是最强的 PG 合成酶抑制药之一，对 COX-1、COX-2 均有强大的抑制作用，也能抑制磷脂酶 A_2 和磷脂酶 C，减少粒细胞游走和淋巴细胞增殖，因此有强大的抗炎、镇痛和解热作用，其抗炎作用比阿司匹林强 10~40 倍。临床用于治疗急、慢性风湿性关节炎，类风湿性关节炎，痛风性关节炎及强直性脊柱炎等疾病；也可用于治疗癌症引起的发热或其他难以控制的发热。本品因不良反应较多、较严重，故仅用于其他 NSAIDs 不能耐受或疗效不显著的患者。

【不良反应】　治疗量时不良反应发生率达 30%~50%，约 20% 患者不能耐受，必须停药。常见的有恶心、呕吐、腹痛、腹泻、加重或诱发溃疡甚至出血。宜饭后服用。前额痛、眩晕等中枢神经系统不良反应发生率高（25%~50%），如持续头痛应停药。偶见粒细胞减少、再生障碍性贫血、黄疸、转氨酶升高等。少数患者可有皮疹、哮喘。与阿司匹林有交叉过敏性。溃疡病、震颤麻痹、精神病、癫痫、支气管哮喘、肾功能不良者及孕妇禁用。儿童慎用。

四、芳基乙酸类

双氯芬酸

双氯芬酸（diclofenac）为邻氨基苯甲酸（灭酸）类衍生物，是环氧合酶抑制药。

双氯芬酸为强效解热镇痛抗炎药，解热、镇痛、抗炎效应强于阿司匹林、吲哚美辛、萘普生等。此外，其可以通过改变脂肪酸的释放或摄取，降低白细胞间游离花生四烯酸的浓度。口服吸收迅速，有首过效应，口服生物利用度约为 50%，血浆蛋白结合率为 99%，口服 1~2 h 血药浓度达峰值。本品可在关节滑液中聚集，经肝代谢后与葡萄糖醛酸或硫酸结合而迅速排出体外，$t_{1/2}$ 为 1.1~1.8 h，长期应用无蓄积作用。临床用于缓解类风湿性关节炎、粘连性脊椎炎、椎关节炎等引起的疼痛，各种神经痛，手术及创伤后疼痛等中等程度的疼痛。不良反应发生率为 20%，主要为肝损伤，其中 2% 的患者需停药。用药的前 8 周须密切观察肝功能变化，转氨酶升高的概率大于其他 NSAIDs。与米索前列醇联合应用可降低药物的胃肠道不良反应发生率。

笔记

五、芳基丙酸类

布洛芬

布洛芬（ibuprofen，异丁苯丙酸）是第一个应用到临床的丙酸类 NSAIDs。以后又相继出现了萘普生（naproxen）、非诺洛芬（fenoprofen）、酮洛芬（ketoprofen）、氟比洛芬（flurbiprofen）和奥沙普秦（oxaprozin，噁丙嗪）。

口服吸收迅速且完全，吸收量较少受食物和药物影响。$1\sim2$ h 达血药浓度峰值，99% 与血浆蛋白结合，可缓慢进入滑膜腔，主要经肝脏代谢，90% 代谢物随尿液排出，$t_{1/2}$ 为 2 h。本品解热、镇痛和抗炎作用强，2.4 g 布洛芬的抗炎效果与 4 g 阿司匹林相同。主要用于风湿及类风湿性关节炎，也可用于一般解热镇痛。不良反应有轻度消化不良和皮疹，胃肠道出血和视力模糊少见，一旦出现视力障碍应立即停药。

萘普生

萘普生（naproxen）口服吸收迅速而完全。约 99% 以上与血浆蛋白结合，$t_{1/2}$ 为 $13\sim14$ h。约 95% 随尿液以原形及代谢物排出。具有抗炎、解热和镇痛作用。另外，还有抑制血小板聚集的功能。主要用于风湿和类风湿性关节炎、骨关节炎、强直性脊椎炎和各种类型的风湿性肌腱炎。另外，对各种疾病引起的疼痛和发热也有良好的缓解作用。本品毒性较低，不良反应少而轻，耐受性良好。

酮洛芬

酮洛芬（ketoprofen）为芳基烷酸类化合物，具有镇痛、抗炎及解热作用。抗炎作用较布洛芬强，副作用小，毒性低。口服易自胃肠道吸收。1 次给药后 $0.5\sim2$ h 可达血浆峰浓度。$t_{1/2}$ 为 $1.6\sim1.9$ h。在血中与血浆蛋白结合力极强。24 h 内随尿液的排出率为 $30\%\sim90\%$，主要以葡萄糖醛酸结合物的形式排出。用于类风湿性关节炎、风湿性关节炎、骨关节炎、强直性脊柱炎及痛风等。本品耐受性良好、副作用少，一般为胃肠部不适或皮疹、头痛、耳鸣。

六、烯醇酸类

吡罗昔康

吡罗昔康（piroxicam）为烯醇酸类衍生物。

吡罗昔康为强效、长效抗炎镇痛药。口服吸收完全，$2\sim4$ h 血浆浓度达峰值。对风湿性关节炎及类风湿性关节炎的疗效与吲哚美辛、阿司匹林和萘普生相似。但不良反应较少，其优点是长效（$t_{1/2}$ 长达 $36\sim45$ h），用药量少，每日服一次（20 mg）即有效。本品可通过抑制环氧合酶使组织局部前列腺素的合成减少并抑制白细胞趋化和溶酶体的释放，发挥较强的镇痛抗炎作用。同时本品还可抑制软骨中的黏多糖酶和胶原酶活性，减少软骨的破坏，减轻炎症反应。不良反应主要为消化道反应，剂量过大或长期应用可致溃疡、消化道出血等，故不宜长期服用。偶见头晕、浮肿、粒细胞减少、再生障碍性贫血等，停药后一般可自行消失。

美洛昔康

美洛昔康（meloxicam）是一种长效的选择性 COX-2 抑制药，对各靶组织和器官的 COX-2 抑制作用比 COX-1 强 10 倍以上。因此，在产生抗炎作用的同时，对胃肠道和肾脏的不良反应较少。

口服吸收较慢，血浆蛋白结合率为 99%，$t_{1/2}$ 约为 20 h，每日给药 1 次。其适应证与吡罗

笔记

昔康相同。在较低治疗量时胃肠道不良反应少，剂量过大或长期服用可致消化道出血、溃疡，应予以注意。虽然该药抑制 TXA_2 合成，然而即使患者的用药剂量超过常用量也不抑制体内血小板的功能，机制不详。其他不良反应与一般 NSAIDs 相似。

氯诺昔康

氯诺昔康（lornoxicam）的作用与美洛昔康相似，对 COX-2 具有高度选择性抑制作用和很强的镇痛抗炎作用，但解热作用弱。口服 4 mg，血浆峰浓度可达 270 μg/L，食物能明显延缓和减少吸收。与其他昔康类不同，本品 $t_{1/2}$ 仅为 3~5 h，且个体差异较大。

该药镇痛作用强大，可用于缓解术后疼痛、剧烈坐骨神经痛及强直性脊柱炎的慢性疼痛，其疗效与吗啡、曲马多相当，本品可激活中枢性镇痛系统，诱导体内强啡肽和 β-内啡肽的释放而产生强大的镇痛效应，可替代或辅助阿片类药物用于中度至剧烈疼痛时的镇痛，且不产生镇静、呼吸抑制和依赖性等阿片类药物常见的不良反应。也可替代其他非甾体抗炎药用于关节炎的治疗，氯诺昔康 8 mg/d 相当于双氯芬酸 150 mg/d 的疗效。

七、吡唑酮类

保泰松

保泰松（phenylbutazone）及其代谢产物羟基保泰松为吡唑酮类衍生物。抗炎抗风湿作用强而解热镇痛作用较弱。临床主要用于风湿性及类风湿性关节炎、强直性脊柱炎。本品口服吸收迅速完全，2 h 达血药浓度峰值，吸收后 98% 与血浆蛋白结合，再缓慢释出，故作用持久，血浆 $t_{1/2}$ 为 50~65 h。保泰松可穿透滑液膜，在滑液膜间隙内的浓度可达血药浓度的 50%，停药后，关节组织中保持较高浓度可达 3 周之久。主要经肝脏代谢、肾脏排泄，其活性代谢产物羟基保泰松的血浆蛋白结合率也很高，血浆 $t_{1/2}$ 长达几天，长期服用保泰松时，羟基保泰松可在体内蓄积，有毒性。保泰松可诱导肝药酶，加速自身代谢。保泰松不良反应较多，已少用。

八、烷酮类

萘丁美酮

萘丁美酮（nabumetone）是一个非酸性的 2,6 位双取代萘基链烷的可溶性酯质酮，是一种前体药物。在肝脏内被迅速代谢成主要活性物质 6-甲氧基-2-萘基乙酸（6-methoxy-2-naph-thylacetic acid，6-MNA）而起解热、镇痛、抗炎作用。6-MNA 为强效的环氧合酶抑制药，6-MNA 的血浆蛋白结合率大于 99%，在肝脏代谢，经肾脏排泄。6-MNA 的 $t_{1/2}$ 为 24 h。临床用于治疗类风湿性关节炎取得较好的疗效。萘丁美酮在吸收过程中对胃黏膜无明显的局部直接影响；同时萘丁美酮对胃黏膜生理性环氧合酶的抑制作用较弱，因此胃肠黏膜糜烂和出血的发生率较低。对凝血系统无影响，不良反应较轻。

九、异丁芬酸类

舒林酸

舒林酸（sulindac，苏林大）是吲哚乙酸类衍生物，在体内转化为磺基代谢物才有解热、镇痛、抗炎活性，效应强度不及吲哚美辛，但强于阿司匹林。活性代谢产物 $t_{1/2}$ 为 18 h。适应证与吲哚美辛相似。因舒林酸在吸收入血前较少被胃肠黏膜转化成活性代谢产物，故胃肠反

笔记

应发生率较低，肾毒性和中枢神经系统不良反应发生率也低于吲哚美辛。

第三节　选择性环氧合酶-2 抑制药

塞来昔布

塞来昔布（celecoxib）是选择性 COX-2 抑制药。

【体内过程】　口服吸收较好，2~4 h 血药浓度达峰值。血浆蛋白结合率高，分布广泛，$t_{1/2}$ 为 11 h。在肝脏通过 CYP2C9 代谢，代谢产物与葡萄糖醛酸结合成葡萄糖醛酸苷随粪便排出，少量（7%~10%）随尿排出。肝功能不良者的时量曲线下面积增加 40%~180%。多剂量给药无蓄积作用。与食物同服可延缓其吸收，抗酸剂氢氧化镁可使其吸收减少约 10%。

【药理作用及临床应用】　塞来昔布对 COX-2 的选择性高于 COX-1 约 375 倍，治疗剂量下对 COX-1 无明显影响。通过抑制 COX-2 阻断花生四烯酸合成前列腺素而发挥抗炎镇痛作用。也不影响 TXA_2 的合成，但可抑制 PGI_2 合成。用于风湿、类风湿性关节炎和骨关节炎的治疗，也可用于缓解手术后疼痛、牙痛、痛经，同时还可以用于治疗家族性腺瘤性息肉病。

【不良反应】　胃肠道不良反应、出血和溃疡发生率均较其他非甾体抗炎药低。但其他非甾体抗炎药会引起的水肿、多尿和肾损害也有可能发生；心血管系统不良反应较为严重，长期使用塞来昔布可能增加严重心血管血栓性不良事件、心肌梗死和卒中的风险，有血栓形成倾向的患者需慎用；磺胺类过敏的患者禁用。

【注意事项】

① 禁用于已知对阿司匹林或其他 NSAIDs 过敏的患者，也不推荐用于对磺胺类过敏的患者。

② 对高血压控制不好的患者禁用塞来昔布。

③ 白三烯拮抗剂扎鲁司特、抗真菌药氟康唑及他汀类调血脂药氟伐他汀等细胞色素 CYP2C9 的抑制剂，与塞来昔布同服时可使塞来昔布代谢减慢而升高血药浓度。

④ 塞来昔布又可抑制 CYP2D6 的活性，因而可使通过此酶代谢的 β 受体阻断药、抗抑郁药及抗精神分裂症药的血药浓度升高。塞来昔布与上述药物合用时应予以注意。

尼美舒利

尼美舒利（nimesulide）为磺酰苯胺类药物，是一种新型非甾体抗炎药。口服生物利用度大于 90%，且不受食物影响。绝大部分药物经肝代谢，$t_{1/2}$ 为 2~4.7 h。本品具有很强的解热、镇痛和抗炎作用，对 COX-2 的选择性与塞来昔布相似。其作用机制还包括抑制中性粒细胞激活，减少细胞因子生成，可能激活糖皮质激素受体。口服尼美舒利的解热作用比对乙酰氨基酚强 200 倍，镇痛作用比阿司匹林强 24 倍。此外，还具有抗过敏作用、抗血小板聚集作用和抑制金属蛋白酶合成的作用。临床用于治疗风湿性关节炎、类风湿性关节炎、骨关节炎、术后疼痛、软组织损伤等。"阿司匹林哮喘"者可使用尼美舒利。消化道和肾功能不良反应发生率低，但可致急性肝炎、重症肝炎和重症肝损害。对阿司匹林及其他 NSAIDs 过敏者禁用。儿童发热需慎用尼美舒利，并禁止其口服制剂用于 12 岁以下儿童。

【附】抗痛风药

痛风是体内嘌呤代谢紊乱所引起的疾病，表现为高尿酸血症，尿酸盐在关节、肾及结缔组织中析出结晶。急性发作时尿酸盐微结晶沉积于关节而引起局部粒细胞浸润及炎症反应；如未及时治疗则可发展为慢性痛风性关节炎或肾病变。急性痛风的治疗在于迅速缓解急性关节炎症状、纠正高尿酸血症等，可用秋水仙碱；慢性痛风的治疗旨在降低血中尿酸浓度，可用别嘌醇和丙磺舒等。抗痛风药物按药理作用分为以下几类：① 抑制尿酸合成的药物，如别嘌醇；② 增加尿酸排泄的药物，如丙磺舒、磺吡酮、苯溴马隆等；③ 抑制白细胞游走进入关节的药物，如秋水仙碱等；④ 一般的解热镇痛抗炎药物，如 NSAIDs 等。

别嘌醇

别嘌醇（allopurinol，别嘌呤醇）为次黄嘌呤的异构体。次黄嘌呤及黄嘌呤可被黄嘌呤氧化酶催化而生成尿酸，别嘌醇在低浓度时是酶的竞争性抑制剂，而在高浓度时为非竞争性抑制剂。别嘌醇在肝脏的代谢产物奥昔嘌醇也是酶的非竞争性抑制剂，且在组织中停留时间较长，使尿酸生物合成受阻，血浆中尿酸浓度降低，尿中排出减少，并能使痛风患者组织内的尿酸结晶重新溶解，使痛风症状得到缓解，多用于慢性痛风。

口服易吸收，0.5~1 h 达血浆峰浓度，$t_{1/2}$ 为 2~3 h，其代谢产物奥昔嘌醇 $t_{1/2}$ 为 14~28 h。不良反应较少，偶见皮疹、胃肠道反应、转氨酶升高和白细胞减少。

丙磺舒

丙磺舒（probenecid）通过竞争性抑制肾小管对有机酸的转运、抑制肾小管对尿酸的再吸收，增加尿酸排泄。因没有镇痛及抗炎作用，不适用于治疗急性痛风。口服吸收完全，血浆蛋白结合率为 85%~95%，大部分通过肾近曲小管主动分泌排泄。因脂溶性大，易被再吸收，排泄慢。尿液碱性时排泄增加，血浆 $t_{1/2}$ 的长短取决于剂量的大小，在治疗剂量时 $t_{1/2}$ 为 6~12 h，不良反应少见。

磺吡酮

磺吡酮（sulfinpyrazone）又名硫氧唑酮、苯磺保泰松，可抑制肾小管对尿酸的再吸收，促进尿酸的排泄，降低血尿酸水平。此外，尚可抑制血小板聚集，延长血小板存活时间，并有微弱的抗炎和镇痛作用。用于慢性痛风性关节炎，高尿酸血症和动脉血栓性疾病的防治。还可减缓或预防痛风结节的形成和关节痛风病变的发生。常见不良反应有恶心、呕吐、腹痛、皮疹、咽痛、肝损害。

苯溴马隆

苯溴马隆（benzbromarone，苯溴香豆素）为白色或淡黄色结晶性粉末，无味，易溶于丙酮及三氯甲烷，微溶于乙醇，不溶于水。本品是苯并呋喃衍生物，能抑制肾小管对尿酸的再吸收，促进尿酸排泄，从而降低血中尿酸的浓度。因其不会阻挠嘌呤核苷酸代谢，适用于长期治疗高尿酸血症及痛风。

口服易吸收，在肝内去溴离子后以游离型或结合型随胆汁排出。其代谢产物有活性。服药后 24 h 血中尿酸为服药前的 66.5%。本品不良反应较少。少数患者可出现粒细胞减少，故应定期检查血常规。极个别病例出现抗药性及持续性腹泻。

秋水仙碱

秋水仙碱（colchicine）对急性痛风性关节炎有选择性抗炎作用。秋水仙碱可缓解急性期疼痛，但该药既不是促尿酸排泄药，也不是镇痛药，其作用可能是该药与微管蛋白结合，引起微管蛋白的解聚，中断了粒细胞迁移，抑制了痛风急性发作局部的粒细胞浸润，与有丝分裂过程中的纺锤体结合阻断细胞的分裂；此外，还抑制白三烯的合成与释放。口服吸收迅速，可从胆汁分泌形成肠肝循环。用药后可在 12 h 内缓解关节红、肿、热、痛，对一般性疼痛及其他类型的关节炎无效。不良反应多见，主要是胃肠道反应如恶心、呕吐、腹痛、腹泻。中毒时出现水样腹泻及血便、脱水、休克；对肾及骨髓也有损害作用。

📎 **相关链接**

抗感冒药复方制剂

　　抗感冒药的复方制剂大部分含有：① 解热镇痛药如对乙酰氨基酚、阿司匹林、布洛芬、双氯芬酸等，可用于退热和缓解头痛及全身酸痛。② 组胺 H_1 受体阻断药如马来酸氯苯那敏、苯海拉明等，对组胺引起的血管扩张、毛细血管通透性增加、局限性水肿有一定的对抗作用，用以减轻感冒所致的流涕、打喷嚏等过敏症状。③ 肾上腺素受体激动药如麻黄碱、盐酸伪麻黄碱，具有选择性收缩上呼吸道黏膜毛细血管作用，可减轻鼻、咽部黏膜充血，缓解鼻塞、流涕症状。④ 中枢性镇咳药如右美沙芬等，具有中枢性镇咳作用，但无成瘾性。⑤ 中枢兴奋药如咖啡因，其作用一是可以加强解热镇痛药的疗效，二是可以抵消抗组胺药引起的嗜睡症状，减少药物的不良反应。⑥ 抗病毒药物如金刚烷胺等，可防止甲型流感病毒进入细胞，用于防治流感病毒引起的呼吸道感染，使临床症状减轻或消失。⑦ 清热解毒作用的中药如大青叶、人工牛黄、板蓝根、金银花、连翘等。⑧ 其他成分如葡萄糖酸锌、菠萝蛋白酶、盐酸二氧丙嗪等。其中葡萄糖酸锌、菠萝蛋白酶能有效地治疗炎症和水肿，盐酸二氧丙嗪具有镇咳、祛痰、平喘、抗组胺作用等。

　　应用注意事项：① 因抗感冒药复方制剂的许多成分相同或具有相同的药理效应，所以服用抗感冒药时，要尽量只用一种，不要重复用药，否则会对肝、肾造成损害。② 从事驾驶、高空作业或操作精密仪器等工作者不要服用含有马来酸氯苯那敏、苯海拉明的抗感冒药。③ 心脏病、高血压、甲状腺功能亢进、肺气肿、青光眼、前列腺增生患者慎用含有盐酸伪麻黄碱的抗感冒药。④ 癫痫患者应慎用含有马来酸氯苯那敏的抗感冒药，因其易诱使癫痫发作。⑤ 慢性支气管炎和肺炎患者应慎用含可待因和右美沙芬的抗感冒药，因可待因和右美沙芬的镇咳作用可影响痰液的排出。⑥ 老年人、肝肾功能不全者、血小板减少者、有出血症状者、消化道出血和（或）有穿孔病史者应慎用或禁用含有对乙酰氨基酚、阿司匹林、布洛芬等成分的抗感冒药。⑦ 感冒一般为良性并具有自限性，病程多在 1 周左右，无严重症状可不用或少用抗感冒药，连续服用药物不得超过 7 天，服药量不能超过推荐的剂量，症状消失后应立刻停止用药。⑧ 婴幼儿、妊娠及哺乳期妇女慎用或不用。

💊 **制剂及用法**

　　阿司匹林（aspirin）　解热镇痛：0.3~0.6 g/次，3 次/日，饭后服。抗风湿：3~5 g/d，分 4 次服，症状控制后逐渐减量。

　　水杨酸钠（sodium salicylate）　抗风湿：4~8 g/d，分 4~6 次服，症状控制后逐渐减量。

　　对乙酰氨基酚（acetaminophen）　0.5 g/次，3 次/日。

　　保泰松（phenylbutazone）　0.1~0.2 g/次，3 次/日，症状改善后改为 1 次/日。

　　羟基保泰松（oxyphenbutazone）　0.1 g/次，3 次/日，餐中服，一周后递减，0.1~0.2 g/d。

　　吲哚美辛（indomethacin）　25 mg/次，2~3 次/日，餐中服，以后每周可递增 25 mg，至每日总量为 100~150 mg。

　　舒林酸（sulindac）　150~200 mg/次，2 次/日，每日最大剂量 400 mg。

　　甲芬那酸（mefenamic acid）　首次 0.5 g，以后 0.25 g/次，用药不宜超过一周。

　　氯芬那酸（clofenamic acid）　0.2 g/次，3 次/日。

　　双氯芬酸（diclofenac）　口服，25 mg/次，3 次/日。深臀部肌注，75 mg/次，1 次/日。

　　布洛芬（ibuprofen）　0.2~0.4 g/次，3 次/日，餐中服。

笔 记

酮洛芬（ketoprofen）　50 mg/次，3~4 次/日。

萘普生（naproxen）　口服，0.25 g/次，2 次/日。

吡罗昔康（piroxicam）　口服，20 mg/d，分 1~2 次服。

美洛昔康（meloxicam）　口服，7.5 mg/次，1~2 次/日。

尼美舒利（nimesulide）　口服，0.05~0.1 g/次，2 次/日，餐后服用。

塞来昔布（celecoxib）　治疗骨关节炎：200 mg/次，1 次/日，或 100 mg/次，2 次/日，口服。

萘丁美酮（nabumetone）　1.0 g/次，1 次/日。

秋水仙碱（colchicine）　0.5 mg/次，1~2 次/日，一日总量不超过 4 mg。

丙磺舒（probenecid）　治疗痛风：开始 0.25 g/次，2 次/日，一周后增至 0.5 g/次。

别嘌醇（allopurinol）　第 1 周 0.1 g/日，第 2 周 0.2 g/日，第 3 周以后 0.3 g/日，分 2~3 次服用。

苯溴马隆（benzbromarone）　50 mg/次，1 次/日，每日早餐后服用，3 日后增至 80 mg/日。服药 1~3 周内查血清中尿酸浓度，视病情而定维持量，连用 3~6 个月。

复习思考题

1. 解热镇痛抗炎药共同的药理作用及作用机理是什么？
2. 叙述乙酰水杨酸的药理作用、临床应用、主要不良反应及应用注意事项。

（江苏大学医学院　张　芸）

笔记

第二十章

神经系统疾病常见症状及常见病例

学习目标

1. 掌握：头痛的概念和种类，躯体疼痛的定义和分类，头晕和眩晕的概念，视野缺损的定位及常见原因，意识障碍的概念、程度分类及临床表现，失语症的分类及病损部位，瘫痪的分类及病变部位，自主神经功能障碍的分类，12 对颅神经障碍的临床表现，抽搐的定义及分类，认知障碍的定义及分类；神经系统疾病常见病例的治疗。

2. 熟悉：常见头痛的诊断思路，头晕和眩晕的分类，视力障碍的病因，意识障碍的常见病因，构音障碍的分类及病因，锥体外系病变的表现形式，自主神经的生理功能，颅神经的解剖与功能，抽搐的病因；神经系统疾病常见病例的临床表现。

3. 了解：头痛的发生机制，躯体疼痛的病因，周围性眩晕和中枢性眩晕的特点，视觉障碍的分类，意识障碍的原因，语言障碍的定义及原因，运动障碍的原因，自主神经系统的解剖，抽搐的发病机制，认知障碍的常见原因；神经系统疾病常见病例入院查体和辅助检查。

神经系统疾病常见症状包括头痛、头晕、眩晕、意识障碍、认知障碍、运动障碍、感觉障碍等多种表现。在神经科临床实践中，就诊患者提供的信息往往是症状，这就需要临床医师从症状入手，结合患者病史和查体，指导诊断和治疗。因此，医学生应当培养对神经科纷繁复杂的临床症状独立分析、去伪存真、抓主次之分的能力，建立良好的临床科学思维。本章主要从神经科常见症状入手，分析常见原因、可能的发病机制及疾病，总结诊断思路，提高医学生对神经科疾病的诊断能力。

第一节 神经系统疾病的常见症状

一、头痛

头痛（headache）是指头颅上半部即眉弓、耳郭上部、枕外隆凸连线以上的疼痛。头颅下半部，包括面部、舌部和咽部疼痛属于颅面痛（craniofacial pain）。头痛是临床上最为常见的主诉症状之一。它可能源于某种原发的头痛疾病，也可能是多种疾病的临床表现，不同病因导致其治疗与预后截然不同。

国际头痛学会（International Headache Society，IHS）于 2018 年推出了第 3 版"头痛疾病的国际分类"（ICHD-Ⅲ）。将头痛疾病分为 3 大组：①原发性头痛；②继发性头痛；③痛性颅神经病变和其他面痛及其他类型头痛。原发性头痛包括偏头痛、紧张性头痛、三叉自主神经性头痛及其他原发性头痛 4 部分。

（一）病因及发病机制

多数头痛是由于致病因子作用于头颅敏感组织的感受器，产生神经冲动，经痛觉传导通路至大脑皮质中央后回产生痛觉。头痛主要发生在对疼痛敏感的组织结构，一般规律是：颅外较颅内敏感，颅底较颅顶敏感，幕下较幕上敏感。痛敏组织包括：① 颅外痛敏组织，其中以颅外动脉、肌肉和末梢神经最为敏感；② 颅底硬脑膜；③ 静脉窦，后部较前部敏感；④ 大血管根部；⑤ 部分颅神经根部，如三叉神经、面神经、舌咽神经、迷走神经；⑥ 蛛网膜，大部分无痛觉，仅在大血管根部周围的蛛网膜有痛觉。

1. 病因

① 紧张性头痛由头颈部肌肉持续性收缩引起。② 血管性头痛是由颅内、外动脉扩张所致。③ 炎症或压迫脑神经或颈神经导致神经性头痛。④ 颅内炎症渗出物、出血性脑血管病致血液刺激脑膜可产生头痛。⑤ 神经介质或激素水平紊乱导致偏头痛。⑥ 眼、耳、鼻、口腔等器官病变引发牵涉性头痛。⑦ 神经症、抑郁症、焦虑症、躯体障碍等因素导致精神障碍性头痛。

2. 发病机制

头痛种类繁多，发病机制非常复杂，有些学说尚未得到共识，有待深入研究。以偏头痛学说为例，此学说研究较为深入。包括：① 血管学说，该学说认为偏头痛是原发性血管疾病，由血管舒缩功能障碍引起。颅内血管收缩引起偏头痛先兆症状，随后颅外、颅内血管扩张导致搏动性的头痛。麦角胺治疗有效支持这一学说。② 三叉神经血管学说，由于该学说将神经、血管与神经介质三者结合起来，并统一于三叉神经血管系统中，能解释一些偏头痛的临床表现，是目前的主流学说，近年来备受青睐。这种假说认为，脑干接受来自皮质（如情绪、紧张等）、丘脑（如噪声、强光等）、下丘脑（如内环境、生物钟变化等）的刺激，背中缝核以 5-羟色胺（5-HT）为神经介质和蓝斑以去甲肾上腺素（NE）为神经介质，发出纤维通过前脑内纵束，分布至下丘脑、背侧丘脑以及弥散性地投射至大脑皮质，通过这些直接通道，蓝斑发出的冲动可使同侧皮质微循环收缩，血流量减少。刺激背中缝核、蓝斑或三叉神经可引起颅外血管扩张，这是通过间接通道，即通过与面神经的副交感神经肽类物质引起 "三叉血管反射"；背中缝核通过同样的间接通道可使颈内动脉系统扩张。刺激蓝斑可使肾上腺释出NE，这是通过蓝斑投射，即蓝斑与脊髓胞段中间外侧核的联系实现的。NE 释出的血小板释放因子引起血小板释放反应，释出的游离 5-HT 可增加血管受体的敏感性，从而加强来自三叉神经的传入冲动，当血管扩张时产生疼痛。③ 皮质扩散性抑制（cortical spreading depression，CSD）机制，该学说认为偏头痛是原发性神经功能紊乱性疾病。偏头痛先兆是由 CSD 引起，而血管变化是继发的。该学说能较好地解释偏头痛的先兆症状，但不能解释为什么使用血管收缩药能缓解头痛。④ 视网膜-丘脑-皮质机制，偏头痛是一种与感觉模式失调有关的疾病，丘脑似乎参与了偏头痛皮肤异常性疼痛的发展，如偏头痛患者在发作前后对光、声、触觉和嗅觉敏感。慢性偏头痛的预防性治疗药物有很多，如托吡酯、丙戊酸钠和降钙素基因相关肽（calcitonin gene-related peptide，CGRP）受体拮抗剂等，由于这些药物都能调节丘脑功能，进一步支持了丘脑在偏头痛慢性化过程中的作用。⑤ 神经炎性假说，已知 CGRP 具有强烈的扩血管作用，供应脑循环的 CGRP 神经纤维主要源自三叉神经节及背根神经节。硬脑膜属于疼痛组织，其供应血管的神经纤维源自三叉神经纤维。刺激三叉神经周围血管纤维可释放血管活性肽，引起硬脑膜及其所供应组织的神经炎症。双氢麦角胺和舒马曲坦可选择性阻断硬脑膜的神经炎症，支持这一假说。

3. 头痛的诊断思路

头痛是各种疾病的常见症状，也可以是独立疾病，种类繁多、病因及表现复杂，诊治要求较高。详细询问病史、认真进行体格检查、针对性地选择辅助检查、综合分析，形成科学的诊断思路实属重要。

（1）询问病史

1）头痛部位与疾病关系 不能为定位诊断提供肯定依据，仅供参考。一般颅外病变的头痛部位多与病灶一致，颅内病变的头痛部位与病变部位不一定一致。

2）头痛的性质 电击、针刺、烧灼样剧痛多为神经痛。搏动性跳痛提示偏头痛、高血压相关头痛、血管源性头痛、感染性头痛。进行性加重胀痛、跳痛提示颅内占位病变。头部紧压感、酸胀痛可能为紧张性头痛。

3）头痛程度 可用1~10级分级法（1级最轻，10级最重）。

4）持续时间 神经痛为发作性剧痛，持续数秒钟。偏头痛发作一般持续4~72 h。持续时间较长的头痛见于颅内占位病变、硬膜下血肿、颅高压。持续时间更长的头痛见于紧张性头痛、神经功能性头痛。

5）头痛伴随症状与体征 是否伴有视力障碍与视野缺损、恶心呕吐、眩晕、精神症状、自主神经症状等。

6）诱发、加重、缓解因素 当说话、进食、刷牙、洗脸时可诱使三叉神经痛发作。高血压头痛、紧张性头痛，可由紧张、情绪激动诱发。

7）询问家族史 偏头痛有遗传倾向。

（2）体格检查

1）常规体格检查 一般生命体征检查，头面颈部检查，大内科系统检查。

2）神经系统专科检查 对头痛的定位、定性诊断，鉴别诊断非常重要。检查内容句括意识、精神状态、语言、颅神经、运动、感觉、反射、脑膜刺激征及自主神经系统检查。

（3）辅助检查

根据病史、体格检查，对多数头痛患者可以做出诊断。辅助检查能为器质性疾病头痛的病因诊断、鉴别诊断提供重要的参考资料。常用检查方法：① 常规检查，如血常规、尿常规、大便常规。② 颈椎X线片、CT、MRI对颈部疾病的头痛诊断有参考意义。③ 头痛CT、MRI、MRA/CTA或DSA。④ 脑脊液检查。⑤ 脑电图。

（二）临床中常见的头痛

1. 偏头痛

偏头痛（migraine）是常见的原发性头痛。病因尚未完全明确，可能与遗传、内分泌和代谢因素、饮食及精神因素有关。发病机制与颅内外血管收缩扩张、神经血管功能异常、5-HT神经元变化、CSD有关。诊断要点：① 多在青春期发病，女性居多，有长期反复发作病史。② 可有家族史。③ 搏动性头痛为主，间歇期无症状。④ 伴有或不伴有先兆症状，自主神经症状明显，多有恶心、呕吐。⑤ 神经系统检查没有阳性体征。⑥ 排除颅内其他疾病。

2. 紧张性头痛

紧张性头痛（tension-type headache，TH）以往称肌收缩性头痛，是双侧枕部或全头部紧缩性或压迫性头痛，是临床最常见的头痛，该类患者约占头痛患者的40%。病因及发病机制尚未明确，可能与肌肉或筋膜结构收缩缺血，神经系统单胺类递质功能障碍，颈肩肌肉痉挛和牵拉，心理紧张、应激、抑郁及焦虑等有关。疼痛部位多在额部、顶部、枕部、全头部、颈部。疼痛性质为持续钝痛、紧箍感，有压迫感、沉重感。紧张、失眠等可使头痛加重，并可伴有乏力、头晕、抑郁、焦虑。查体可发现病变区有压痛点，头、颈、肩背肌肉僵硬。诊断要点：① 每年多次发作。② 头痛持续30 min至数小时。③ 头痛至少有以下两项特点：a. 压迫和（或）紧束感（非搏动性）；b. 轻度、中度头痛；c. 双侧性；d. 在楼梯上行走或类似日常活动中头痛不加重；e. 无恶心、呕吐，可有畏光或畏声，但不并存。

3. 丛集性头痛

丛集性头痛（cluster headache，CH）是少见一侧眼眶周围严重疼痛的发作性头痛，反复密集的发作为之特点。病因及发病机制仍未阐明，任何年龄均可发病，20～50 岁为好发年龄，男性居多，春季、秋季易发作。头痛突然发作，迅猛无先兆，疼痛部位多位于一侧眼眶、球后、额颞部。剧痛难忍，为钻痛、绞痛、烧灼痛等，烦躁不安、坐卧不宁。伴颜面潮红、球结膜充血、流泪、鼻塞、流涕、Horner 征等。多在入睡后发病，持续 15～180 min，在一段时间内出现一次接一次的成串发作，缓解后如常。头痛呈周期性和明显的丛集发作期及缓解期。饮酒、服用血管扩张剂、心理因素等均可诱发。诊断要点：① 至少发作过 5 次。② 眶区、眶上和（或）颞部重度、极重度单侧疼痛，持续 15～180 min。③ 伴有病变同侧至少下述 1 项表现：结膜充血、流泪、鼻塞、流涕，眼睑水肿，前额、面部出汗，瞳孔缩小，眼睑下垂，躁动、不安。④ 发作频率不一，从隔日 1 次到每日数次。⑤ 排除其他疾病。

4. 继发性头痛

1）颅脑和颈部外伤性头痛　见于脑震荡、脑挫裂伤、颅内血肿、硬膜外血肿、硬膜下血肿、外伤性硬膜下积液、颈部挥鞭伤等。

2）颅内和颈部血管疾病性头痛　见于偏头痛型 TIA、脑出血、大面积脑梗死、颅内静脉窦及脑静脉血栓形成、颅内动脉瘤、巨细胞性动脉炎、高颅压性头痛、低颅压性头痛、脑积水、颅内肿瘤等。

3）颅内感染性疾病引起的头痛　见于病毒性脑膜炎、化脓性脑膜炎、结核性脑膜炎、脑脓肿、神经梅毒、AIDS 脑病、寄生虫颅内感染等。

4）内科疾病引起的头痛　高血压脑病、妊娠高血压脑病、大内科系统疾病引起的头痛。

5）头颅、颈部、眼、耳、鼻、鼻窦、牙齿、口腔疾病的头面痛　颈源性头痛、鼻窦炎、青光眼、中耳炎、牙周炎、口腔颌面部感染等。

6）精神疾病头痛　焦虑、抑郁、躯体化障碍。

5. 神经痛

1）三叉神经痛（trigeminal neuralgia）　是指局限在头面部三叉神经感觉支分布区内，反复发作短暂或持久的自发性剧痛，多见于第二、三支，分为原发性三叉神经痛和继发性三叉神经痛。

原发性三叉神经痛（primary trigeminal neuralgia）是病因未明确的三叉神经痛。诊断要点：① 无明确病因。② 三叉神经分布区内发作性疼痛的部位、性质、诱发因素，常由说话、刷牙、咀嚼、洗脸等随意运动或触摸敏感区（口角、鼻翼、颊部）"扳机点"而诱发为重要依据。③ 神经系统无阳性体征。

继发性三叉神经痛（secondary trigeminal neuralgia）是有明确病因、继发于其他疾病的三叉神经痛，是疾病的症状之一。诊断要点：① 病因明确，有原发疾病临床表现。② 呈持续性疼痛，时间较长。③ 有三叉神经损害等神经系统阳性体征。④ 头部 CT、MRI、DSA、脑脊液检查有相应器质性疾病的改变。

2）舌咽神经痛（glossopharyngeal neuralgia）　是指局限于舌咽神经感觉支支配的舌咽部，反复发作的短暂或持续性剧痛。诊断要点：① 疼痛的部位、性质、诱发因素，在扁桃体、软腭、咽后壁或外耳道触碰，疼痛即刻发作的"扳机点"是重要依据。② 咽部局麻封闭终止疼痛发作即可诊断。③ 继发舌咽神经痛的 X 线平片、CT、MRI、血管造影、脑脊液检查改变有助于病因诊断。

3）枕大神经痛（occipital neuralgia）　是指枕大神经受损引起其分布区后枕、颈部的持续性疼痛。常见病因有颈椎病、椎管内病变、外伤、环枕部畸形、感染及神经炎等。诊断要点：① 疼痛部位、性质、压痛点。② 头颈部 X 线、CT、MRI 等影像学检查有助于诊断。

笔记

二、躯体疼痛

感觉是作用于各个感受器的各种形式的刺激在人脑中的直接反应。感觉包括躯体感觉和内脏感觉，而躯体感觉包括一般躯体感觉和特殊躯体感觉。但是，这里的躯体感觉仅指一般躯体感觉，包括浅感觉、深感觉、复合感觉，而不包括视觉、听觉、平衡觉等特殊躯体感觉。

躯体感觉障碍（somatesthesia disorder）可分为主观感觉障碍和客观感觉障碍。外界给予刺激（如针刺），患者出现异常的感觉（如痛觉迟钝），检查者可以由此感知患者的感觉障碍，称为客观感觉障碍。与此相对，如果没有外界给予刺激，患者有异常的感觉（如麻木），称为主观感觉障碍。其中，主观感觉障碍包括感觉异常及自发痛等。自发痛包括神经痛、脊髓痛、丘脑痛、脑桥及延髓痛等，本节主要介绍自发躯体疼痛。

（一）神经痛

1）颈肩臂神经痛　亚急性起病，以颈部强烈疼痛起病，疼痛的走行有时并不明确，大体呈根形分布。C_5 神经根痛主要侵犯三角肌区域；C_6 神经根痛向三角肌区域及前臂桡侧缘放散，可达拇指；C_7 神经根痛经过上臂及上臂背面，达到手的远端，尤其向中指放散；C_8 神经根痛经过上臂、前臂的内侧，向无名指、小指放散；T_1 神经根痛占据上臂内侧。这类神经痛的强度并不固定，疼痛常剧烈，一般存在间歇期，也有持续疼痛伴剧烈发作的情况，有时夜间疼痛加剧，影响睡眠，同时常伴有腱反射改变及运动障碍。

① 神经根型颈椎病：为导致神经痛的第一大原因，由椎间盘侧后方突出、钩椎关节或关节突关节增生、肥大，刺激或压迫神经根所致。中年以上患者，颈肩部疼痛，可向上肢放射。体检常见颈椎棘突或椎旁有压痛，压头试验及上肢牵拉试验阳性。CT 及 MRI 检查可见椎间盘突出、椎管狭窄及神经根受压等情况。

② 颈椎结核、颈髓及颈椎肿瘤：椎间盘突出以外的主要原因。由此引起的疼痛固定，与椎间盘突出及关节病相比，疼痛更为剧烈、持久。有结核中毒症状或肿瘤压迫症状表现，腰椎穿刺及颈髓 MRI 检查有助于定位及定性诊断。

③ 颈部脊髓空洞症：可引起疼痛，由此引起的疼痛可考虑为由脊髓病变引起的疼痛和脊髓神经根受损引起的疼痛。症状主要取决于病变的位置，典型表现是病变水平的分离性感觉障碍（痛觉及温度觉障碍，而触觉保留）、肌无力和肌萎缩、皮肤和关节营养障碍。MRI 检查发现空洞可确诊。

④ 带状疱疹：由水痘-带状疱疹病毒引起，以沿单侧周围神经分布的成簇性小水疱为特征，常伴有明显的神经痛。患处常先出现红斑，很快出现米粒至黄豆大小丘疹，簇状分布而不融合，继之迅速变为水疱，疱壁紧张发亮，疱液清亮，外周绕以红晕，各簇水疱群间皮肤正常。神经痛为本病特征之一，可在发病前或伴随皮疹出现。疹出后疼痛也不会减弱，疼痛的性质为持续的复杂的跳痛，最初伴有烧灼感。带状疱疹后的疼痛一般会持续，经过较长时间慢慢消退。有麻木感、热感，甚至有的患者诉有瘙痒感。由带状疱疹引起的疼痛可累及单个或数个神经根区域，或单支神经或其分支支配区域。

⑤ 肺尖部病变：如累及臂丛的 C_8 至 T_1 的上肢时，会引起疼痛。其中最重要的是由肺尖癌引起的 Pancoast-Tobias 综合征，剧烈的疼痛向上肢放散，伴有下部臂丛的麻痹，有时伴 Horner 综合征。

⑥ 臂丛损伤：可由锁骨骨折、锁骨上窝血肿及臂丛的直接损伤引起疼痛；也可由乳腺癌的腋窝淋巴结转移或由手术造成的腋窝水平的臂丛损伤，引起向上肢放散的疼痛。

⑦ 腕管综合征：正中神经在腕管内受压而出现的一组症状和体征。中年女性多见，患者首先感到桡侧 3 个手指端麻木或疼痛，持物无力以中指为甚，夜间或清晨症状最重。有时疼

笔记

痛可牵涉到前臂，但感觉异常仅出现在腕下正中神经支配区。患者拇指、示指、中指有感觉过敏或迟钝。大鱼际肌萎缩，拇指对掌无力。

2）肋间神经痛　原因不明，即原发性肋间神经痛，呈一侧性的半条带状持续性疼痛，向整个胸廓放散。疼痛剧烈时呼吸运动都会使疼痛加剧，此外，咳嗽、打呵欠、发怒等都会加重疼痛。在肋骨下缘、脊椎外缘及胸骨旁压迫肋间神经时，可引起疼痛。继发性肋间神经痛多由胸膜炎、肺癌、纵隔肿瘤等引起，这种肋间神经痛因多累及多支肋间神经，疼痛范围较广。脊椎结核、胸椎间盘突出症及压迫胸髓神经的压迫性病变也会引起相应肋间区域的疼痛。

3）股外侧皮神经炎　症状具有特异性，疼痛有时非常剧烈，伴有非常强烈的感觉倒错及受损部位的束带感。疼痛的境界也很清楚，占据大腿外面呈球拍形。痛觉由此向膝，有时向更下方放射，此外也会放射至臀部外侧及大腿内侧面。查体可见病变区域的感觉减退，有时甚至可见痛性感觉麻痹。其病因多为腰椎病变损害 L_2、L_3 的神经根，脊椎结核、腰椎外伤、带状疱疹、腹部大动脉瘤均可导致。

4）股神经痛　这种疼痛有时突然发生，但多由腰部渐渐开始，向腹股沟方向放射至大腿前面、膝关节内面、小腿及内踝方向。疼痛有时非常剧烈，在腹股沟管内压迫此神经会引起剧烈疼痛。一般股四头肌肌张力下降，长时间会导致肌肉萎缩、走路困难、膝腱反射消失。Lassegue 及增强试验会导致疼痛加剧，即患者于卧位时将其小腿向大腿方向弯曲，将腿上抬，会引出沿神经走行的疼痛。原因是 L_3 及 L_4 的病变、腰椎变形、椎间盘突出造成神经根压迫。此外，骨盆内的压迫、髂腰肌的炎症、骶髂关节的炎症也可引起。

5）坐骨神经痛　初始的症状多样，有时患者于工作中，尤其是当正要抬起地上的重物时，突然感觉腰部剧烈疼痛，向大腿、小腿放散，有时甚至因疼痛剧烈不敢活动。患者多有反复腰痛的病史。一般坐骨神经痛均有原因，可由腰椎间盘突出、椎管狭窄、椎管内的压迫性病变、腰椎的肿瘤和结核、盆腔病变、梨状肌综合征和全身系统病变如糖尿病等所致。大部分需要行 CT/MRI 检查进一步查明原因。

疼痛由大腿后方向腘窝部、足踝至足部放散。有时患者能明确指出疼痛的走行，由此可明确受损的神经根。疼痛的分布如果由臀部至大腿后方、小腿外侧面，经由足背到达足趾，提示 L_5 神经根受损；如果由大腿后方至小腿后方、跟腱、足跟，经过足底的外侧向小趾放散，提示 S_1 神经根受损。由于趾短伸肌萎缩，足背外侧缘凹陷，当趾背屈时更加明显，这个症状是由 L_5 神经根病变引起的肌肉的特异性损害。S_1 神经根受损时，小腿后面的肌群可见轻度萎缩，可诱发肌纤维束性震颤。跟腱反射在 S_1 神经根受损时消失，在 L_5 神经根受损时保留。

6）阴部神经、尾骨神经痛　会阴部、外阴部、肛门部、尾骨部由 S_3、S_4、S_5 神经根支配，即由阴部神经及尾骨神经支配。会阴和外阴部由 S_3 神经根、肛门部由 S_4 神经根、尾骨部由 S_5 神经根支配。原因多见于外伤或肿瘤。

（二）脊髓痛

脊髓痛为脊髓病变产生的疼痛，是由脊髓后索、脊髓后角，特别是脊髓丘脑束受损引起的。

1）脊髓后索痛　脊髓后索是非痛觉的传导通路，但侵犯后索的病变都会引起同样的疼痛。疼痛呈放电样，由身体上方向下方传导，特别是头部前屈动作会引起疼痛，因此低头动作会突然停止，每次低头均有类似表现，称为 Lhermitte 征放电样疼痛，是临床上最典型的后索痛的一种。这种疼痛在多发性硬化侵及脊髓后索的病例中发现，其后，在颈部外伤、脱髓鞘性脊髓炎、脊髓后索受压性病例中也有报道。脊髓痨的电击痛有时也不能完全用神经根痛来解释，应考虑存在后索痛。此外，外伤导致 Brown-Sequard 综合征及外伤后立即产生的疼痛，也为此类疼痛。

2）脊髓后角痛　自发痛及其伴随的感觉过敏一般是其最初的症状。这种疼痛位于病变的同侧，呈体节性分布。如果后角完全被破坏，痛觉会消失。后角痛可以由多种疾病引起，如脊髓出血、脊髓空洞症、脊髓内肿瘤。

3）脊髓丘脑束痛　脊髓丘脑束的损害造成的传导束性痛，一般有如下特征：脊髓丘脑束在正中交叉部受损时，会引起相应体节疼痛，此外脊髓丘脑束在侧索前部受损时，会造成其病变对侧以下区域疼痛。脊髓丘脑束的损害程度，分为完全损害和部分损害，因此引起脊髓病变以下完全性或部分性的传导束性疼痛。可见于脊髓外伤、肿瘤及脊髓空洞症等。

4）脊髓痨引起的电击痛　它与其他疾病造成的电击痛有所不同，带有捻钻样的性质。这种疼痛除在一点连续发生外，有时还会变换部位，是脊髓痨所特有的疼痛特点，可与其他疾病造成的电击痛鉴别。

（三）脑桥、延髓痛

脑桥病变所致神经痛多位于对侧的面部和上下肢；延髓病变，疼痛多位于同侧的面部及对侧的上下肢，即与交叉综合征形式相同。在延髓病变中，最为多见的是 Wallenberg 综合征导致的后橄榄部的软化。

（四）丘脑痛

多位于病变对侧半身，特别好发于四肢末梢。此外，丘脑痛多见于上肢或下肢，疼痛剧烈，仅面部疼痛的情况少见。深部或浅表疼痛居多，广泛分布于单侧半身，性质难以形容，既不是神经痛样疼痛，也不是撕裂样、牵扯样或烧灼样疼痛。这种疼痛持续存在，特别是在有发作性疼痛的患者再发期间，会出现身体的不适及不安。丘脑痛多见于脑血管病变。

三、头晕与眩晕

头晕/眩晕只是一种临床症状，病因复杂，无论是良性发作性疾病还是疑难危重疾病，都可能以头晕/眩晕为表现，与其相关的疾病众多，相关检查也较为复杂。

头晕（dizziness）指头空间定向力混乱或受损的感觉，但没有虚假或失真的运动感，也没有运动错觉、幻觉或扭曲的感觉，包括自发性头晕和诱发性头晕。

眩晕（vertigo）指在没有自我运动的情况下，头部或躯干自我运动的感觉，或在正常的头部运动过程中出现的失真的自我运动感，典型的就是天旋地转，有时候也表现为摇晃、倾斜、上下起伏、上下跳动或滑动的感觉，包括自发性眩晕和诱发性眩晕。

按照就诊科室不同，不同科室所见疾病可分为如下 6 类：① 器质性疾病中，耳科疾病包括良性阵发性位置性眩晕（BPPV）、前庭神经炎、梅尼埃病、突发性聋、双侧前庭病、老年前庭病、前庭阵发症、迷路炎、听神经瘤、外淋巴瘘、上半规管裂综合征、大前庭导水管综合征、耳毒性药物损伤等。② 神经科疾病包括前庭性偏头痛、短暂性脑缺血发作、后循环梗死、脑干/小脑出血、肿瘤、脱髓鞘病变、颅颈结合部位畸形等。③ 内科疾病包括各种原因导致的晕厥前头晕、体位性低血压、高血压、甲状腺功能异常、贫血、药物不良反应等。④ 眼科和骨科部分疾病也和头晕有关。⑤ 精神科多是焦虑抑郁的躯体表现。⑥ 功能性头晕以持续性姿势–知觉性头晕（PPPD）为主。

头晕/眩晕的起病方式及病变部位不同，原因也不尽相同，见表 20-1。

表 20-1 头晕/眩晕常见病因

病变部位	急性持续性头晕/眩晕	反复发作性头晕/眩晕	慢性持续性头晕
前庭周围系统	·前庭神经炎 ·伴眩晕的突发性聋 ·急性中耳炎、迷路炎等	·良性阵发性位置性眩晕 ·梅尼埃病 ·迷路瘘管 ·上半规管裂综合征 ·前庭阵发症等	·中耳/颞骨/内听道占位 ·双侧前庭病 ·内耳发育异常等
前庭中枢系统	·卒中（尤其后循环） ·中枢神经系统感染、脱髓鞘病等	·前庭性偏头痛短暂性脑缺血发作（尤其后循环） ·痫性发作 ·少见发作性中枢神经系统疾病等	·后颅窝占位、颅颈交界区发育异常 ·神经系统变性疾病（脑干和小脑变性、遗传性共济失调）等
非前庭系统	·少见	·少见 ·可见于晕厥前，心律失常，直立性低血压，药物源性、颈源性疾病（如颈椎关节不稳、交感型颈椎病）或惊恐发作等	·药物源性 ·精神心理性：持续性姿势-知觉性头晕、焦虑抑郁障碍 ·眼源性：青光眼、白内障、眼底病变

临床诊疗过程中，由于中枢性眩晕可能是致命性疾病，因此需要很好地鉴别周围性和中枢性眩晕，具体内容可参考表 20-2。

表 20-2 周围性眩晕和中枢性眩晕的特点

临床特征	周围性眩晕	中枢性眩晕
病变部位	前庭感受器及前庭神经颅外段（未出内听道）	前庭神经颅内段、前庭神经核、核上纤维、内侧纵束、小脑、大脑皮质
常见疾病	迷路炎、中耳炎、前庭神经元炎、梅尼埃病、乳突炎、咽鼓管阻塞、外耳道耵聍等	椎-基底动脉供血不足、颈椎病、小脑肿瘤或脑干（脑桥和延髓）病变、听神经瘤、第四脑室肿瘤、颞叶肿瘤、颞叶癫痫等
眩晕程度及持续时间	发作性，症状重，持续时间短	症状轻，持续时间长
眼球震颤	幅度小，多水平或水平加旋转，眼震快相向健侧或慢相向病灶侧	幅度大，形式多变，眼震方向不一致
平衡障碍	倾倒方向与眼震慢相一致，与头位有关	倾倒方向不定，与头位无一定关系
前庭功能试验	无反应或反应减弱	反应正常
听觉损伤	伴耳鸣、听力减退	不明显
自主神经症状	恶心、呕吐、出汗、面色苍白等	少有或不明显
脑功能损害	无	脑神经损害、瘫痪和抽搐等

四、视觉障碍

视觉障碍（visual impairment）可由视觉感受器至枕叶皮质中枢之间的任何部位受损引起，可分为视力障碍和视野缺损两类。

（一）视力障碍

视力障碍是指单眼或双眼全部视野的视力下降或丧失，可分为单眼视力障碍及双眼视力障碍两种。

1. 单眼视力障碍

1）突发视力丧失 可见于：①眼动脉或视网膜中央动脉闭塞。②一过性单眼视力障碍，又可称为一过性黑矇。临床表现为患者单眼突然发生短暂性视力减退或缺失，病情进展快，几秒钟内达高峰，持续1~5 min后，进入缓解期，在10~20 min内恢复正常。主要见于颈内动脉系统的短暂性脑缺血发作。

2）进行性单眼视力障碍 可在几小时或数分钟内持续进展并达到高峰，如治疗不及时，一般为不可逆的视力障碍。常见于：①视神经炎，亚急性起病，单侧视力减退，可有复发缓解过程；②巨细胞颞动脉炎，本病最常见的并发症是视神经前部的供血动脉闭塞，可导致单眼失明；③视神经压迫性病变，见于肿瘤等压迫性病变，可先有视野缺损，并逐渐出现视力障碍甚至失明。Foster-Kennedy综合征是一种特殊的视神经压迫性病变，为额叶底部肿瘤引起的同侧视神经萎缩及对侧视乳头水肿，可伴有同侧嗅觉缺失。

2. 双眼视力障碍

1）一过性双眼视力障碍 本症多见于双侧枕叶视皮质的短暂性脑缺血发作，起病急，数分钟到数小时可缓解，可伴有视野缺损。由双侧枕叶皮质视中枢病变引起的视力障碍又称为皮质盲（cortical blindness），表现为双眼视力下降或完全丧失、眼底正常、双眼瞳孔对光反射正常。

2）进行性视力障碍 起病较慢，病情进行性加重，直至视力完全丧失。多见于原发性视神经萎缩、颅高压引起的慢性视乳头水肿、中毒（乙醇、甲醇及重金属中毒）或营养缺乏性视神经病（维生素 B_{12} 缺乏等）。

（二）视野缺损

当眼球平直向前注视某一点时所见到的全部空间，叫作视野。视野缺损是指视野的某一区域出现视力障碍而其他区域视力正常。视野缺损可有偏盲及象限盲等，定位可参考图20-1。

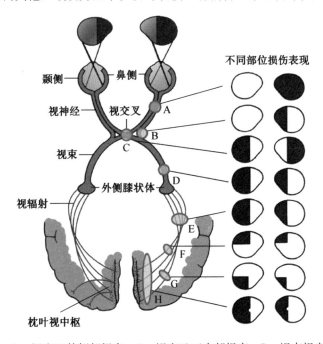

A—视神经损害；B—视交叉外侧部损害；C—视交叉正中部损害；D—视束损害；E—视辐射全部损害；F—视辐射下部损害；G—视辐射上部损害；H—视中枢损害。

图 20-1 视觉传导通路及各部位损害表现

1）双眼颞侧偏盲 多见于视交叉中部病变，此时，由双眼鼻侧视网膜发出的纤维受损，患者表现为双眼颞侧半视野视力障碍而鼻侧半视野视力正常。常见于垂体瘤及颅咽管瘤。

2）双眼对侧同向性偏盲　视束、外侧膝状体、视辐射及视皮质病变均可导致病灶对侧同向性偏盲。此时，由双眼病灶同侧视网膜发出的纤维受损，患者表现为病灶对侧半视野双眼视力障碍而同侧半视力正常。枕叶视皮质受损时，患者视野中心部常保留，称为黄斑回避（sparing of macula），其可能原因是黄斑区部分视觉纤维存在双侧投射，以及接受黄斑区纤维投射的视皮质具有大脑前-后循环的双重血液供应。

3）双眼对侧同向上象限盲及双眼对侧同向下象限盲　双眼对侧同向上象限盲主要由颞叶后部病变引起，表现为病灶对侧半视野上半部分视力障碍。双眼对侧同向下象限盲主要由顶叶病变引起，表现为病灶对侧半视野下半部分视力障碍。常见于颞、顶叶的肿瘤及血管病等。

五、意识障碍

意识障碍（disorder of consciousness）是指不能正确认识自身状态和（或）客观环境，不能对环境刺激做出正确反应的一种病理过程，其病理学基础是大脑皮质、丘脑和脑干网状系统的功能异常。意识障碍通常同时包含觉醒状态和意识内容两者的异常，常常是急性脑功能不全的主要表现形式。

（一）病因及发病机制

病因：意识障碍的病因很多、很复杂，国内外有很多分类方法，一般按全身性疾病（颅外疾病）与神经系统疾病（颅内疾病）分类。

1. 全身性疾病

① 代谢性疾病：肝性脑病，肾性脑病，肺性脑病，心源性脑病（心肌梗死、心脏停搏、严重心律失常），胰性脑病，糖尿病酮症酸中毒，高渗性非酮症昏迷，低血糖，内分泌脑病（垂体性昏迷、黏液性水肿、甲状腺脑病、肾上腺危象），缺氧性脑病（窒息、溺水、自缢、休克脑病、贫血性脑病、高山病、肺栓塞），电解质紊乱、酸碱失衡，体温失衡（中暑、低温昏迷），维生素缺乏等。

② 中毒性疾病：感染中毒性脑病（败血症性脑病、中毒性菌痢、中毒性肺炎、流行性出血热、百日咳脑病、伤寒脑病等）、药物中毒（镇静催眠药、抗精神病药、阿片类药物、化疗药物等中毒）、酒精中毒、农药中毒（有机磷农药、有机氯农药、杀虫剂、灭鼠药等中毒）、有害气体中毒（一氧化碳等中毒）、有害溶剂中毒（汽油、甲醇、苯等中毒）、重金属中毒（铅、汞等中毒）、动物毒素中毒（毒蛇毒素、鱼胆、河鲀毒素等中毒）、植物毒中毒（毒草、霉变甘蔗等中毒）。

③ 物质依赖，吸食毒品。

④ 恶性肿瘤。

⑤ 放射损伤。

2. 神经系统疾病

① 脑血管疾病：脑出血、蛛网膜下腔（隙）出血、脑梗死、脑静脉系统血栓、高血压脑病。

② 颅内感染性疾病：脑膜炎（细菌、病毒、真菌、螺旋体、阿米巴、立克次体等感染）、脑炎（单纯疱疹病毒脑炎、森林脑炎、乙型脑炎等）、寄生虫感染（脑囊虫、血吸虫、疟原虫、弓形虫等感染）、脑脓肿、朊蛋白病（CJD）。

③ 脱髓鞘疾病（急性播撒性脑脊髓膜炎、急性脱髓鞘脑病等）。

④ 脑肿瘤。

⑤ 脑外伤（脑震荡、脑挫裂伤、颅内血肿）。

⑥ 癫痫。

发病机制：意识的内容包括"觉醒状态"及"意识内容与行为"。觉醒状态有赖于所谓"开-关"系统，即脑干网状结构上行激动系统的完整；意识内容与行为有赖于大脑皮质的高级神经活动的完整性。当脑干网状结构上行激动系统抑制或两侧大脑皮质广泛性损害时，觉醒状态下降，意识内容减少或改变，即可造成意识障碍。

颅内病变可直接或间接损害大脑皮质及网状结构上行激动系统，如大脑广泛急性炎症、幕上占位性病变造成钩回疝压迫脑干和脑干出血等，均可造成严重意识障碍。

颅外疾病主要通过影响神经递质和脑的能量代谢而影响意识。例如：颅外病变所引起的缺血缺氧，可致脑水肿、脑疝形成，或使兴奋性神经介质去甲肾上腺素合成减少或停止，均可间接影响脑干网状结构上行激动系统或大脑皮质；肝脏疾病时肝功能不全，代谢过程中的苯乙胺等不能完全被解毒，形成假神经递质（去甲新福林、苯乙醇胺），取代去甲肾上腺素（竞争性抑制），从而发生肝昏迷；各种酸中毒情况下，突触后膜敏感性极度降低，亦可致不同程度的意识障碍；低血糖时由于脑部能量供应减少及干扰了能量代谢，可致低血糖性昏迷等。

（二）意识障碍的分类

1. 按意识觉醒程度分类

根据患者对外界刺激后觉醒反应的程度来划分，分为：

1）嗜睡（somnolence）　是一种病理性睡眠状态，为意识障碍的早期表现。患者能被语言、疼痛刺激（如压眶）或其他刺激唤醒，醒后能基本正确回答问题及配合查体。外界刺激停止后，患者迅速恢复睡眠状态。

2）昏睡（sopor）　意识清晰程度较前下降，需强烈刺激（如挤压胸大肌）方能唤醒患者，但患者不能完全配合查体及正确回答问题，自发性语言很少，外界刺激停止后，患者立即进入睡眠状态。

3）昏迷（coma）　意识障碍中最严重的一个等级，但昏迷的深浅与疾病严重程度有关。深昏迷时觉醒状态、意识内容以及随意运动严重丧失，可引出巴宾斯基征、大小便潴留或失禁。按刺激反应及反射活动等可分三度：

① 浅昏迷（mild coma）：任何刺激均不能唤醒患者，强烈刺激仅能引起患者肢体的简单防御性运动，自发性运动少见。患者的角膜反射、瞳孔对光反射存在，血压、脉搏、呼吸等生命体征稳定。

② 中昏迷（moderate coma）：疼痛反应消失，无意识动作减少，腱反射减弱或消失，角膜反射、瞳孔对光反射、吞咽反射迟钝，生命体征轻度改变。

③ 深昏迷（severe coma）：患者对外界一切刺激均无反应，各种反射消失（包括角膜反射、瞳孔对光反射、病理反射）。生命体征存在，但可出现不同程度的障碍。

2. 按意识内容障碍分类

1）意识模糊（confusion）　表现为注意力减退，情感反应淡漠，定向力障碍，活动减少，语言缺乏连贯性，对外界刺激可有反应，但低于正常水平。

2）谵妄（delirium）　是一种急性脑高级功能障碍，患者对周围环境的认识及反应能力均有下降。引起谵妄的常见神经系统疾病有脑炎、脑血管疾病、脑外伤及代谢性脑病等。其他系统性疾病也可引起谵妄，如酸碱平衡，水、电解质紊乱及营养物质缺失。

3. 特殊类型的意识障碍

1）去皮质综合征（decorticate syndrome）　多见于因双侧大脑皮质广泛损害而导致的皮质功能减退或丧失，皮质下功能仍保存。

2）无动性缄默症（akinetic mutism）　又称睁眼昏迷，由脑干上部和丘脑的网状激动系统受损引起。

笔记

3）植物状态（vegetative state） 是指大脑半球严重受损而脑干功能相对保留的一种状态。

4）持续性植物状态（persistent vegetative state） 是指颅脑外伤后植物状态持续12个月以上，其他原因持续3个月以上。

（三）诊断思路

意识障碍是临床严重的急症之一，必须迅速做出诊断，积极进行抢救。意识障碍的诊断较为复杂，临床上可按如下步骤进行。

1. 确定是否为意识障碍

需与以下疾病相鉴别：

1）木僵（stupor） 见于精神分裂症的紧张性木僵、严重抑郁症的抑郁性木僵、反应性精神障碍的反应性木僵等。表现为不言不动，甚至不吃不喝，面部表情固定，大小便潴留，对外界刺激缺乏反应，可伴有蜡样屈曲、违拗症，或言语刺激触及其痛处时可有流泪、心率增快等情感反应。缓解后多能清楚回忆发病过程。

2）癔症发作（hysteria attack） 有时易被误认为意识障碍。但起病多有精神因素，患者发病时仍有情感反应（如眼角流泪）及主动抗拒动作（如扒开其上眼睑时，眼球有回避动作或双睑闭得更紧）。四肢挣扎、乱动或肌张力多变。神经系统无阳性体征。经心理治疗，患者可迅速恢复。

3）闭锁综合征（locked-in syndrome） 是由双侧脑桥基底部病变，损及皮质延髓束和皮质脊髓束所致。表现为除眼睑开闭及眼球垂直运动外，头面及四肢运动功能丧失，不能说话，貌似意识障碍，但实际上意识清楚，可以通过残存的眼睑及眼球运动回答"是"与"否"。见于脑桥肿瘤、血管病及脱髓鞘疾病等。

4）发作性睡病（narcolepsy） 是一种不可抗拒的病理性睡眠。常在正常人不易入睡的场合下，如行走、骑车、工作、进食等情况下入睡，持续数分钟至数小时，可被唤醒，多伴有睡眠瘫痪、入睡幻觉及猝倒发作。

5）意志缺失（abulia） 患者处于清醒状态，运动感觉功能存在，记忆功能尚好，但因缺乏始动性而不语少动，对刺激无反应、无欲望，呈严重淡漠状态，可有额叶释放反射，如掌颌反射、吸吮反射等。多由双侧额叶病变所致。

2. 确定意识障碍的程度和类型

意识障碍按程度分类时，常用的方法为临床分类法，主要是给予言语和各种刺激，观察患者反应情况并加以判断，如呼其姓名、推摇其肩臂、压迫眶上切迹、针刺皮肤、与之对话和嘱其执行有目的的动作等。根据临床表现分为意识模糊、谵妄、嗜睡、昏睡、昏迷等。

3. 确定意识障碍的病因

① 根据颅内、外原因分为颅内疾病和颅外疾病。

② 颅内疾病分为外伤性疾病和非外伤性疾病；颅外疾病分为代谢性疾病和中毒性疾病。

六、语言障碍

语言障碍是指在无意识障碍的情况下，对语言交流符号的运用和认识发生障碍，语言表达及理解能力受损或丧失，或是由发音器官障碍导致单纯的言语障碍，即分为失语症和构音障碍。

失语症（aphasia）：由大脑受损引起的语言交流能力的丧失或受损，是大脑局部病变导致的后天性或获得性语言障碍。

构音障碍（dysarthria）：是指和发音有关的神经和肌肉的障碍引起发音异常或构音不清，是单纯的言语障碍。

笔记

（一）失语症

1. 分类

1）外侧裂周围失语综合征　包括 Broca 失语、Wernicke 失语和传导性失语，病灶位于外侧裂周围，共同特点是均有复述障碍。

① Broca 失语：又称表达性失语或运动性失语，由优势侧额下回后部（Broca 区）病变引起，表现为表达不流利，理解无障碍。常见于脑梗死、脑出血等，可引起 Broca 区损害的神经系统疾病。

② Wernicke 失语：又称听觉性失语或感觉性失语，由优势侧颞上回后部（Wernicke 区）病变引起，表现为理解障碍，表达语无伦次。常见于脑梗死、脑出血等，可引起 Wernicke 区损害的神经系统疾病。

③ 传导性失语：多数传导性失语患者病变累及优势侧缘上回、Wernicke 区等部位，一般认为本症是由外侧裂周围弓状束损害，导致 Wernicke 区和 Broca 区之间的联系中断所致。

2）经皮质失语　病灶位于分水岭区，故又称为分水岭区失语综合征，包括经皮质运动性、经皮质感觉性和经皮质混合性失语，共同特点是复述功能相对保留。

① 经皮质运动性失语：病变多位于优势侧 Broca 区附近，但 Broca 区可不受累，也可位于优势侧额叶侧面。本症主要由语言运动区之间的纤维联系受损，导致语言障碍引起，多见于优势侧额叶分水岭区的脑梗死。

② 经皮质感觉性失语：病变位于优势侧 Wernicke 区附近，表现为听觉理解障碍，对简单词汇和复杂语句的理解均有明显障碍。本症多见于优势侧额、顶叶分水岭区的脑梗死。

③ 经皮质混合性失语：又称语言区孤立，为经皮质运动性失语和经皮质感觉性失语并存。本症多见于优势侧大脑半球分水岭区的大片病灶，累及额、顶、颞叶。

3）完全性失语　也称混合性失语，是最严重的一种失语类型。临床上以所有语言功能均严重障碍或几乎完全丧失为特点。患者听理解严重缺陷，命名、复述、阅读和书写均不能。

4）命名性失语　病灶在颞中回后部或颞枕交界区。主要特点为命名不能，表现为患者把词忘记，多数是物体的名称，尤其是那些极少使用的东西的名称。如令患者说出指定物体的名称时，仅能叙述该物体的性质和用途。

5）皮质下失语　分为丘脑性失语和内囊、基底节损害所致的失语。丘脑性失语表现为急性期有不同程度的缄默和不语，以后出现语言交流、阅读理解障碍，言语流利性受损，音量减小，可同时伴有重复语言、模仿语言、错语、命名不能等，复述功能可保留；内囊、基底节损害所致失语的表现类似于 Broca 失语和 Wernicke 失语。

2. 病因

引起失语症的病因很多，但其临床表现主要取决于病变部位。病因包括任何损害言语中枢的疾病，常见的疾病有脑血管病、脑外伤、阿尔茨海默病等神经系统变性疾病，各种脑炎等原因引起的代谢性脑病等。

1）脑血管病　短暂脑缺血发作、脑梗死、脑出血等。

2）脑部占位　脑肿瘤等颅内占位性疾病。

3）颅脑外伤　损害累及言语中枢。

4）脑部炎症　包括病毒性脑炎、细菌性脑炎、寄生虫感染以及自身免疫性脑炎等。

5）神经系统变性疾病　包括阿尔茨海默病、额颞叶痴呆、路易体痴呆等。

6）其他　包括各种原因导致的代谢性脑病，如肝性脑病、肺性脑病、非酮症高渗性昏迷、低血糖症、一氧化碳中毒等。

（二）构音障碍

解剖生理：与发音有关的器官有口唇、舌、咽部及喉头等，当支配这些器官的肌肉和神经受累时均可引起构音障碍。如面神经麻痹致面部肌肉麻痹时，吹口哨不能发出唇音。若有舌肌萎缩、偏位及运动障碍时，不能发出舌音，支配发音的中枢神经和周围神经受累均可引起构音障碍。

1) 上运动神经元病变　双侧皮质延髓束损伤导致假性球麻痹，表现为说话声音嘶哑、缓慢、带鼻音。单侧皮质延髓束损伤可导致对侧中枢性面、舌瘫，表现为唇音及舌音不清楚。

2) 下运动神经元病变　支配发音和构音器官的脑神经核和（或）脑神经病变致真性球麻痹，以及司呼吸肌的脊神经病变，可造成构音障碍。

3) 基底核病变　唇、舌肌张力增高以及声带不能完全张开，导致构音障碍。

4) 小脑病变　小脑蚓部或脑干内与小脑联系的通路病变，导致发音和构音器官肌肉运动不协调而出现构音障碍。

5) 肌肉病变　与发音及构音有关的咽喉部肌肉有病变时均可引起构音障碍。

七、运动障碍

运动是指骨骼肌的活动，包括随意运动和不随意运动。随意运动是指随本人意志而执行的动作，又称"自主运动"；不随意运动为不经意志所控制的自发动作。运动系统由上运动神经元（锥体系统）、下运动神经元、锥体外系统和小脑组成，要完成各种精细而协调的复杂运动，需要整个运动系统的互相配合与协调。此外，所有运动都是在接受了一般感觉冲动以后所产生的冲动，通过深感觉动态地感知，使动作能准确执行。运动系统的任何部位损伤均可引起运动障碍。

（一）锥体束受损——瘫痪

瘫痪（paralysis）是指个体随意运动功能的减低或丧失，可分为神经源性、神经-肌肉接头性及肌源性等类型。临床上需鉴别上、下运动神经元瘫痪，见表20-3。

1) 上运动神经元瘫痪　上运动神经元性瘫痪也称痉挛性瘫痪，是由大脑皮质运动区神经元及其发出的下行纤维病变所致。临床表现有肌力减退，肌张力增高，腱反射活跃或亢进，浅反射的减退或消失，病理反射阳性，无明显的肌萎缩。

2) 下运动神经元瘫痪　下运动神经元瘫痪又称弛缓性瘫痪，由脊髓前角的运动神经元、脑干运动神经核以及它们发出的纤维受损所致。临床表现有受损的下运动神经元支配的肌力减退，肌张力减低或消失，腱反射减弱或消失，肌肉萎缩明显。

表 20-3　上运动神经元和下运动神经元瘫痪的比较

临床检查	上运动神经元瘫痪	下运动神经元瘫痪
瘫痪分布	整个肢体为主	肌群为主
肌张力	增高，呈痉挛性瘫痪	降低，呈弛缓性瘫痪
浅反射	消失	消失
腱反射	增强	减弱或消失
病理反射	阳性	阴性明显
肌萎缩	无或有轻度失用性萎缩	常有
皮肤营养障碍	多数无障碍	可有
肌束颤动或肌纤维颤动	无	有
肌电图	神经传导速度正常，无失神经电位	神经传导速度异常，有失神经电位

瘫痪还可以分为以下几类（图20-2）。

1）单瘫 一侧肢体或肢体的某一部分瘫痪均属于单瘫的范围。病变部位可能是大脑皮质或相应的脊髓、脊髓神经根、脊髓神经丛。

2）截瘫 双侧上运动神经元受损时表现为双下肢瘫痪。病因为脊髓横贯性损伤。

3）交叉瘫 病变同侧颅神经瘫痪及对侧肢体瘫痪。病因为一侧脑干病变。

4）偏瘫 表现为一侧肢体的上、下肢瘫痪。病因为对侧大脑半球或内囊部病变。

5）四肢瘫 四肢瘫痪。原因可能为颈膨大及颈膨大以上脊髓节段双侧皮质脊髓束受损或四肢周围神经损伤。

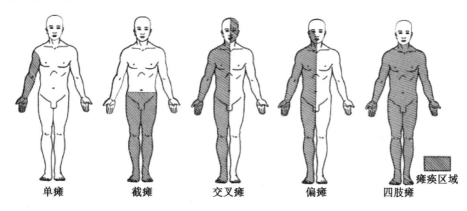

图 20-2 瘫痪的几种常见形式

（二）锥体外系病变——不自主运动

锥体外系疾病，源于基底节功能紊乱，主要表现为随意运动调节功能障碍，肌力、感觉及小脑功能不受影响。可分为肌张力降低（运动过多）和肌张力增高（运动减少）两类，前者表现为异常不自主运动，后者以静止性震颤、运动迟缓、肌强直和姿势步态异常为主要特征。

1）共济失调（ataxia） 指小脑、本体感觉以及前庭功能障碍导致的运动笨拙和不协调，累及躯干、四肢和咽喉肌时可引起身体平衡、姿势、步态及言语障碍。

2）震颤（tremor） 是主动肌与拮抗肌交替收缩引起的人体某一部位有节律的振荡运动。震颤可为生理性、功能性和病理性，其中病理性震颤分为静止性震颤和动作性震颤，静止性震颤多见于帕金森病患者，动作性震颤见于小脑病变患者。

3）舞蹈样运动（choreic movement） 多由尾状核和壳核的病变引起，为肢体不规则、无节律和无目的的不自主运动，表现为耸肩转颈、伸臂、抬臂、摆手和手指伸屈等动作，上肢比下肢重，远端比近端重，随意运动或情绪激动时加重，安静时减轻，入睡后消失。见于小舞蹈症或亨廷顿病等，也可继发于其他疾病，如脑炎、颅内占位性病变、脑血管病、肝豆状核变性等。

4）手足徐动症（athetosis） 又称指划动作或易变性痉挛。表现为由于上肢远端的游走性肌张力增高或降低，而使手腕及手指做缓慢交替性的伸屈动作。如腕过屈时，手指常过伸，前臂旋前，缓慢过渡为手指屈曲，拇指常屈至其他手指之下，而后其他手指相继屈曲。有时出现发音不清和做鬼脸，亦可出现足部不自主动作。多见于脑炎、播散性脑脊髓炎、核黄疸和肝豆状核变性等。

5）扭转痉挛（torsion spasm） 病变位于基底核，又称变形性肌张力障碍，表现为躯干和四肢发生不自主的扭曲运动。躯干及脊旁肌受累引起的围绕躯干或肢体长轴的缓慢旋转性不自主运动是本症的特征性表现。本症可为原发性遗传疾病，也可见于肝豆状核变性以及某些药物反应等。

笔记

6）偏侧投掷症（hemiballismus） 为一侧肢体猛烈的投掷样的不自主运动，运动幅度大，力量强，以肢体近端为重。为对侧丘脑底核损害所致，也可见于纹状体至丘脑底核传导通路的病变。

7）抽动（tic） 为单个或多个肌肉的快速收缩动作，固定一处或呈游走性，表现为挤眉弄眼、面肌抽动、鼻翼扇动、噘嘴。如果累及呼吸及发音肌肉，抽动时会伴有不自主的发音，或伴有秽语，故称“抽动秽语综合征”。本病常见于儿童，病因及发病机制尚不明确，部分病例由基底核病变引起，有些与精神因素有关。

八、自主神经功能障碍

自主神经系统（autonomic nervous system，ANS）又称为植物神经系统（vegetative nervous system）或内脏神经系统（visceral nervous system），是支配与调节内脏功能的自主神经装置，它与内分泌腺相互协调，共同调节机体的内环境。自主神经系统由周围与中枢两部分组成。周围部分包括交感神经系统和副交感神经系统，交感神经来自脊髓的胸髓、腰髓，副交感神经来自脑干和骶髓。大部分内脏都接受交感与副交感神经纤维的双重支配，但也有一些结构如汗腺、皮肤和肌肉内血管、竖毛肌、肾上腺髓质和肾脏等仅接受交感神经的支配（表 20-4）。自主神经系统的高级中枢位于大脑半球内，低级中枢在脑干和脊髓内，下丘脑与交感神经及副交感神经系统均有紧密的联系，大脑皮质通过下丘脑实现对脑干和脊髓各节段，以及交感神经和副交感神经的调节。

表 20-4 自主神经的生理功能

	交感神经	副交感神经
循环系统	心跳加速，冠状血管扩张	心跳减慢、减弱，冠状血管收缩
内脏、皮肤和肌肉等血管	收缩	扩张
支气管平滑肌	舒张	收缩
胃肠及胆囊活动	抑制	增加
泌尿器官	逼尿肌舒张，括约肌收缩	逼尿肌收缩，括约肌舒张
生殖器官	怀孕子宫收缩，未怀孕子宫扩张	对子宫无影响
眼球	瞳孔扩大，睫状肌松弛	瞳孔缩小，睫状肌收缩
代谢	糖原分解，肾上腺素分泌增加	胰岛素分泌增加

自主神经功能障碍可以是局部性或全身性的，也可以是原发的或继发的，且通常伴活动性不足。然而，严重的发作性交感神经活动过度，包括神经源性肺水肿可由急性脑损伤或脊髓损伤所致。自主神经功能障碍使中枢神经系统和周围神经系统疾病的多样性更趋于复杂化。

（一）中枢性自主神经功能障碍

中枢性自主神经功能障碍是急性脊髓损伤的显著特征，严重时自主神经对心血管、呼吸和体温调节的影响可能是致命的。低血压、心动过缓、不能依靠发汗散热、无张力性膀胱及麻痹性肠梗阻都可能是急性脊髓损伤的突出表现。自主神经功能障碍也可以是其他神经系统疾病的主要特征，如帕金森病、纯自主神经功能衰竭、多系统萎缩、路易体痴呆及 Wernicke 脑病等。自身免疫性自主神经神经节病（autoimmune autonomic ganglionopathy，AAG）是严重的但潜在性可治疗的抗体介导型自主神经病。自主神经功能障碍经常伴发于多发性硬化；自主神经功能失调在丛集性头痛的患者中也较常见，岩浅大神经的副交感分泌纤维过度活跃可致患者面红及流泪。此外，在三叉自主神经性头痛中也可能发生下丘脑激活。癫痫发作可表现

笔记

为自主神经功能障碍，包括惊厥性呼吸暂停、性功能异常以及危及生命的心血管效应，包括癫痫猝死（sudden unexpected death in epilepsy，SUDEP）。

（二）局限性自主神经功能障碍

临床上少数的局限性自主神经功能异常的实例包括：① Adie's 强直性瞳孔（Adie's tonic pupil）；② 霍纳综合征（Horner syndrome）；③ 鳄鱼泪（crocodile tears）或 Bogorad 综合征［味泪反射（Gustato-Lacrimal reflex）］，即面瘫未完全恢复的一种罕见的并发症，以进食时大量流泪为特点；④ 味觉性出汗综合征（gustatory sweating syndrome）（Frey's 综合征），即腮腺手术的一种潜在的并发症；⑤ 原发性多汗症（primary hyperhidrosis），即一种常见的令人烦恼的疾病，主要累及腋窝，也可累及手掌和足底，以汗腺过度、不能控制地产生汗液为特点；⑥ 泪液分泌减少，见于全自主神经障碍（pandysautonomia）、多系统萎缩（如 Shy-Drager 综合征）和 Riley-Day 综合征的患者；⑦ 血管迷走反射性晕厥，常见于年轻人。在老年人中常见的颈动脉窦过敏，也可能是局部性家族性自主神经功能障碍的实例。家族性自主神经功能障碍的症状多种多样，包括心血管症状，呼吸异常，胃肠功能的、泌尿生殖的、泌汗及体温调节表现和瞳孔异常，以及睡眠障碍等。

九、低位颅神经障碍

脑神经（cranial nerves，CN）共 12 对，视神经和嗅神经为大脑的一部分，余下的 10 对脑神经核团均在脑干内，周围支从脑干发出，支配头面部器官。脑神经疾病可出现一个或多个神经受累，其神经解剖及功能见图 20-3、图 20-4 及表 20-5。

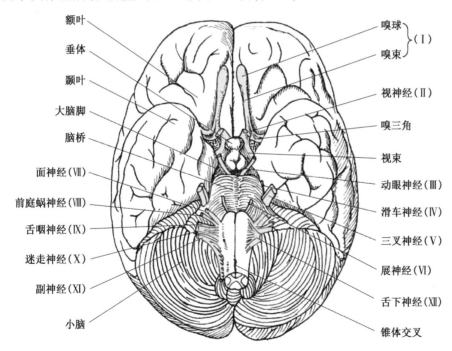

图 20-3　12 对脑神经进出脑的部位

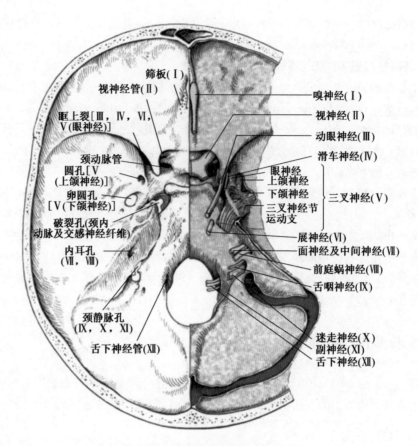

图 20-4 颅神经从颅骨穿出的部位

表 20-5 脑神经的主要解剖及生理功能

脑神经	性质	进出颅部位	连接脑部位	功能
嗅神经（Ⅰ）	感觉性	筛孔	端脑（嗅球）	传导嗅觉
视神经（Ⅱ）	感觉性	视神经孔	间脑（视交叉）	传导视觉
动眼神经（Ⅲ）	运动性	眶上裂	中脑（脚间窝）	支配提上睑肌、上直肌、下直肌、内直肌、下斜肌、瞳孔括约肌及睫状肌
滑车神经（Ⅳ）	运动性	眶上裂	中脑（前髓帆）	支配上斜肌
三叉神经（Ⅴ）	混合性	眶上裂（第一支）圆孔（第二支）卵圆孔（第三支）	脑桥（脑桥臂）	传导面部、鼻腔及口腔黏膜感觉，支配咀嚼肌
展神经（Ⅵ）	运动性	眶上裂	脑桥延髓沟（中部）	支配外直肌
面神经（Ⅶ）	混合性	内耳门—茎乳孔	脑桥延髓沟（外侧部）	支配面部表情肌、泪腺、唾液腺，传导舌前2/3味觉及外耳道感觉
前庭蜗神经（Ⅷ）	感觉性	内耳门	脑桥延髓沟（外侧端）	传导听觉及平衡觉
舌咽神经（Ⅸ）	混合性	颈静脉孔	延髓橄榄后沟（上部）	传导舌后1/3味觉和咽部感觉，支配咽肌、腮腺
迷走神经（Ⅹ）	混合性	颈静脉孔	延髓橄榄后沟（中部）	支配咽、喉肌和胸腹内脏运动
副神经（Ⅺ）	运动性	颈静脉孔	延髓橄榄后沟（下部）	支配胸锁乳突肌和斜方肌
舌下神经（Ⅻ）	运动性	舌下神经管	延髓前外侧沟	支配舌肌

（一）颅神经损害表现

1. 嗅神经（CN Ⅰ）

1）嗅觉障碍（缺损症状）　嗅觉障碍有嗅觉减退、嗅觉缺失，其原因必定是嗅丝范围内的周围性嗅神经损害（如鼻炎、外伤致筛板内嗅丝断裂、药物副作用）或二级神经元损害（嗅束损害，如额底脑膜瘤）。

2）嗅觉倒错（刺激症状）　表现为难受的恶臭味（粪臭味）或嗅觉过敏，大多为中枢性病变（如颞叶癫痫）引起。幻嗅主要见于颞叶癫痫先兆期、颞叶海马附近肿瘤。

2. 视神经（CN Ⅱ）

1）视神经损害　视乳头病变（水肿、颅内压升高）通过眼底镜可诊断。视神经前段病变常见于脉管炎（如颞动脉炎），视神经球后段病变为多发性硬化的主要症状（球后视神经炎），这些情况下患眼视力减退或丧失。一眼短暂性、只持续几秒至几分钟的视觉障碍称一过性黑矇发作，大多是由视网膜微小血栓引起，此时应检查有无颈内动脉段血管狭窄。

2）视交叉损害　双颞侧偏盲。一般来说，首先损伤视神经交叉下部神经纤维，它们来自视网膜下半侧，故首先出现双颞侧象限盲，而且首先是色盲。少数情况下会出现双鼻侧偏盲，并且发生于肿瘤生长在视交叉周围时，致使外侧未交叉纤维受损，有时也可由颈内动脉瘤及颅底脑膜炎引起，这些情况下常常不是单独一侧视野障碍。

3）视束损害　引起同向偏盲。病因大多是肿瘤或颅底脑膜炎，很少由外伤引起。

4）视放射损害　视放射起始部中断时也是同向偏盲。但视放射纤维相互分开较远，所以常常是不完全性的同向偏盲。

3. 眼球运动（CN Ⅲ、Ⅳ、Ⅵ）

1）动眼神经（CN Ⅲ）麻痹　完全性动眼神经麻痹产生下列症状和体征：

（1）眼睑下垂（提上睑肌瘫痪）；

（2）向外下方注视时眼球位置固定（因为外直肌和上斜肌占优势）

（3）副交感神经支配的瞳孔括约肌瘫痪导致瞳孔散大，瞳孔对光反射消失、调节反射消失。

单独出现眼内肌（瞳孔括约肌和睫状肌）瘫痪，称眼内肌麻痹。这时，眼球可随意运动，但却出现绝对的瞳孔固定，由于调节障碍，患者视物不清。这种情况为动眼神经的副交感神经纤维损伤引起。眼球活动受限，但副交感神经支配尚保留，称眼外肌麻痹。

2）滑车神经（CN Ⅳ）麻痹　滑车神经损伤导致上斜肌麻痹，病侧眼球向上和稍向内，向健侧眼球方向偏斜，下楼时复视最明显。最常见的原因为外伤，其次是血管性病变和肿瘤。

3）外展神经（CN Ⅵ）麻痹　患者直视前方时，由于外直肌麻痹，患眼内收，不能外展而致内斜视。当患者向鼻侧注视时由于下斜肌的优势作用，患眼朝向内上方。外展神经麻痹多单独出现，由肿瘤或血管性病变所致。由于该神经在硬膜下走行最长，所以在脑膜炎和蛛网膜下腔出血时也受累。同样，在腰穿时导致脑脊液压力改变时，也可引起一过性瘫痪。

4. 三叉神经（CN Ⅴ）

三叉神经为混合性神经，大部分为头面部及口腔的感觉神经纤维，小部分为支配咀嚼肌的运动神经纤维。

周围性损害包括三叉神经半月节、三叉神经根或三个分支的病变。刺激性症状主要表现为三叉神经痛；破坏性症状主要表现为三叉神经分布区域感觉减弱或消失，咀嚼肌麻痹，张口时下颌向患侧偏斜。多见于颅中窝脑膜瘤、鼻咽癌颅底转移及三叉神经节带状疱疹病毒感染等。

1）三叉神经半月节和三叉神经根的病变　表现为三叉神经分布区的感觉障碍，角膜反射减弱或消失，咀嚼肌瘫痪。多数合并有第Ⅶ、Ⅷ对脑神经和同侧小脑损伤的症状和体征。

笔记

2）三叉神经分支的病变　表现为三叉神经各分支分布范围内的痛觉、温度觉、触觉均减弱或消失。如为眼支神经病变可合并角膜反射减弱或消失；如为下颌支神经病变可合并同侧咀嚼肌无力或瘫痪，张口时下颌向患侧偏斜。

5. 面神经（CN Ⅶ）

面神经分两支，较大一支为面神经本部，为单纯运动性神经，支配面部表情肌，它伴有另一支很细的神经，即含内脏和躯体传入纤维以及内脏传出纤维的中间神经。

下运动神经元损伤所致的周围性面神经麻痹：病变在面神经核或核以下周围神经，临床表现为同侧面肌瘫痪，即患侧额纹变浅或消失，不能皱眉，眼裂变大，眼睑闭合无力，用力闭眼时眼球向上外方转动，显露白色巩膜，称为贝尔（Bell）征，患者鼻唇沟变浅，口角下垂并歪向健侧，鼓腮漏气，不能吹口哨，食物易残存于颊部与齿龈之间。

周围性面神经麻痹时，还可以进一步根据伴发的症状和体征确定病变的具体部位（图 20-5）。

1）面神经管前损害

① 面神经核损害：表现为周围性面神经麻痹外，常伴有展神经麻痹、对侧锥体束征，病变在脑桥。常见于脑干肿瘤及血管病。

② 膝状神经节损害：表现为周围性面神经麻痹，舌前 2/3 味觉障碍及泪腺、唾液腺分泌障碍（鼓索受累），可伴有听觉过敏（镫骨肌神经受累），耳后部剧烈疼痛，鼓膜和外耳道疱疹，称亨特综合征（Hunt syndrome）。见于膝状神经节带状疱疹病毒感染。

2）面神经管内损害　表现为周围性面神经麻痹伴有舌前 2/3 味觉障碍及唾液腺分泌障碍，为面神经管内鼓索神经受累；如还伴有听觉过敏，则病变多在镫骨肌神经以上。

3）茎乳孔以外病变　只表现为周围性面神经麻痹。

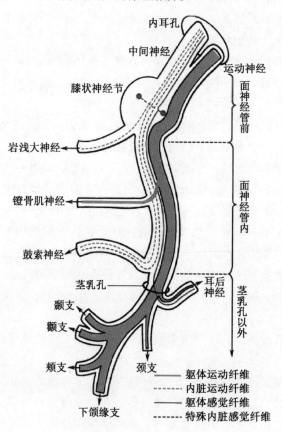

图 20-5　面神经各节段

6. 前庭蜗神经（CN Ⅷ）

1）蜗神经 蜗神经损害时主要表现为听力障碍和耳鸣。

2）前庭神经 前庭神经损害时可表现为眩晕、眼球震颤及平衡障碍。

7. 舌咽神经（CN Ⅸ）

单纯性舌咽神经损害少见，大多伴有迷走神经损害，出现球麻痹。

1）舌咽神经损害综合征（缺损性症状） 舌后 1/3 味觉减退或消失（无味症），催吐反射和腭反射减退或消失，咽上部、扁桃体和舌根部感觉障碍和感觉消失，轻度吞咽困难，腮腺唾液分泌功能障碍。

2）舌咽神经痛（刺激性症状） 其发病率为三叉神经痛的万分之一。症状为一侧剧烈疼痛，常起始于咽部、颈部、扁桃腺区和舌区，疼痛为突发性的，且大多持续时间短（数秒至数分钟），可因吞咽、咀嚼、咳嗽或说话诱发疼痛。因害怕疼痛，患者不敢进食而很快消瘦。一般在 6 个月以内自行缓解，如疼痛持续不退，必须排除其他原因，如咽部恶性肿瘤。首选卡马西平、加巴喷丁等治疗。

8. 迷走神经（CN Ⅹ）

单侧迷走神经损害综合征：患侧软腭下垂，干呕反射减退，说话带鼻音，因为鼻腔不能对口腔封闭，由于咽缩肌瘫痪，发音时腭帆被拉向健侧。声带瘫痪造成声音嘶哑（喉返神经损伤伴环甲肌以外的喉内肌瘫痪）。吞咽困难，可能还有心动过速或心律失常。

9. 副神经（CN Ⅺ）

（1）一侧副神经核损害：表现为同侧胸锁乳突肌和斜方肌萎缩，患者向病变对侧转颈不能，患侧肩下垂并耸肩无力。颅后窝病变时，副神经常与迷走神经和舌咽神经同时受损（颈静脉孔综合征）。出颈静脉孔后，副神经主干和分支可因淋巴结炎、颈部穿刺以及外科手术等受损。由于副神经受两侧皮质脑干束支配，故一侧皮质脑干束损害，不出现副神经受损症状。

（2）双侧副神经核或其神经损害：表现为双侧胸锁乳突肌均力弱，患者头前屈无力，直立困难，多呈后仰位，仰卧位时不能抬头。

10. 舌下神经（CN Ⅻ）

一侧病变表现为患侧舌肌瘫痪，伸舌偏向患侧；两侧病变则伸舌受限或不能，同时伴有舌肌萎缩。

（二）多发性颅神经损害表现

多发性颅神经损害是指各种病因所致单侧或双侧多数颅神经病变。常由肿瘤（如鼻咽癌、脑膜瘤等）、血管病（如动脉瘤、血管炎等）、感染（如局限性硬脑膜炎、鼻窦炎蔓延、蛛网膜炎等），以及外伤（如颅底骨折、血肿、出血等）引起。临床主要表现为多种颅神经损害综合征。临床常见的多发性颅神经损害综合征如表 20-6 所示。

表 20-6　常见的多发性颅神经损害综合征

综合征	病变部位	累及颅神经	常见病因	临床表现
海绵窦综合征（Foix I syndrome）	海绵窦	CN Ⅲ、Ⅳ、Ⅵ、Ⅴ 第 1 支，病变偏后者可有 CN Ⅴ 的第 2、3 支受累	海绵窦血栓性静脉炎；颈内动脉海绵窦瘘；海绵窦内动脉瘤；海绵窦内或邻近部位肿瘤	CN Ⅲ、Ⅳ、Ⅵ 受损致患侧上睑下垂，瞳孔散大，眼球运动障碍，复视；CN Ⅴ 受损致分布区感觉障碍，角膜反射消失，眼结膜充血水肿

续表

综合征	病变部位	累及颅神经	常见病因	临床表现
眶上裂综合征（Rochon-Duvigneaud syndrome）	眶上裂附近	CN Ⅲ、Ⅳ、Ⅵ、Ⅴ第1支	肿瘤如鼻咽癌、垂体瘤；血管性病变如动脉瘤、血管炎；感染如局限性硬脑膜炎、眶上部骨膜炎等；蝶骨小翼附近骨折、出血、血肿等	CN Ⅲ、Ⅳ、Ⅵ受损出现全眼肌麻痹，外展麻痹出早，三叉神经区域感觉障碍；角膜反射迟钝或消失；可出现同侧Horner综合征
眶尖综合征（Rollet syndrome）	眶尖区域	CN Ⅱ、Ⅲ、Ⅳ、Ⅵ、Ⅴ第1支	眶尖部位及附近区域肿瘤、血管病、外伤、感染	CN Ⅲ、Ⅳ、Ⅵ受损出现眼球活动受限，复视，上睑下垂；三叉神经支配区域感觉过敏、减退；视神经受损致视力下降，视神经萎缩，周边视野缺损
岩尖综合征（Gradenigo syndrome）	颞骨岩部尖端	CN Ⅴ、Ⅵ	颞骨岩部炎症以急性中耳炎最常见；肿瘤如表皮样瘤、脑膜瘤等；外伤、骨折及出血	患侧展神经麻痹致内斜视和复视；患侧三叉神经眼支支配区疼痛、畏光、角膜感觉减退
桥小脑脚综合征（Cushing Ⅰ syndrome）	脑桥小脑脚	CN Ⅴ、Ⅶ、Ⅷ，有时伴 CN Ⅵ、Ⅸ、Ⅹ	肿瘤以听神经鞘瘤最为常见，其次为脑膜瘤、上皮样囊肿等；蛛网膜炎和血管畸形	同侧进行性神经性耳聋伴前庭功能受损；面部感觉减退、疼痛，角膜反射减退或消失；同侧眼内斜，轻度周围性面瘫，同侧小脑性共济失调可有颅高压表现；后组颅神经麻痹症状
迷走-舌下神经综合征（Tapia syndrome）	颅外咽旁间隙、延髓	CN Ⅹ、Ⅻ	颅骨骨折、寰椎脱位、颈动脉瘤、肿瘤等	舌下神经损害致患侧舌肌无力伴萎缩；迷走神经损害致发音、吞咽困难并有同侧Horner综合征
迷走-副-舌下神经综合征（Jackson syndrome）	延髓下部或颈静脉孔附近	CN Ⅹ、Ⅺ、Ⅻ	原发性和转移性肿瘤、颅底骨折、后咽腔脓肿、脑底动脉瘤、颈静脉孔神经鞘瘤等	迷走神经损害致发音、吞咽困难，可出现心动过速；患侧胸锁乳突肌和斜方肌全部或部分瘫痪；患侧舌肌无力伴萎缩
一侧颅底综合征（Guillain-Garcin syndrome）	一侧颅底弥漫性病变	CN Ⅰ-Ⅻ	肿瘤最常见，其他可见颅底骨折、血肿、脑干脑炎、颅底脑膜炎等	广泛一侧颅神经广泛损害（CN Ⅰ-Ⅻ），一般无脑实质性损害症状；颅骨平片可见颅底广泛性骨质破坏
枕髁-颈静脉孔综合征（Collet-Sicard syndrome）	颈静脉孔和枕骨髁周围	CN Ⅸ、Ⅹ、Ⅺ、Ⅻ	肿瘤如上咽部肿瘤、网状细胞肉瘤、恶性淋巴瘤等；外伤；血管病变如动脉瘤、颈静脉炎；感染等	舌咽、迷走神经损害致发音、吞咽困难；副神经损害致胸锁乳突肌和斜方肌无力；舌下神经受损致舌肌无力、萎缩，伸舌偏向患侧

续表

综合征	病变部位	累及颅神经	常见病因	临床表现
腮腺后间隙综合征（Villaret syndrome）	颅外咽后区	CN Ⅸ、Ⅹ、Ⅺ、Ⅻ，颈交感神经干	肿瘤如腮腺瘤、鼻咽部肿瘤及转移瘤；外伤；感染如咽部脓肿；颅底颈内动脉瘤	患侧舌后1/3味觉消失，软腭、咽喉部感觉缺失和声带、软腭麻痹；胸锁乳突肌和斜方肌麻痹与萎缩，舌肌麻痹及萎缩；可有 Horner 征
颈静脉孔综合征（Vernet syndrome）	颈静脉孔附近	CN Ⅸ、Ⅹ、Ⅺ	肿瘤、外伤、感染、血管性病变	舌咽、迷走神经损害导致患侧软腭、咽喉部感觉障碍，舌后1/3味觉缺失，声带及软腭麻痹，患侧咽反射消失；副神经受损致患侧胸锁乳突肌和斜方肌麻痹与萎缩
舌枕大孔区综合征	枕大孔区	CN Ⅸ、Ⅹ、Ⅺ、Ⅻ	肿瘤如脑膜瘤、神经鞘瘤；颅底凹陷症，寰椎枕化，先天性畸形等	吞咽、发音困难；斜颈和舌肌萎缩，可伴颈神经根受损及脑膜刺激征，可有颈髓及延髓损害、小脑损害等

十、抽搐

抽搐（convulsion）是指患者局部或全身骨骼肌发作性地不自主抽动、强直、痉挛的一组症候群，通常侵犯若干肌肉或肌群。引起抽搐发作的病因很多，机制尚不明确，可能与脑缺氧、缺血、代谢紊乱，脑细胞器质性损害，脑内刺激性病灶及精神因素等有关。抽搐反复发作时可伴有意识障碍，亦可有感觉、情感、行为和自主神经功能的异常。

（一）病因及发病机制

1. 大脑皮质性抽搐的病因及发病机制

病因：大脑皮质性抽搐主要是指痫性发作。痫性发作的常见病因随发病年龄而变化。2 岁时起病，病因多为发育性缺陷、产伤和代谢性疾病。2~14 岁发病，病因多为特发性癫痫。成年期起病，病因多为脑外伤、酒精戒断综合征、肿瘤、脑卒中和原因不明的疾病（占 50%）。老年期起病，病因常为肿瘤和卒中。反射性癫痫是由外界刺激（如噪声、闪光、电视节目，甚至触摸身体的某些部位等）诱发。

发病机制：当一种或多种因素使某群神经元的形态、结构发生改变，或内、外生化环境发生变化时，局部神经元的放电频率可高达每秒数百次至数千次（正常情况下保持在 1~10 次/秒），并可蔓延到周围神经元或传导到其他部位神经元同时异常放电。

2. 大脑皮质下抽搐的病因及发病机制

病因：包括抽动秽语综合征、药物引起的抽搐，以及纹状体病变引起的抽搐等。

发病机制：与锥体外系的功能异常相关。抽动秽语综合征的发病机制不明，可能与遗传因素、纹状体多巴胺（dopamine，DA）递质活动过度或 DA 受体超敏有关。长期应用抗精神病药最常见的副作用是锥体外系反应，不良反应的发生率和药物剂量、疗程和个体因素有关。抗精神病药的药理机制尚未明确，可能是通过阻断神经元细胞膜上的突触后 DA 受体（有 5 种类型，D_1~D_5）起作用。

笔记

3. 脊髓性抽搐的病因及发病机制

病因：脊髓性抽搐见于各种原因引起的脊髓损伤及多发性硬化等。

发病机制：脊髓内下行传导束的锥体外束包括红核脊髓束、网状脊髓束和前庭脊髓束等，这些传导束终止于脊髓前角运动神经元，对运动起着易化或抑制的作用。正常情况下易化和抑制作用保持平衡，当脊髓发生病变而导致易化作用占优势时，抑制作用受阻，可出现肌张力增加、腱反射亢进和阵挛等。

4. 非中枢性抽搐的病因及发病机制

非中枢性抽搐主要是指三叉神经痛和偏侧面肌痉挛。

① 三叉神经痛的病因尚未明确，可能是三叉神经脱髓鞘而产生异位冲动或伪突触传递所致。

② 偏侧面肌痉挛是仅限于一侧面部的不自主阵发性抽搐。发病机制不明，可能是面神经的异位兴奋或伪突触传导引起。当面神经炎恢复不完全时可出现面肌痉挛或联带运动，这可能是因为面神经纤维再生时有部分纤维长入邻近的具有其他功能的施万氏细胞中。

5. 癔症性发作的病因及发病机制

癔症性发作的病因和发病机制不明，它与中枢神经系统的功能障碍无关，是在特殊性格的基础上，由精神因素刺激引发。癔症性发作是心理性疾病的躯体表现，可以分为两大类：生理性和心理性癔症性发作。

（二）引发抽搐常见的原因

1）痫性发作（seizure）　是脑部神经元异常过度或同步性活动而出现的一过性症状和（或）体征。痫性发作的定义包括3个方面：①发作起始的形式为突发突止，一过性。②临床表现包括主观症状和客观表现。③脑电图可见异常增强同步化。

2）癫痫（epilepsy）　是一种脑部疾病状态，以具有能够产生痫性发作的持久易感性和出现相应的神经生物、认知、心理及社会等方面后果为特征。癫痫的定义包括3个要素：至少有一次癫痫发作史；能够增加将来出现发作可能性的脑部持久性改变；出现相应的神经生物、认知、心理和社会活动障碍。

3）抽动秽语综合征（tics-coprolalia syndrome）　也称为Tourette综合征（TS），是发生于青少年期的一组以头部、肢体和躯干等多部位肌肉的突发性不自主的多发抽动，同时伴有爆发性喉音或骂人词句为特征的锥体外系疾病。

4）脊髓性抽搐　脊髓损伤的特征性反射亢进状态表现为阵挛，由突然施加的牵拉刺激引起的节律性不自主的肌肉收缩，一般频率为5~7 Hz。多发性硬化累及颈髓时，可出现Lhermitte征，表现为颈部过度前屈时，从颈部出现一种异常针刺感沿脊柱向下放射至大腿或足部；同时可能伴有四肢的短暂性放射性异常疼痛，并发生强直性痉挛，也称为痛性强直性痉挛发作。

5）偏侧面肌痉挛　是仅限于一侧面部的不自主阵发性抽搐。发病多在中年以后，女性比男性多见。原因可为特发性或继发性周围神经麻痹后遗症。

6）非痫性发作（nonepileptic seizures，NES）　也可被称为假性痫性发作、心因性发作或癔症性发作，临床过程类似于癫痫，表现为运动性发作、感觉性发作或行为异常（如发声、哭泣、其他情绪异常表达方式）。癔症性发作可能类似于任何一种癫痫发作类型，患者常被误诊为全面性强直-阵挛发作、失神发作、单纯或复杂部分性发作。

十一、认知障碍

认知是指人脑接收外界信息，经过加工处理，转换成内在的心理活动，从而获取知识或应用知识的过程，包括记忆、语言、视空间、执行、计算和理解判断等方面。认知障碍是指上述几项认知功能中的一项或多项受损，当上述认知功能有两项或两项以上受累，并出现个体的日常生活或社会能力障碍时，可诊断为痴呆。按损害程度可分为轻度认知障碍和痴呆。

（一）轻度认知障碍

轻度认知障碍（mild cognitive impairment，MCI）是介于正常衰老和痴呆之间的一种中间状态，是一种认知障碍综合征。与和年龄和教育程度匹配的正常老人相比，患者存在轻度认知功能减退，但日常生活能力没有受到明显影响。

轻度认知障碍的核心症状是认知功能的减退，根据病因或大脑损害部位的不同，可以累及记忆、执行功能、语言、运用、视空间结构技能等其中的一项或一项以上，导致相应的临床症状。

（二）痴呆

痴呆（dementia）是由器质性疾病引起的以认知功能减退为突出表现的临床综合征，认知功能损害包括记忆、定向、理解、判断、计算、语言、思维和学习能力等紊乱，常伴随情感、行为和人格变化。认知损害是获得性的，严重程度足以影响患者的社会功能或职业能力。

痴呆患者除以上认知（如记忆、语言、视觉空间结构技能、执行功能、运用、计算等）症状外，还可以伴发精神行为的异常。精神情感症状包括幻觉、妄想、淡漠、意志减退、不安、抑郁、焦躁等；行为异常包括徘徊、多动、攻击、暴力、捡拾垃圾、藏匿东西、过食、异食、睡眠障碍等。有些患者还有明显的人格改变。

痴呆是一种综合征，按其不同原因可有如下分类：

1）变性病性痴呆（degenerative dementing disorders）　包括阿尔茨海默病（Alzheimer's disease）、额颞叶痴呆（frontotemporal dementia）、路易体病（Lewy body disease）、帕金森病合并痴呆（Parkinson's disease with dementia）、关岛型帕金森病-肌萎缩侧索硬化痴呆症、皮质基底节变性（corticobasal degeneration）、苍白球黑质色素变性（Hallerverden-Spatz disease）、亨廷顿病（Huntington disease）及进行性核上性麻痹（progressive supranuclear palsy）。

2）非变性病性痴呆（nondegenerative dementing disorders）

① 血管性痴呆（vascular dementia）：包括脑缺血性痴呆、脑出血性痴呆、皮质下白质脑病（Binswanger 病）、伴皮质下梗死和白质脑病的常染色体显性遗传性脑动脉病（CADASIL）、淀粉样血管病。

② 感染性疾病所致痴呆：包括神经梅毒，钩端螺旋体病，莱姆病，艾滋病痴呆综合征，病毒性脑炎，朊蛋白病（prion disease），霉菌和细菌性脑膜炎/脑炎后，进行性多灶性白质脑病。

③ 代谢性或中毒性脑病：包括类脂质沉积病，心肺衰竭，慢性肝性脑病，慢性尿毒症性脑病，贫血，慢性电解质紊乱，维生素 B_{12} 缺乏、叶酸缺乏，药物、酒精或毒品中毒，CO 中毒及重金属中毒。

④ 脑肿瘤或占位性病变所致痴呆：包括脑内原发或转移脑瘤和慢性硬膜下血肿。

⑤ 炎性动脉病（如结节性多动脉炎、红斑狼疮等）。

⑥ 正常颅内压脑积水。

⑦ 脑外伤性痴呆。

⑧ 抑郁和其他精神疾病所致的痴呆综合征。

第二节　神经系统疾病常见病例

病例 1　脑出血

【概述】　脑出血是指非外伤性脑实质内血管破裂引起的出血，在我国占全部脑卒中的

笔记

20%~30%，发病率为每年（60~80）/10万。

【病史】　患者，女性，78岁，因左侧肢体无力伴意识障碍7小时入院。患者入院当日上午10点左右在家被家属发现跌倒在地，当时患者可简单回答问题，诉有头痛及心前区不适，左侧肢体活动不利，无喷射性呕吐，有小便失禁，家属送往当地医院就诊，11点左右出现意识障碍，呼之不应。既往有糖尿病病史多年，具体用药情况不详，2017年有脑梗死病史。

【入院查体】　血压150/78 mmHg，神志清，查体不合作，双肺呼吸清，未闻及明显干湿啰音，心率70次/min，律齐，各瓣膜听诊区未闻及病理性杂音，双下肢无水肿。

专科检查：昏睡状态，查体不配合。双侧瞳孔等大等圆，直径约3 mm，瞳孔对光反射灵敏，眼球运动不配合，双侧额纹、鼻唇沟对称。左侧肢体肌张力低，右侧肌张力正常，肌力检查不配合，左侧肢体未见自主活动，右侧肢体可见自主活动。浅感觉、深感觉检查不配合。左侧腱反射（-），右侧腱反射（+），颈软，克氏征（-），布氏征（-）。左侧巴氏征（+）。

【辅助检查】　葡萄糖：11.87 mmol/L；头颅CT：右侧颞叶出血（图20-6）。

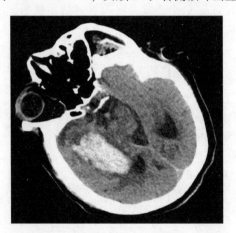

头颅CT示右侧颞叶可见高密度影，考虑出血。

图20-6　患者头颅CT影像

【诊断】　定位：右侧颞叶；定性：脑出血。

【治疗】

1）内科保守治疗

① 降低颅内压：对颅内高压进行处理，脱水治疗（甘露醇、甘油果糖、速尿）。

② 血压管理：收缩压在150~220 mmHg且无急性降压治疗禁忌证的患者，急性期将收缩压降至140 mmHg是安全的，应根据患者高血压病史长短、基础血压值、颅内压情况及入院时的血压情况个体化决定是否降压及降压目标。

③ 应用防治血肿扩大的药物治疗，如氨甲环酸，但不作为常规使用。

④ 监测血糖：可将高血糖患者血糖控制在7.8~10 mmol/L，避免过高或过低。

2）外科手术治疗　出现血肿扩大、严重颅内高压甚至脑疝情况时，应紧急手术清除血肿；血肿清除可以在一定程度降低病死率并改善神经功能预后。

3）预防复发　复发风险因素包括初发出血部位、高龄、微出血、正在接受抗凝治疗及携带载脂蛋白 Eε2 或 Eε4 等位基因，需要对这些因素进行分层评估。预防复发，所有患者均应控制高血压。

病例2　脑梗死

【概述】　缺血性脑卒中，又称脑梗死，是由于脑部血管突然阻塞导致血液不能流入大脑而引起脑组织损伤，出现神经功能缺损。急性缺血性脑卒中（急性脑梗死）是最常见的卒中

笔记

类型，占我国脑卒中的 70%~80%。

【病史】 患者，女性，75 岁，因言语不清伴右侧肢体乏力 3 小时入院。晨起床后能自行洗漱，使用胰岛素后 7:45 左右出现言语不清，伴右侧肢体乏力，进食后症状好转，后又再发作 2 次，每次持续 3~5 min 好转，遂至医院急诊科就诊。患者至急诊科后再次出现言语不清伴右侧肢体乏力，持续不缓解。既往有糖尿病病史 30 年，平素予胰岛素，血糖控制可；有高血压病史 10 年，平素口服非洛地平缓释片降压；有脑梗死病史 10 年，遗留有右下肢拖曳行走后遗症，出院后一直口服阿司匹林。

【入院查体】 血压 150/78 mmHg，神志清，查体合作，双肺呼吸音清，未闻及明显干湿啰音，心率 60 次/min，律齐，各瓣膜听诊区未闻及病理性杂音，双下肢无水肿。

专科检查：神志清，言语欠清，双侧瞳孔等大等圆，直径约 3 mm，瞳孔对光反射灵敏，双眼球运动自如，双侧鼻唇沟对称，伸舌稍右偏，悬雍垂居中，双侧软腭上抬有力，咽反射存在。左肢肌力 5 级，右上肢肌力 3 级，右下肢肌力 4-级，四肢肌张力正常。右侧偏身感觉减退。双肢腱反射（++）。双侧病理征（-）。

【辅助检查】

血液生化检查：① 血细胞分析+HS-CRP：白细胞计数为 $11.3×10^9/L$；淋巴细胞百分数为 18.6%；中性粒细胞绝对值为 $8.6×10^9/L$；中性粒细胞百分数为 75.7%。② 凝血常规：血浆纤维蛋白原 4.960 g/L。肝肾功能、电解质+心肌酶谱+血清肌钙蛋白 I：肌酸激酶（干式）158.0 U/L，葡萄糖 14.13 mmol/L，球蛋白（干式）30.3 g/L。

心电图：窦性心律，完全性左束支阻滞，前壁 R 波递增不良，T 波改变。

头颅 CT：左侧脑室前角梗死（图 20-7）。

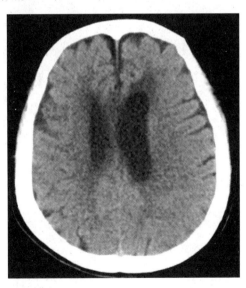

头颅 CT 示左侧脑室前角可见低密度影。

图 20-7 头颅 CT 影像

【诊断】 定位：左侧大脑半球；定性：缺血性脑卒中。

【治疗】 超早期处理：患者发病时间短于 4.5 h，NIHSS 评分 3 分，有静脉溶栓指征，排除禁忌证，与患者家属沟通静脉溶栓可能获益及风险情况，患者家属同意行阿替普酶静脉溶栓治疗并签署知情同意书。患者溶栓前再次测血糖 18.5 mmol/L，患者体重 55 kg，9:45 予以阿替普酶 50 mg（5 mg 1 min 静推、45 mg 持续泵入 1 h）静脉溶栓治疗。

转归：10:45 静脉溶栓结束，溶栓后查体示右侧肢体乏力及言语不清症状改善，NIHSS 评分 2 分；溶栓完成后约 1 h，患者再次出现言语不清、右侧肢体乏力加重，急查头颅 CTA+CTP（图 20-8~图 20-11）。

笔记

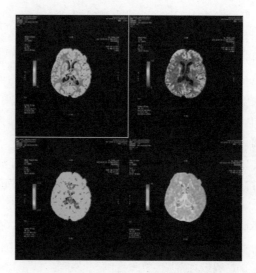

头颅 CTP 示脑灌注未见明显异常。

图 20-8　头颅 CTP 影像

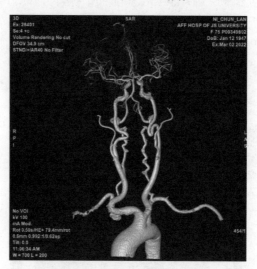

头颅 CTA 示大血管未见明显狭窄。

图 20-9　头颅 CTA 影像

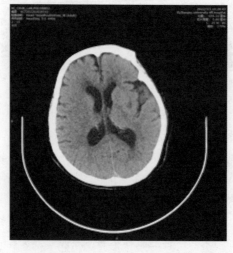

溶栓 21 h 后复查头颅 CT 示左侧基底节区可见低密度影。

图 20-10　复查头颅 CT 影像

笔记

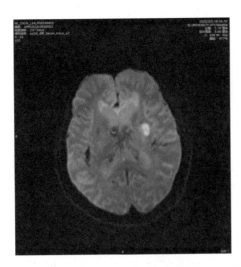

头颅 MRI：DWI 提示左侧基底节区高信号，左侧基底节区急性脑梗死。

图 20-11　头颅 MRI 影像

评估后未见大血管明显狭窄，考虑穿支血管病变，不予以血管内治疗，方案调整为：

① 丁苯酞改善侧支循环，依达拉奉右莰醇清除自由基；

② 溶栓后 24 h 复查头颅 CT 未见出血，加用阿司匹林抗血小板、阿加曲班 10 mg q4h×2 天 + q12h×5 天抗凝；

③ 阿托伐他汀强化降脂稳定斑块，调控血糖；

④ 血栓通改善微循环；

⑤ 同时针灸、理疗。

出院时转归：患者右侧肢体乏力、言语不清较前好转。

病例 3　癫　痫

【概述】　癫痫是一种疾病和综合征，以脑部神经元反复突然过度放电所致的间歇性中枢神经系统功能失调为特征，是一种起源于大脑，并反复发作的运动、感觉、自主神经、意识和精神状态不同程度的障碍。临床表现为突然跌倒、意识丧失、四肢抽搐、口吐白沫或发出异常叫声等。

【病史】　患者，女性，59 岁，因发作性右肢无力 2 天入院。2 天前突发右肢无力，持续 1 min 后好转，流涎，不能言语，以往有类似发作史。半年前诊断为脑出血，遗留右肢乏力，可独立行走、持物。既往有高血压、糖尿病病史。

【入院查体】　血压 141/70 mmHg，神志清，查体合作，心肺检查无异常，双下肢无水肿。

专科检查：神志清，言语清，定向力正常。双瞳孔等大等圆，直径约 3 mm，双侧瞳孔对光反射灵敏，眼球运动正常，粗测视野正常，双侧鼻唇沟对称，伸舌偏右，右上肢肌力 4 级（原有），右下肢肌力 3 级（原有），左肢肌力 5 级。双侧感觉基本对称存在。四肢腱反射（+）。

【辅助检查】　头颅 CT：左侧脑室旁软化灶（图 20-12）。脑电图：左侧前额、额、前颞可见局灶性频繁阵发高波幅慢-尖复合波、尖波（图 20-13）。

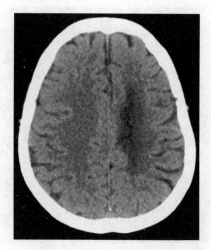

头颅 CT 示左侧脑室旁软化灶。

图 20-12　头颅 CT 影像

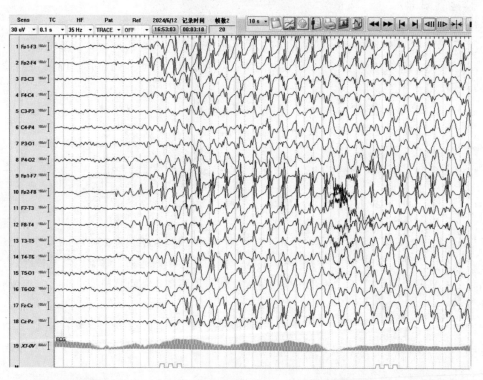

脑电图示各导联可见 3.13 Hz 高-极高幅棘-慢、尖-慢弥漫节律性阵发，大脑前额部偏胜，两侧无明显差异。

图 20-13　异常脑电图报告

【诊断】　定位：左侧大脑皮质神经元；定性：癫痫。

【治疗】　予以患者拉莫三嗪口服治疗。对于首次发作后是否立即启动抗癫痫药物治疗，临床医师应个性化权衡、评估患者癫痫发作复发与抗癫痫药物治疗的风险/收益比，考虑患者的受教育程度及依从性，并让患者及其家属知悉即刻治疗并不改善长期预后但可降低随后 2 年再发风险，最后给出最合理的建议。依据发作类型、经济条件、并发症等情况个体化选择抗癫痫药物。

病例 4　蛛网膜下腔出血

【概述】　蛛网膜下腔出血是指脑底部或脑表面的病变致血管破裂，血液直接流入蛛网膜下腔引起的一种临床综合征，又称为原发性蛛网膜下腔出血，约占急性脑卒中的 10%。本病是一种非常严重的常见疾病，常见病因为动脉瘤破裂出血。

【病史】　　患者，男性，37 岁，突发意识不清 3 h。患者于 3 h 前突发后枕部头痛，伴有恶心呕吐 1 次，四肢未见抽动，随即出现意识不清。既往体健。

【入院查体】　　血压 200/100 mmHg，神志朦胧，心肺检查无异常，双下肢无水肿。

专科检查：神志朦胧，查体欠合作，双侧瞳孔等大等圆，直径 2.5 mm，瞳孔对光反射灵敏，四肢肌力 5 级。双侧巴氏征阴性，脑膜刺激征阳性。

【辅助检查】　　头颅 CT 示双侧侧裂池、鞍上池、环池可见高密度影，蛛网膜下腔出血（图 20-14）。

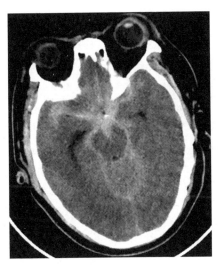

头颅 CT 示双侧侧裂池、鞍上池、环池可见高密度影，蛛网膜下腔出血。

图 20-14　头颅 CT 影像

【诊断】　　定位：蛛网膜下腔；定性：蛛网膜下腔出血。

【治疗】

1）一般处理

① 保持生命体征稳定；

② 降低颅内高压；

③ 避免用力和情绪波动，保持大便通畅；

④ 其他对症支持治疗。

2）预防再出血

① 绝对卧床休息 4~6 周；

② 调控血压，防止血压过高导致再出血，同时注意维持脑灌注压；

③ 应用抗纤溶药物；

④ 夹闭或血管内治疗处理动脉瘤是预防蛛网膜下腔出血再出血最有效的治疗方法。

3）防治脑血管痉挛　　尼莫地平能有效减少蛛网膜下腔出血引发的不良结局。

4）处理脑积水　　蛛网膜下腔出血急性期合并脑积水脑病应进行脑脊液分流术治疗。对蛛网膜下腔出血后合并长期脑积水患者，推荐进行永久的脑脊液分流术。

5）预防

① 控制危险因素；

② 筛查和处理高危人群尚未破裂的动脉瘤。

笔记

病例 5　重症肌无力

【概述】　重症肌无力（MG）是一种神经-肌肉接头传递功能障碍的获得性自身免疫性疾病，主要由神经-肌肉接头突触后膜上乙酰胆碱受体（AChR）受损引起。临床主要表现为部分或全身骨骼肌无力和易疲劳，活动后症状加重，休息后症状减轻。患病率为（77～150）/100万，年发病率为（4～11）/100万。女性患病率大于男性，男女比例约为2：3，各年龄段均有发病。

【病史】　患者，女性，51岁，右侧眼睑下垂伴四肢乏力半年，活动后乏力症状加重，休息后减轻，晨轻暮重，无呼吸困难，无肢体麻木。既往体健。

【入院查体】　血压123/65 mmHg，神志清，查体合作，心肺检查无异常，双下肢无水肿。

专科检查：神志清，颅神经检查无异常，四肢肌力5级，肌张力正常，感觉正常，双侧病理征阴性。四肢疲劳试验阳性。

【辅助检查】　胸部CT：未见胸腺异常。

肌电图（图20-15）：低频重复电刺激，第5波幅较第1波幅下降14%。

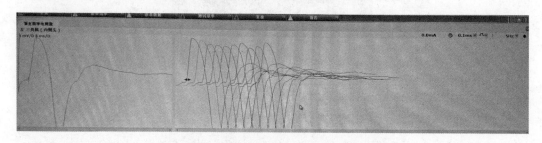

图 20-15　肌电图

血清乙酰胆碱受体（AChR）抗体：阳性。

【诊断】　定位：神经-肌肉接头，定性：重症肌无力。

【治疗】

1）药物治疗

①胆碱酯酶抑制剂：通过抑制胆碱酯酶，减少ACh水解，改善神经-肌肉接头间的传递功能。常用药物有溴吡斯的明。

②肾上腺糖皮质激素：可抑制自身免疫反应，减少AChR抗体的生成及促使运动终板再生和修复，改善神经-肌肉接头的传递功能。适用于各种类型的MG。

③免疫抑制剂：适用于对肾上腺糖皮质激素疗效不佳或不能耐受者。常用药物有环磷酰胺、硫唑嘌呤、环孢素A等。

④大剂量静脉注射免疫球蛋白：外源性IgG可以干扰AChR抗体与AChR的结合，从而保护AChR不被抗体阻断。

2）血浆置换　用正常人血浆或血浆代用品置换患者血浆，能清除MG患者血浆中AChR抗体、补体及免疫复合物。仅适用于危象和难治性MG。

3）胸腺治疗

①胸腺切除：适用于伴有胸腺肥大和高AChR抗体效价者；伴胸腺瘤的各型MG患者；全身型MG患者；对抗胆碱酯酶药治疗反应不令人满意者。

②胸腺放射治疗：对不适于行胸腺瘤切除者可行胸腺深部[60]Co放射治疗。

4）危象的处理　危象是指MG患者在某种因素的作用下突然发生严重呼吸困难，甚至生命受到威胁。抢救原则：保持呼吸道通畅、去除危象诱因。

病例 6　急性脊髓炎

【概述】　急性脊髓炎是指非特异性炎症引起脊髓白质脱髓鞘病变或坏死，导致急性横贯性脊髓损害。临床表现为病损水平以下肢体瘫痪，传导束性感觉障碍，尿便障碍。

【病史】　患者，男性，56 岁，因进行性四肢乏力麻木伴尿便障碍 1 天入院，患者入院 1 天前下午 4 点无明显诱因下出现双下肢乏力、麻木，始表现为足底麻木，尚能行走，无头痛头晕，无饮水呛咳，休息后症状未缓解，遂至医院急诊，感下肢乏力感逐渐加重，不能行走，麻木感逐渐由远端发展至双侧乳头，伴肛门坠胀感、排尿困难。急诊查血常规、D-二聚体正常；肾功能、电解质：钾 5.35 mmol/L、尿素（干式）7.33 mmol/L、葡萄糖 12.92 mmol/L。头颅CT：枕大池囊肿；$L_2 \sim S_1$ 椎间盘膨出；腰椎退行性变；附件：右肾小结石。拟"四肢肢体乏力原因待查"收住入院。病程中，患者近期无鼻塞流涕，无腹痛腹泻，食纳可，大小便外观未见明显异常，近期体重无明显变化。既往有高血压病史和 2 型糖尿病病史，控制不详。

【入院查体】　血压 138/62 mmHg，神志清，查体合作，心肺检查无异常，双下肢无水肿。

专科检查：神志清，颅神经检查无异常，双上肢肌力 5-级，双下肢肌力 4 级，四肢腱反射（+），T_4 水平以下触觉减退。双侧巴氏征阴性。

【辅助检查】　入院后进一步完善相关检查。

脊髓 MRI：C_2 水平脊髓增粗，内见斑片状 T2 高信号影，考虑炎性病变（图 20-16）。

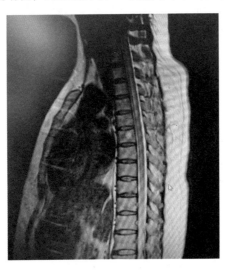

脊髓 MRI 示 C_2 水平脊髓增粗，内见斑片状 T2 高信号影。

图 20-16　脊髓 MRI 影像

脑脊液检查：压力 140 mmH₂O，无色，潘氏试验阳性，细胞数 4×10^6/L，糖定量 3.46 mmol/L、氯化物 111 mmol/L、腺苷脱氨酶 0 U/L、白蛋白 306 mg/L。

【诊断】　定位：脊髓 C_2 水平；定性：急性脊髓炎。

【治疗】　急性期治疗予皮质类固醇、免疫球蛋白、B 族维生素，适当选用抗生素预防感染，加强护理，防止并发症。

1）一般治疗

① 监护生命体征，及时发现呼吸衰竭情况。

② 呼吸困难时及时给予吸氧，重症呼吸困难时及时清除呼吸道分泌物，保持呼吸道通畅；必要时行气管切开，呼吸机维持呼吸。

③ 排尿障碍者需导尿，4~6 h 放尿一次，保持皮肤清洁，防褥疮。

④ 营养支持治疗：给予高热量、高蛋白、高维生素饮食，以提高机体抵抗力。

⑤ 加强心理护理：患者常常情绪低落、抑郁、焦虑，医务人员要耐心解释并给予鼓励。

2）药物治疗

① 类固醇皮质激素：冲击治疗 1000 mg/d，3~5 天，后逐渐减量，疗程 1 个月左右。

② 免疫球蛋白：急性期立即使用，成人 0.4 g/(kg·d)，连用 3~5 天。

③ 抗生素：预防和治疗泌尿道和呼吸道感染，一般应根据病原学检查和药敏试验结果选择。病情危重，难以等待培养结果者，可先选用碳青霉烯类抗生素及头孢菌素等。

④ B 维生素族：VitB$_1$ 和 VitB$_{12}$。

⑤ 神经营养药：神经节苷脂等。

⑥ 改善微循环。

3）康复治疗　早期康复训练有助于功能恢复、改善预后，包括物理作业和针灸治疗。

病例 7　Guillain-Barré 综合征（GBS）

【概述】　Guillain-Barré 综合征，是以周围神经和神经根的脱髓鞘病变及小血管炎症细胞浸润为病理特点的自身免疫性周围神经病，经典的 GBS 称为急性炎症性脱髓鞘性多发性神经病，可能与感染和免疫机制参与有关。典型临床表现为四肢弛缓性瘫痪、呼吸肌麻痹，肢体感觉障碍，颅神经麻痹，有自主神经紊乱症状。

【病史】　患者，男性，27 岁，因发热 1 周，进行性四肢无力 2 天入院。患者于 1 周前咳嗽、咳痰伴有发热，T_{max} 为 37.9 ℃，2 天后四肢无力，呈进行性加重，双手持物不稳，行走困难，无大小便障碍。发病前有上呼吸道感染病史。既往体健。

【入院查体】　体温 37.8 ℃，神志清，精神可，言语流利，双瞳孔等大，伸舌居中，颈软，四肢近端肌力 2 级、远端 4 级，肌张力减弱，腱反射减弱，四肢远端感觉减退，双侧病理征阴性。

【辅助检查】　血钾：4.2 mmol/L。

脑脊液检查：压力 150 mmH$_2$O，无色，潘氏试验阳性，细胞数 6×10^6/L，糖定量 3.39 mmol/L、氯化物 111 mmol/L、腺苷脱氨酶 0 U/L、白蛋白 1071 mg/L。

肌电图：运动神经传导速度减慢，感觉神经传导正常，双侧正中神经 F 波未引出，下肢 H 反射未引出。

【诊断】　定位：周围神经；定性：Guillain-Barré 综合征。

【治疗】

1）免疫治疗

① 静脉注射免疫球蛋白（IVIG）：可与大量抗体竞争性阻止抗原与淋巴细胞表面抗原受体结合达到治疗作用，剂量为 0.4 g/(kg·d)，连用 5 天。

② 血浆置换（PE）：可迅速降低血浆中抗体和炎症因子，每次交换量为 30~50 mL/kg，依据病情轻重在 1~2 周内进行 3~5 次。

2）对症、支持治疗

① 呼吸道管理，对于累及呼吸的重症患者，及时予气管插管或切开接呼吸机辅助通气，降低死亡率。

② 营养支持。

③ 必要时抗感染治疗。

④ 并发症对症治疗。

【预后】

① 自限性，预后较好。

笔记

② 瘫痪多在 3 周后开始恢复,多数患者 2 个月至 1 年恢复正常,约 10% 患者遗留较严重的后遗症。

③ GBS 病死率约 5%,主要死于呼吸衰竭、感染、低血压、严重心律失常等并发症。

病例 8 帕金森病

【概述】 帕金森病是中老年常见的神经系统变性疾病,黑质-纹状体系统多巴胺含量显著减少,乙酰胆碱功能相对亢进。临床特征:静止性震颤,运动迟缓,肌强直,姿势步态异常。

【病史】 患者,女性,64 岁,主因右侧肢体活动不灵活 2 年入院。2 年前患者逐渐出现右手活动不灵、无力,静止时右手抖动,逐渐加重。1 年前右腿也无力,行走时右下肢发僵。曾按脑梗死治疗,症状无明显改善。近半年患者感全身僵硬,行走速度明显减慢。发病以来智力正常,无吞咽困难,无肢体麻木,大小便正常。既往史:高血压病史 5 年,服用硝苯地平片 10 mg,每日 3 次;病前无其他疾病及服用抗精神病药史。否认家族史。

【入院查体】 血压 147/87 mmHg,神志清,查体合作,心肺检查无异常,双下肢无水肿。

专科检查:神志清,语利,面部表情呆板,计算力、记忆力及定向力均正常。颅神经检查正常。四肢肌力正常,右手静止性震颤,颈部及四肢肌张力呈铅管样增高,右侧更著。轮替动作缓慢,行走步幅小,右上肢联带运动幅度小。深浅感觉正常。腱反射(++),双侧病理征(-)。

【辅助检查】 头部 MRI:未见异常。

【诊断】 定位:椎体外系,黑质-纹状体;定性:帕金森病。

【治疗】 帕金森病治疗方法和手段包括药物治疗、手术治疗、肉毒毒素治疗、运动疗法、心理干预、照料护理等。药物治疗是首选,且是整个治疗过程中的主要治疗手段。

1)药物治疗

① 复方左旋多巴(多巴丝肼、卡左双多巴):左旋多巴是治疗帕金森病的标准药物,是帕金森病药物治疗中最有效的对症治疗药物。

② 多巴胺受体激动剂(DAs):包括麦角类 DAs 和非麦角类 DAs,其中麦角类由于可能引起瓣膜病变的严重不良反应,临床已少用。推荐采用非麦角类,并作为早发型患者病程初期的首选药物,包括普拉克索、罗匹尼罗、吡贝地尔、罗替高汀和阿扑吗啡。

③ B 型单胺氧化酶抑制剂(MAO-B):包括第一代 MAO-B(如司来吉兰常释片和口崩片)及第二代 MAO-B(如雷沙吉兰),以及国内尚未上市的双通道阻滞剂沙芬酰胺。

④ 儿茶酚-O-甲基转移酶抑制剂(COMTI):主要有恩他卡朋、托卡朋和奥匹卡朋以及与复方左旋多巴组合的恩他卡朋双多巴片(为恩他卡朋/左旋多巴/卡比多巴复合制剂,按左旋多巴剂量不同分成 4 种剂型)。

⑤ 抗胆碱能药:国内有苯海索,主要适用于有震颤的患者,而对无震颤的患者不推荐应用。对 60 岁以下的患者,需告知长期应用可能会导致认知功能下降,所以要定期筛查认知功能,一旦发现认知功能下降则应停用;对 60 岁以上的患者尽可能不用或少用。

⑥ 金刚烷胺:包括常释片和缓释片,对少动、强直、震颤均有改善作用,对改善异动症有效。

⑦ 帕金森病的非运动症状主要包括睡眠障碍、感觉障碍、自主神经功能障碍和精神及认知障碍,需对症处理。

2)手术治疗 疾病进展,药物疗效明显减退,或并发严重的症状波动或异动症,可以考虑手术治疗。手术方法主要有神经核毁损术和脑深部电刺激(DBS)。

笔记

病例9　阿尔茨海默病

【概述】　阿尔茨海默病是发生于老年和老年前期、以进行性认知功能障碍和行为损害为特征的中枢神经系统退行性病变。临床表现为记忆、思考和推理能力的缓慢衰退及人格和行为改变。归纳起来主要有三大症状：认知功能减退、生活能力下降和精神与行为症状。

【病史】　患者，男性，70岁，退休大学教授，进行性记忆力下降1年，反复问同样的问题，做事情的时间比以前长得多，忘记日期、季节和时间的流逝，阅读困难，给熟悉的物体命名有困难，说错名字，指责女儿、保姆偷窃，不太注意打扮或保持干净整洁，放弃自己的业余爱好、社交活动、居家生活、和朋友在一起或离开自己熟悉的环境时感到不安。

【入院查体】　血压123/65 mmHg，神志清，查体合作，心肺检查无异常，双下肢无水肿。

专科检查：神志清，表情淡漠，MMSE评分16分。记忆力、计算能力、理解力减退，余颅神经检查无异常，四肢肌力5级，肌张力正常，感觉正常，双侧巴氏征阴性。

【辅助检查】　头颅MR：双侧海马对称性萎缩（图20-17）。

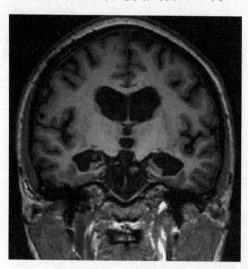

头颅MR示双侧海马对称性萎缩。

图20-17　头颅MR影像

【诊断】　定位：颞叶海马。定性：阿尔茨海默病。

【治疗】

1）治疗原则

① 尽早诊断，及时治疗，终身管理。

② 应用改善阿尔茨海默病症状的药物，尽可能坚持长期治疗。

③ 若有痴呆伴发的精神行为症状，在改善痴呆的同时可使用抗精神病药。

④ 对照料者进行健康教育、心理支持及实际帮助，可提升阿尔茨海默病患者的生活质量。

2）常见的改善认知或益智的药物　盐酸多奈哌齐、盐酸美金刚、甘露特钠。

📎 相关链接

干细胞应用为脑梗死患者提供了新的治疗手段

近年来，随着干细胞研究的深入，干细胞在临床干预多种疾病方面取得了良好效果，其中，干细胞对脑血管疾病产生的不可逆脑损害的修复与功能再建的干预已成为现实，较传统干预方法有更好的效果。目前，研究显示采用间充质干细胞通过静脉滴注联合靶向注射干预脑梗死，对减轻脑梗死后运动障碍有较为显著的效果。

脑血管疾病是神经系统的常见病与多发病，是目前人类三大死亡因素之一，其中以缺血性脑血管疾病为主。目前，临床上对恢复期脑梗死的传统干预以改善血液循环、应用营养神经药物及运动康复为主，但干预效果往往不尽如人意，给个人、家庭和社会带来了沉重负担。如何促进梗死区内神经细胞再生是促进患者神经系统各项功能改善乃至完全恢复的关键。

近年来，干细胞移植技术的迅速发展为脑梗死的干预提供了一条崭新的途径，其能在一定程度上修复脑梗死导致的神经功能缺损，恢复脑组织结构和功能，降低脑梗死所致运动障碍的发生率及致死率，恢复患者的劳动能力，提升患者的生存质量。

间充质干细胞是目前临床研究和应用较多的干细胞之一，它具有来源丰富、易于采集、保存、运输，无伦理限制，可在体外大量扩增，传代稳定等诸多优点。目前研究表明，干细胞移植干预脑梗死的可能机制主要有重建神经环路、分泌神经营养因子、减少神经细胞凋亡、促进移植区域血管再生。此外，间充质干细胞还可能促进内源性神经干细胞的增殖及分化，促进神经系统的自我修复。

研究还发现，患者年龄越大、病程越长、运动障碍越严重，干预后症状越轻微。对于脑梗死，主张越早干预效果越好，而越早应用干细胞移植干预，越容易为患者运动及智力功能的改善带来新希望。间充质干细胞干预脑梗死具有良好的安全性及有效性，在脑梗死的干预中有望发挥更加积极的作用。

复习思考题

1. 头痛的常见分类有哪些？
2. 躯体疼痛常见的分类及其病因是什么？
3. 头晕和眩晕有何不同？
4. 双眼同向性偏盲如何定位？
5. 意识障碍如何分类？
6. 失语的分类有哪些？
7. 简述肢体瘫痪的分类及病损部位。
8. 简述交感神经和副交感神经的功能。
9. 简述周围性面神经麻痹各部位损害的不同表现。
10. 抽搐常见的原因有哪些？
11. 痴呆的病因有哪些？

（江苏大学附属医院　柯先金　陈慧娟）

笔 记

参考文献

［1］丁文龙，刘学政. 系统解剖学［M］. 9 版. 北京：人民卫生出版社，2018.

［2］王庭槐. 生理学［M］. 9 版. 北京：人民卫生出版社，2018.

［3］王建枝，钱睿哲. 病理生理学［M］. 9 版. 北京：人民卫生出版社，2018.

［4］杨宝峰，陈建国. 药理学［M］. 9 版. 北京：人民卫生出版社，2018.

［5］李永金，高静. 药理学［M］. 镇江：江苏大学出版社，2016.

［6］张建福，彭聿平，闫长栋. 人体生理学［M］. 2 版. 北京：高等教育出版社，2010.

［7］朱大年，王庭槐. 生理学［M］. 8 版. 北京：人民卫生出版社，2013.

［8］杨宝峰. 药理学［M］. 8 版. 北京：人民卫生出版社，2013.

［9］姚泰. 生理学［M］. 2 版. 北京：人民卫生出版社，2010.

［10］邱一华，彭聿平. 生理学［M］. 5 版. 北京：科学出版社，2023.

［11］王玮，赵小贞. 中枢神经系统解剖学［M］. 2 版. 北京：科学出版社，2019.

［12］斯维特. 学习和记忆机制［M］. 2 版. 北京：科学出版社，2012.

［13］韩济生. 神经科学［M］. 3 版. 北京：北京大学医学出版社，2009.

［14］朱依谆，殷明. 药理学［M］. 8 版. 北京：人民卫生出版社，2016.

［15］陈孝平，汪建平，赵继宗. 外科学［M］. 9 版. 北京：人民卫生出版社，2018.

［16］贾建平，陈生弟. 神经病学［M］. 8 版. 北京：人民卫生出版社，2018.

［17］张洪泉，顾振纶，胡刚. 药理学［M］. 南京：东南大学出版社，1999.

［18］李庆平，胡刚. 药理学［M］. 北京：科学出版社，2001.

［19］李俊. 临床药理学［M］. 5 版. 北京：人民卫生出版社，2013.

［20］马凤杰，徐恩. 神经病学［M］. 北京：人民军医出版社，2013.

［21］张淑琴. 神经疾病症状鉴别诊断学［M］. 北京：科学出版社，2009.

［22］赵性泉，鞠奕. 头晕/眩晕基层诊疗指南（2019 年）［J］. 中华全科医师杂志，2020，19（3）：201-216.

［23］中国医药教育协会眩晕专业委员会，中国医师协会急诊医师分会. 眩晕急诊诊断与治疗指南（2021 年）［J］. 中华急诊医学杂志，2021，30（4）：402-406.

［24］鞠奕，赵性泉. 更新头晕/眩晕理念，厘清诊疗思路［J］. 中华全科医师杂志，2020，19（3）：198-200.

［25］贝尔，弗罗切尔，屈克尔. Duus's 神经系统疾病定位诊断学［M］. 刘宗惠，徐霓霓，译. 北京：海洋出版社，2006.

［26］王维治. 神经病学［M］. 2 版. 北京：人民卫生出版社，2013.

［27］Headache Classification Committee of the International Headache Society（IHS）. The international classification of headache disorders：3rd edition［J］. Cephalalgia，2018，38（1）：1-211.

［28］HALL J E. Guyton and hall-textbook of medical physiology［M］. 14th ed. Philadelphia：Elsevier，2021.

笔记

［29］KATZUNG B G. Basic and clinical pharmacology［M］. 14th ed. New York：McGraw-Hill Education，2017.

［30］CAROL M P. Essentials of pathophysiology：concepts of altered states［M］. 4th ed. Philadelphia：Lippincott Rven，2015.

［31］BORON W F，BOULPAEP E L. Medical physiology［M］. 3rd ed. Philadelphia：Elsevier，2017.

［32］江玉，和中浚. 中国古代麻醉术发明史［J］. 医学与哲学（人文社会医学版），2011，32（2）：74-76.

［33］张胜婷，刘瑞，彭蜀晋，等. 麻醉药物发展史略［J］. 化学教育，2015（18）：77-81.

［34］中华医学会神经病学分会帕金森病及运动障碍学组. 中国帕金森病治疗指南：第三版［J］. 中华神经科杂志，2014（6）：428-433.

［35］MADHUSOODANAN S，SHAH P，BRENNER R，et al. Pharmacological treatment of the psychosis of Alzheimer's disease：what is the best approach？［J］. CNS drugs，2007，21（2）：101-115.

［36］REDDY D H，MISRA S，MEDHI B. Advances in drug development for Parkinson's Disease：present status［J］. Pharmacology，2014，93（5/6）：260-271.

笔　记